カラー版

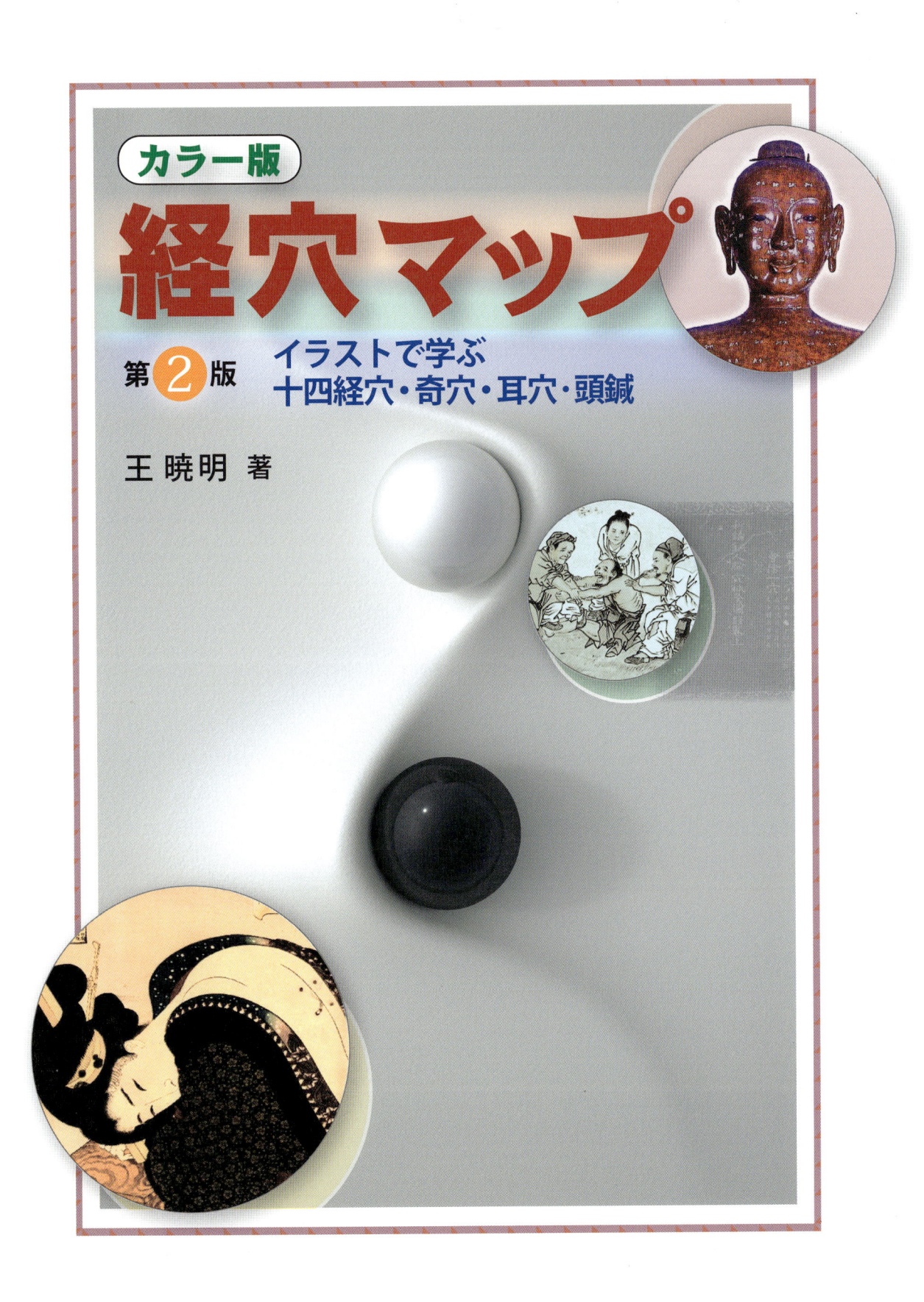

経穴マップ

第❷版

イラストで学ぶ
十四経穴・奇穴・耳穴・頭鍼

王 暁明 著

医歯薬出版株式会社

This book was originally published in Japanese
under the title of :

KEIKETSU MAPPU
(Illustrated Atlas of Acupuncture's Meridian Points — Points on the
14 Meridians/Peculiar Points/Ear Acupuncture/Scalp Acupuncture)

WANG, Xiaoming
  Professor, Teikyo Heisei University

© 2004 1st ed.
© 2013 2nd ed.

ISHIYAKU PUBLISHERS, INC.
  7-10, Honkomagome 1 chome, Bunkyo-ku,
  Tokyo 113-8612, Japan

火の鳥
―第2版の序文にかえて―

　伝承・伝統医学の中では，古今を問わず，鍼灸医学ほど時空を超えて世界の国々，地域の文明に融合し，全人的なヘルスケアとして愛用されているものはないであろう．

　2006年10月に9カ国2組織が参加し，WHO経穴部位国際標準化に関する会議が，つくば国際会議場で開催され，361穴の位置の合意が得られた．2009年以降，《WHO／WPRO標準経穴部位》が各国から相次いで刊行され，日本でも鍼灸教育のために教科書《新版 経絡経穴概論》が上梓された．

　鍼灸医学は，火の鳥だ！　新たなスタートラインをきって時空を羽ばたき，エビデンスに基づく鍼灸の教育・研究及び臨床に，さらなる発展を遂げようとしている．

　第2版では，カラー・イラストでWHO／WPRO標準経穴部位をナビゲーションする．古典14経脈経穴を縦軸に，現代医学の体表解剖標識を横軸にしてWHO／WPRO標準経穴部位をスキャンしている．改訂では，コラム「経穴争鳴」は割愛した．

　筆者の日本文化への偏愛でしょうが，初版と同じように，東海道五十三次を各章・節にスケッチした．日本橋をスタートラインにして，経穴の旅を次々に辿り，WHO／WPRO標準経穴部位を理解していただければ幸いである．その途中途中で，抹茶を一服するように「経穴春秋」に目線をそらし，経穴の由来等を楽しんでいただくのはいかがであろう．

　経穴マップを改訂しようという思いに突き動かされたのは，読者への感謝からである．2004年に初版上梓から昨年まで，増刷は10回に及び，日本版に加え，韓国版，台湾版に翻訳された．私はこの拙著に汗顔し，冷や汗しながらも，読者からは忌憚のない意見，助言，激励が多く寄せられたことに感銘し，ここに読者のご愛読を心から有難く感謝する．

　生来の怠慢と遅筆の私は，恩師森和先生からよくご指導・ご鞭撻をいただいた．さらに私事ではあるが，時々筆を投げようとしている夜中に，妻丹紅の助言や一杯の温かいお茶により，本書への筆は自ずから走った．著者と読者の間にある出版社の役割についてはいうまでもない．医歯薬出版株式会社の竹内 大氏の手抜きのない精一杯の努力と，心労に敬意と深謝を，申し上げたい．

2013年　早春

王　　曉　明
豊洲にて

第1版の序文

　最先端の医療技術を誇る欧米先進諸国では，伝統医学，相補・代替医療への関心が急速に高まり，国を挙げてその科学化と医療分野への応用を推進している．

　米国国立衛生研究所（NIH）は，国立相補・代替医療センター（National Center of Complementary and Alternative Medicine）を創立し，ハーバード大学，コロンビア大学，スタンフォード大学等の有名大学に委託して，この分野の研究を本格的に開始した．また，全米の医学大学，医学部および看護学部で相補・代替医療の講座を開設するよう提言し，現在，多くの大学で，伝統医学，相補・代替医療の教育が行われている．

　日本における相補・代替医療の中核は鍼灸医学である．鍼灸医学は中国伝統医学とともに実用の学として4000年以上にわたる臨床実績をもっている．鍼灸医学は経絡・経穴学を基礎として発展したものであり，鍼灸理論，鍼灸治療の根幹は経絡・経穴学である．

　学生が，経絡・経穴学の学習をする上で悩んでいる共通の問題点は「経絡・経穴は実在するのか」，『経穴の部位を暗記するのはむずかしいし，忘れやすい』，「わかりやすい取穴法はないのだろうか」などである．

　本書は経絡・経穴学に取り組む学生がもつこれらの疑問や悩みを解消し，経絡・経穴学の本質と臨床応用の能力が修得できることを目的に執筆した．

　本書の特徴はW・O・K（ダブリュ・オー・ケイ）にある．

　Wはわかりやすいこと：経絡・経穴の図式を中心としたため，一目瞭然にイメージとして経絡・経穴を理解し，記憶することができる．

　本書では古典的な経穴図だけではなく，経穴と現代医学との関連性，取穴のテクニックなどもイメージ化している．

　Oはおもしろいこと：経穴の由来，経穴の部位，取穴のテクニックなどを「経穴春秋」や「経穴争鳴」の項を設けて解説する．これにより，経穴の成り立ちの文化的背景や時代と経穴との関連性が理解できるので，広い視野で経絡・経穴を把握することができる．

　Kは気軽に学習できること：「好きこそものの上手なれ」のことわざからわかるように，学問というものはまず問い（好奇心）から始まり，それに興味をもちつつ学習すれば，労少なくしてプロ（専門家）になれる．

　このように，本書はW・O・Kを指針とし，イメージ学習法を活用することによって経絡・経穴学をマスターできるよう十分配慮した．

　経絡・経穴は長い歴史大河の中で，先人の苦労や叡智による歴史的な無形遺産であるといえる．経絡・経穴学における古典的な理論を最大に尊敬し理解することや，そしてそれをベースにして21世紀の医療の中に融合することは，今日の時代に与えられる使命であると感じている．

　最後に，本書の刊行において，御理解，御尽力，御心労をくださった医歯薬出版の吉田邦男氏，竹内　大氏に深くお礼を申し上げたい．

平成16年3月

著　者

目次

火の鳥　第2版の序文にかえて／iii
第1版の序文／iv　本書の構成／x

第1章　経穴の基礎　　1

1. 腧穴とは何か　　2
1―定義・分類，経穴の成り立ち／2　　2―経穴名の由来と表記／3, 4
3―経穴と陰陽・臓腑・経絡との関係／5

2. 経絡の分類と気血の流注　　6
1―経絡の分類／6　　2―十二経脈（気血）流注の方向とサイクル／7
3―十二経脈の体表配置と接続部位／8

3. 取穴のための体表指標　　9
1―頭部／9　　2―上肢／10　　3―下肢／11

4. 取穴のための解剖学的指標　　12
1―解剖学的肢位と方向／12　　2―取穴のための体表区分／13
3―頭頸部／14　　4―体幹部／15　　5―体幹部・上肢／16
6―下肢／17

5. 骨度法・同身寸法　　18
1―前面／18　　2―後面と側頭部／19　　3―同身寸法（指寸取穴法）／20

第2章　十四経脈の経穴　　21

2-1. 任脈・督脈　　22

任脈
1―流注（CV, 24穴）／23　　2―経穴部位・取穴の技／24, 25
3―経穴の主治／26

督脈
4―流注（GV, 28穴）／27　　5―経穴部位・取穴の技／28, 29
6―経穴の主治／30

2-2. 手足太陰・陽明経脈 ……………………………………………………………………… 31

手の太陰肺経
1―流注（LU, 11 穴）／32　　2―経穴部位・取穴の技／33
3―経穴の主治／34

手の陽明大腸経
4―流注（LI, 20 穴）／35　　5―経穴部位・取穴の技／36, 37
6―経穴の主治／38

足の陽明胃経
7―流注（ST, 45 穴）／39, 40　　8―経穴部位・取穴の技／41, 42, 43
9―経穴の主治／44, 45

足の太陰脾経
10―流注（SP, 21 穴）／46, 47　　11―経穴部位・取穴の技／48, 49
12―経穴の主治／50

2-3. 手足少陰・太陽経脈 ……………………………………………………………………… 51

手の少陰心経
1―流注（HT, 9 穴）／52　　2―経穴部位・取穴の技／53
3―経穴の主治／54

手の太陽小腸経
4―流注（SI, 19 穴）／55　　5―経穴部位・取穴の技／56, 57
6―経穴の主治／58

足の太陽膀胱経
7―流注（BL, 67 穴）／59, 60　　8―経穴部位・取穴の技／61, 62, 63, 64
9―経穴の主治／65, 66

足の少陰腎経
10―流注（KI, 27 穴）／67, 68　　11―経穴部位・取穴の技／69, 70
12―経穴の主治／71

2-4. 手足厥陰・少陽経脈 ……………………………………………………………………… 72

手の厥陰心包経
1―流注（PC, 9 穴）／73　　2―経穴部位・取穴の技／74
3―経穴の主治／75

手の少陽三焦経
4―流注（TE, 23 穴）／76　　5―経穴部位・取穴の技／77, 78
6―経穴の主治／79

足の少陽胆経
7―流注（GB, 44 穴）／80, 81, 82　　8―経穴部位・取穴の技／83, 84, 85
9―経穴の主治／86, 87

足の厥陰肝経
10―流注（LR, 14 穴）／88, 89　　11―経穴部位・取穴の技／90
12―経穴の主治／91

第3章　経穴と局所解剖　　93

3-1. 頭　部 …… 94

頭部前面の経穴
1―体表解剖／95　　2―筋肉／96　　3―動脈・静脈／97

頭部後面の経穴
4―体表解剖／98　　5―筋肉／99

頭部側面の経穴
6―体表解剖／100, 101　　7―筋肉／102　　8―動脈／103
9―静脈／104

頭部の経穴
10―三叉神経／105　　11―三叉神経の分布域／106, 107
12―顔面神経／108　　13―頸神経の分布域／109

3-2. 頸　部 …… 110

頸部の経穴
1―筋肉／111, 112　　2―総頸動脈／113　　3―リンパ節／114
4―頸神経叢／115　　5―自律神経／116, 117　　6―副神経／118

3-3. 体幹部 …… 119

体幹前面の経穴
1―筋肉／120　　2―胸神経／121　　3―皮神経・デルマトーム／122

体幹後面の経穴
4―筋肉／123　　5―脊髄神経／124　　6―皮神経・デルマトーム／125

体幹部の経穴
7―自律神経／126, 127　　8―腰部・腹部の経穴と自律神経／128
9―胸部の経穴と肺・胸膜／129, 130
10―胸部の経穴と呼吸器系の神経支配／131
11―胸部の経穴と横隔神経／132　　12―胸部の経穴と心臓／133

13―腹部の経穴と腹腔の臓器／134　　14―背部・腹部の経穴と胃／135
15―背部・腹部の経穴と小腸・大腸／136
16―背部・腹部の経穴と肝臓・胆嚢／137
17―背部・腹部の経穴と腎臓・尿管／138
18―背部・腹部の経穴と男性生殖器／139
19―背部・腹部の経穴と女性生殖器／140

3-4. 上　　肢 ……………………………………………………………………… 114

上肢帯の経穴
1―腕神経叢／142, 143　　2―筋肉／144

上肢の経穴
3―体表解剖／145　　4―筋肉(屈筋)／146　　5―筋肉(伸筋)／147
6―外側面の経穴と筋肉／148　　7―動脈・静脈／149　　8―神経／150
9―肩甲・腋窩神経／151　　10―橈骨神経／152　　11―筋皮神経／153
12―正中神経／154　　13―尺骨神経／155　　14―皮神経／156
15―デルマトーム／157　　16―手の経穴と体表解剖／158

3-5. 下　　肢 ……………………………………………………………………… 159

下肢前面の経穴
1―体表解剖／160　　2―筋肉(伸筋)／161

下肢後面の経穴
3―体表解剖／162　　4―筋肉(屈筋)／163

下肢外側面の経穴
5―体表解剖／164　　6―筋肉／165

下肢の経穴
7―動脈・静脈／166　　8―腰・仙骨神経叢／167
9―大腿の経穴と大腿神経・外側大腿皮神経／168
10―大腿の経穴と閉鎖神経／169　　11―内側面の経穴と神経／170
12―後面の経穴と坐骨・脛骨・総腓骨神経／171
13―下腿の経穴と脛骨・総腓骨神経／172
14―皮神経／173　　15―デルマトーム／174
16―足の経穴と体表解剖／175

第4章　要　穴　　177

4-1. 原穴・絡穴・郄穴・五兪穴　　178

1―十二原穴／179　　2―十五絡穴／180　　3―十六郄穴／181
4―五兪穴／182, 183

4-2. 他の要穴　　184

1―募穴と兪穴／185　　2―八会穴／186　　3―八脈交穴会（八総穴）／187
4―四総穴と下合穴／188

第5章　奇　穴　　189

1―頭頸部の奇穴／190, 191　　2―体幹部の奇穴／192, 193
3―上肢の奇穴／194　　4―下肢の奇穴／195

第6章　耳穴・頭鍼　　197

6-1. 耳　鍼　　198

1―耳介の体表解剖／199, 200　　2―耳穴／201, 202

6-2. 頭　鍼　　203

1―前頭区／204　　2―頭頂区／205　　3―側頭区／206
4―後頭区／207

付表・索引　　209

本書の構成

1. 経絡・経穴の基礎知識
　第1章は，経穴に関する基礎知識を示すとともに，経穴部位を決定するための三つの方法，解剖学的指標，骨度法及び同身寸法について詳説する．この章では特にWHO/WPROの標準経穴部位の決定方法をカラーアトラスで示している．

2. 十四経脈とその経穴
　第2章は，古典の十四経脈の気血流注に従い，任脈・督脈と，手足の太陰・陽明経脈，手足の少陰・太陽経脈，手足の厥陰・少陽経脈の四つに分けて，それぞれの経穴部位・取穴の技をカラーアトラスで示している．さらに経脈ごとに経穴の主治を加えた．経穴春秋では，経穴名の由来等をわかりやすく示した．

3. 身体部位別の経穴
　第2章の古典の十四経脈の経穴を縦軸とすれば，第3章は，横軸としての身体部位別の経穴を局所解剖学によって局在的にナビゲーションする．経穴と経穴の関係を一目瞭然にし，さらに体表・局所解剖学的な見地からみた，経穴と筋肉，血管及び神経との関連性をカラーアトラスで明快に示している．

4. 要穴について
　第4章は，身体のある部位に治療効果が高い経穴と特別な治療作用をもつ要穴をまとめる．学習の順序として，十四経脈とその経穴，身体部位別の経穴と必要な解剖知識を理解した上で，要穴の重要性を学ぶとともに，その臨床意義を吟味するのがよいであろう．

5. 奇穴・耳穴・頭鍼
　十四経脈・経穴のほかに，現代の鍼灸臨床でよく応用されている奇穴，耳穴，頭鍼などを第5，6章に簡潔にまとめている．

6. その他
　経穴と局所の筋肉，神経，動脈との関連性については，付表とし，同時に索引としてWHO/WPRO標準経穴・奇穴と解剖用語・その他一般用語を示し，学習の便をはかった．

主要参考図書

国家中医薬管理局：経穴部位文献考と解剖（中国国家標準「経穴部位」の編集説明）．中国中医薬出版社，北京，1990年
日本経穴委員会：標準経穴学．医歯薬出版，東京，1995年
北京中医薬大学・他：中国鍼灸学概要．人民衛生出版社，北京，1979年
Hans Frick・他：内野滋雄・他訳：ヴォルフ人体解剖学アトラス第4版．西村書店，新潟市，2001年
越智淳三・訳：解剖学アトラス．文光堂，東京，2002年
相磯貞和・訳：ネッター解剖学図譜．丸善，東京，2001年
伊藤　隆：解剖学講義．南山堂，東京，2001年
WHO西太平洋地域事務局：第二次日本経穴委員会・監訳：WHO/WPRO標準経穴部位（日本語公式版）．医道の日本社，神奈川県，2009年
WHO西太平洋地域事務局：黄龍祥・監訳：WHO STANDARD ACUPUNCTURE POINT LOCATIONS IN THE WESTERN PACIFIC REGION（中国語英語対照）．人民衛生出版社，北京，2010年
教科書執筆小委員会：新版 経絡経穴概論．医道の日本社，神奈川県，2011年（第1版第3刷）

　本書のアトラスの一部分は上記の書籍を参考・改変させていただきました．

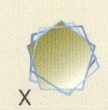

第1章

経穴の基礎

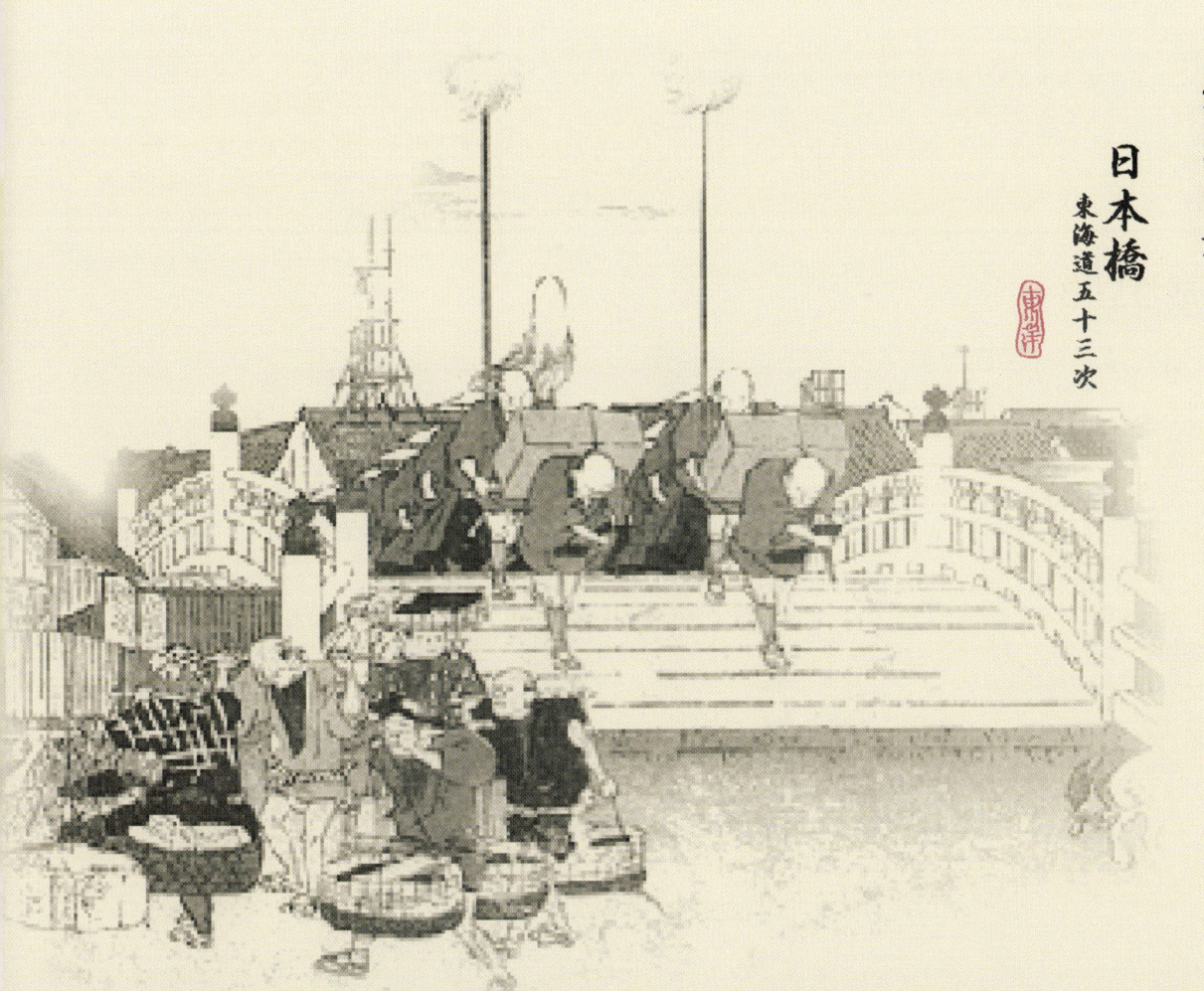

経穴の旅
日本橋
東海道五十三次

1. 腧穴とは何か

1―定義・分類, 経穴の成り立ち

一 古典の定義

腧穴とは，いわゆる「つぼ」と呼ばれるものの総称である．「孔穴」，「広義な経穴」ともいう．

経穴とは，十四経脈（正経十二経脈・督脈・任脈）に所属し，名称を持ち，部位が定まっているものである（十四経脈に所属する腧穴のこと）．WHOでは361穴と定めている．

鍼灸臨床では，経穴は人体の生理機能，病理変化が体表のある特定な部位に表れる**敏感点**および診察の**反応点**，鍼灸の**刺激点**として理解されている．

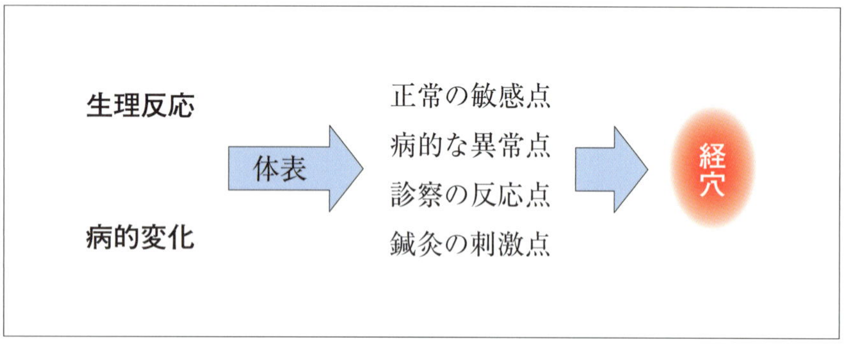

生理反応 ／ 病的変化 → 体表（正常の敏感点・病的な異常点・診察の反応点・鍼灸の刺激点）→ 経穴

Q & A

Q1　臓腑経絡とは何か

A1　ここでいう臓腑経絡という概念は東洋医学における基本的な用語で，現代医学（解剖学）の内臓器官イメージより広い意義をもつ，機能的，また病理的な総合概念として理解したい．

Q2　経穴は本当にあるか

A2　現代医学（組織学や解剖学）の立場からみれば，経穴はどのような形態をもつのか，さらに研究が必要であるが，人体は一つの小宇宙であり，生理機能や病理的な異常が筋肉，骨膜，筋膜，腱および皮下組織などの組織に影響を与え，特定部位に反応や知覚の異常が診られることは事実である．東洋医学では，このような特定部位を経穴とし，疾病の診察点や鍼灸の刺激点として応用している．

二 腧穴の分類

経穴	1. 経穴（正穴）	十二経脈・督脈・任脈に属する腧穴を指し，十四経穴を略称している．一般的にいわれる経穴はこれを意味することが多い．
	2. 奇穴	具体的な名称・明確な部位をもちながら，十二経脈・督脈・任脈に属さない腧穴を奇穴という．
	3. 阿是穴	圧痛点・天応穴ともいう．名称や部位は定められていないが，ある病態と深く関わって治療点となる部位である．

三 経穴の成り立ち

	経穴の発見	経穴名と部位の確定	分類・理論の裏づけ・系統化
古代の中国医学	古代中国の原始的な医術の特徴には，「痛むところに石（砭石）を用いて撫で，こする」ことがある．	1 解剖学的知識の蓄積． 2 人体の生理機能や病理変化の理解を深める． 3 施術の試行錯誤を繰り返す． 4 治療経験を積み重ねる．	1 陰陽五行などの東洋思想（方法論）の形成． 2 医学は理論的に系統化される． 3 臨床の治療経験はより進化を遂げる．
鍼灸と経穴	痛むところを治療点とする． 部位：不確定． 名称：なし（阿是穴）．	経穴の体表部位や治療作用を明らかにする． 部位：確定できた． 名称：名をつけた．	東洋思想：陰陽五行 東洋医学理論：気血・臓象・経脈理論の成立． 経穴を整理・分類して経脈に所属させ，系統化した．

1. 腧穴とは何か

2 ― 経穴名の由来と表記(1)

一 経穴名の由来

1. **古代の解剖に関する知識**
   例：手根骨にある経穴を腕骨，乳房の下部にある経穴を乳根，第7頚椎棘突起の下にある経穴を大椎と名づけた．

2. **古代の天文に関する知識**
   例：太陽・月・星などの天文をイメージして，太陽・上星・日月・太白(北斗七星の一つ)などの経穴名をつけた．

3. **古代の地理に関する知識**
   例：山の高低起伏，河川の深浅大小などからヒントが得られて，山(承山)，陵(陽陵泉)，丘(丘墟)，渓(太渓)，谷(合谷)，溝(支溝)，沢(尺沢)，池(陽池)，泉(湧泉)，海(血海)などの経穴名をつけた．

4. **動物・植物の名称**
   例：犢鼻(子牛の鼻孔)，伏兎(兎が伏せる様子)，鳩尾(鳥類の尾の形状)，攅竹(低い竹の叢)，魚際(魚の腹)など，動物・植物の経穴名をつけた．

5. **古代建築物の名称**
   例：内関(城の関所や城門)，天井(建物の天井)，紫宮(宮殿)，膻中(仏壇)，庫房，地倉，玉堂など，建築物の経穴名をつけた．

6. **東洋医学理論**
   例：五臓と五神との関係で，心兪・神堂，肺兪・魄戸，肝兪・魂門，脾兪・意舎，腎兪・志室などの経穴名をつけた．

7. **臨床治療経験**
   例：睛明・光明(目に効く)，水分・水道(浮腫に効く)，迎香(嗅覚がよくなる)などの経穴名をつけた．

二 経穴名の出典及び英語表記

経穴の沿革

出典	単穴	双穴	総穴	西暦	日本	中国
黄帝内経	25	135	160	BC400-AD200	縄文-弥生	戦国-漢
明堂経	49	300	349	AD256-260	弥生時代	漢の時代
甲乙経	49	300	349	AD256-260	弥生時代	三国魏晋
千金方と千金翼方	49	300	349	AD682	大和時代	唐の時代
銅人腧穴鍼灸図経	51	303	354	AD1026	平安時代	宋の時代
資生経	51	308	359	AD1226	鎌倉時代	宋の時代
十四経発揮	51	303	354	AD1341	南北朝時代	元の時代
鍼灸大成	51	308	359	AD1601	江戸時代	明の時代
医宗金鑑	52	308	360	AD1742	江戸時代	清の時代
鍼灸逢源	52	309	361	AD1817	江戸時代	清の時代
WHOの国際標準(案)	52	309	361	AD1989	現代	現代
日本経穴委員会の標準経穴	52	309	361	AD1989	現代	現代
現代中国の国家標準経穴	52	309	361	AD1991	現代	現代
WHO/WPRO 標準経穴部位	52	309	361	AD2009	現代	現代
東洋療法学校協会の経穴教科書	52	309	361	AD2009	現代	現代

1. 腧穴とは何か

2 ― 経穴名の由来と表記 (2)

WHO/WPRO 十四経脈の英語表記

経脈名称	英語表記	略語
肺 経	Lung Meridian	LU
大腸経	Large Intestine Meridian	LI
胃 経	Stomach Meridian	ST
脾 経	Spleen Meridian	SP
心 経	Heart Meridian	HT
小腸経	Small Intestine Meridian	SI
膀胱経	Bladder Meridian	BL
腎 経	Kidney Meridian	KI
心包経	Pericardium Meridian	PC
三焦経	Triple Energizer Meridian	TE
胆 経	Gallbladder Meridian	GB
肝 経	Liver Meridian	LR
督 脈	Governor Vessel	GV
任 脈	Conception Vessel	CV

- **WHO/WPRO 標準経穴部位**：WHO/WPRO とは世界保健機関（WHO）の西太平洋地域事務局の略称である．1981年，WHO 西太平洋地域事務局は鍼用語国際標準化のための検討委員会を結成した．1991 年には，WHO のジュネーブ本部によって鍼用語の国際標準化が公式発表され，『鍼用語の国際標準化』の改訂版が，WHO 西太平洋地域事務局によって出版されたが，その基準のおよそ 4 分の 1 に疑問が生じた．

  2003 年 10 月に WHO 西太平洋地域事務局により，第 1 回の「経穴部位国際標準化に関する非公式諮問会議」が開催され，中国，日本，韓国の専門家たちがその会議に参加し，11 回以上にもわたって討議が行われた．2006 年10 月に，つくばの国際会議場で 9 カ国 2 組織が参加した WHO 経穴部位国際標準化の公式会議で，361 穴の部位の合意が得られ，2008 年 5 月に WHO/WPRO より頒布された．
- **日本経穴委員会と『標準経穴学』[1]**：1973 年に 11 の鍼灸団体が参加し（第一次）日本経穴委員会が発足した．1989 年，その研究をまとめて『標準経穴学』が出版されたが，日本の鍼灸教育機関は教科書として採用しなかった．2004 年 4 月に鍼灸に関連する 5 団体により（第二次）日本経穴委員会が結成され，日本の代表として WHO/WPRO 標準経穴部位の会議に参加した．
- **中国経穴部位の国家標準**：1991 年 1 月，中国国家技術監督局が中国国家中医薬管理局により定めた『経穴部位標準』を正式に承認し，中国の国家標準として頒布した．

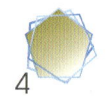

[1] （第一次）日本経穴委員会，『標準経穴学』，東京，医歯薬出版，1989.

1. 腧穴とは何か

3 — 経穴と陰陽・臓腑・経絡との関係

一 経穴と陰陽（五行）

陰陽五行理論は古代の中国医学を理論的に体系化させるために，なくてはならない方法論である．

経穴が単なる圧痛点から十四経穴にまとめられたのは，その具体的な例の一つである．

人体の陰陽分類

陰	陽
五（六）臓	六腑
胸腹部	背部
下（地）部	上（天）部
陰経	陽経
四肢の裏（四肢前面）	四肢の表（四肢後面）

経穴配置のきまり

1. 361経穴は陰経と陽経の二つに大別する．
2. 「陽」の字がつく経穴は背部・四肢の後面に，逆に「陰」の字がつく経穴は胸・腹部と四肢の前面に配置された．

木・火・土・金・水を五行という．

五行説は陰陽理論の下に位置づけられ，人体の分類や関係をより具体的に説明した．

五行間の相生と相克関係

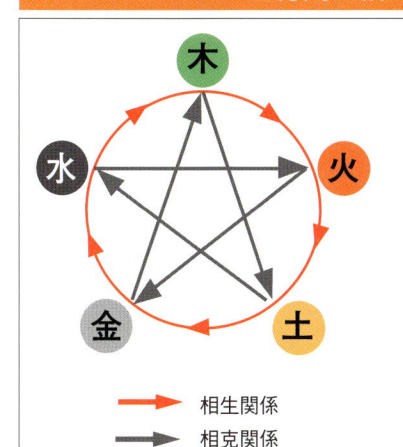

経穴学の中では，五行説により，経穴と経穴との関連性や治療作用の補完性を明らかにした．《難経・69難》の「五兪穴の補瀉法」は五行の相生関係によるものである．

→ 相生関係
→ 相克関係

Q & A

Q1 経絡と経穴をどう理解すればよいか

A1 経絡や経穴の成り立ちや体系化の土台は東洋の文化である．経絡や経穴を現代科学的に理解するのは重要であるが，その前に東洋文化やその方法論の理解に重点を置きたい．これは決して難しい話ではなく，私たちは期せずして，日常的に陰陽五行という東洋医学の用語に触れている．例えば，「お元気ですか」という挨拶は東洋医学の「元気」の概念から，日常会話となった．一週間の曜日についてみると，日曜と月曜は陽陰で，火曜から土曜までは五行で配分された．

Q2 経絡と神経とはどう区別できるか

A2 かなり難しい．神経は日本人が造った用語である．西洋医学が最初，日本に導入されたときに，生体の情報伝達の通路を「神気の経路」，血管などの血液の通路を「脈の流注」として理解し，中国古代医学にある経脈という用語を，「経」と「脈」に分けた．そのため経は神経に，脈は動脈と静脈に和訳された．

したがって，経絡を現代医学的に神経などの情報伝達系と血液などの液体の通路を総合するものと理解するのがよいであろう．（経穴は神経線維や血管に富む部位にあることが多い）．

二 経穴と経絡・臓象（臓腑）理論

経穴と経絡・臓腑との関係

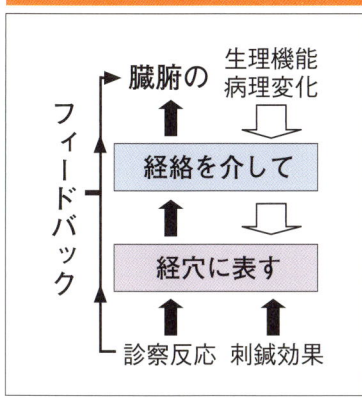

臓腑の生理機能・病理変化 → 経絡を介して → 経穴に表す ← 診察反応・刺鍼効果（フィードバック）

東洋医学の特徴は，「天人合一」と「随証治療」であり，生命体が気血と蔵象（特に五臓）理論を中核にして，でき上がると考えている．

経絡は「体内では，臓か腑に属し，体表では，肢節（骨格，関節，筋肉及び皮膚）に絡む」もので，経穴を通じて生体の生理機能や病理変化を表している．なぜ，ある経穴群がある病証の治療に適用できるのか，どうしてこのような経穴の処方をするのかなどの疑問を明らかにするのは臓象理論である．

要するに，経穴をただ丸暗記するよりも，臓腑・経脈・絡脈・経穴を体系的に把握することがポイントとなる．

2. 経絡の分類と気血の流注

1—経絡の分類

一 経絡の分類

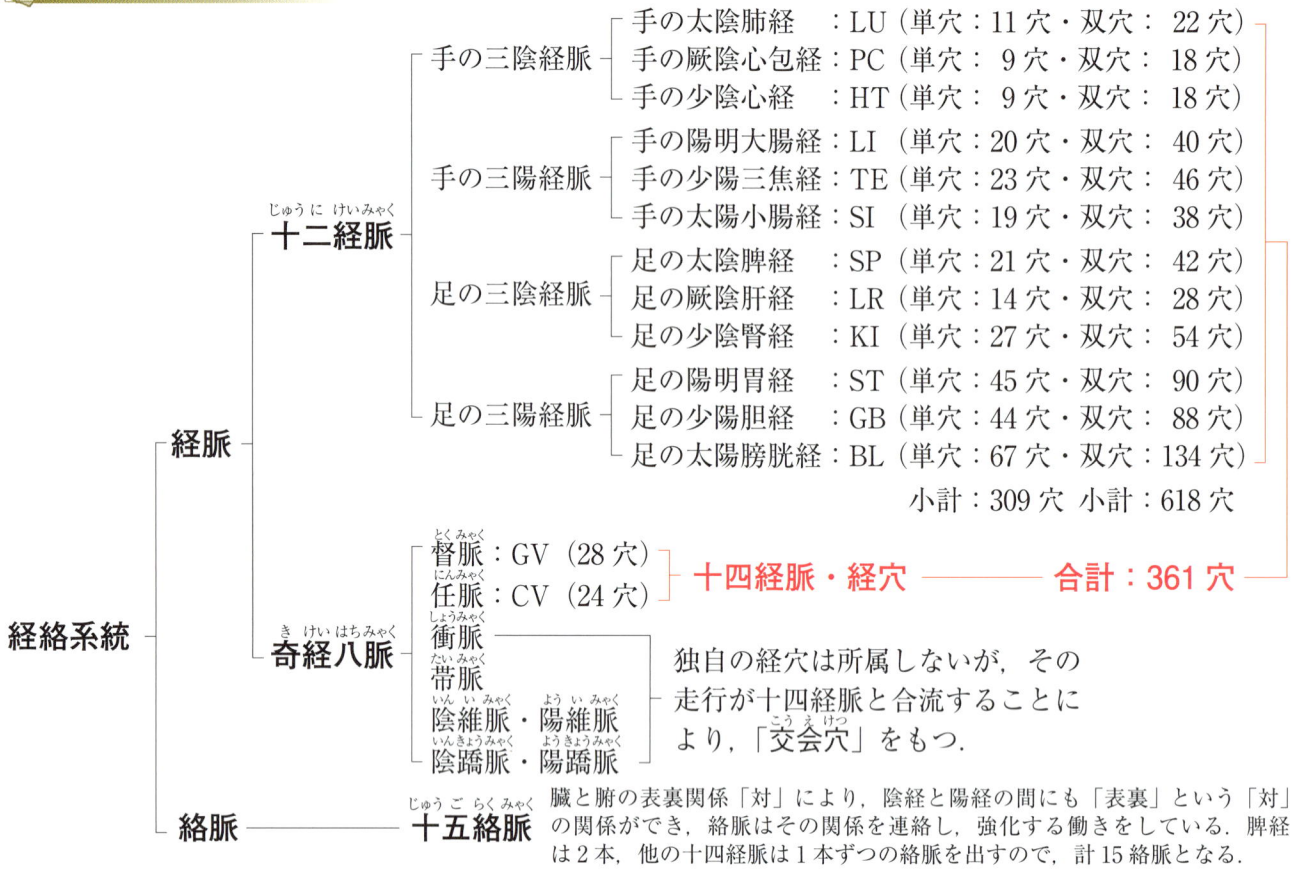

```
経絡系統 ┬ 経脈 ┬ 十二経脈 ┬ 手の三陰経脈 ┬ 手の太陰肺経  ：LU（単穴：11穴・双穴： 22穴）
        │      │          │              ├ 手の厥陰心包経：PC（単穴： 9穴・双穴： 18穴）
        │      │          │              └ 手の少陰心経  ：HT（単穴： 9穴・双穴： 18穴）
        │      │          ├ 手の三陽経脈 ┬ 手の陽明大腸経：LI（単穴：20穴・双穴： 40穴）
        │      │          │              ├ 手の少陽三焦経：TE（単穴：23穴・双穴： 46穴）
        │      │          │              └ 手の太陽小腸経：SI（単穴：19穴・双穴： 38穴）
        │      │          ├ 足の三陰経脈 ┬ 足の太陰脾経  ：SP（単穴：21穴・双穴： 42穴）
        │      │          │              ├ 足の厥陰肝経  ：LR（単穴：14穴・双穴： 28穴）
        │      │          │              └ 足の少陰腎経  ：KI（単穴：27穴・双穴： 54穴）
        │      │          └ 足の三陽経脈 ┬ 足の陽明胃経  ：ST（単穴：45穴・双穴： 90穴）
        │      │                         ├ 足の少陽胆経  ：GB（単穴：44穴・双穴： 88穴）
        │      │                         └ 足の太陽膀胱経：BL（単穴：67穴・双穴：134穴）
        │      │                                         小計：309穴  小計：618穴
        │      └ 奇経八脈 ┬ 督脈：GV（28穴）
        │                 ├ 任脈：CV（24穴）
        │                 ├ 衝脈
        │                 ├ 帯脈
        │                 ├ 陰維脈・陽維脈
        │                 └ 陰蹻脈・陽蹻脈
        └ 絡脈 ── 十五絡脈
```

十四経脈・経穴 ── 合計：361穴

独自の経穴は所属しないが，その走行が十四経脈と合流することにより，「交会穴」をもつ．

臓と腑の表裏関係「対」により，陰経と陽経の間にも「表裏」という「対」の関係ができ，絡脈はその関係を連絡し，強化する働きをしている．脾経は2本，他の十四経脈は1本ずつの絡脈を出すので，計15絡脈となる．

※経脈に，十二経脈に関連する十二経別・十二経筋・十二皮部も含まれる．
※絡脈に，孫絡・浮絡（小，細，浅などの末梢絡脈）がある．

二 経脈と絡脈の区別と絡属関係

経脈と絡脈の区別

	経脈	絡脈
形態	●主幹 ●縦に走る ●深層に走る ●経穴が多い	●経脈の分枝 ●斜めや横に走る ●浅層に走る ●1つ絡穴のみ
意義	生体の情報伝達と気血流注に中心的役割を持つ	表裏関係のある陰経と陽経を交通する

十二経脈の「絡・属」の関係

手の三陰経			足の三陰経		
上肢の前方			下肢の内側		
橈側	中央	尺側	前面	中央	後面
太陰肺	厥陰心包	少陰心	太陰脾	厥陰肝	少陰腎

（六経六臓）

対 ↕

陽明大腸	少陽三焦	太陽小腸	陽明胃	少陽胆	太陽膀胱

（六経六腑）

橈側	中央	尺側	前面	中央	後面
上肢の後方			下肢の前方・外方・後方		
手の三陽経			足の三陽経		

※↕陰経と陽経は臓と腑の「対」により，相互に連絡し，表裏の「対」となる．

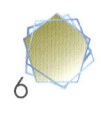

2. 経絡の分類と気血の流注

2 — 十二経脈(気血)流注の方向とサイクル

十二経脈の気血流注は手の太陰肺経から足の厥陰肝経までを一つのサイクルとする.

接続法：
① **手や足の指先**　表裏関係がある陰経と陽経が接続する（例：肺経と大腸経は表裏関係をもち，手の示指でつなぐ）.
② **顔面部**　手と足の同じ名称を持つ陽経が接続する（例：手陽明大腸経と足陽明胃経は同じ**陽明**という名称なので，鼻孔外側（鼻傍）でつなぐ）.
③ **胸腹部**　手と足の陰経同士は接続する（脾経から心経，腎経から心包経，肝経から肺経などの順序でつなぐ）.

一 十二経脈流注の方向

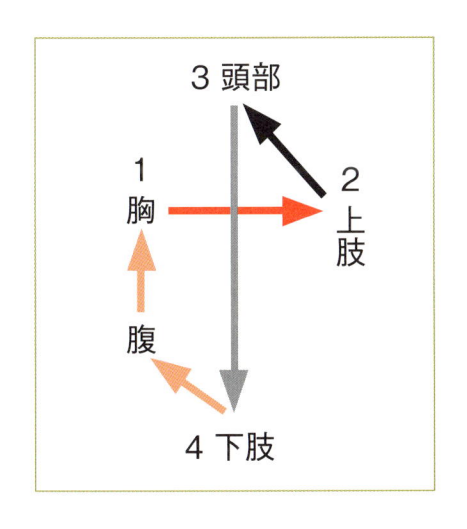

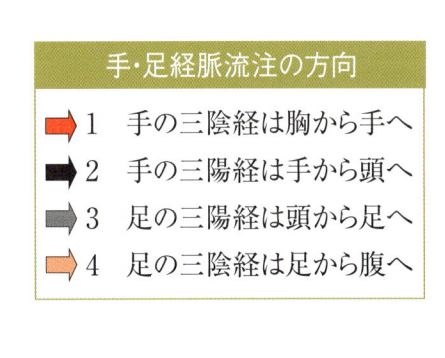

```
       3 頭部
        ↑
1 胸 → 2 上肢
 ↑      │
 腹     │
  ↖    ↓
       4 下肢
```

手・足経脈流注の方向
→ 1 手の三陰経は胸から手へ
→ 2 手の三陽経は手から頭へ
→ 3 足の三陽経は頭から足へ
→ 4 足の三陰経は足から腹へ

二 十二経脈接続順序と部位

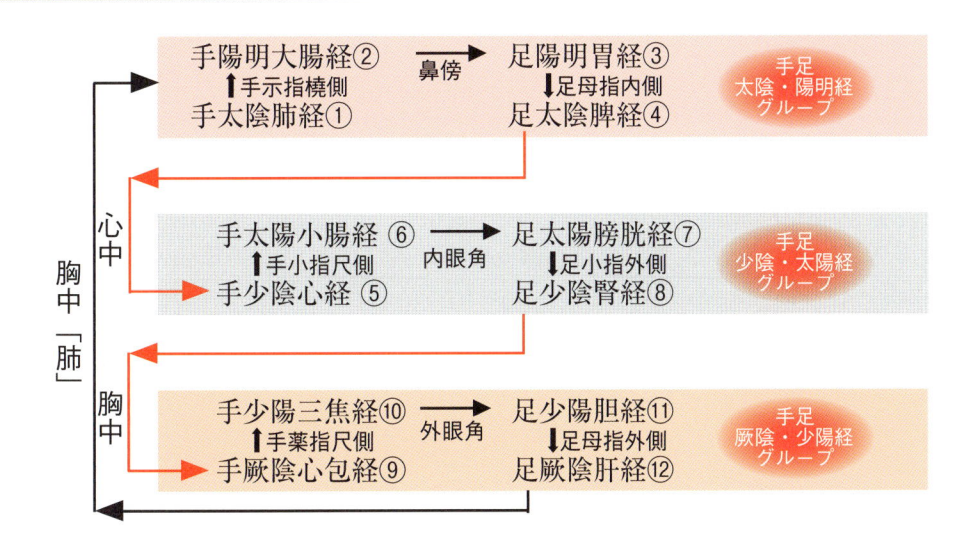

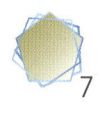

```
        手陽明大腸経②  →鼻傍→  足陽明胃経③        手足
         ↑手示指橈側           ↓足母指内側       太陰・陽明経
        手太陰肺経①            足太陰脾経④       グループ

   心中
        手太陽小腸経⑥  →内眼角→ 足太陽膀胱経⑦       手足
         ↑手小指尺側           ↓足小指外側       少陰・太陽経
        手少陰心経⑤            足少陰腎経⑧       グループ
   [肺]
   胸中
        手少陽三焦経⑩  →外眼角→ 足少陽胆経⑪        手足
         ↑手薬指尺側           ↓足母指外側       厥陰・少陽経
        手厥陰心包経⑨          足厥陰肝経⑫       グループ
```

2. 経絡の分類と気血の流注

3 ― 十二経脈の体表配置と接続部位

一 十二経脈の体表配置

1. 四 肢

　手の三陰経は上肢の前面に，手太陰肺経は橈側，手厥陰心包経は中央，手少陰心経は尺側に配置し，手の三陽経は陰経との「対」(表裏関係)により，上肢の後面に配置する．
　足の三陰経は下肢の内側面に，足太陰脾経が前面，足厥陰肝経が中央（この2経脈は下腿の三陰交以下で逆となる），足少陰腎経が後面に配置する．足の三陽経は足陽明胃経が下肢の前面，足少陽胆経が外面，足太陽膀胱経が後面に配置する．

2. 体幹部

　腹部では，前正中線より任脈，腎経，胃経，脾経(胸部では，肺経が脾経の外側)の順序で配置し，体幹の側部では，肝経と胆経が走る．
　背部では，後正中線より，督脈，膀胱経の第1枝と第2枝が走り，小腸経が肩甲骨のあたりを流注している．

3. 頭 部

　胃経が前頭部，胆経が側頭部，膀胱経が後頭部，肝経が頭頂部に分布する．

二 十二経脈の接続部位

1. 顔面部での陽経間の接続部位

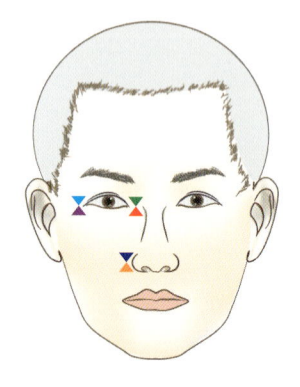

手と足の陽経は顔で接続
- ▼ 鼻翼外方：手陽明経→足陽明経
　　（迎香→承泣）
- ▼ 外眼角：手少陽経→足少陽経
　　（耳門→瞳子髎）
- ▼ 内眼角：手太陽経→足太陽経
　　（聴宮→睛明）

　手陽明経と足陽明経，手太陽経と足太陽経，手少陽経と足少陽経などの三つに分けられ，手足の同じ名称をもつ陽経同士は接続している（同名陽経同士の接続法則）．
　必ず手の陽経から足の陽経へ流注する（手から足への接続法則）．

2. 手背部での手の陰経と陽経の接続部位

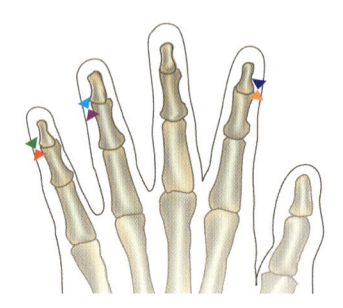

手の陽経と陰経は手で接続
- ▼ 手示指橈側：手太陰経→手陽明経
　　（列欠→商陽）
- ▼ 手薬指尺側：手厥陰経→手少陽経
　　（内関→関衝）
- ▼ 手小指尺側：手少陰経→手太陽経
　　（通里→少沢）

　太陰経と陽明経（肺と大腸），少陰経と太陽経（心と小腸），厥陰経と少陽経（心包と三焦）のように「対」となる陰経と陽経が絡脈（絡穴）を介して接続する（五行の臓腑関係により，経脈の表裏関係が成り立つ）．
　必ず陰経から陽経へ流注する．
　流注の方向は，手の陰経が胸から手へ下り，手の陽経は手から頭へ上がっている．

3. 足背部での足の陰経と陽経の接続部位

　足の陽経と陰経は手の陰経と陽経と同じように，表裏関係という「対」となる同士が接続している．
　接続の順序は手の経脈と逆に，いずれも陽経から陰経へ流注する．
　手・足の陰経は心中か胸中で，足の太陰経から手の少陰経，足の少陰経から手の厥陰経，足の厥陰経から手の太陰経に接続している．
　気血の流注は手太陰肺経から始まり，十二経脈をめぐり，手太陰肺経に終わる．

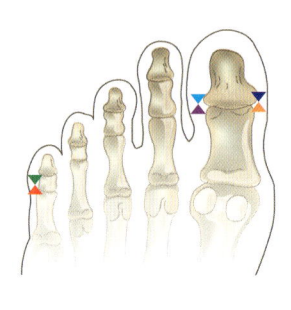

足の陽経と陰経は足で接続，手と足の陰経は胸中で接続
- ▼ 足母指内側：足陽明経→足太陰経
　　（豊隆→隠白）
- ▼ 足母指外側：足少陽経→足厥陰経
　　（光明→大敦）
- ▼ 足小指外側：足太陽経→足少陰経
　　（飛揚→湧泉）

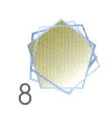

3. 取穴のための体表指標

第1章 ▶ 経穴の基礎

1 — 頭 部

前面

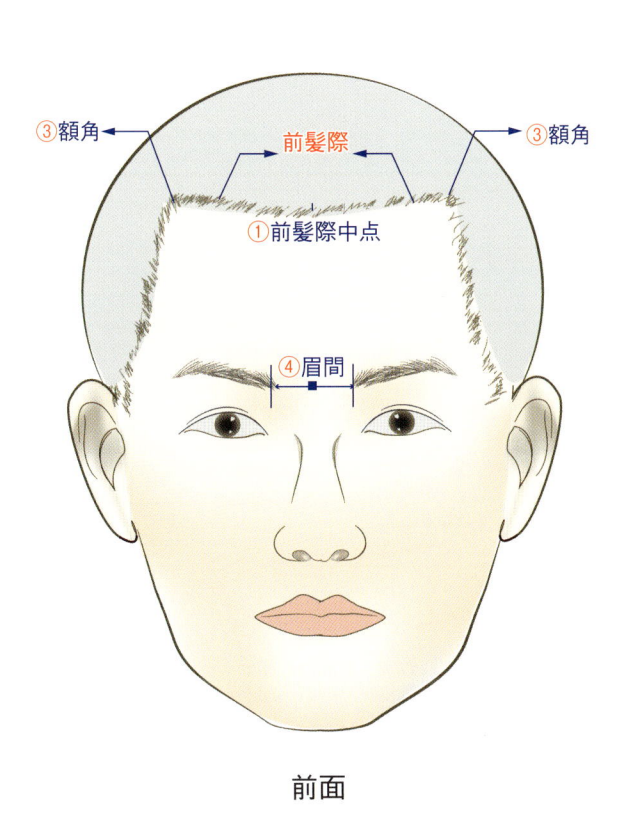

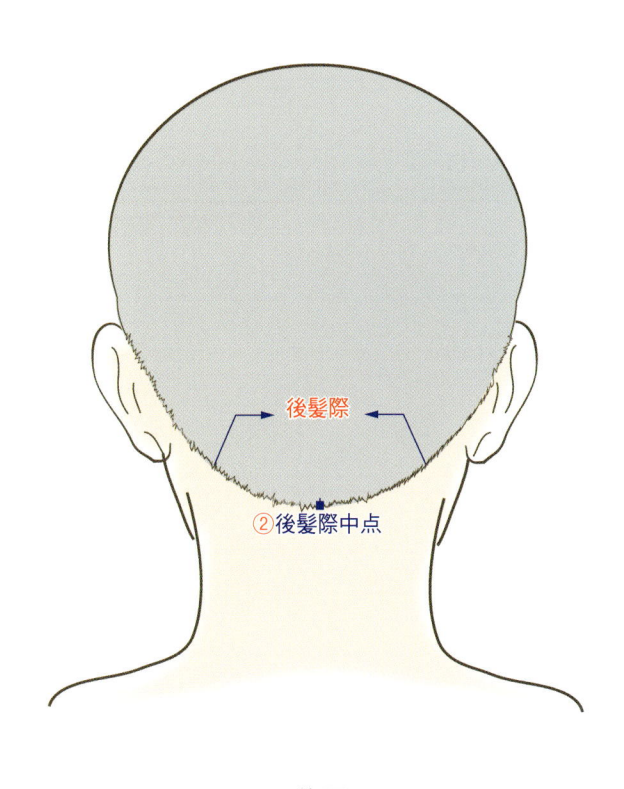

後面

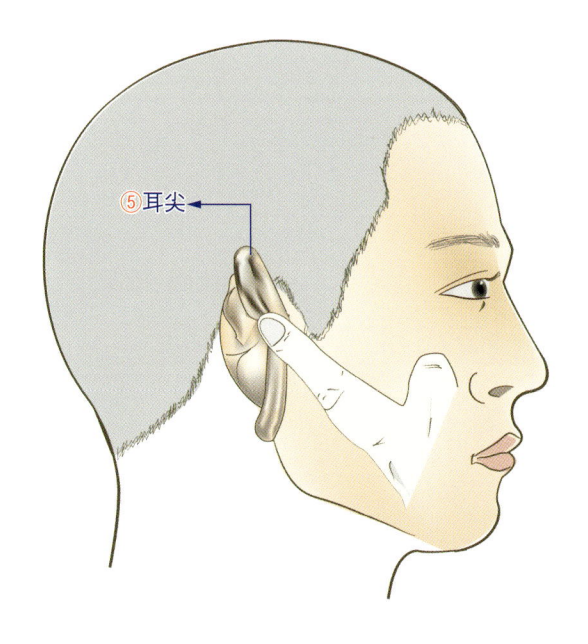

外側面

①	前髪際中点（ぜんはっさい）	髪際：髪のはえぎわ．前髪際中点とは，額のはえぎわと前正中線の交点．
②	後髪際中点（こうはっさい）	後髪際中点とは，後頭部のはえぎわと後正中線の交点．
③	額角（がっかく）	前髪際が左右両端で大きく曲がってつくった角（ほぼ外眼角の直上，はえぎわとの交点）．
④	眉間（みけん）	両眉毛の間，左右の眉毛を結ぶ水平線と前正中線の交点．
⑤	耳尖（じせん）	耳を前方へ折り曲げてできる耳介最頂点．

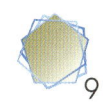

9

3. 取穴のための体表指標

2──上肢

前面　　　　　前面　　　　　後面

④肘窩横紋

⑦爪甲部

前面

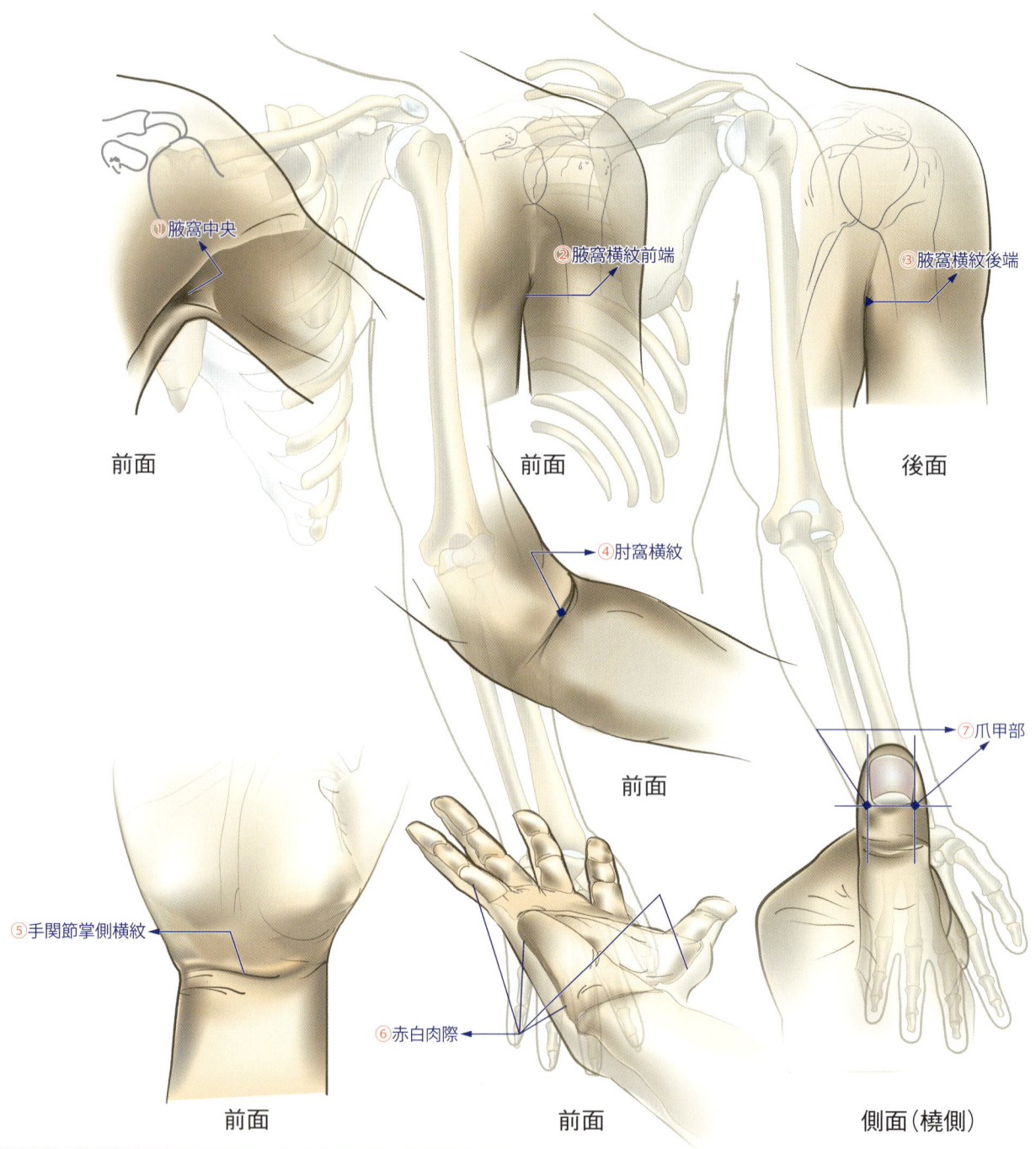

⑤手関節掌側横紋

⑥赤白肉際

前面　　　　　前面　　　　　側面（橈側）

①	腋窩中央 えきかちゅうおう	肩関節の下方で上腕と胸郭との間にできたくぼみを腋窩といい，その真ん中を腋窩中央という．
②	腋窩横紋前端 えきかおうもんぜんたん	上肢を自然に下垂し，前面の腋窩にできた横紋の前端．
③	腋窩横紋後端 えきかおうもんこうたん	上肢を自然に下垂し，後面の腋窩にできた横紋の後端．
④	肘窩横紋 ちゅうかおうもん	肘を90°屈してできる横紋．
⑤	手関節掌側横紋 しゅかんせつしょうそくおうもん （手関節背側横紋）	手関節を掌屈して，尺骨と橈骨の茎状突起の遠位端を結ぶ線上にできる横紋．2本以上の横紋が現れる場合，最遠位とする． （手関節を背屈して，尺骨と橈骨の茎状突起の遠位端を結ぶ線上にできる横紋．2本以上の横紋が現れる場合，最遠位とする．）
⑥	赤白肉際 せきはくにくさい	手掌と手背の皮膚の移行部，もしくは足底と足背の皮膚の移行部．肌理と色が変化する部位．
⑦	爪甲角 そうこうかく	手指の爪甲内側および外側縁と爪甲基底部がつくる角．

3. 取穴のための体表指標

3 ― 下　肢

後面

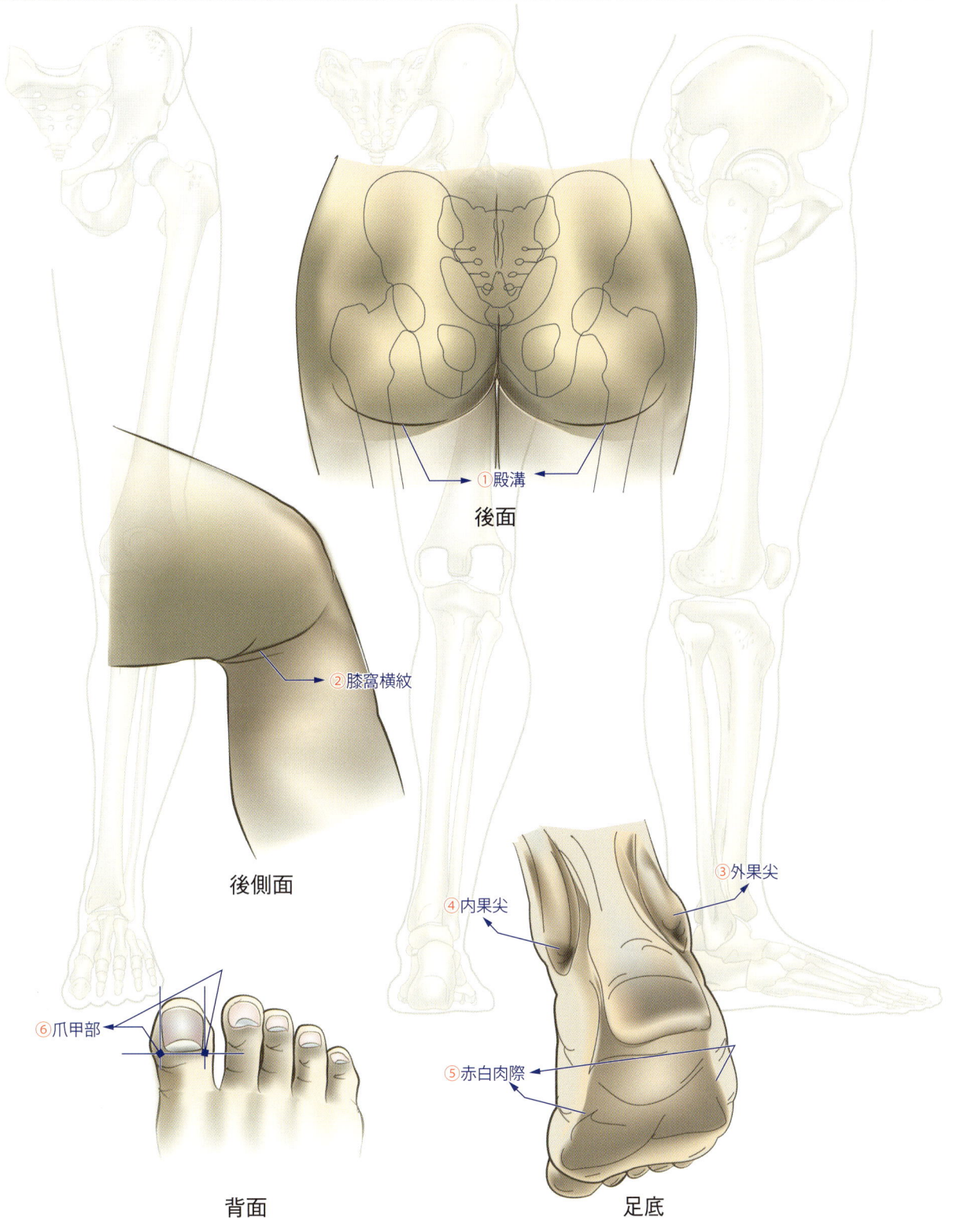

① 殿溝

後側面

② 膝窩横紋

③ 外果尖
④ 内果尖
⑤ 赤白肉際

背面

⑥ 爪甲部

足底

①	殿溝（でんこう）	殿部と大腿後側の境界にできる溝.
②	膝窩横紋（しっかおうもん）	下肢後面，膝関節にある菱形のくぼみを膝窩といい，膝を屈曲させ，できた横紋.
③	外果尖（がいかせん）	腓骨の遠位端は肥厚し外方へ突出する部位を外果といい，体表から触れる最高点を外果尖という.
④	内果尖（ないかせん）	脛骨の遠位端は肥厚し内方へ突出する部位を内果といい，体表から触れる最高点を内果尖という.
⑤	赤白肉際	p.10 参照.
⑥	爪甲角	足指の爪甲内側および外側縁と爪甲基底部がつくる角.

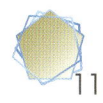

第1章 ▶ 経穴の基礎

4. 取穴のための解剖学的指標

1 ─ 解剖学的肢位と方向

解剖学的肢位とは，図のように身体は立位，視線は前方，下肢はつま先を前方に向けてそろえ，上肢は手掌を前方に向けた肢位である．特定経穴を取る際には，**特殊な肢位**が必要となる．例えば，会陽の「膝胸位」や環跳の「側臥し，股関節を屈曲する」などである．

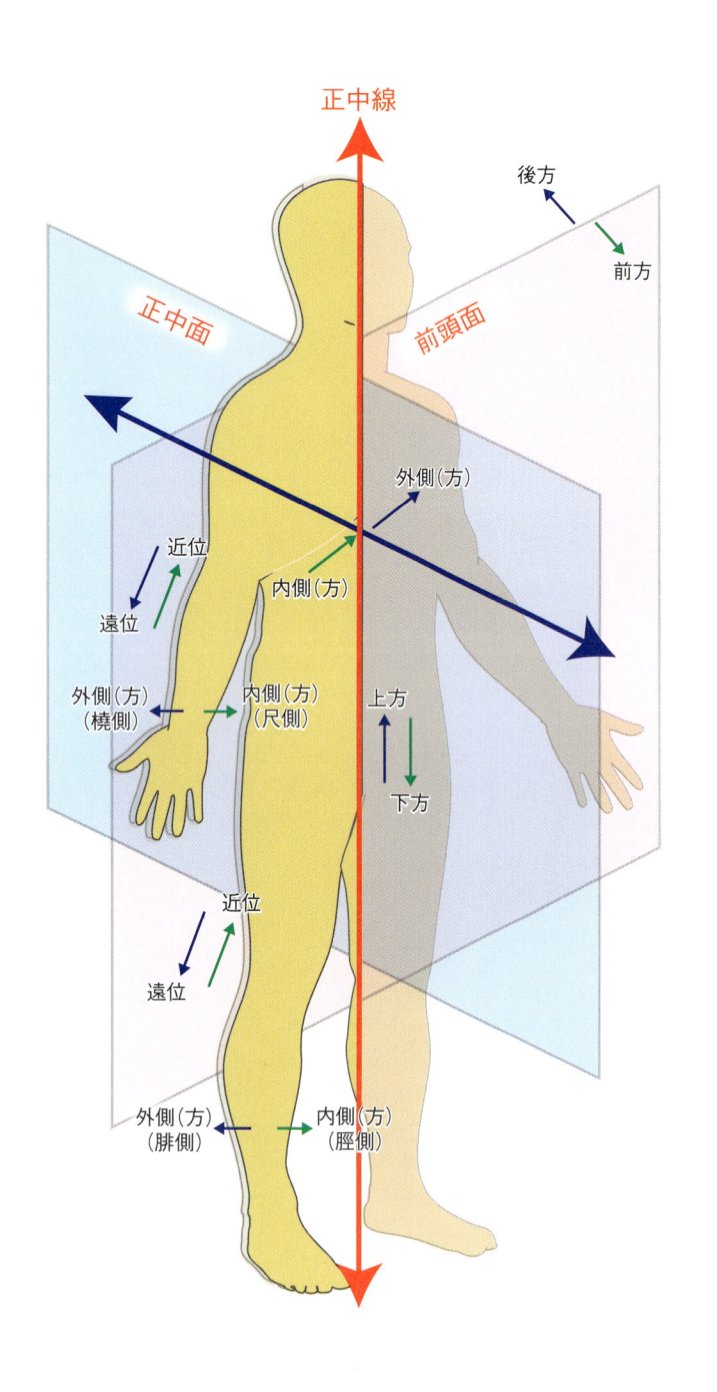

方　向

1　内側(方)と外側(方)
正中の矢状面に近づくのを**内側(方)**，正中の矢状面から離れるのを**外側(方)**とする．前腕では尺側と橈側，下腿では脛側と腓側に置き換える．
・**内側**と**外側**は指示する部位(領域)中の「内・外」を示す．
・**内方**と**外方**は指示する部位(領域)外の「内・外」を示す．
・**内縁・外縁**は指示する部位(領域)の縁を示す．

2　上方と下方
上肢(頭部)に近づくのを**上方**，下肢(足)に近づくのを**下方**とする．
上方と**下方**は，経穴部位が他の経穴や解剖学的指標と関連付けて用いられることがある．
この場合，垂直に上あるいは下であることを意味している．

3　前方と後方
腹部表面に近づくのを**前方**，背部表面に近づくのを**後方**とする．

4　近位と遠位
体幹に近づくのを**近位**，体幹から離れるのを**遠位**とする．

4. 取穴のための解剖学的指標

2—取穴のための体表区分

区　分		境　界
頭部	頭　部	眼窩上縁，頬骨弓上端，外耳上端，頸部上端，および外後頭隆起を結ぶ線
	顔面部	眼窩上縁，頬骨弓上端，外耳上端，乳様突起尖端，および下顎骨下端を結ぶ線
頸部	前頸部	上方：頭部と顔面部の下位境界線 下方：鎖骨 後方：僧帽筋前縁
	後頸部	上方：頭部の下位境界線 下方：第7頸椎棘突起と肩峰を横切る線 前方：僧帽筋前縁
背部	上背部	上方：第7頸椎棘突起と肩峰を横切る線 左右：腋窩横紋後端と交わる垂線 下方：第12胸椎棘突起と第12肋骨端を横切る曲線
	肩甲部	体表解剖には明確な区分がないが，肩甲骨の背側面を基本にし，第2肋骨から第7肋骨までの区分
	腰　部	上方：第12胸椎棘突起と第12肋骨端を横切る曲線 左右：腋窩横紋後端と交わる垂線 下方：第5腰椎棘突起と腸骨稜を横切る線
	仙骨部	上方：第5腰椎棘突起と腸骨稜を横切る線 左右：仙骨の外側端 下方：尾骨
胸部	前胸部	上方：鎖骨 下方：胸骨剣状突起結合部，肋骨弓および第11・第12肋骨の下端を横切る曲線 左右：腋窩横紋前端と交わる垂線
	側胸部	上方：腋窩横紋前端と腋窩横紋後端が交わる線 下方：肋骨弓と第11・第12肋骨の下端を結ぶ線 前方：腋窩横紋前端と交わる垂線 後方：腋窩横紋後端と交わる垂線
腹部	上腹部	上方：胸骨剣状突起結合部，肋骨弓および第11・第12肋骨の下端を横切る曲線 下方：臍を横切る水平線 左右：腋窩横紋前端と交わる垂線
	下腹部	上方：臍を横切る水平線 下方：恥骨結合上縁 左右：鼠径部，腋窩横紋前端と交わる垂線
	側腹部	上方：側胸部の下位境界線 下方：腸骨稜 前方：腋窩横紋前端と交わる垂線 後方：腋窩横紋後端と交わる垂線
	鼠径部	下腹部のわき，上前腸骨棘と恥骨結節を結ぶ斜線の区分
	殿　部	尻のこと．主として大殿筋と皮下脂肪組織からなるふくらみ部位．
	殿　溝	殿部と大腿後面との間にある深い溝で，大腿筋の下縁ではなく皮下脂肪組織の下縁にあたる．
会陰部		会陰部は前方に恥骨結節，後方に尾骨，両側に左右の坐骨結節に囲まれる菱形部である．会陰は，男性では尿道と肛門との間，女性では膣と肛門との間である．
上肢部	肩周囲部	肩関節の周囲
	腋窩部	腋窩の周囲
	上腕部	上腕の前側，後側，内側および外側
	肘　部	肘の前側，後側，内側および外側
	前腕部	前腕の前側，後側，内側および外側
	手　部	手背，手掌および手指
下肢部	大腿部	大腿の前側，後側，内側および外側
	膝　部	膝の前側，後側，内側および外側
	下腿部	下腿の前側，後側，内側および外側
	足　部	足背と足底，足の内側および外側
	足関節部	足関節の内側および外側
	足指部	足指

4. 取穴のための解剖学的指標

3 ― 頭頸部

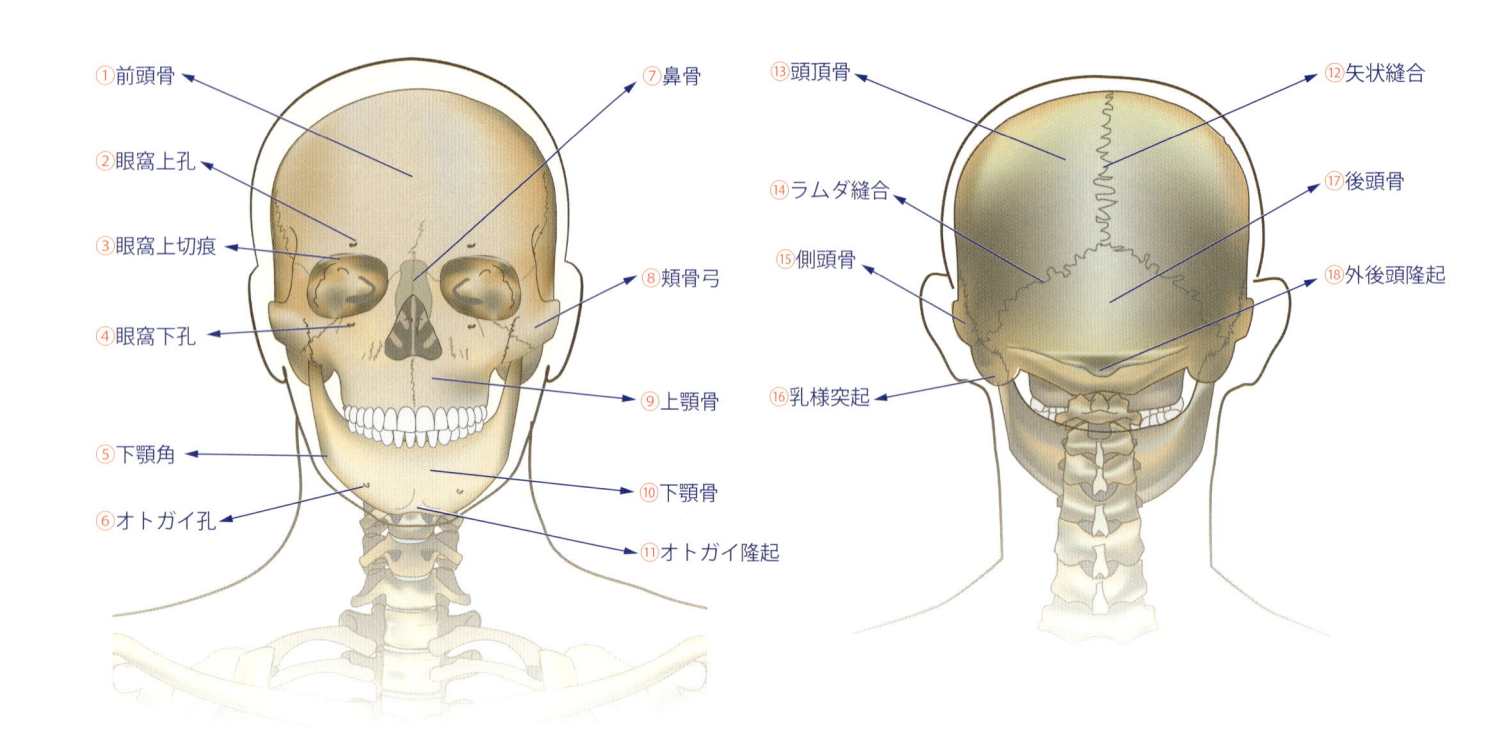

前面

① 前頭骨
② 眼窩上孔
③ 眼窩上切痕
④ 眼窩下孔
⑤ 下顎角
⑥ オトガイ孔
⑦ 鼻骨
⑧ 頬骨弓
⑨ 上顎骨
⑩ 下顎骨
⑪ オトガイ隆起

後面

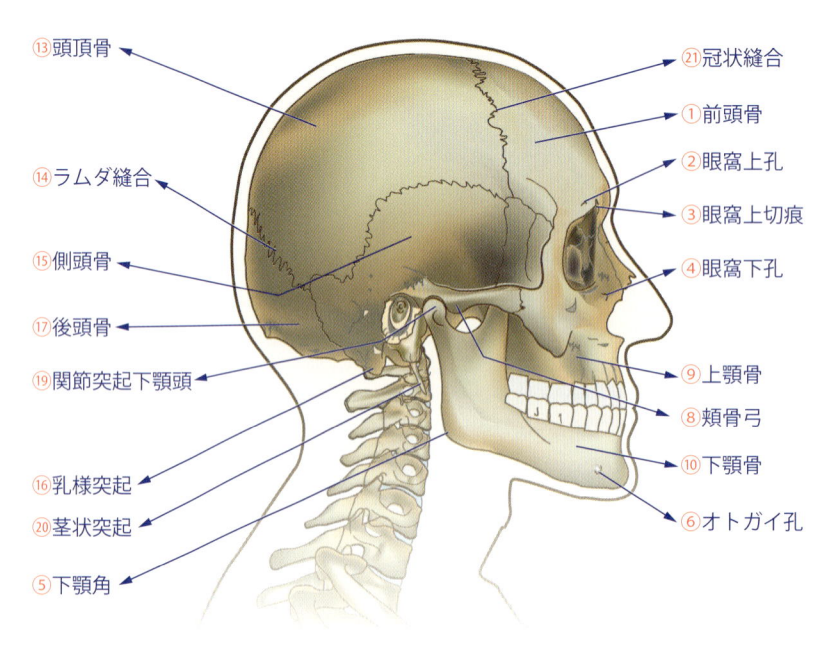

⑬ 頭頂骨
⑭ ラムダ縫合
⑮ 側頭骨
⑯ 乳様突起
⑫ 矢状縫合
⑰ 後頭骨
⑱ 外後頭隆起

外側面

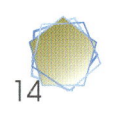

⑬ 頭頂骨
⑭ ラムダ縫合
⑮ 側頭骨
⑰ 後頭骨
⑲ 関節突起下顎頭
⑯ 乳様突起
⑳ 茎状突起
⑤ 下顎角
㉑ 冠状縫合
① 前頭骨
② 眼窩上孔
③ 眼窩上切痕
④ 眼窩下孔
⑨ 上顎骨
⑧ 頬骨弓
⑩ 下顎骨
⑥ オトガイ孔

4. 取穴のための解剖学的指標

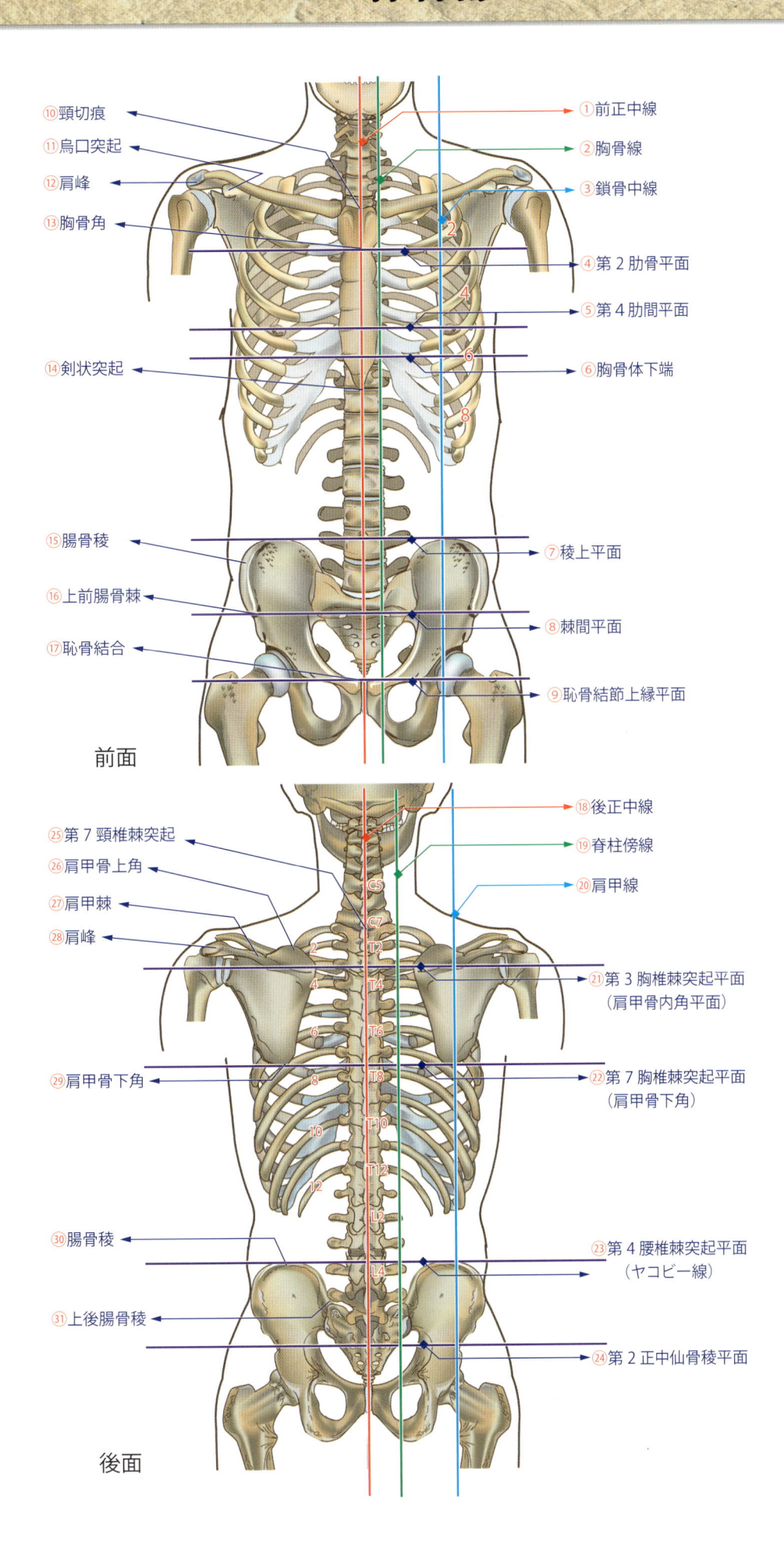

4—体幹部

前面

- ⑩ 頸切痕
- ⑪ 烏口突起
- ⑫ 肩峰
- ⑬ 胸骨角
- ⑭ 剣状突起
- ⑮ 腸骨稜
- ⑯ 上前腸骨棘
- ⑰ 恥骨結合

- ① 前正中線
- ② 胸骨線
- ③ 鎖骨中線
- ④ 第2肋骨平面
- ⑤ 第4肋間平面
- ⑥ 胸骨体下端
- ⑦ 稜上平面
- ⑧ 棘間平面
- ⑨ 恥骨結節上縁平面

後面

- ㉕ 第7頸椎棘突起
- ㉖ 肩甲骨上角
- ㉗ 肩甲棘
- ㉘ 肩峰
- ㉙ 肩甲骨下角
- ㉚ 腸骨稜
- ㉛ 上後腸骨稜

- ⑱ 後正中線
- ⑲ 脊柱傍線
- ⑳ 肩甲線
- ㉑ 第3胸椎棘突起平面（肩甲骨内角平面）
- ㉒ 第7胸椎棘突起平面（肩甲骨下角）
- ㉓ 第4腰椎棘突起平面（ヤコビー線）
- ㉔ 第2正中仙骨稜平面

第1章 ▶ 経穴の基礎

15

4. 取穴のための解剖学的指標

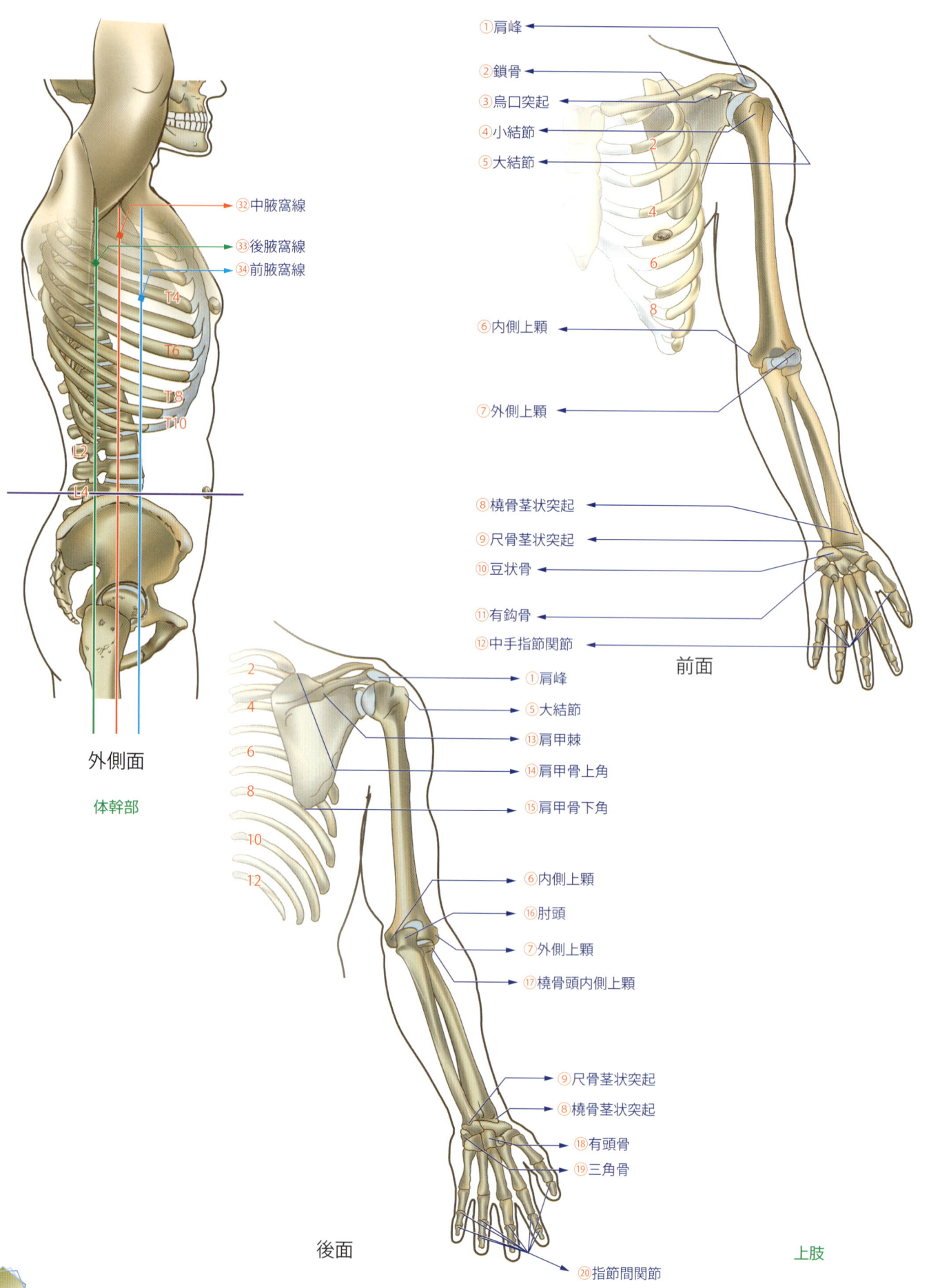

5 ― 体幹部・上肢

体幹部（外側面）
- ㉜ 中腋窩線
- ㉝ 後腋窩線
- ㉞ 前腋窩線

上肢 前面
- ① 肩峰
- ② 鎖骨
- ③ 烏口突起
- ④ 小結節
- ⑤ 大結節
- ⑥ 内側上顆
- ⑦ 外側上顆
- ⑧ 橈骨茎状突起
- ⑨ 尺骨茎状突起
- ⑩ 豆状骨
- ⑪ 有鈎骨
- ⑫ 中手指節関節

上肢 後面
- ① 肩峰
- ⑤ 大結節
- ⑬ 肩甲棘
- ⑭ 肩甲骨上角
- ⑮ 肩甲骨下角
- ⑥ 内側上顆
- ⑯ 肘頭
- ⑦ 外側上顆
- ⑰ 橈骨頭内側上顆
- ⑨ 尺骨茎状突起
- ⑧ 橈骨茎状突起
- ⑱ 有頭骨
- ⑲ 三角骨
- ⑳ 指節間関節

4. 取穴のための解剖学的指標

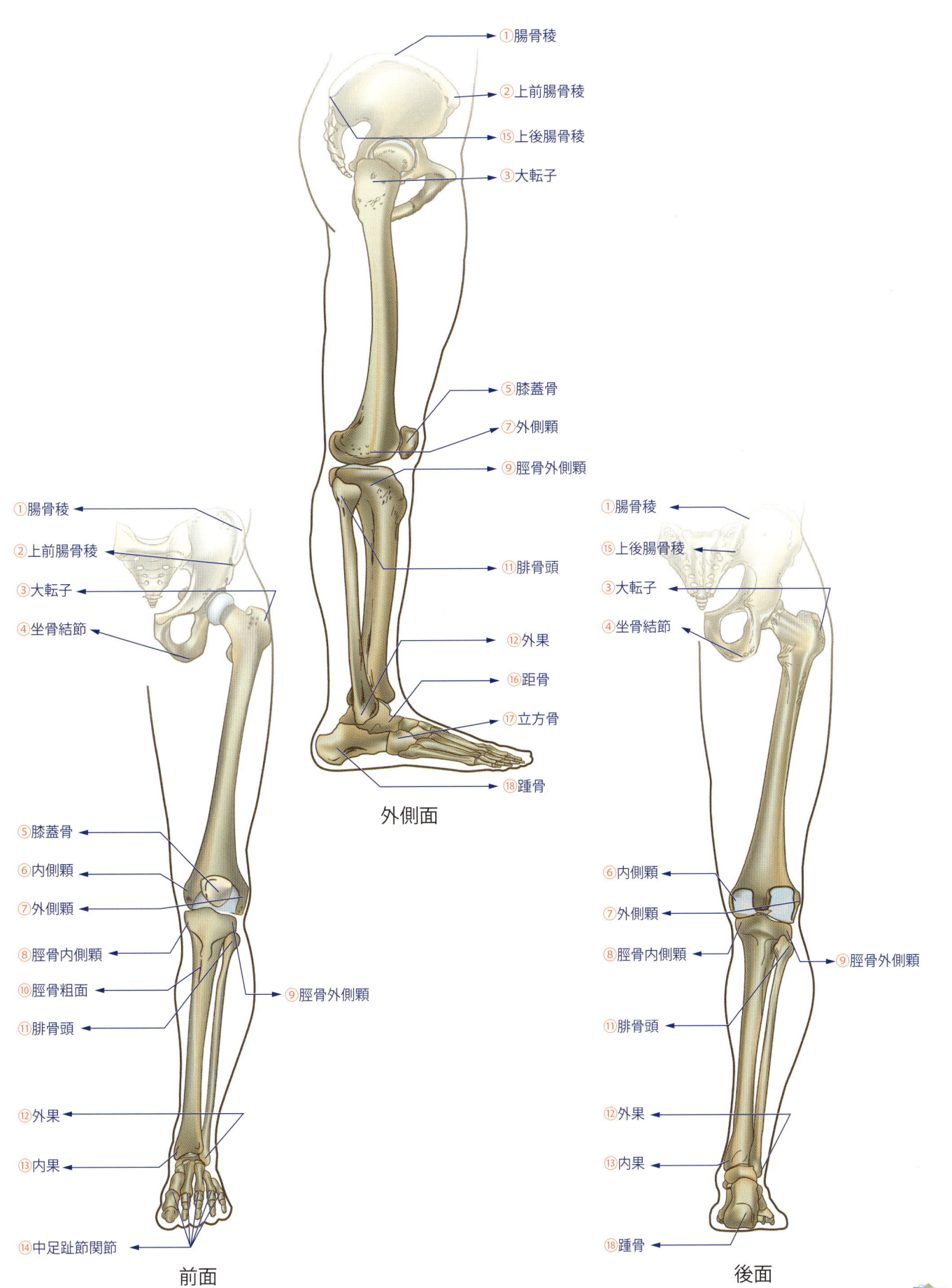

第1章 ▶ 経穴の基礎

6 — 下 肢

① 腸骨稜
② 上前腸骨稜
⑮ 上後腸骨稜
③ 大転子
⑤ 膝蓋骨
⑦ 外側顆
⑨ 脛骨外側顆
⑪ 腓骨頭
⑫ 外果
⑯ 距骨
⑰ 立方骨
⑱ 踵骨

外側面

① 腸骨稜
② 上前腸骨稜
③ 大転子
④ 坐骨結節
⑤ 膝蓋骨
⑥ 内側顆
⑦ 外側顆
⑧ 脛骨内側顆
⑩ 脛骨粗面
⑪ 腓骨頭
⑨ 脛骨外側顆
⑫ 外果
⑬ 内果
⑭ 中足趾節関節

前面

① 腸骨稜
⑮ 上後腸骨稜
③ 大転子
④ 坐骨結節
⑥ 内側顆
⑦ 外側顆
⑧ 脛骨内側顆
⑨ 脛骨外側顆
⑪ 腓骨頭
⑫ 外果
⑬ 内果
⑱ 踵骨

後面

17

5. 骨度法・同身寸法

1 — 前　面

　骨度とは，個体差のある人体の経穴の位置を定めるために骨格を基準として個人の寸度を決定するものをいう．この骨度により経穴の位置を決定する方法が骨度法である．

　標準成人の身長を7尺5寸に定め，各部位の尺寸を分配し，基本の骨度法とする．

　臨床取穴の際には，患者の身体の大小肥痩に関係なく基準骨度法により，二つの関節間の長さを等分し，柔軟に対応している．

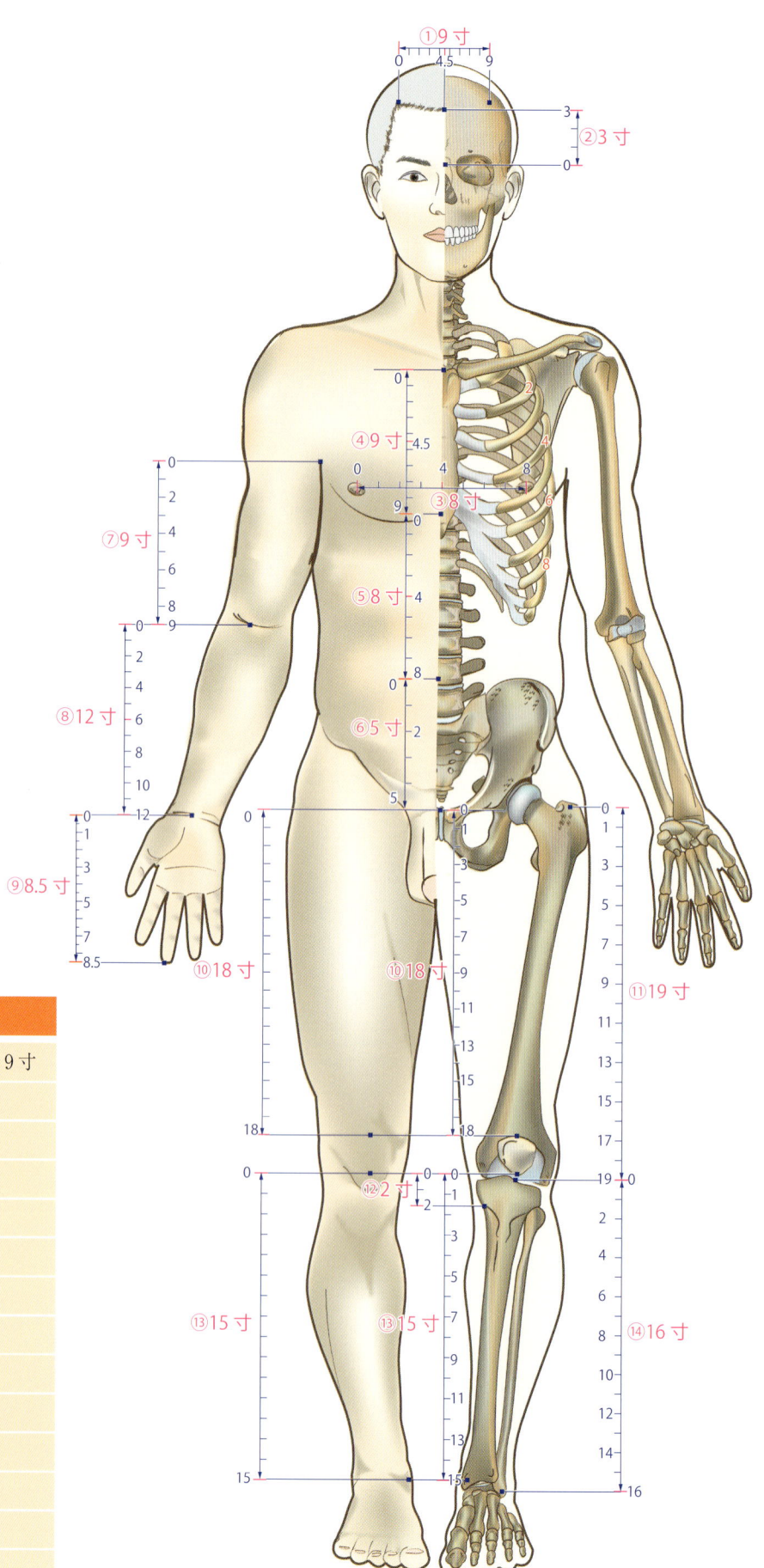

骨度法(1)

①	左右前髪際額角の間（両頭維穴の間）：9寸	
②	眉間—前髪際中点：3寸	
③	両乳頭の間：8寸	
④	頸切痕—胸骨下端：9寸	
⑤	胸骨下端—臍中央：8寸	
⑥	臍中央—恥骨結合上際：5寸	
⑦	腋窩横紋—肘窩横紋：9寸	
⑧	肘窩横紋—手関節横紋：12寸	
⑨	手の長さ：8.5寸	
⑩	恥骨結合上縁—膝蓋骨上縁：18寸	
⑪	大転子頂点—膝窩：19寸	
⑫	脛骨内側顆下縁—膝蓋骨尖：2寸	
⑬	膝蓋骨尖—内果尖：15寸	
⑭	膝窩—外果尖：16寸	

5. 骨度法・同身寸法

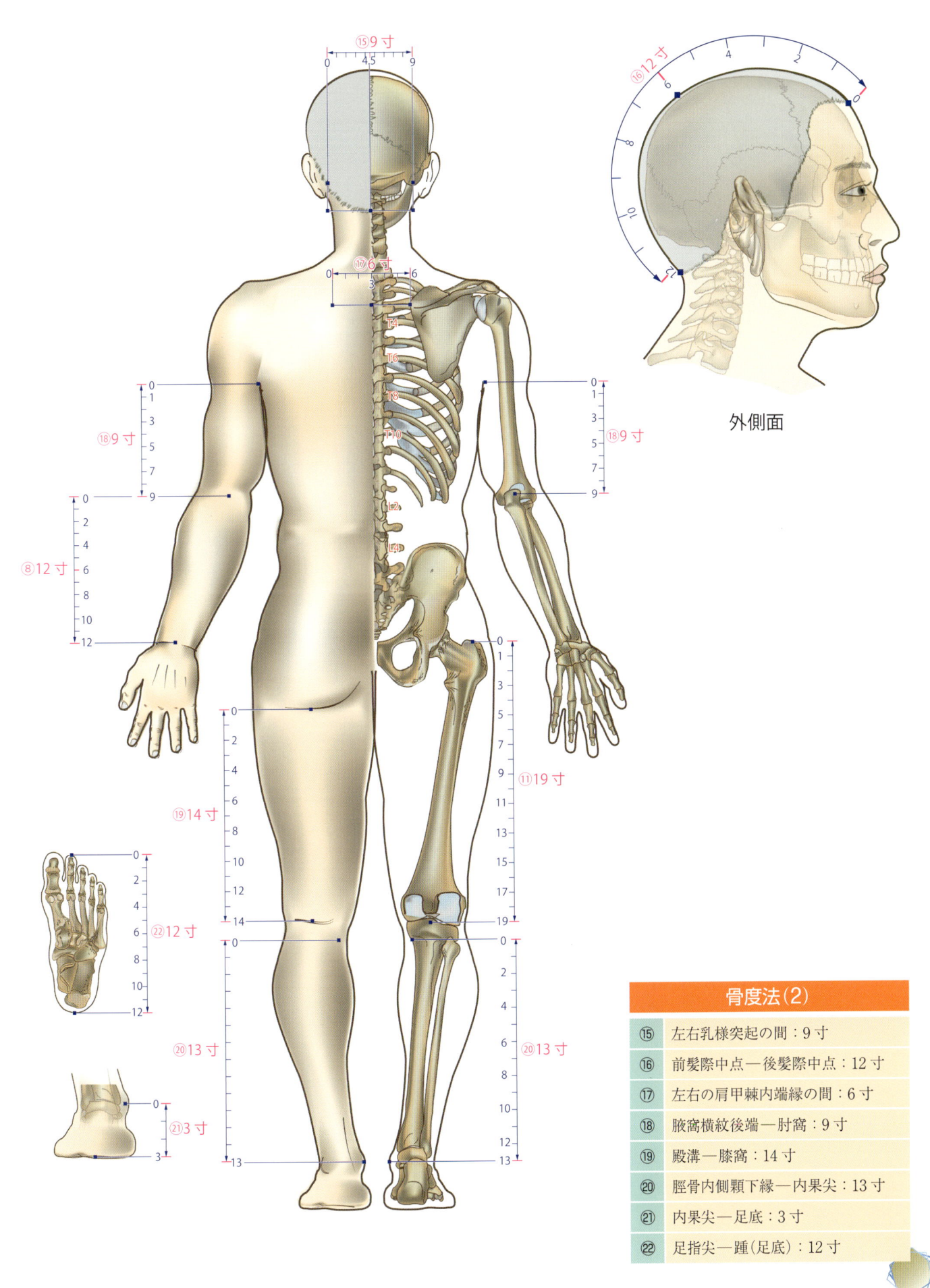

2 — 後面と側頭部

外側面

骨度法(2)

⑮	左右乳様突起の間	9寸
⑯	前髪際中点—後髪際中点	12寸
⑰	左右の肩甲棘内端縁の間	6寸
⑱	腋窩横紋後端—肘窩	9寸
⑲	殿溝—膝窩	14寸
⑳	脛骨内側顆下縁—内果尖	13寸
㉑	内果尖—足底	3寸
㉒	足指尖—踵(足底)	12寸

5. 骨度法・同身寸法

3―同身寸法（指寸取穴法）

同身寸法とは，**指寸取穴法**ともいう，臨床取穴の便法の一つである．実際には，取穴の際，施術者自身の手指を用いるが，その人の身体の手指の幅を取穴寸法の基準としている．

①**一夫法**：示指から小指までをあわせ，その4本指の中節を一夫といい，3寸とする．
②**3指同身寸**：示指から薬指までをあわせ，その3本指の第1節を2寸とする．
③**中指同身寸**：母指と中指の指頭とをあわせ，環をつくり，中指の内側にできる横紋の横幅を1寸とする．
④**母指同身寸**：母指の第1節の横幅を1寸とする．

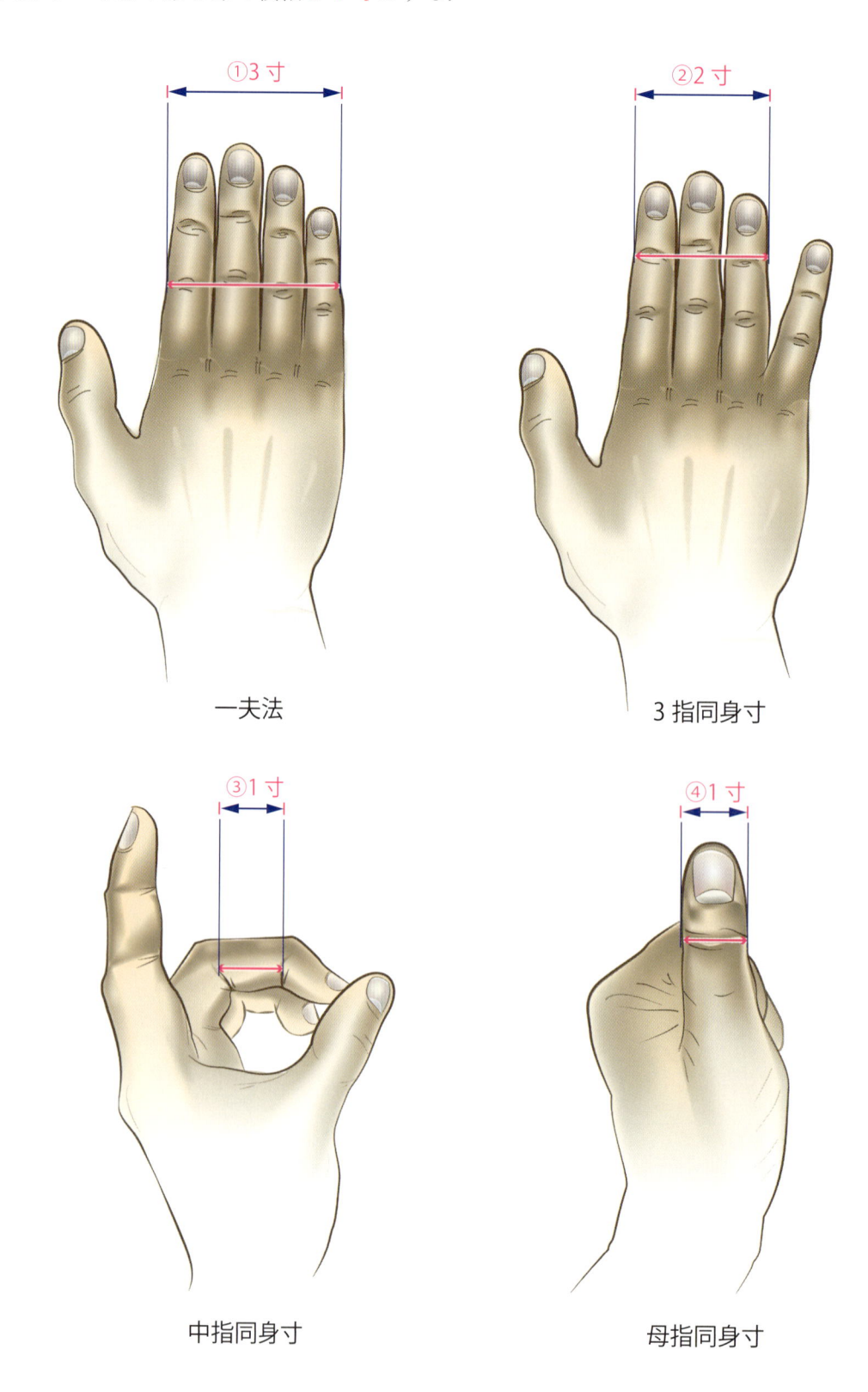

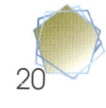

一夫法

3指同身寸

中指同身寸

母指同身寸

第2章

十四経脈の経穴

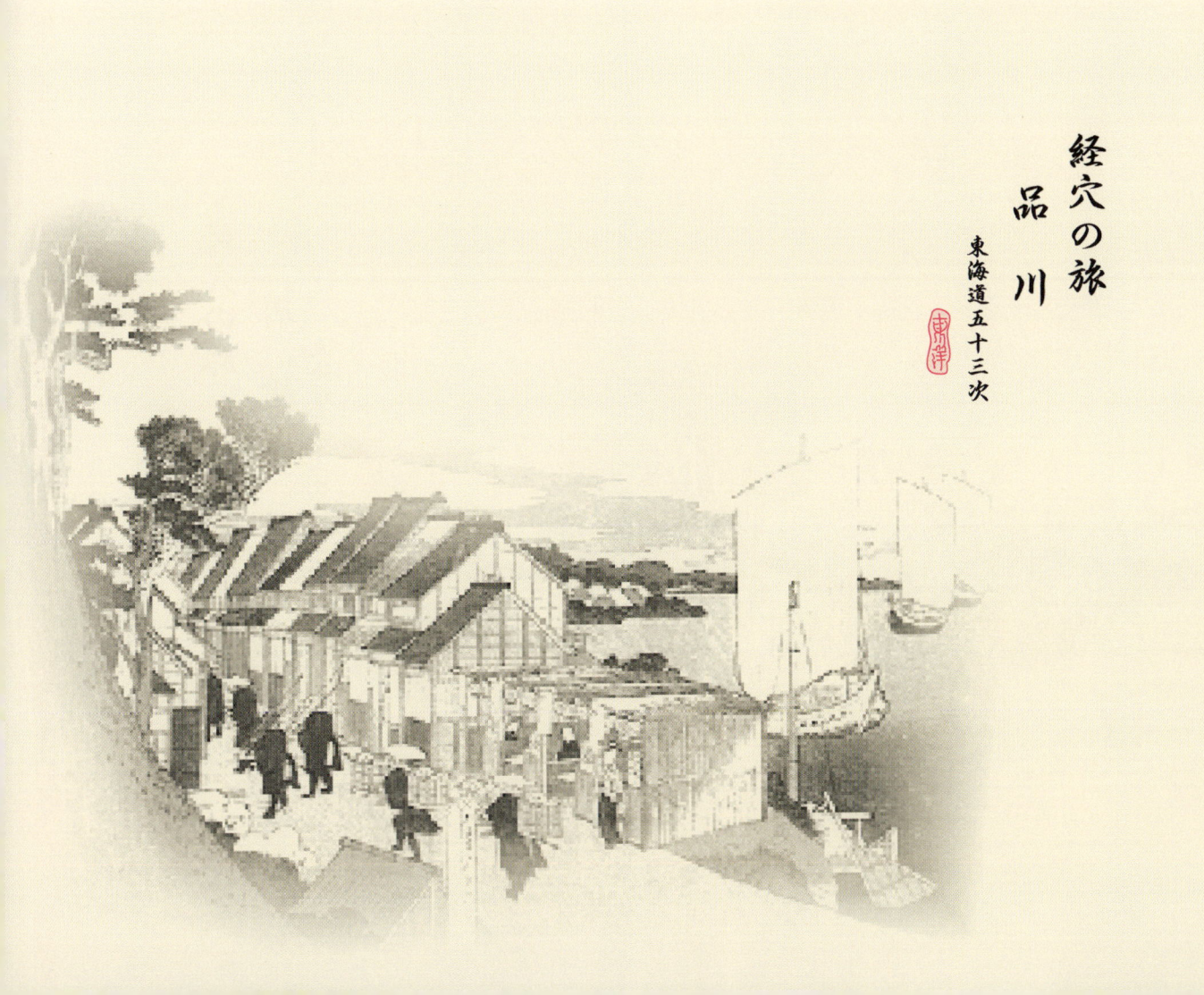

経穴の旅
品川
東海道五十三次

2-1

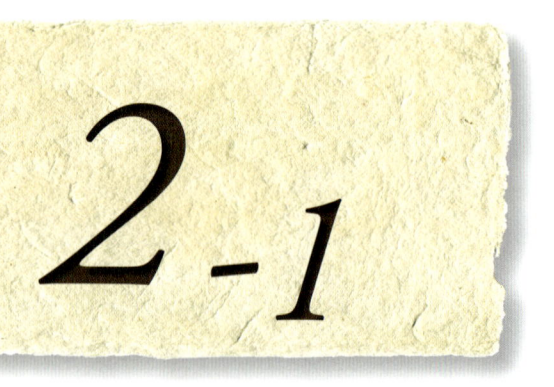

任脈・督脈

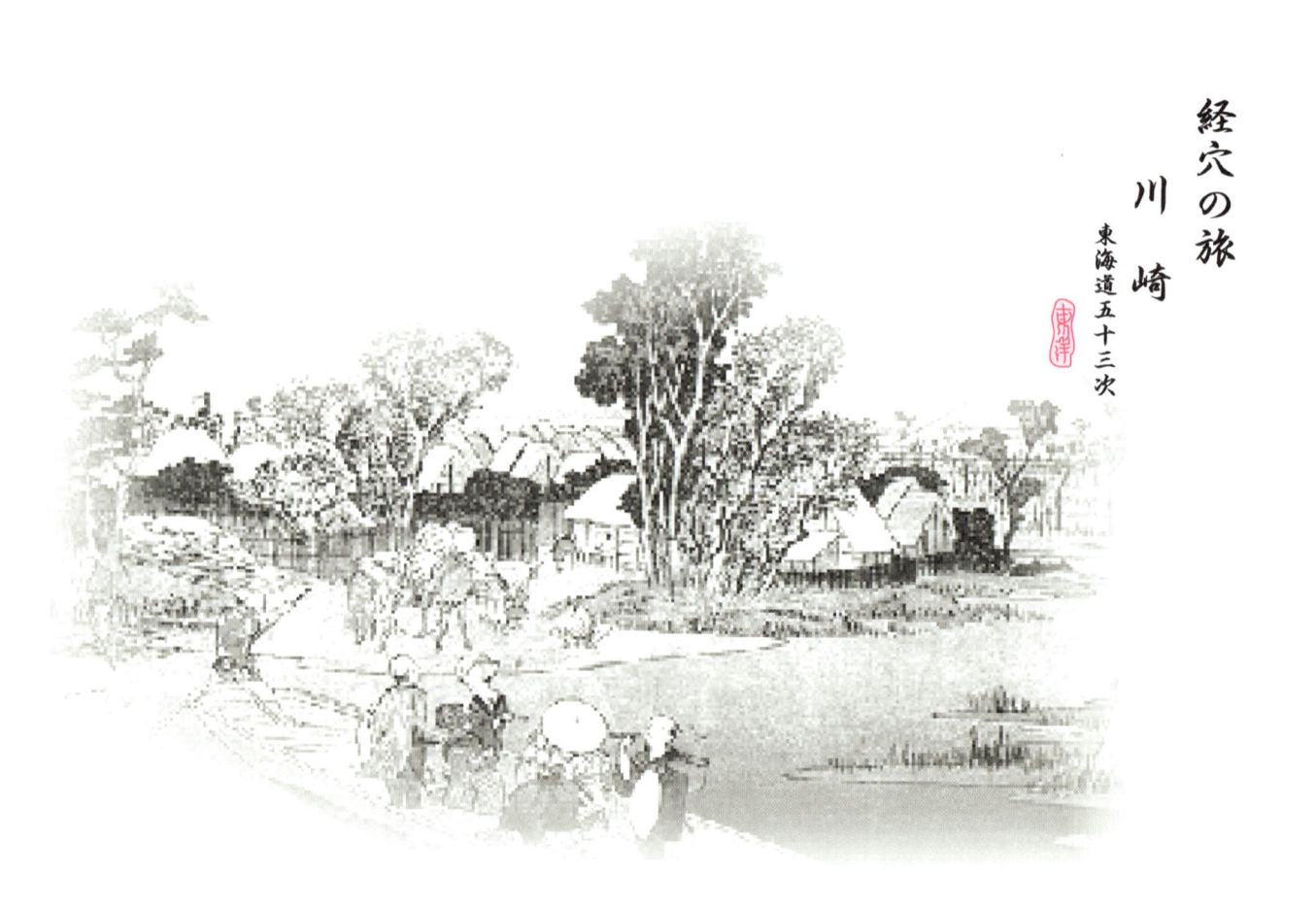

経穴の旅
川崎
東海道五十三次

第2章 ▶ 十四経脈の経穴

1. 任脈・督脈

1 ― 任脈の流注（CV, 24穴）

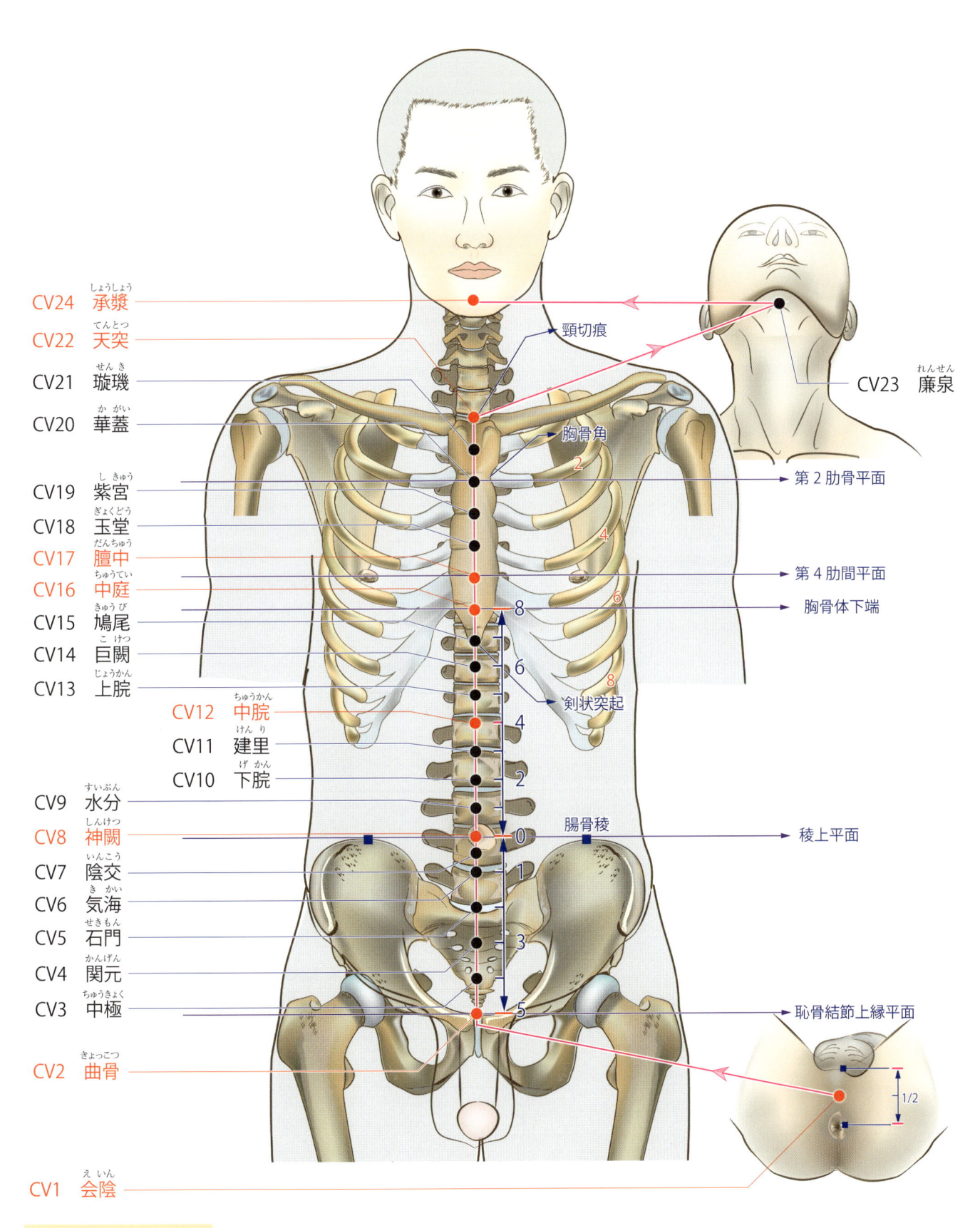

CV24	しょうしょう 承漿	
CV22	てんとつ 天突	
CV21	せんき 璇璣	
CV20	かがい 華蓋	
CV19	しきゅう 紫宮	
CV18	ぎょくどう 玉堂	
CV17	だんちゅう 膻中	
CV16	ちゅうてい 中庭	
CV15	きゅうび 鳩尾	
CV14	こけつ 巨闕	
CV13	じょうかん 上脘	
CV12	ちゅうかん 中脘	
CV11	けんり 建里	
CV10	げかん 下脘	
CV9	すいぶん 水分	
CV8	しんけつ 神闕	
CV7	いんこう 陰交	
CV6	きかい 気海	
CV5	せきもん 石門	
CV4	かんげん 関元	
CV3	ちゅうきょく 中極	
CV2	きょっこつ 曲骨	
CV1	えいん 会陰	

CV23 れんせん 廉泉

頸切痕
胸骨角
第2肋骨平面
第4肋間平面
胸骨体下端
剣状突起
腸骨稜
稜上平面
恥骨結節上縁平面

CV：Conception Vessel

23

1. 任脈・督脈

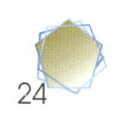

2 ― 任脈の経穴部位・取穴の技 (1)

経穴部位

一 会陰部（1穴）

CV1	会陰	会陰部．男性は陰嚢根部と肛門を結ぶ線の中点．女性は後陰唇交連と肛門を結ぶ線の中点．

二 腹部（14穴）

CV2	曲骨	下腹部，前正中線上，恥骨結合上縁．
CV3	中極	（膀胱の募穴）下腹部，前正中線上，臍中央の下方4寸．
CV4	関元	（小腸の募穴）下腹部，前正中線上，臍中央の下方3寸．
CV5	石門	（三焦の募穴）下腹部，前正中線上，臍中央の下方2寸．
CV6	気海	下腹部，前正中線上，臍中央の下方1寸5分．
CV7	陰交	下腹部，前正中線上，臍中央の下方1寸．
CV8	神闕	上腹部，臍の中央．
CV9	水分	上腹部，前正中線上，臍中央の上方1寸．
CV10	下脘	上腹部，前正中線上，臍中央の上方2寸．
CV11	建里	上腹部，前正中線上，臍中央の上方3寸．
CV12	中脘	（胃の募穴，八会穴の腑会）上腹部，前正中線上，臍中央の上方4寸．
CV13	上脘	上腹部，前正中線上，臍中央の上方5寸．
CV14	巨闕	（心の募穴）上腹部，前正中線上，臍中央の上方6寸．
CV15	鳩尾	（任脈の絡穴）上腹部，前正中線上，胸骨体下端の下方1寸．

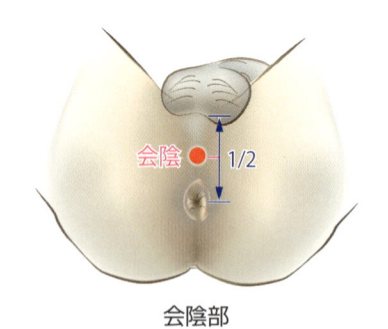

取穴の技

① 恥骨結合の上縁に曲骨を取る．
② 両腸骨稜の最高点を水平線で結び，前正中線と交わるところに神闕を取る（臍の中央）．曲骨から神闕まで5寸とする．
③ 胸骨体下端の中点（中庭）の下方1寸に鳩尾を取る．
④ 神闕から中庭まで8寸とし，その中点（神闕の上方4寸）に中脘を取る．
⑤ 他の経穴は，曲骨，神闕，鳩尾，中脘を基準とし，前正中線上に取る．

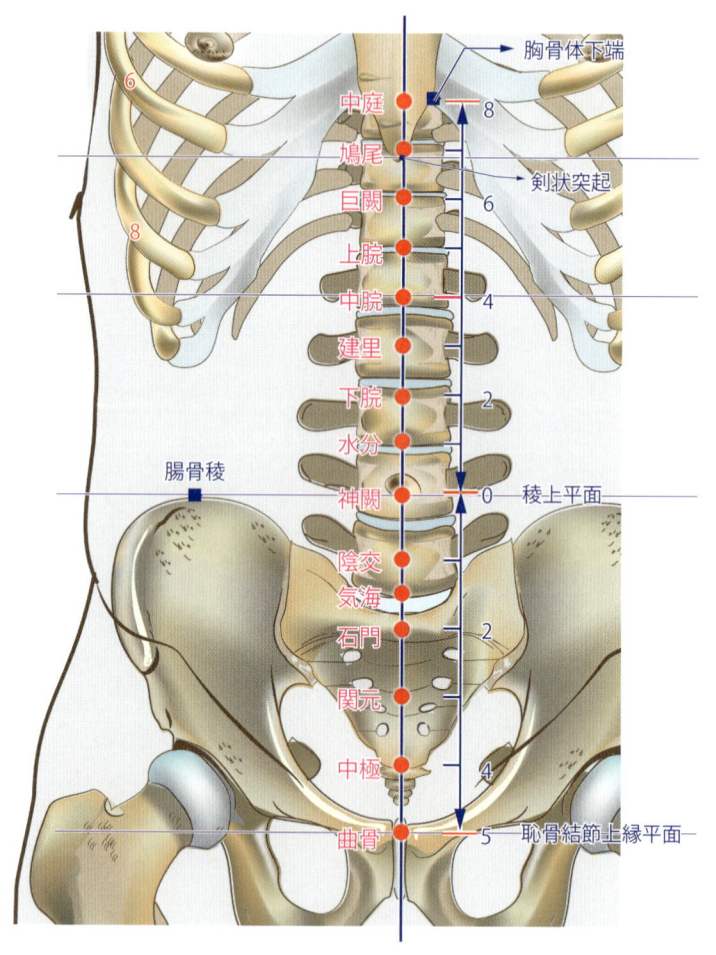

会陰部

腹部（前面）

経穴春秋

曲骨 古代，恥骨を曲骨という．

関元 元気の関所を意味．

石門 古代，無月経，不妊症の婦人を石女という．本穴は妊婦に禁鍼なので，名づけられた．別名は丹田ともいう．

気海 元気，腎の精気の集まるところを気の海という．

神闕 神闕は宮殿の門，神は生命の意味である．臍帯を通して胎児に母体から精血を授け，神―生命体を形成する「神気の出入り」を表す．

建里 胃と腸の機能を調節する意味である．

中脘 古代，胃を脘といい，胃の中央「小弯部」にあるので，中脘という．

鳩尾 「みぞおち」の漢字は鳩尾であり，剣状突起の形状は鳩のしっぽと似ていることに由来する．

1. 任脈・督脈

2―任脈の経穴部位・取穴の技(2)

経穴部位

三 胸部(6穴)

CV16	中庭（ちゅうてい）	前胸部，前正中線上，胸骨体下端の中点．	
CV17	膻中（だんちゅう）	（心包の募穴，八会穴の気会）前胸部，前正中線上，第4肋間と同じ高さ．	
CV18	玉堂（ぎょくどう）	前胸部，前正中線上，第3肋間と同じ高さ．	
CV19	紫宮（しきゅう）	前胸部，前正中線上，第2肋間と同じ高さ．	
CV20	華蓋（かがい）	前胸部，前正中線上，第1肋間と同じ高さ．	
CV21	璇璣（せんき）	前胸部，前正中線上，頸窩の下方1寸．	

四 頭頸部(3穴)

CV22	天突（てんとつ）	前頸部，前正中線上，頸窩の中央．	
CV23	廉泉（れんせん）	前頸部，前正中線上，喉頭隆起上方，舌骨の上方陥凹部．	
CV24	承漿（しょうしょう）	顔面部，オトガイ唇溝中央の陥凹部．	

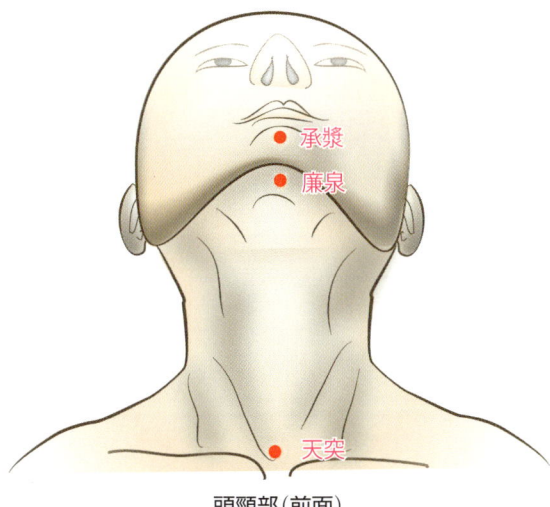

取穴の技

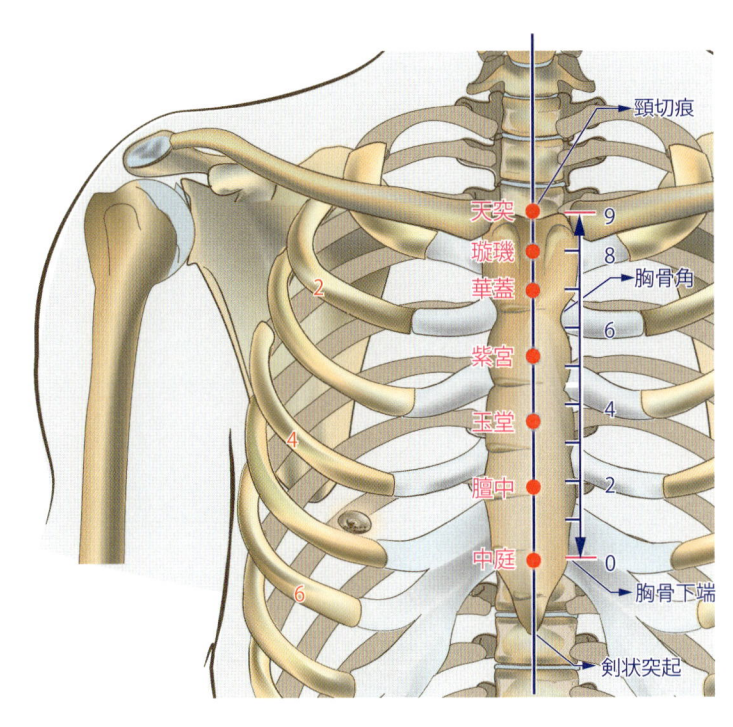

胸部(前面)

① 胸骨の頸切痕の陥凹部に天突を取る．
② 胸骨柄結合(胸骨角)に第2肋骨の部位を定め，その前正中線上に紫宮を取る．
③ 第2肋骨の部位により，第4，5肋骨の部位を定め，その第4肋間の前正中線上に膻中を取る（両乳頭を水平線で結び，正中線と交わるところに取る）．
④ 胸骨体下端の中点に中庭を取る．
⑤ 他の経穴は，天突，膻中及び中庭を基準とし，前正中線上に取る．

頭頸部(前面)

経穴春秋

膻中 古代，胸部の両乳頭の間を膻という．本穴はその中央に取るので，膻中という．別名は上気海，上丹田ともいう．

玉堂 玉堂は，帝王の宮殿の意味である．「心」は「君主の官」で，帝王にたとえられる．本穴は心臓の位置にあるので，名づけられた．

紫宮 帝王の星座名で，心臓の位置にあるので，本穴は心臓の位置にあるので，名づけられた．

華蓋 肺は五臓六腑の華蓋という．肺の病証に効くことが穴名の由来である．

天突 胸骨の頸切痕の形状が，上へ向かうことに由来し，「天地人の三材」の思想により，天の字が付く経穴名は上焦「横隔膜より上」に位置することが多い．

廉泉 「廉」はすだれ，「泉」は水が湧くことを意味する．舌骨に付く筋肉をすだれにたとえ，本穴が舌下腺の分泌に働くことに由来する．

1. 任脈・督脈

3─任脈の経穴の主治

　任脈は「陰経の海」といわれ，諸陰経を統括する作用をもつ．その流注により，経穴の主治は①泌尿・生殖器系の諸症状，②消化器系の諸症状，③胸部の心肺疾患や頸部の咽喉疾患，顔面下部の知覚・運動障害等の三つに大別ができる．特に下腹部の諸経穴は**泌尿・生殖器系，婦人科**の疾患に，腹部の諸経穴は**消化器系**の疾患によく用いられる．選穴にあっては，よく吟味してほしい．

　一部の経穴は強壮作用や鎮静安神作用を持っている．

経穴名称	部位	主治	特殊な主治	刺法	備考
会　陰	会陰部	痔，排尿障害，月経異常，子宮脱出，ED，陰茎痛，前立腺疾患	溺水，窒息，失神	直刺 0.5 − 1 寸	
曲　骨	下腹部	排尿障害，月経異常，子宮収縮不全，帯下病，ED，遺精，早漏	手術後の排尿難	直刺 0.5 − 1 寸	
中　極		頻尿，尿閉，尿漏，生理不順，不妊症，ED	手術後の排尿難	直刺 0.5 − 1 寸	膀胱経の募穴
関　元		頻尿，尿閉，尿漏，生理不順，生理痛，不妊症，ED，下痢，腹痛，虚冷症，体力の回復	養生，強壮作用	直刺 0.5 − 1 寸	小腸経の募穴
石　門		小便不利，生理不順，腎炎，水腫，下痢，腹痛，産後の体力回復	避妊作用（古典記載）	直刺 0.5 − 1 寸	三焦経の募穴
気　海	腹部	臍あたりの腹痛，下痢，生理不順，ED，早漏，水腫，自律神経の失調症	喘息の坐位呼吸症	直刺 0.5 − 1.5 寸	
陰　交		臍あたりの腹痛，下痢，生理不順，ED，早漏，水腫，自律神経の失調症		直刺 0.5 − 1 寸	
神　闕		臍あたりの腹痛，腸鳴，下痢，虚冷症，体力衰弱，水腫	養生，強壮作用	禁鍼，隔物灸	
水　分		腹脹，腸鳴，腹痛，吐き気，胃腸炎		直刺 0.5 − 1 寸	
下　脘		食後腹脹，腸鳴，腹痛，吐き気，胃腸炎		直刺 0.8 − 1.5 寸	
建　里	上腹部	胃腸の諸症状の常用穴	胃腸の養生穴	直刺 0.5 − 1 寸	
中　脘		胃腸の諸症状の常用穴．食後腹脹，胃痛，嘔吐，下痢，便秘，食中毒，胃下垂等	うつ症，不眠症	直刺 0.8 − 1.5 寸	胃経の募穴
上　脘		食後腹脹，胃痛，嘔吐，吐き気，噯気，口臭，吐血，黄疸等	去痰，安眠作用	直刺 0.5 − 1 寸	
巨　闕		心下痞満，食後腹脹，胃痛，嘔吐，吐き気，噯気，口臭，吐血，黄疸，横隔膜痙攣	去痰，安眠作用	斜刺 0.5 − 1 寸	
鳩　尾		心下痞満，動悸，気管支炎，嘔吐，吐き気，噯気，口臭，横隔膜痙攣，肋間神経痛等		斜刺 0.5 寸	絡穴
中　庭	胸部	胸脇苦満，食道炎，嘔吐，吐き気，噯気，横隔膜痙攣，肋間神経痛等		横刺 0.3 − 0.5 寸	
膻　中		胸やけ，苦満，心胸痛，動悸，咳嗽，喘息，嘔吐，ゲップ，乳腺炎，肋間神経痛等		横刺 0.3 − 0.5 寸	心包経の募穴
玉　堂		咳嗽，喘息，心胸苦満，心胸痛，動悸，嘔吐		横刺 0.3 − 0.5 寸	
紫　宮		咳嗽，喘息，心胸苦満，心胸痛，動悸，嘔吐		横刺 0.3 − 0.5 寸	
華　蓋		咳嗽，喘息，心胸痛，咽頭炎		横刺 0.3 − 0.5 寸	
璇　璣		咽頭炎，扁桃体炎，咳嗽，喘息		横刺 0.3 − 0.5 寸	
天　突	頸部	咳嗽，喘息，咽頭炎，扁桃体炎，嗄声	定喘去痰の常用穴	0.2 寸斜刺後，胸骨柄内縁に至り，鍼先を下方に変え気管前縁を 1 寸横刺	
廉　泉		舌炎，流涎症，舌知覚や運動麻痺，失語症，咽頭炎，嗄声		直刺 0.5 − 1 寸	
承　漿	顔面部	顔面神経麻痺，三叉神経の下顎神経痛，下歯痛，顔面浮腫，構音障害		斜刺 0.3 − 0.5 寸	

注：EDとはインポテンツ，男性の性機能障害の意味である．

第2章 ▶ 十四経脈の経穴

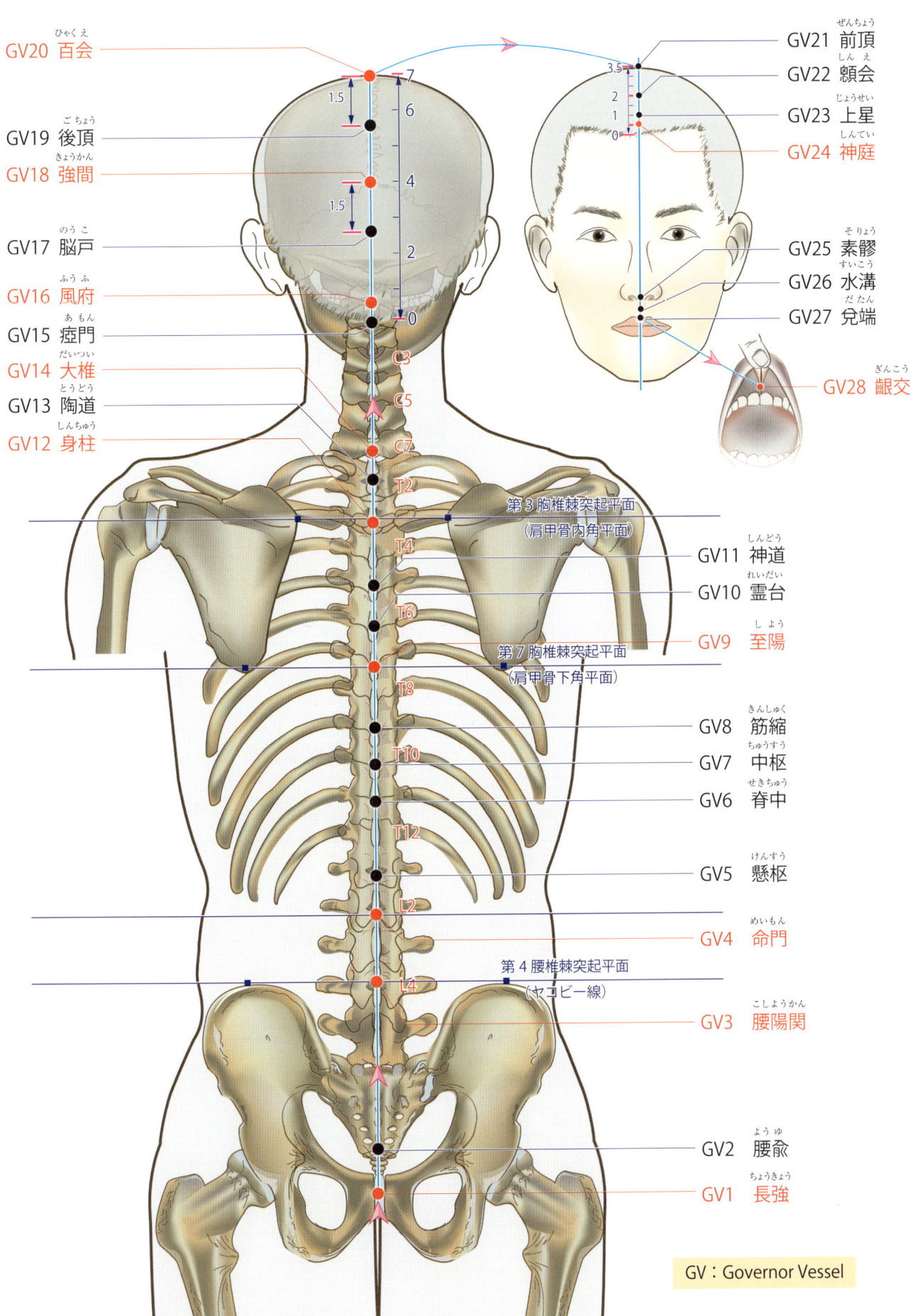

1. 任脈・督脈

4―督脈の流注 (GV, 28穴)

GV20	ひゃくえ	百会
GV19	ごちょう	後頂
GV18	きょうかん	強間
GV17	のうこ	脳戸
GV16	ふうふ	風府
GV15	あもん	瘂門
GV14	だいつい	大椎
GV13	とうどう	陶道
GV12	しんちゅう	身柱
GV21	ぜんちょう	前頂
GV22	しんえ	顖会
GV23	じょうせい	上星
GV24	しんてい	神庭
GV25	そりょう	素髎
GV26	すいこう	水溝
GV27	だたん	兌端
GV28	ぎんこう	齦交
GV11	しんどう	神道
GV10	れいだい	霊台
GV9	しよう	至陽
GV8	きんしゅく	筋縮
GV7	ちゅうすう	中枢
GV6	せきちゅう	脊中
GV5	けんすう	懸枢
GV4	めいもん	命門
GV3	こしようかん	腰陽関
GV2	ようゆ	腰兪
GV1	ちょうきょう	長強

第3胸椎棘突起平面 (肩甲骨内角平面)
第7胸椎棘突起平面 (肩甲骨下角平面)
第4腰椎棘突起平面 (ヤコビー線)

GV：Governor Vessel

27

1. 任脈・督脈

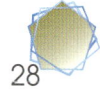

5 ― 督脈の経穴部位・取穴の技(1)

経穴部位

一 仙骨部(2穴)

GV1	長強	（督脈の絡穴）	会陰部，尾骨の下方，尾骨端と肛門の中央．
GV2	腰兪		仙骨部，後正中線上，仙骨裂孔．

二 脊椎部(11穴)

GV3	腰陽関	腰部，後正中線上，第4腰椎棘突起下方の陥凹部．
GV4	命門	腰部，後正中線上，第2腰椎棘突起下方の陥凹部．
GV5	懸枢	腰部，後正中線上，第1腰椎棘突起下方の陥凹部．
GV6	脊中	上背部，後正中線上，第11胸椎棘突起下方の陥凹部．
GV7	中枢	上背部，後正中線上，第10胸椎棘突起下方の陥凹部．
GV8	筋縮	上背部，後正中線上，第9胸椎棘突起下方の陥凹部．
GV9	至陽	上背部，後正中線上，第7胸椎棘突起下方の陥凹部．
GV10	霊台	上背部，後正中線上，第6胸椎棘突起下方の陥凹部．
GV11	神道	上背部，後正中線上，第5胸椎棘突起下方の陥凹部．
GV12	身柱	上背部，後正中線上，第3胸椎棘突起下方の陥凹部．
GV13	陶道	上背部，後正中線上，第1胸椎棘突起下方の陥凹部．

取穴の技

① 第7頸椎棘突起を定め，その下方に大椎を取る．
② 両肩甲骨の下角を水平線で結び，後正中線と交わるところは第7胸椎棘突起の高さにあたり，その下方に至陽を取る．
③ 両腸骨稜の最高点を結んだ水平線（ヤコビー線）が，後正中線と交わるところは第4腰椎棘突起の高さにあたり，その下方に腰陽関を取る．
④ ③により，第2腰椎棘突起を定め，その下方に命門を取る．
　他の経穴は大椎，至陽，命門及び腰陽関を基準とし，後正中線上に取る．

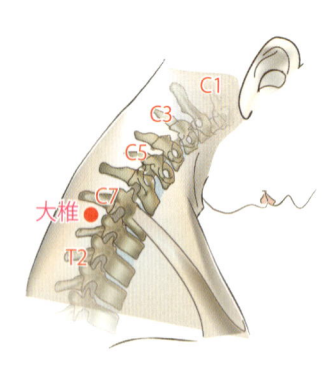

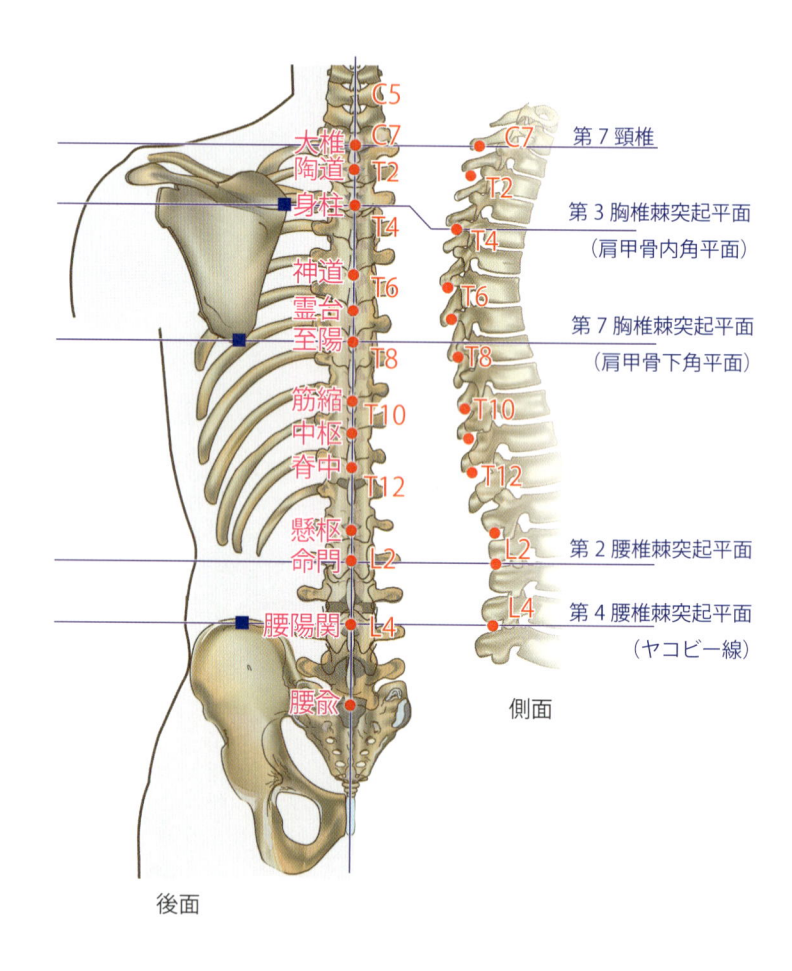

大椎穴：頭部を前屈させ，母指を頸椎棘突起に沿って下方に押し下げ，止まる最も隆起している部位がC7棘突起となる．その下方に大椎を取る．頭部を左右に回転させると，頸椎は動くが，胸椎は動かない．

経穴春秋

腰陽関 任脈の関元（元気の関所）に対して，陽気の関所である．

命門 両腎を命門という．腎の精気が生命の本であることから，名づけられた．

脊中 脊椎の中央にあるという意味．

筋縮 肝兪と並ぶ部位で，肝は筋を主るということに由来．

至陽 「至」とはこれ以上進めない地点に来るという意味．本穴は横隔膜の水平位置にあたり，上焦と中焦の境で，上焦は陽に属し，ここまでは陽が至るという意味．

神道 「神」や「霊」などは精神活動を意味する．東洋医学では心の働きによるとされ，これらの字をつけた経穴は心臓の位置にあるか，心経にあることが多い．

陶道 陶道はかまどで焼き物を作る火の通路の意味であるが，解熱の要穴であることから，名づけられた．

大椎 C7を現代では隆椎，古代では大椎という．

1. 任脈・督脈

5 — 督脈の経穴部位・取穴の技 (2)

経穴部位

三 頭頸部(15穴)

GV14	大椎(だいつい)	後頸部，後正中線上，第7頸椎棘突起下方の陥凹部．
GV15	瘂門(あもん)	後頸部，後正中線上，第2頸椎棘突起上方の陥凹部．
GV16	風府(ふうふ)	後頸部，後正中線上，外後頭隆起の直下，左右の僧帽筋間の陥凹部．
GV17	脳戸(のうこ)	頭部，外後頭隆起上方の陥凹部．
GV18	強間(きょうかん)	頭部，後正中線上，後髪際の上方4寸．
GV19	後頂(ごちょう)	頭部，後正中線上，後髪際の上方5寸5分．
GV20	百会(ひゃくえ)	頭部，前正中線上，前髪際の後方5寸．
GV21	前頂(ぜんちょう)	頭部，前正中線上，前髪際の後方3寸5分．
GV22	顖会(しんえ)	頭部，前正中線上，前髪際の後方2寸．
GV23	上星(じょうせい)	頭部，前正中線上，前髪際の後方1寸．
GV24	神庭(しんてい)	頭部，前正中線上，前髪際の後方5分．
GV25	素髎(そりょう)	顔面部，鼻の尖端．
GV26	水溝(すいこう)	顔面部，人中溝の中点．【別説】顔面部，人中溝の上から3分の1．
GV27	兌端(だたん)	顔面部，上唇結節上縁の中点．
GV28	齦交(ぎんこう)	顔面部，上歯齦，上唇小帯の接合部．

取穴の技

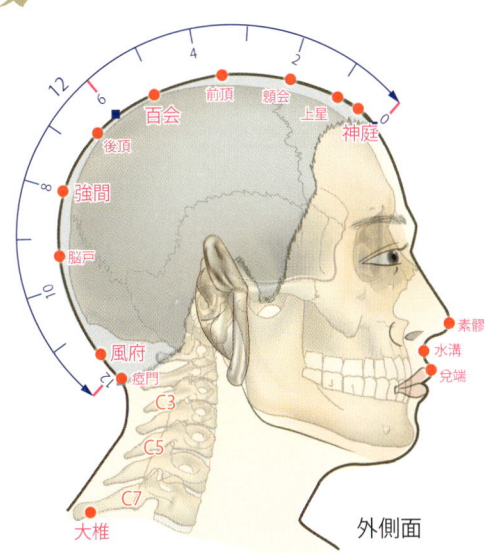

外側面

① 両耳尖を結ぶ線と正中線が頭頂で交わる点に百会を取る（百会は頭頂の正中線上に前髪際から5寸，後髪際から7寸に取る）．

② 外後頭隆起を確認し，後正中線に沿って後髪際の方へ滑らせ，あたる陥凹部に風府を取る．

③ 風府の直下5分，後髪際の上方5分の陥凹部に瘂門を取る．後髪際の上方4寸に強間を取る．

④ 前正中線上で，前髪際の上方5分（両眉間の上3寸）に神庭を取る（百会の前4寸5分）．

⑤ 前正中線上で，百会の前方3寸，前髪際の上方2寸に顖会を取る．
他の経穴は，風府，強間，百会，神庭を基準とし，後正中線上に取る．

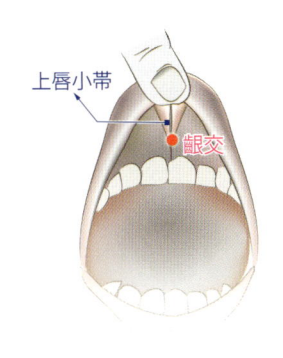

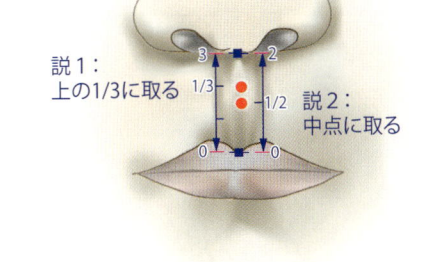

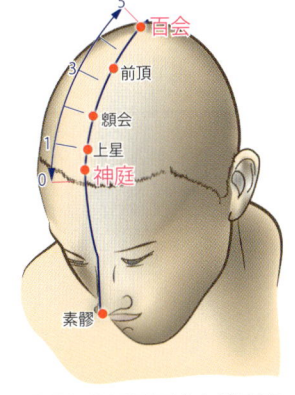

齦交穴

水溝の2説 説1：上の1/3に取る 説2：中点に取る

頭頂から見る百会と神庭穴

経穴春秋

瘂門 失語等の言語障害の治療に関する要穴であることから名づけられた．

風府 「風」の邪気が集まるところ．風邪は頭頂部を冒しやすいという意味．

強間 「強」は硬く，「間」は骨のすきまの意味で，この経穴は後頭部の人字縫合にあることから名づけられた．

百会 「百」とは経脈の数が多い，「会」とはその気血流注が集まるという意味である．本穴は頭頂の中央にあり，頭部のすべての陽気が集まることから，名づけられた．

顖会 古代では「泉門」を「顖」という．大泉門にあることが顖会の由来．

神庭 東洋医学では，脳は本神（精神活動）の府という説がある．神を脳の機能と解釈すれば，本穴は前頭葉にあるので，精神活動を行うところ．

1. 任脈・督脈

6 ── 督脈の経穴の主治

督脈は「陽経の海」といわれ，諸陽経を統括する機能をもつ．その経穴の作用は生体の陽気を鼓舞させることである．具体的には，頭項部では**鎮静**，上背部では**呼吸・循環器系の調節**，中背部では**消化器系，泌尿器系及び腰椎疾患の治療**，腰仙骨部では**生殖器系**や**婦人科疾患**の治療に大別される．

一部の経穴が**解熱作用**を持つことは興味深い．

経穴名称	部位	主治	特殊な主治	刺法	備考
長　強	会陰部	痔，血便，遺精，早漏，排尿障害，脱肛，ED		斜刺 0.5－1寸	直腸の誤刺に要注意
腰　俞	仙椎部	婦人病，冷え症，遺精，早漏，排尿障害，ED，慢性下痢，腰・仙骨神経痛，性病		斜刺 0.5－1寸	
腰陽関	腰椎部	腰腿痛，下肢麻痺，無力，坐骨神経痛，婦人病，遺精，早漏，ED		直刺 0.5－1寸	
命　門		慢性腰痛，下肢麻痺，坐骨神経痛，婦人病，冷え症，不妊症，胃下垂，遺精，早漏，ED	副腎ホルモンの調節　養生強壮作用	直刺 0.5－1寸	灸の常用穴
懸　枢		腹脹，腸鳴，消化不良，慢性下痢，胃下垂，腹背痛		直刺 0.5－1寸	
脊　中	胸椎部	腹脹，腸鳴，慢性下痢，胃下垂，腹背痛		斜刺 0.5－1寸	
中　枢		腰背痛，胃痛，腹脹，食欲不振，黄疸，感冒	視神経の調節作用	斜刺 0.5－1寸	
筋　縮		腰背痛，胃痛，胃痙攣，胆嚢炎，胆石		斜刺 0.5－1寸	
至　陽		肋間神経痛，胃痛，胃痙攣，胆嚢炎，胆石		斜刺 0.5－1寸	
霊　台		咳嗽，喘息		斜刺 0.5－1寸	
神　道		動悸，不眠，ヒステリー，失語症		斜刺 0.5－1寸	
身　柱		発熱，頭痛，動悸，不眠，咳嗽，喘息，背筋痛	小児の養生保健穴	斜刺 0.5－1寸	
陶　道		発熱，頭痛，感冒，咳嗽，喘息，うつ症，背筋痛	解熱，降圧作用	斜刺 0.5－1寸	
大　椎		発熱，頭痛，感冒，背筋痛，うつ症，皮膚発疹	解熱，強壮作用	斜刺 0.5－1寸	
瘂　門	頸部	後頭痛，失語症，脳性麻痺，鼻血		斜刺 0.5－1寸	延髄の誤刺に要注意
風　府		後頭痛，めまい，失語症，片麻痺，感冒		斜刺 0.5－1寸	延髄の誤刺に要注意
脳　戸		後頭痛，頭重，めまい，嗄声，テンカン		横刺 0.5－1寸	
強　間		後頭痛，頭重，めまい，テンカン		横刺 0.5－1寸	
後　頂		後頭痛，頭重，めまい，テンカン，不眠		横刺 0.5－1寸	
百　会	頭部	頭痛，めまい，鼻づまり，失語症，テンカン，不眠，高血圧，内臓下垂	鎮静，降圧作用　痔によく効く	横刺 0.5－0.8寸	
前　頂		頭痛，めまい，鼻炎，不眠，高血圧		横刺 0.3－0.5寸	
顖　会		頭痛，めまい，鼻炎，不眠，高血圧		横刺 0.3－0.5寸	
上　星		頭痛，めまい，鼻や眼の疾患，不眠，高血圧		横刺 0.3－0.5寸	
神　庭		頭痛，めまい，鼻や眼の疾患，不眠，高血圧	頭痛の常用穴	横刺 0.3－0.5寸	
素　髎	顔面部	鼻の諸疾患		斜刺 0.3－0.5寸	
水　溝		顔面神経麻痺，三叉神経痛，失神	救急の常用穴	上斜刺 0.3－0.5寸	
兌　端		口唇炎，歯肉炎，口臭		斜刺 0.2－0.3寸	
齦　交		口唇炎，歯肉炎，歯痛，口臭		斜刺 0.2－0.3寸	

2-2

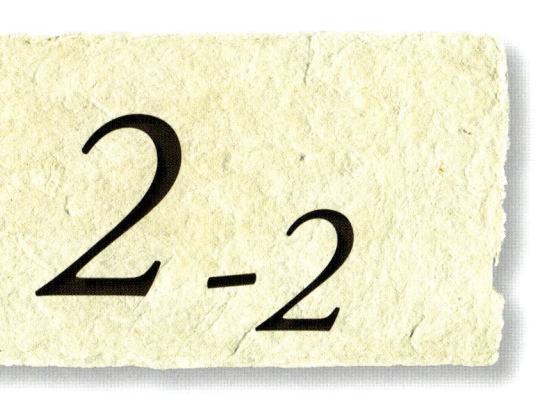

手足太陰・陽明経脈

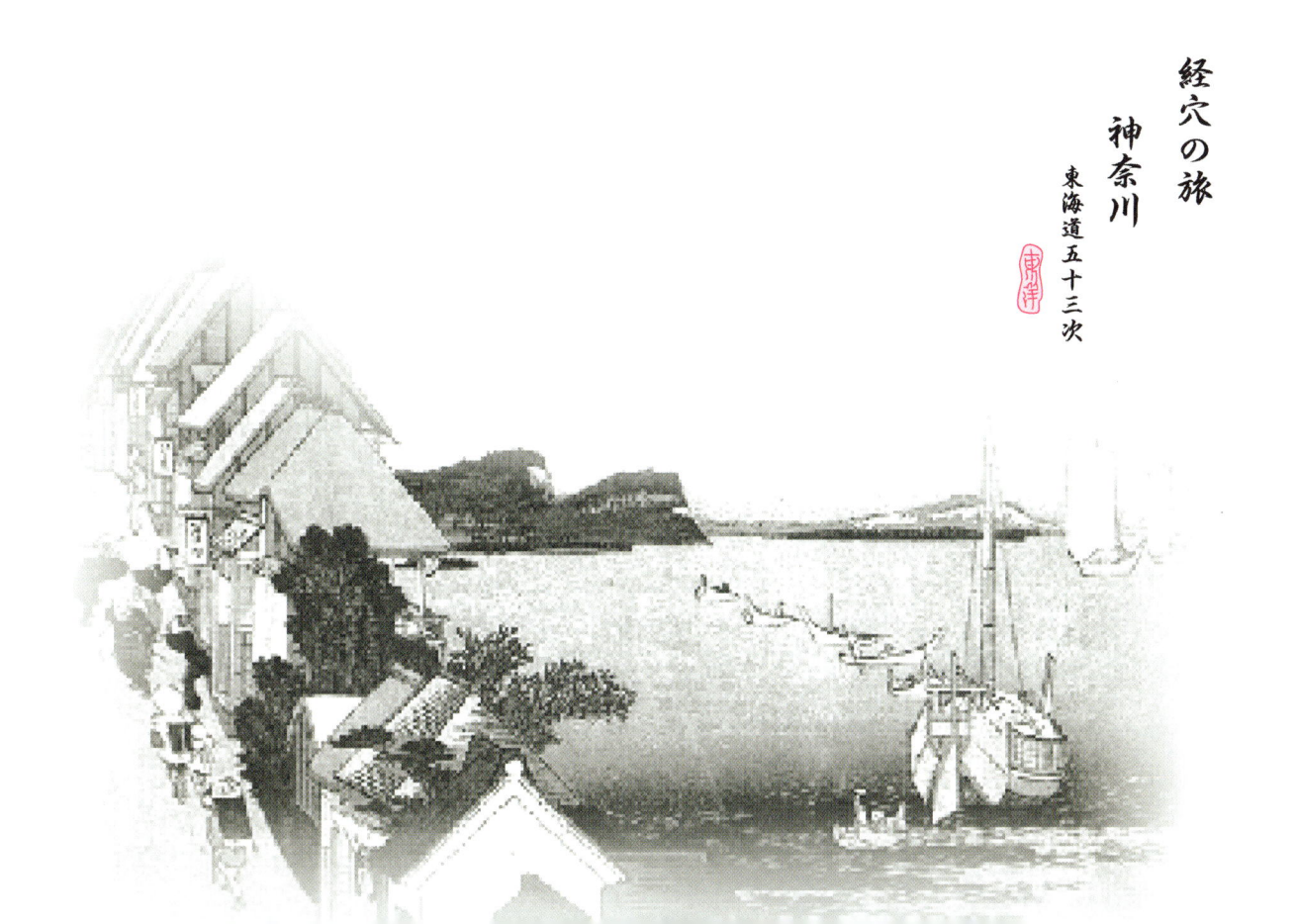

経穴の旅
神奈川
東海道五十三次

2. 手足太陰・陽明経脈

1─手の太陰肺経の流注 (LU, 11 穴)

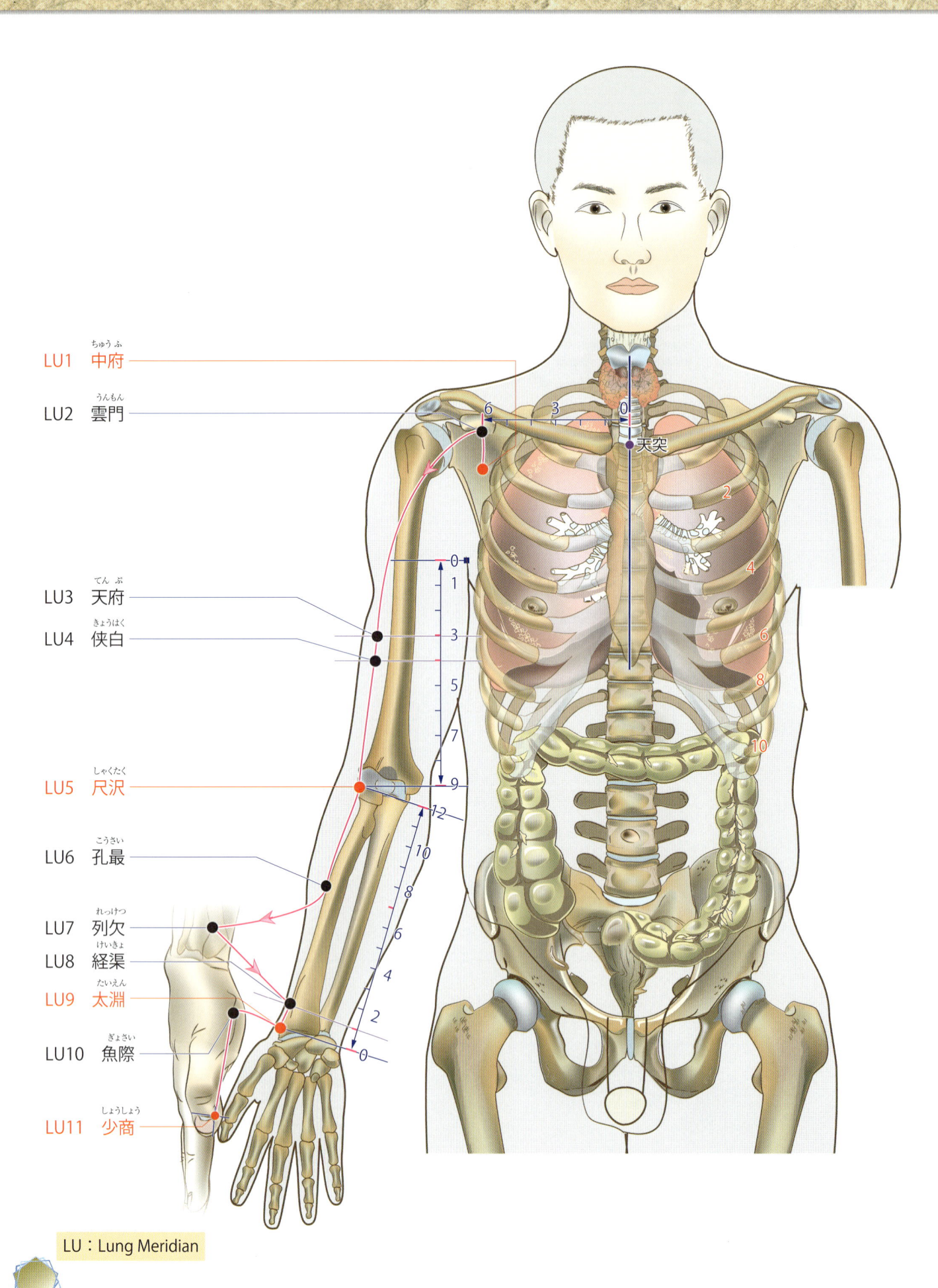

LU1	ちゅうふ	中府
LU2	うんもん	雲門
LU3	てんぷ	天府
LU4	きょうはく	侠白
LU5	しゃくたく	尺沢
LU6	こうさい	孔最
LU7	れっけつ	列欠
LU8	けいきょ	経渠
LU9	たいえん	太淵
LU10	ぎょさい	魚際
LU11	しょうしょう	少商

天突

LU：Lung Meridian

2. 手足太陰・陽明経脈

2 ― 手の太陰肺経の経穴部位・取穴の技

経穴部位

一 胸部（2穴）

LU1	中府 ちゅうふ	（肺の募穴）前胸部，第1肋間と同じ高さ，鎖骨下窩の外側，前正中線の外方6寸．
LU2	雲門 うんもん	前胸部，鎖骨下窩の陥凹部，烏口突起の内方，前正中線の外方6寸．

二 上肢部（7穴）

LU3	天府 てんぷ	上腕前外側，上腕二頭筋外側縁，腋窩横紋前端の下方3寸．
LU4	侠白 きょうはく	上腕前外側，上腕二頭筋外側縁，腋窩横紋前端の下方4寸．
LU5	尺沢 しゃくたく	（肺経の合水穴）肘前部，肘窩横紋上，上腕二頭筋腱外方の陥凹部．
LU6	孔最 こうさい	（肺経の郄穴）前腕前外側，尺沢と太淵を結ぶ線上，手関節掌側横紋の上方7寸．
LU7	列欠 れっけつ	（肺経の絡穴，四総穴，八脈交会穴）前腕橈側，長母指外転筋腱と短母指伸筋腱の間，手関節掌側横紋の上方1寸5分．
LU8	経渠 けいきょ	（肺経の経金穴）前腕前外側，橈骨下端の橈側で外側に最も突出したところと橈骨動脈の間，手関節掌側横紋の上方1寸．
LU9	太淵 たいえん	（肺の原穴，肺経の兪土穴，八会穴の脈会）手関節前外側，橈骨茎状突起と舟状骨の間，長母指外転筋腱の尺側陥凹部．

三 手部（2穴）

LU10	魚際 ぎょさい	（肺経の栄火穴）手掌，第1中手骨中点の橈側，赤白肉際．
LU11	少商 しょうしょう	（肺経の井木穴）母指，末節骨橈側，爪甲角の近位外方1分（指寸），爪甲橈側縁の垂線と爪甲基底部の水平線との交点．

経穴春秋→p.34

取穴の技

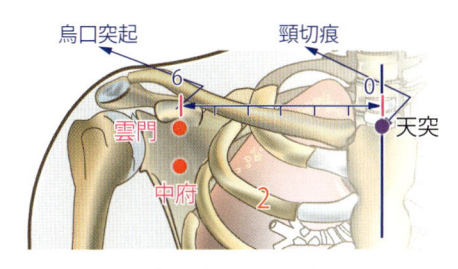

烏口突起と雲門穴

① 鎖骨内側縁に沿って肩関節へ指を滑らせあたる陥凹部に雲門を取る（烏口突起の内側縁，正中線から6寸に取る）．
中府はその下方1寸に取る．

② 肘を屈曲し肘窩横紋上で，上腕二頭筋腱を確認し，その橈側に尺沢を取る．
侠白，天府は尺沢の上方5，6寸，上腕二頭筋の外側縁に取る．

③ 手関節を掌屈し手掌横紋を確認し，その橈側の橈骨動脈拍動部に太淵を取る．
経渠は太淵から尺沢に向かい，上方1寸，孔最は上方7寸に取る．
列欠は両手の母指と示指を交わらせ，その示指先があたるところ，すなわち橈骨茎状突起の橈側にある溝に取る．
魚際は母指中手骨中点の赤白肉際に取る．少商は母指橈側爪甲根部，その角を去ること1分に取る．

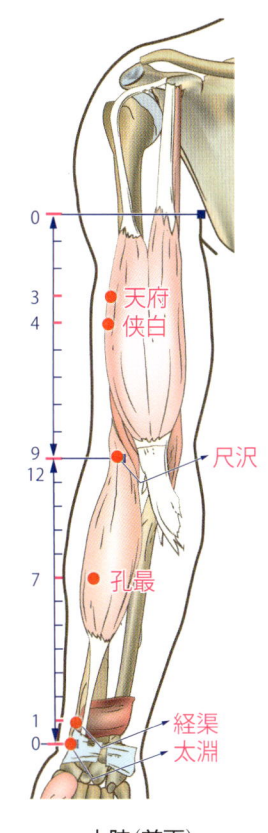

上肢（前面）

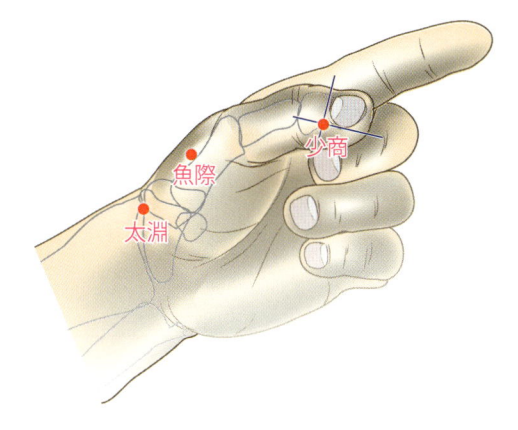

手掌面

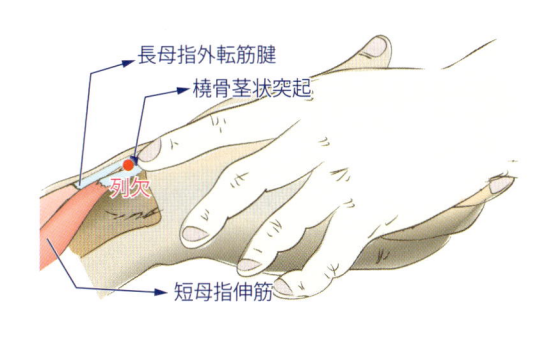

列欠取穴の便法

2. 手足太陰・陽明経脈

3 ― 手の太陰肺経の経穴の主治

　手の太陰肺経は，体内では肺の臓に属し大腸の腑に絡む．体表では，胸，上肢前面の橈側を走り，母指の橈側に至る．その流注により，肺経の経穴は呼吸器系，上肢前面橈側の知覚・運動障害の治療に用いられる．
　古典では，「陰は内を主る」という説があり，陰経の経穴は内臓の疾患・虚証によく用いる．

経穴名称	部位	主　治	特殊な主治	刺　法	備考
中　府	胸部	咳嗽，喘息，胸部苦満，疼痛，感冒，咽喉炎，頸腕神経障害，胸郭出口症候群	肺経の募穴で肺疾患の常用穴	斜刺 0.5－0.8寸	誤刺による気胸に要注意
雲　門		咳嗽，喘息，胸部苦満，疼痛，感冒，咽喉炎，頸腕神経障害，胸郭出口症候群		斜刺 0.5－0.8寸	誤刺による気胸に要注意
天　府	上腕部	上腕内側の知覚・運動障害，咳嗽，喘息，鼻血，喀血，吐血，急・慢性鼻炎	止血作用	直刺 0.5－1寸	
侠　白		上腕内側の知覚・運動障害，咳嗽，喘息，鼻血，急・慢性鼻炎，心胸痛		直刺 0.5－1寸	
尺　沢	前腕部	咳嗽，喘息，胸部苦満，感冒，潮熱，咽喉炎，橈骨神経障害，肘関節障害，尿漏	刺絡療法で心胸疾患に用いる	直刺 0.5－1寸	合水穴で腎虚に補法を行う
孔　最		発熱，無汗，咳嗽，喘息，鼻血，喀血，嗄声，感冒，咽喉炎，橈骨神経障害	解熱発汗作用	直刺 0.5－1寸	肺経の郄穴で呼吸器系の急症に用いる
列　欠		頭項痛，歯痛，片頭痛，寝違え，顔面神経麻痺，鼻血，嗄声，咽喉炎，橈骨神経障害	四総穴の一つで，頭項部疾患に配穴	斜刺 0.5－0.8寸	絡穴で切経の診察によく応用する
経　渠		咳嗽，喘息，発熱，無汗，咽喉炎，胸背痛，手掌熱，橈骨神経の知覚障害	解熱発汗作用	直刺 0.2－0.3寸	経金穴
太　淵		咳嗽，喘息，発熱，無汗，咽喉炎，胸背痛，手掌熱，腕関節障害，無脈症	八会穴の一つで，脈会である	直刺 0.2－0.3寸	兪土穴，原穴で，切経の診察によく用いる
魚　際	手部	手掌熱，咳嗽，喘息，発熱，無汗，咽喉炎，母指球筋の知覚・運動障害	刺絡療法で解熱鎮静に用いる	直刺 0.5－0.8寸	火穴
少　商		咽喉炎，扁桃体炎，嗄声，咳嗽，喘息，失神	救急穴	直刺 0.1－0.2寸	井木穴

経穴春秋

中府　「府」は経気が集まる意味，肺経は中焦より始まり，その気はここで体表にあらわれる．

雲門　気の本来の意味は雲である．肺が気を主り，その気はここより出て始まる．

侠白　五色で白は肺に属し，「侠」は「挟む」と同じ意味である．両上肢が肺を挟む意味．

尺沢　「沢」は水の集まるところ，「沢」をつける経穴は血管に富む部位が多い．尺沢は肺の合水穴で，かつ橈骨動脈拍動部の近くにあることに由来．

孔最　孔竅を宣散する最もよい経穴という意味である．孔最が肺気を宣散する要穴であることに由来．

列欠　肺経の絡穴で，肺経の「列」から分かれるため，「欠ける」の意味．

太淵　手関節前面の橈骨動脈拍動部にあり，経脈の気血が深いことを明快に示した．

魚際　手掌熱を魚腹にたとえ，母指球筋を魚腹にたとえ，本穴はその筋縁に取るからである．

34

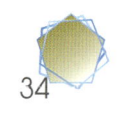

2. 手足太陰・陽明経脈

4 ― 手の陽明大腸経の流注 (LI, 20穴)

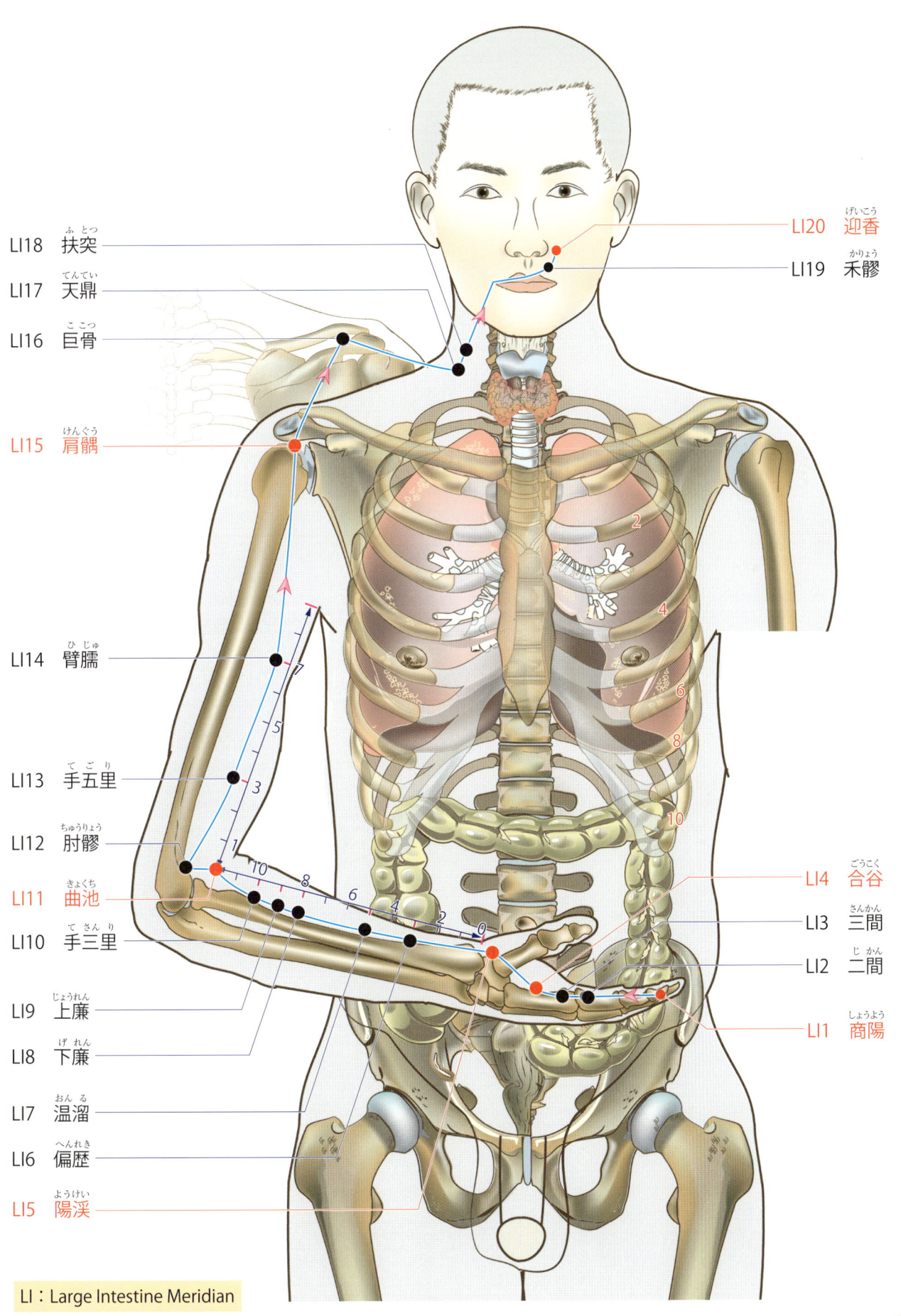

第2章 ▶ 十四経脈の経穴

- LI18 扶突（ふとつ）
- LI17 天鼎（てんてい）
- LI16 巨骨（ここつ）
- LI15 肩髃（けんぐう）
- LI14 臂臑（ひじゅ）
- LI13 手五里（てごり）
- LI12 肘髎（ちゅうりょう）
- LI11 曲池（きょくち）
- LI10 手三里（てさんり）
- LI9 上廉（じょうれん）
- LI8 下廉（げれん）
- LI7 温溜（おんる）
- LI6 偏歴（へんれき）
- LI5 陽渓（ようけい）

- LI20 迎香（げいこう）
- LI19 禾髎（かりょう）
- LI4 合谷（ごうこく）
- LI3 三間（さんかん）
- LI2 二間（じかん）
- LI1 商陽（しょうよう）

LI：Large Intestine Meridian

2. 手足太陰・陽明経脈

5 ― 手の陽明大腸経の経穴部位・取穴の技(1)

経穴部位

一 手部(5穴)

LI1	商陽	（大腸経の井金穴）示指，末節骨橈側，爪甲角の近位外方1分（指寸），爪甲橈側縁の垂線と爪甲基底部の水平線の交点．
LI2	二間	（大腸経の栄水穴）示指，第2中手指節関節橈側の遠位陥凹部，赤白肉際．
LI3	三間	（大腸経の兪木穴）手背，第2中手指節関節橈側の近位陥凹部．
LI4	合谷	（大腸の原穴，四総穴）手背，第2中手骨中点の橈側．
LI5	陽渓	（大腸経の経火穴）手関節後外側，手関節背側横紋橈側，橈骨茎状突起の遠位，タバコ窩（橈骨小窩）の陥凹部．

二 前腕部(6穴)

LI6	偏歴	（大腸経の絡穴）前腕後外側，陽渓と曲池を結ぶ線上，手関節背側横紋の上方3寸．
LI7	温溜	（大腸経の郄穴）前腕後外側，陽渓と曲池を結ぶ線上，手関節背側横紋の上方5寸．
LI8	下廉	前腕後外側，陽渓と曲池を結ぶ線上，肘窩横紋の下方4寸．
LI9	上廉	前腕後外側，陽渓と曲池を結ぶ線上，肘窩横紋の下方3寸．
LI10	手三里	前腕後外側，陽渓と曲池を結ぶ線上，肘窩横紋の下方2寸．
LI11	曲池	（大腸経の合土穴）肘外側，尺沢と上腕骨外側上顆を結ぶ線上の中点．

取穴の技

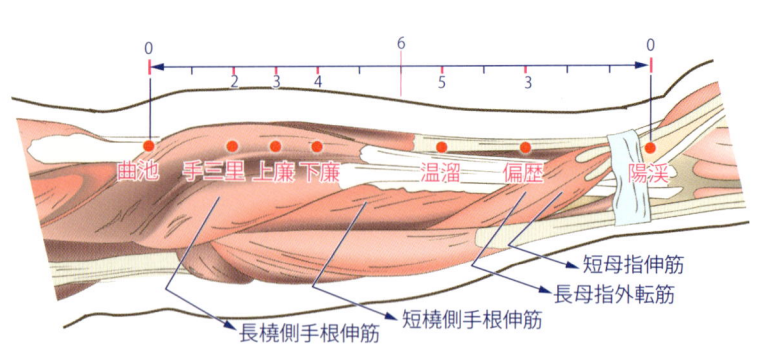

前腕(外側面)

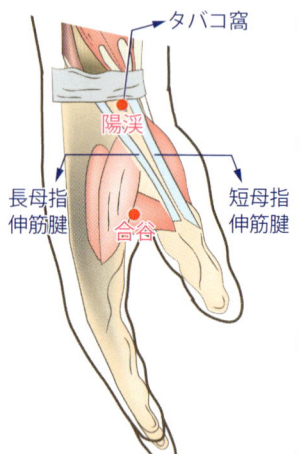

手背面(橈側)

① 手を軽く握り，第2中手指節関節橈側の遠位陥凹部に二間，近位陥凹部に三間を取る．

② 取穴側の母指と示指を開き，V字形の角部を虎口という．もう一方の手の母指の指関節横紋をその虎口につけ，母指先があたるところに合谷を取る．

③ 母指を外転，伸展させ，長・短母指伸筋腱の間にできる陥凹部に陽渓を取る．

④ 肘を屈曲し，肘窩横紋の橈側端と上腕骨外側上顆との中点に曲池を取る．

⑤ 他の経穴は陽渓と曲池を結ぶ線上，前腕後外側に取る．

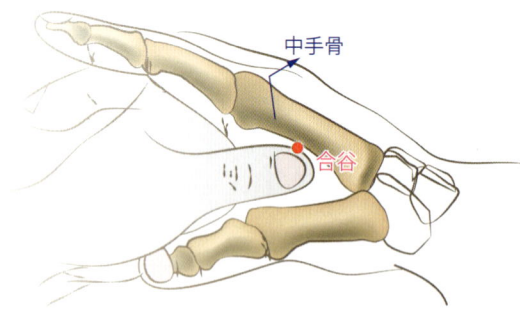

合谷取穴の便法

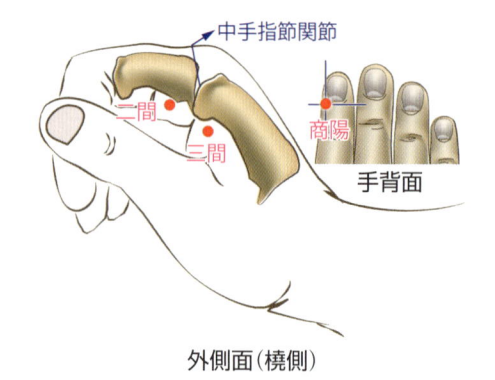

外側面(橈側)

経穴春秋

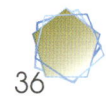

商陽 五臓と五音で「商」は肺に属し，大腸は肺と表裏関係となることから，名づけられた．

合谷 山と山の間の浅い小川．母指と示指を開くと，深い谷のように見えることから，名づけられた．

陽渓 「渓」は山間の浅い小川．経穴名として浅在血管や筋腱の浅いくぼみをイメージすることが多い．本穴にある橈骨小窩もそのように見えることから，名づけられた．

偏歴 斜めを「偏」，通過を「歴」という．偏歴は大腸経の絡穴で，肺経に向かい走ることから，名づけられた．

下廉・上廉 「廉」とは菱形の角を指すが，すだれの意味もある．この二つの経穴にある筋肉をそれにたとえる．

手三里 1寸は1里ともいう．肘髎より3寸なので，手三里という．

曲池 肘を屈曲させ，本穴の部位にできる陥凹部が浅い「池」のように見えるから，名づけられた．

2. 手足太陰・陽明経脈

5 ― 手の陽明大腸経の経穴部位・取穴の技(2)

第2章▶十四経脈の経穴

経穴部位

三 上腕部(4穴)

LI12	肘髎（ちゅうりょう）	肘後外側，上腕骨外側上顆の上縁，外側顆上稜の前縁．
LI13	手五里（てごり）	上腕外側，曲池と肩髃を結ぶ線上，肘窩横紋の上方3寸．
LI14	臂臑（ひじゅ）	上腕外側，三角筋前縁，曲池の上方7寸．
LI15	肩髃（けんぐう）	肩周囲部，肩峰外縁の前端と上腕骨大結節の間の陥凹部．

四 頭部・頸部(5穴)

LI16	巨骨（ここつ）	肩周囲部，鎖骨の肩峰端と肩甲棘の間の陥凹部．
LI17	天鼎（てんてい）	前頸部，輪状軟骨と同じ高さ，胸鎖乳突筋の後縁．
LI18	扶突（ふとつ）	前頸部，甲状軟骨上縁と同じ高さ，胸鎖乳突筋の前縁と後縁の間．
LI19	禾髎（かりょう）	顔面部，人中溝中点と同じ高さ，鼻孔外縁の下方．【別説】顔面部，人中溝の口から3分の1と同じ高さ，鼻孔外縁に取る．
LI20	迎香（げいこう）	顔面部，鼻唇溝中，鼻翼外縁中点と同じ高さ．【別説】顔面部，鼻唇溝中，鼻翼下縁の高さ．

取穴の技

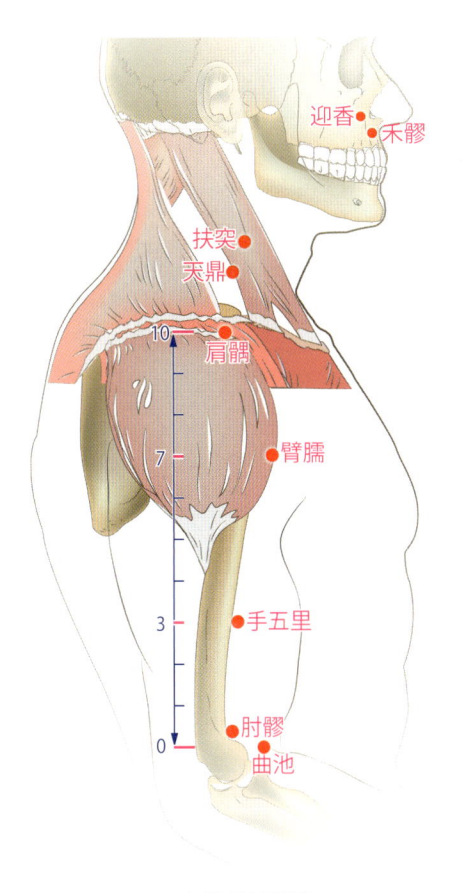

① 曲池を定め，その外上方の上腕骨外側上顆上縁に肘髎を取る．
② 上腕を水平にまで外転させると，肩関節に二つの陥凹部ができ，その前の陥凹部に肩髃を取る．

曲池と肩髃を結ぶ線上，曲池の上方3寸に手五里，7寸に臂臑を取る．

鎖骨外側端と肩峰間との陥凹部に巨骨を取る．

喉頭隆起（甲状軟骨上縁）の外方3寸，胸鎖乳突筋の前縁と後縁との中点に扶突を取る．欠盆と扶突の中点，胸鎖乳突筋の後縁（扶突の後下方約1寸）に天鼎を取る．

鼻翼外側の中点，鼻唇溝に迎香を取る．鼻翼外縁の直下，水溝と水平のところに禾髎を取る．

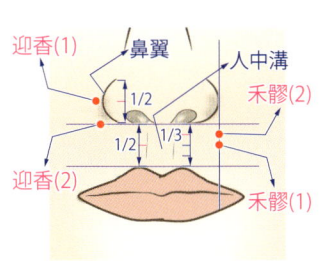

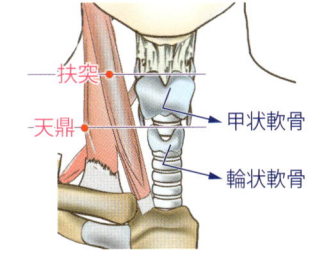

上腕（外側面）

顔面・頸部（前面） 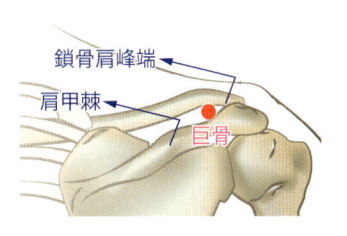　　後面 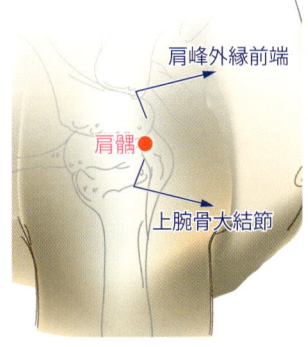　　外側面

経穴春秋

肘髎　肘骨の間隙を「髎」といい，腕橈関節にあることから名づけられる．

臂臑　上腕を「臂」，三角筋下端と上腕三頭筋の間を「臑」という．

肩髃　肩甲骨の肩峰端を「髃」といい，肩峰外側と上腕骨頭の間にあることから，名づけられる．

巨骨　鎖骨を古代では巨骨といい．この経穴は鎖骨の外側端の下にあることに由来する．

天鼎　「天」は上，ここでは頭部を意味する．「鼎」は3本足と2耳を持つ銅器で，両手の陽明経はここより頭部に向かい，督脈の大椎をあわせて頭を支え，まるで「鼎」のような形に見える．

扶突　指を四本並べた「一扶」―3寸の意味から，喉頭隆起「突起」の横3寸にあるので，名づけられる．

迎香　嗅覚の器官である鼻の疾患に関する要穴で，香を迎えるという「嗅ぐ」という意味である．

2. 手足太陰・陽明経脈

6 — 手の陽明大腸経の経穴の主治

手の陽明大腸経は，体内では大腸の腑に属し肺の臓に絡む．体表では，示指，上肢後面の橈側を走り，顔面の鼻傍に至る．その流注により，**顔面，鼻，歯や咽喉の疾患，皮膚病，橈骨神経の知覚・運動障害**の治療に用いられる．

古典では「陽は外を主る」という説があり，陽経の経穴は陰経の経穴より体表の症状（五官や皮膚，筋肉の疾患）によく用いる．大腸経の経穴は①鼻，歯や皮膚の疾患，②橈骨神経とその支配筋肉に関する疾患の治療に現代臨床でもよく応用している．

経穴名称	部位	主　治	特殊な主治	刺　法	備考
商　陽	手部	示指麻痺，咽喉炎，下歯痛，肩・欠盆痛，鼻かぜ，耳下腺炎，発熱，無汗，急性胃腸炎	刺絡療法 解熱作用	直刺0.1－0.2寸	井金穴
二　間	手部	示指麻痺，咽喉炎，下歯痛，鼻血，鼻かぜ，扁桃体炎，発熱，無汗，急性胃腸炎	小児解熱作用	直刺0.2－0.3寸	栄水穴
三　間	手部	手指手背腫痛・麻痺，咽喉炎，下歯痛，鼻血，鼻かぜ，扁桃体炎，顔面神経麻痺，急性下痢	小児解熱作用	直刺0.2－0.3寸	兪木穴
合　谷	手部	顔面の知覚・運動の諸疾患，咽喉炎，片麻痺，高血圧，じん麻疹，発熱，橈骨神経障害	四総穴の一つで顔面の諸疾患の常用穴 抗炎・鎮痛・降圧の作用	直刺0.5－0.8寸	原穴
陽　渓	手部	橈骨神経障害，手関節障害，咽喉炎，扁桃体炎，歯痛，頭痛，目赤，小児消化不良		直刺0.3－0.5寸	経火穴
偏　歴	前腕部	橈骨神経障害，手関節障害，歯痛，鼻血，扁桃体炎，前腕知覚運動障害，五十肩，水腫		斜刺0.3－0.5寸	絡穴
温　溜	前腕部	橈骨神経障害，手関節障害，頭痛，歯痛，鼻血，扁桃体炎，前腕知覚運動障害，五十肩	肛門の疾患(痔)にも用いる	直刺0.5－0.8寸	郄穴
下　廉	前腕部	橈骨神経障害，前腕知覚運動障害，頭痛，腹痛，下痢，腸鳴，消化不良		直刺0.5－0.8寸	
上　廉	前腕部	橈骨神経障害，前腕知覚運動障害，頭痛，腹痛，下痢，腸鳴，消化不良		直刺0.5－0.8寸	
手三里	前腕部	橈骨神経障害，前腕知覚運動障害，片麻痺，頸腕障害，頭痛，腸炎		直刺0.5－0.8寸	
曲　池	前腕部	頸腕・肘関節障害，橈骨神経障害，高血圧，生理痛，咽喉炎，片麻痺，じん麻疹，発熱	降圧・抗炎・鎮痛の作用 アレルギー体質の改善 生理不順の調節	直刺0.8－1.2寸	合土穴
肘　髎	上腕部	肘関節及び周囲軟部組織障害，テニス肘，片麻痺		直刺0.5－0.8寸	
手五里	上腕部	肘関節及び周囲軟部組織障害，テニス肘，片麻痺，喀血，頸部リンパ節腫脹		直刺0.5－0.8寸	
臂　臑	上腕部	肩関節及び周囲軟部組織障害，五十肩，片麻痺，頸部リンパ節腫脹		直刺0.5－1寸	
肩　髃	上腕部	肩関節及び周囲軟部組織障害，五十肩，片麻痺，頸部リンパ節腫脹	アレルギー体質の改善	直刺0.5－0.8寸	
巨　骨		肩こり，肩関節及び周囲軟部組織障害，五十肩		外斜刺0.5－0.8寸	誤刺による気胸に要注意
天　鼎	頸部	咽喉腫痛，嗄声，舌骨下筋群麻痺，嚥下障害，寝違え，扁桃体炎，頸部リンパ節腫脹		直刺0.3－0.5寸	
扶　突	頸部	咽喉腫痛，嗄声，嚥下障害，寝違え，扁桃体炎，頸部リンパ節腫脹，甲状腺腫脹，喘息		直刺0.5－0.8寸	
禾　髎	顔面部	鼻の諸疾患，顔面神経麻痺，三叉神経痛		直刺0.3－0.5寸	
迎　香	顔面部	鼻の諸疾患，顔面神経麻痺，三叉神経痛		斜刺0.3－0.5寸	

2. 手足太陰・陽明経脈

第2章 ▶ 十四経脈の経穴

7 — 足の陽明胃経の流注 (ST, 45穴) (1)

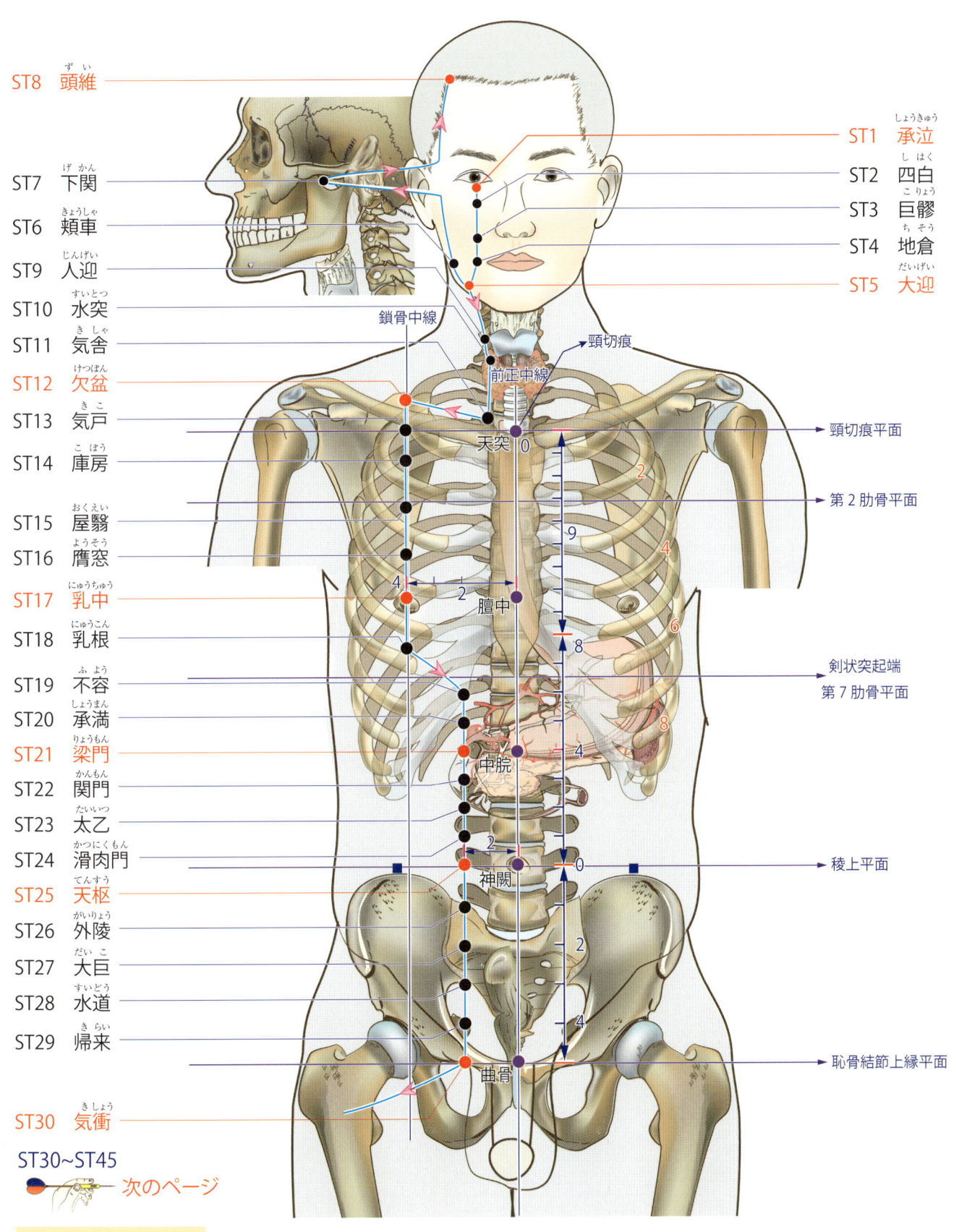

ST8	頭維 (ずい)
ST7	下関 (げかん)
ST6	頬車 (きょうしゃ)
ST9	人迎 (じんげい)
ST10	水突 (すいとつ)
ST11	気舎 (きしゃ)
ST12	欠盆 (けつぼん)
ST13	気戸 (きこ)
ST14	庫房 (こぼう)
ST15	屋翳 (おくえい)
ST16	膺窓 (ようそう)
ST17	乳中 (にゅうちゅう)
ST18	乳根 (にゅうこん)
ST19	不容 (ふよう)
ST20	承満 (しょうまん)
ST21	梁門 (りょうもん)
ST22	関門 (かんもん)
ST23	太乙 (たいいつ)
ST24	滑肉門 (かつにくもん)
ST25	天枢 (てんすう)
ST26	外陵 (がいりょう)
ST27	大巨 (だいこ)
ST28	水道 (すいどう)
ST29	帰来 (きらい)
ST30	気衝 (きしょう)

ST1	承泣 (しょうきゅう)
ST2	四白 (しはく)
ST3	巨髎 (こりょう)
ST4	地倉 (ちそう)
ST5	大迎 (だいげい)

鎖骨中線、頸切痕、前正中線、天突、膻中、中脘、神闕、曲骨

頸切痕平面
第2肋骨平面
剣状突起端
第7肋骨平面
稜上平面
恥骨結節上縁平面

ST30~ST45 次のページ

ST：Stomach Meridian

2. 手足太陰・陽明経脈

7 — 足の陽明胃経の流注 (ST, 45穴) (2)

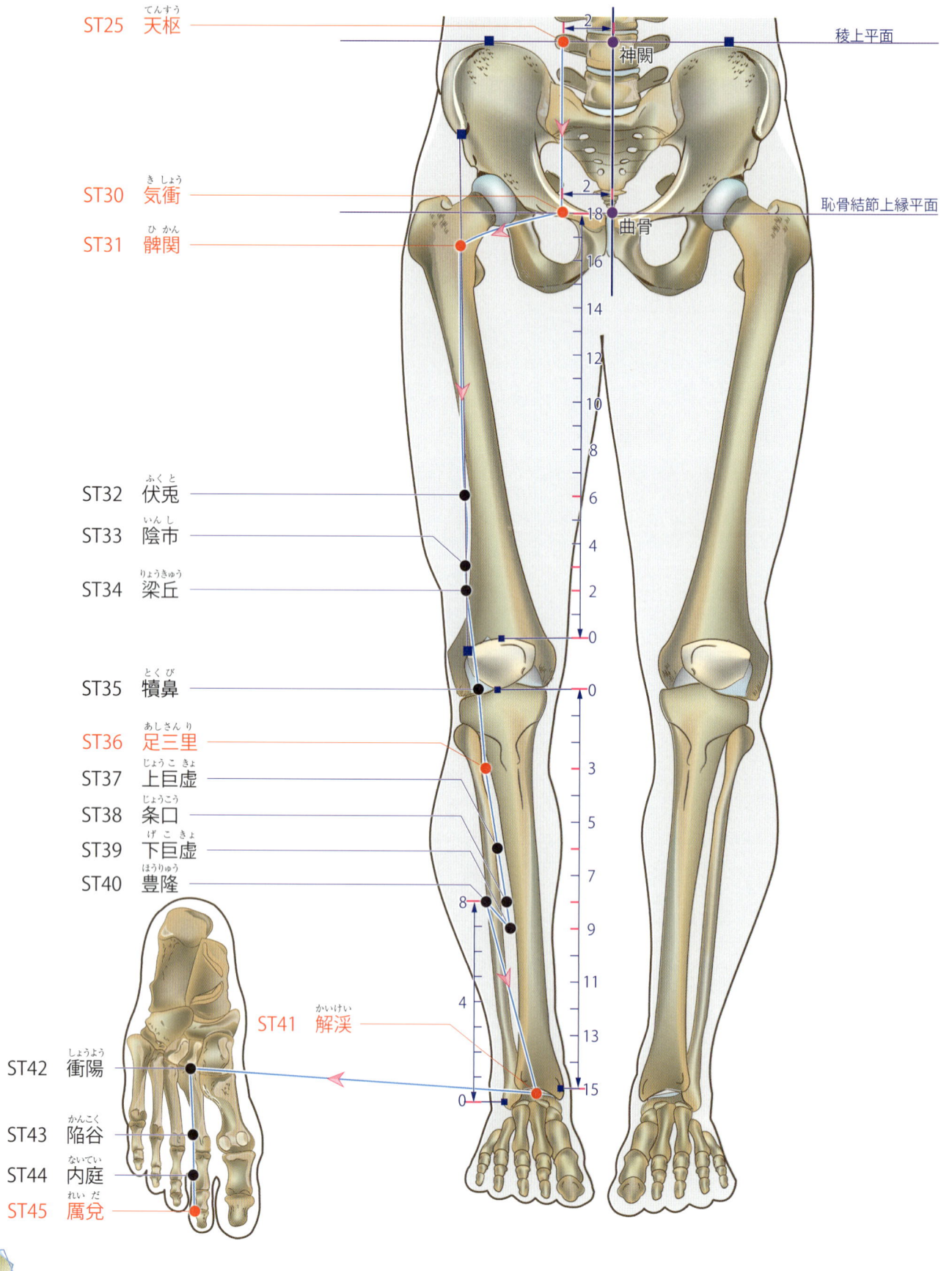

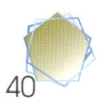

ST25	天枢 (てんすう)
ST30	気衝 (きしょう)
ST31	髀関 (ひかん)
ST32	伏兎 (ふくと)
ST33	陰市 (いんし)
ST34	梁丘 (りょうきゅう)
ST35	犢鼻 (とくび)
ST36	足三里 (あしさんり)
ST37	上巨虚 (じょうこきょ)
ST38	条口 (じょうこう)
ST39	下巨虚 (げこきょ)
ST40	豊隆 (ほうりゅう)
ST41	解渓 (かいけい)
ST42	衝陽 (しょうよう)
ST43	陥谷 (かんこく)
ST44	内庭 (ないてい)
ST45	厲兌 (れいだ)

神闕　稜上平面
曲骨　恥骨結節上縁平面

40

2. 手足太陰・陽明経脈

8 — 足の陽明胃経の経穴部位・取穴の技(1)

経穴部位

頭部・頸部(11穴)

ST1	承泣(しょうきゅう)	顔面部，眼球と眼窩下縁の間，瞳孔線上.
ST2	四白(しはく)	顔面部，眼窩下孔部.
ST3	巨髎(こりょう)	顔面部，瞳孔線上，鼻翼下縁と同じ高さ.
ST4	地倉(ちそう)	顔面部，口角の外方4分(指寸).
ST5	大迎(だいげい)	顔面部，下顎角の前方，咬筋付着部の前方陥凹部，顔面動脈上.
ST6	頬車(きょうしゃ)	顔面部，下顎角の前上方1横指(中指).
ST7	下関(げかん)	顔面部，頬骨弓の下縁中点と下顎切痕の間の陥凹部.
ST8	頭維(ずい)	頭部，額角髪際の直上5分，前正中線の外方4寸5分.
ST9	人迎(じんげい)	前頸部，甲状軟骨上縁と同じ高さ，胸鎖乳突筋の前縁，総頸動脈上.
ST10	水突(すいとつ)	前頸部，輪状軟骨と同じ高さ，胸鎖乳突筋の前縁.
ST11	気舎(きしゃ)	前頸部，小鎖骨上窩で鎖骨胸骨端の上方，胸鎖乳突筋の胸骨頭と鎖骨頭の間の陥凹部.

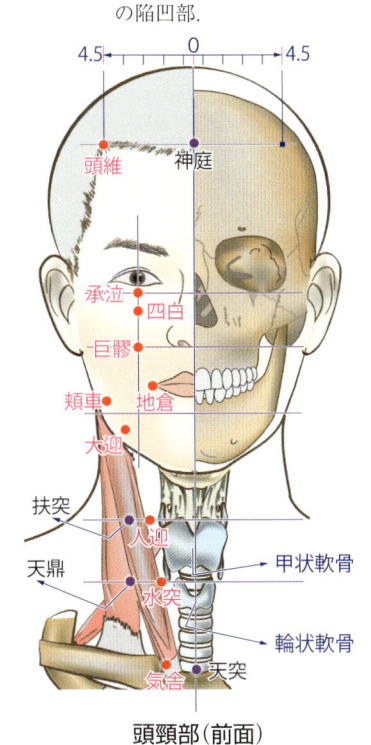

取穴の技

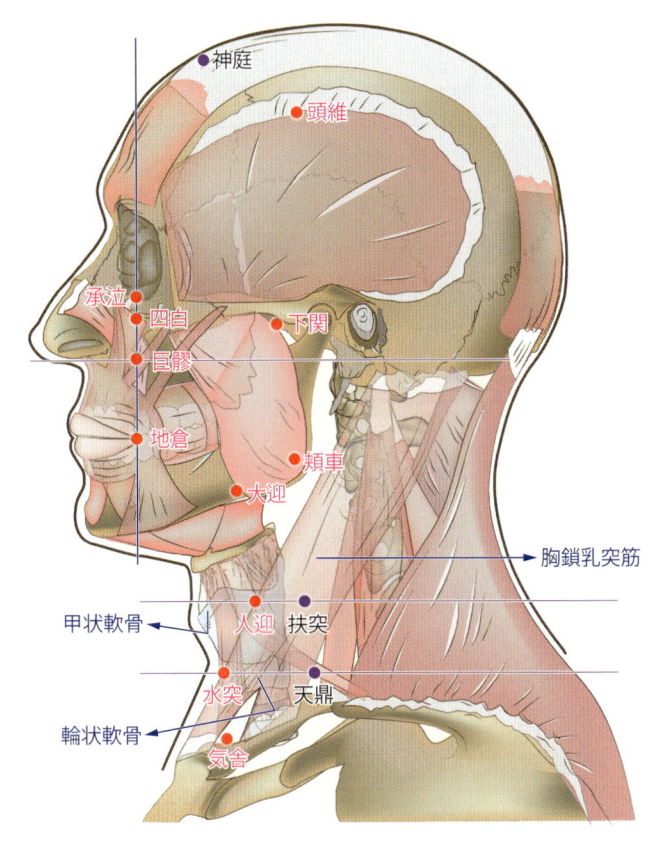

頭部(外側面)

頭頸部(前面)

① 眼窩下縁の中央に承泣を取る．

② 承泣の直下，口角の外に地倉を取る．四白は眼窩下孔，巨髎は鼻翼下縁の高さに取る．

③ 口をギューとかむと，下顎角の前に口筋の隆起ができ，その前縁の動脈拍動部に大迎を，後縁に頬車を取る．

④ 口をギューとかむと，側頭部の額角にも側頭筋の隆起ができ，そこに頭維を取る．

⑤ 口を閉じて，頬骨弓下縁，下顎関節突起前方の陥凹部に下関を取る．

⑥ 喉頭隆起(甲状軟骨)の外1寸5分，胸鎖乳突筋の前縁で，総頸動脈の拍動部に人迎を取る．天突の外方1寸5分，鎖骨内側上縁に気舎を取る．人迎と気舎の中点に水突を取る．

経穴春秋

四白　四は広い意味で，白は明るい意味で，眼窩下孔にある本穴は目の疾患を主なることを示唆する．

地倉　天に対して「地」は下半身の経穴に名づけることが多いが，これだけは例外である．胃は食物をおさめる器官で，脾と共に五行の「土」に属し，倉廩の官であることから，名づけられた．

頬車　古代では，下顎骨を「頬車骨」という．

下関　「関」とは関節の「関」と同じで，軸を中心にして動く意味である．下顎関節の運動障害に効くので，名づけられた．

頭維　「維」は角の意味で，本穴が側頭部の額角にあるので，名づけられた．

人迎　天・地・人三才理論により，この部位は「人気」を診るところ．現代でも総頸動脈の拍動を触診する部位である．人迎の「迎」は動脈拍動を迎える「診」の意味である．

気舎　「舎」とは部位の意味で，本穴が気管の近くにあり，気の出入りする部位とされる．

2. 手足太陰・陽明経脈

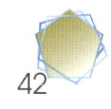

8─足の陽明胃経の経穴部位・取穴の技(2)

経穴部位

二 胸部(7穴)

ST12	欠盆		前頸部，大鎖骨上窩，前正中線の外方4寸，鎖骨上方の陥凹部.
ST13	気戸		前胸部,鎖骨下縁,前正中線の外方4寸.
ST14	庫房		前胸部,第1肋間,前正中線の外方4寸.
ST15	屋翳		前胸部,第2肋間,前正中線の外方4寸.
ST16	膺窓		前胸部,第3肋間,前正中線の外方4寸.
ST17	乳中		前胸部,乳頭中央.
ST18	乳根		前胸部,第5肋間,前正中線の外方4寸.

三 腹部(12穴)

ST19	不容		上腹部,臍中央の上方6寸,前正中線の外方2寸.
ST20	承満		上腹部,臍中央の上方5寸,前正中線の外方2寸.
ST21	梁門		上腹部,臍中央の上方4寸,前正中線の外方2寸.
ST22	関門		上腹部,臍中央の上方3寸,前正中線の外方2寸.
ST23	太乙		上腹部,臍中央の上方2寸,前正中線の外方2寸.
ST24	滑肉門		上腹部,臍中央の上方1寸,前正中線の外方2寸.
ST25	天枢	(大腸の募穴)	上腹部,臍中央の外方2寸.
ST26	外陵		下腹部,臍中央の下方1寸,前正中線の外方2寸.
ST27	大巨		下腹部,臍中央の下方2寸,前正中線の外方2寸.
ST28	水道		下腹部,臍中央の下方3寸,前正中線の外方2寸.
ST29	帰来		下腹部,臍中央の下方4寸,前正中線の外方2寸.
ST30	気衝		鼠径部,恥骨結合上縁と同じ高さで,前正中線の外方2寸,大腿動脈拍動部.

取穴の技

① 鎖骨の中点と上前腸骨棘を結ぶ線を鎖骨中線（乳頭線）という．

その線上で，鎖骨上窩の中央に**欠盆**を取る（正中線・任脈の外方4寸）．

鎖骨中線上で，第4肋間に**乳中**を取る．

気戸，庫房，屋翳，膺窓は第1-3肋間，**乳根**は第5肋間に取る．

② 前正中線の外方2寸で，巨闕の水平線上に**不容**を，中脘の水平線上に**梁門**を，臍（神闕）の水平線上に**天枢**を，曲骨の水平線上に**気衝**を取る．

承満は**不容**の直下1寸，**関門，太乙，滑肉門**は**梁門**の直下1，2，3寸，**外陵，大巨，水道**は**天枢**の直下1，2，3寸，**帰来**は**気衝**の上方1寸に取る．

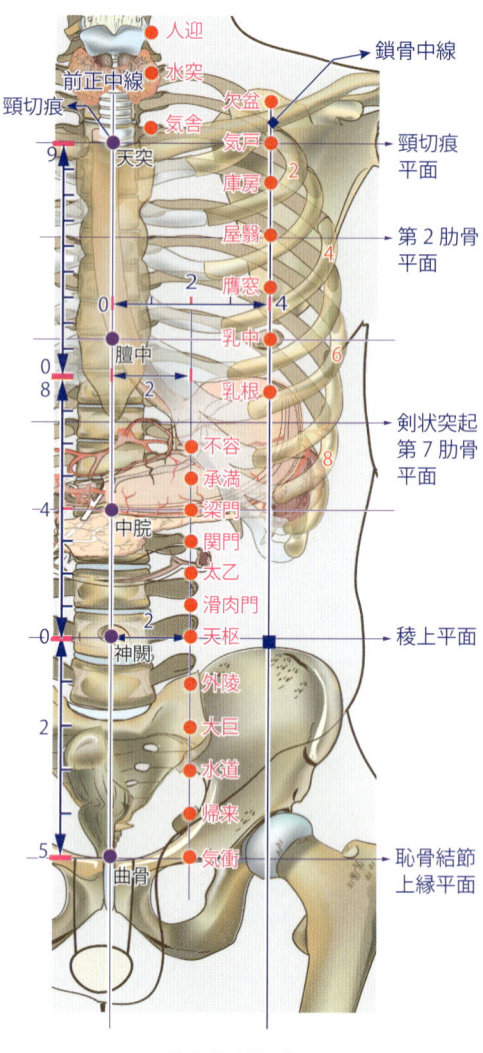

胸腹部(前面)

経穴春秋

欠盆
「欠盆」とは「欠けた茶碗」の意味．鎖骨上窩がその形に似ていることから，名づけられた．

膺窓
大胸筋の部位を「膺」という．

不容
胃の噴門にあり，これ以上，飲食を受入れることができないの意味．

梁門
心下痞満を「伏梁」という．胃のつかえ，胃の脹満に効くことから，消化不良，胃の脹満に効くことから名づけられた．

天枢
星の名前．上半身と下半身はこの「軸枢」を境にして分ける．顔面にある「地倉」の地に対して，ここは「天」の字を使った．脾の昇清と胃の降濁は本穴を軸にして作用する．本穴に天枢と名づけるのは脾胃を整える要穴であることを強調した．

帰来
本穴は婦人の生理不順，不妊症に効き，夫の帰り来るのを待ち，子宝に恵まれることを示唆することが多い．

気衝
「衝」の字をつける経穴は動脈拍動部にあることが多い．

2. 手足太陰・陽明経脈

8 ― 足の陽明胃経の経穴部位・取穴の技 (3)

経穴部位

四 下肢部 (10穴)

ST31 髀関 大腿前面，3筋（大腿直筋，縫工筋，大腿筋膜張筋）の近位部間にある陥凹部．

ST32 伏兎 大腿前外側，膝蓋骨底外端と上前腸骨棘を結ぶ線上，膝蓋骨底の上方6寸．

ST33 陰市 大腿前外側，大腿直筋腱の外側で膝蓋骨底の上方3寸．

ST34 梁丘 （胃経の郄穴）大腿前外側，外側広筋と大腿直筋腱外縁の間，膝蓋骨底の上方2寸．

ST35 犢鼻 膝前面，膝蓋靭帯外方の陥凹部．

ST36 足三里 （胃経の合土穴，四総穴，胃の下合穴）下腿前面，犢鼻と解渓を結ぶ線上，犢鼻の下方3寸．

ST37 上巨虚 （大腸の下合穴）下腿前面，犢鼻と解渓を結ぶ線上，犢鼻の下方6寸．

ST38 条口 下腿前面，犢鼻と解渓を結ぶ線上，犢鼻の下方8寸．

ST39 下巨虚 （小腸の下合穴）下腿前面，犢鼻と解渓を結ぶ線上，犢鼻の下方9寸．

ST40 豊隆 （胃経の絡穴）下腿前外側，前脛骨筋の外縁，外果尖の上方8寸．

五 足部 (5穴)

ST41 解渓 （胃経の経火穴）足関節前面，足関節前面中央の陥凹部，長母指伸筋腱と長指伸筋腱の間．

ST42 衝陽 （胃の原穴）足背，第2中足骨底部と中間楔状骨の間，足背動脈拍動部．

ST43 陥谷 （胃経の兪木穴）足背，第2・第3中足骨間，第2中足指節関節の近位陥凹部．

ST44 内庭 （胃経の栄水穴）足背，第2・3足指間，みずかきの近位，赤白肉際．

ST45 厲兌 （胃経の井金穴）足の第2指，末節骨外側，爪甲角の近位外方1分（指寸），爪甲外側縁の垂線と爪甲基底部の水平線の交点．

取穴の技

① あぐらをかき，上前腸骨棘の直下に縫工筋の隆起ができ，その外側の陥凹部に髀関を取る．

② 膝を屈曲し，膝蓋靭帯の外側と脛骨の上端との陥凹部に犢鼻を取る．

　膝蓋骨外側上縁より髀関に向かい，2寸に梁丘を，3寸に陰市を，6寸に伏兎を取る．

③ 足を背屈し，足関節前面に前脛骨筋腱の隆起ができ，その外側の陥凹部に解渓を取る．

④ 犢鼻より解渓に向かい，3寸に足三里を取る（膝を屈曲し，脛骨前縁を指先で下方より押し上げていくと，止まるところが脛骨粗面下縁にあたり，その外側陥凹部に足三里を取る）．

　足三里より解渓に向かい，脛骨前縁の3寸に上巨虚を，5寸に条口を，6寸に下巨虚を取る．

　条口の外方1寸，解渓より8寸に豊隆を取る．

⑤ 解渓より足の第2指の外側に向かい，第2, 3中足骨底間に衝陽を，第2中足指関節の外側，その近位陥凹部に陥谷を，遠位陥凹部に内庭を取る．

　第2指爪甲根部の外側，その角を去ること1分に厲兌を取る．

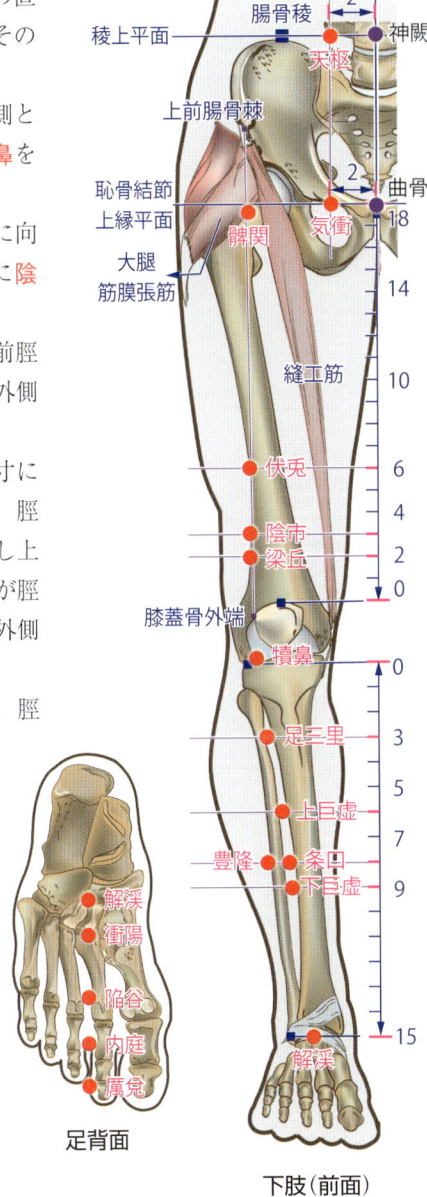

経穴 春秋

髀関 古代，「髀」は大腿骨上部を指し，関とは関節の意味．

伏兎 大腿四頭筋が緊張すると，ウサギが伏せているように見えることから，名づけられた．

梁丘 二説あり．その一は古代中国の山東省の地名．その二は小さな山，土地の高いところを「丘」，その背を「梁」という．膝蓋骨とその付近の筋肉ができる隆起をそれにたとえた．

犢鼻 子牛を「犢」という．この部位は子牛の鼻のように見えることから，名づけられた．

足三里 一里は一寸で，三寸にあるので，名づけられた．

上巨虚 脛骨と腓骨の間にある大きな隙間を強調する．

解渓 「解」とは関節の意味．浅い筋腱のくぼみや浅在血管がある部位に「渓」の字を使うことが多い．

衝陽 足背動脈にあることから，陽気の拍動を明快に示した．

厲兌 易学で，「厲」は土，「兌」は口を指す．

43

2. 手足太陰・陽明経脈

9 — 足の陽明胃経の経穴の主治(1)

　足の陽明胃経は，体内では胃の腑に属し，脾の臓に絡む．体表では，顔面（前頭部），体幹の前面（胸腹部の第3コース），下肢外側の前縁を走り，足の第2指外側に至る．その流注により，**顔面（鼻，歯）**や**咽喉**の疾患，**下肢前面外側の知覚・運動障害**及び胃腸等の**消化器系**の疾患の治療に用いられる．

　通常，陽経は体表の外側・背部を流注することが多いのであるが，なぜ胃経は体幹の前面（胸腹）を走るかといえば，東洋医学では胃は脾と共に五行で「土」に属し，生体に営血などの栄養素を作り出し，「**後天の本，気血生化の源**」といわれる．機能の面で陰的な性質をもつと考えられるので，その経脈の一部分は，陰経の流注の部位を走る次第である．

経穴名称	部位	主　治	特殊な主治	刺　法	備　考
承　泣	顔面・前頭部	眼の諸疾患，顔面神経麻痺，三叉神経痛，眼筋痙攣，眼精疲労		眼窩下縁直刺 0.3 − 0.7 寸	眼球の誤刺に要注意，出血しやすい
四　白		顔面神経麻痺，三叉神経痛，眼の諸疾患，眼筋痙攣，眼精疲労，鼻炎，頭痛	胆嚢痛の鎮痛	直刺 0.2 − 0.3 寸	
巨　髎		顔面神経麻痺，三叉神経痛，顔面筋痙攣，鼻炎，歯痛		直刺 0.3 − 0.6 寸	
地　倉		顔面神経麻痺，三叉神経痛，顔面筋痙攣，歯痛，咬筋痙攣		直刺 0.2 寸 横刺 0.5 − 0.8 寸	
大　迎		顔面神経麻痺，三叉神経痛，咬筋痙攣，耳下腺炎，歯痛		直刺 0.3 − 0.5 寸	
頬　車		顔面神経麻痺，三叉神経痛，咬筋痙攣，耳下腺炎，歯痛，下顎関節障害	顔面神経麻痺に地倉まで刺鍼	直刺 0.3 − 0.5 寸 横刺 0.5 − 0.8 寸	
下　関		下顎関節障害，咬筋痙攣，耳下腺炎，歯痛，顔面神経麻痺，三叉神経痛，耳鳴		直刺 0.3 − 0.5 寸	
頭　維		頭痛，片頭痛，めまい，高血圧，眼の諸疾患，顔面神経麻痺，眼筋痙攣，脱毛症		横刺 0.5 − 0.8 寸	
人　迎	頸部	高血圧，低血圧，咽喉腫脹，甲状腺疾患，喘息，頸リンパ節腫脹，嚥下障害，嗄声	降圧昇圧に人迎洞刺	直刺 0.2 − 0.5 寸	頸動脈の誤刺に要注意，出血しやすい
水　突		咽喉腫脹，扁桃体炎，甲状腺疾患，喘息，頸部リンパ節腫脹	横隔膜痙攣に用いる	直刺 0.5 − 0.8 寸	
気　舎		咽喉腫脹，頸部痛，ゲップ，寝違え，気管支炎，気管支喘息		直刺 0.8 − 1.2 寸	
欠　盆	胸部	咳嗽，喘息，胸脇苦満，咽喉腫脹，頸腕障害，胸郭出口症候群，欠盆痛		直刺 0.2 − 0.4 寸	誤刺による気胸に要注意
気　戸		咳嗽，喘息，胸脇苦満などの呼吸器疾患，肋間神経痛		直刺 0.2 − 0.4 寸	誤刺による気胸に要注意
庫　房		咳嗽，喘息，胸脇苦満などの呼吸器疾患，肋間神経痛		横刺 0.5 − 0.8 寸	誤刺による気胸に要注意
屋　翳		咳嗽，喘息，胸脇苦満などの呼吸器疾患，胸膜炎，肋間神経痛		横刺 0.5 − 0.8 寸	誤刺による気胸に要注意
膺　窓		咳嗽，喘息，胸脇苦満などの呼吸器疾患，胸膜炎，肋間神経痛		外斜刺 0.5 − 0.8 寸	誤刺による気胸に要注意
乳　中				禁鍼灸	取穴の基準となる標識
乳　根		咳嗽，喘息，胸脇苦満などの呼吸器疾患，乳腺炎，催乳作用，心胸痛，肋間神経痛		斜刺 0.5 − 0.8 寸	
不　容	上腹部	食欲不振，嘔吐，吐き気，腹脹，腹痛などの消化器系の症状，心下痛，胸背肋痛		直刺 0.5 − 0.8 寸	
承　満		腹脹，腹痛，嘔吐，吐き気，食欲不振などの消化器系の症状，胸脇苦満		直刺 0.5 − 0.8 寸	
梁　門		腹脹，腹痛，腸鳴，下痢，便秘，嘔吐，吐き気，食欲不振などの消化器系の症状		直刺 0.5 − 0.8 寸	

2. 手足太陰・陽明経脈

9 — 足の陽明胃経の経穴の主治(2)

経穴名称	部位	主 治	特殊な主治	刺 法	備考
関門	腹部	腹脹，腹痛，腸鳴，下痢，便秘などの消化器系の症状，水腫，遺尿		直刺 0.8 - 1.5寸	
太乙	腹部	腹脹，腹痛，腸鳴，下痢，便秘などの消化器系の症状，水腫，遺尿	鎮静・安眠作用	直刺 0.8 - 1.5寸	
滑肉門	腹部	腹脹，腹痛，腸鳴，下痢，便秘などの消化器系の症状，水腫，遺尿		直刺 0.8 - 1.5寸	
天枢	腹部	下痢，腹脹，腹痛，腸鳴，便秘などの消化器系の症状，生理不順・生理痛，慢性虫垂炎	胃腸調節の常用穴	直刺 0.8 - 1.5寸	大腸経の募穴
外陵	腹部	腹脹，腹痛，腸鳴，便秘などの消化器系の症状，生理不順・生理痛，尿管結石		直刺 0.8 - 1.5寸	
大巨	下腹部	下腹脹痛，腸鳴，生理不順・生理痛，小便不利，尿管結石，生殖器系疾患，水腫		直刺 0.8 - 1.5寸	
水道	下腹部	下腹脹痛，腸鳴，生理不順・生理痛，小便不利，尿管結石，生殖器系疾患，水腫		直刺 0.8 - 1.5寸	
帰来	下腹部	下腹脹痛，腸鳴，生理不順・生理痛，小便不利，尿管結石，生殖器系疾患，不妊症		直刺 0.8 - 1.5寸	
気衝	下腹部	下腹脹痛，腸鳴，生理不順・生理痛，小便不利，尿管結石，生殖器系疾患，不妊症		直刺 0.8 - 1.5寸	
髀関	大腿部	股関節障害，大腿痛，片麻痺，膝関節及びその周囲軟部組織の知覚・運動障害		直刺 0.8 - 1.5寸	
伏兎	大腿部	大腿痛，片麻痺，膝関節及びその周囲軟部組織の知覚・運動障害		直刺 0.8 - 1.5寸	
陰市	大腿部	大腿痛，片麻痺，膝関節及びその周囲軟部組織の知覚・運動障害		直刺 0.8 - 1.5寸	
梁丘	大腿部	大腿痛，片麻痺，膝関節及びその周囲軟部組織の知覚・運動障害，急性胃腸炎，腹痛		直刺 0.5 - 1寸	郄穴
犢鼻	下腿部	膝関節及びその周囲軟部組織の知覚・運動障害		斜刺 0.5 - 1.5寸	
足三里	下腿部	消化器系の諸疾患，婦人病，高血圧，慢性疲労，坐骨神経痛，片麻痺，膝・下腿障害	四総穴の一つで腹部諸疾患の常用穴，抗炎・鎮痛・降圧，養生保健作用	直刺 0.5 - 1.5寸	合土穴
上巨虚	下腿部	下痢，腹脹，腹痛，腸鳴，便秘などの消化器系の症状，胆嚢結石，慢性虫垂炎		直刺 0.5 - 1.5寸	
条口	下腿部	下腿の知覚・運動障害，膝関節障害，腹脹，腹痛，腸鳴，片麻痺，慢性虫垂炎	五十肩，肩関節障害にも用いる	直刺 0.5 - 1寸	
下巨虚	下腿部	下腿の知覚・運動障害，膝関節障害，片麻痺，腹脹，腹痛，腸鳴，下痢，慢性虫垂炎		直刺 0.5 - 1寸	
豊隆	下腿部	下腿の知覚・運動障害，膝関節障害，片麻痺，腹脹，腹痛，腸鳴，下痢，頭痛，高血圧	止咳定喘去痰作用，降圧鎮静作用	直刺 0.5 - 1.5寸	絡穴
解渓	足部	下腿の知覚・運動障害，片麻痺，足関節障害，頭痛，めまい，腹脹，腹痛，腸鳴，下痢		直刺 0.3 - 0.5寸	経火穴
衝陽	足部	足軟無力，足関節障害，顔面神経麻痺，片麻痺，レイノー症，歯痛		直刺 0.2 - 0.3寸	原穴
陥谷	足部	足軟無力，足関節障害，片麻痺，レイノー症，歯痛，急・慢性胃腸炎		直刺 0.3 - 0.5寸	兪木穴
内庭	足部	足軟無力，足関節障害，趾関節障害，レイノー症，歯痛，鼻血，急・慢性胃腸炎		直刺 0.3 - 0.5寸	栄水穴
厲兌	足部	足軟無力，足関節障害，趾関節障害，レイノー症，歯痛，鼻血，急・慢性胃腸炎	鎮静・安眠作用	斜刺 0.2 - 0.3寸	井金穴

2. 手足太陰・陽明経脈

10 — 足の太陰脾経の流注 (SP, 21穴) (1)

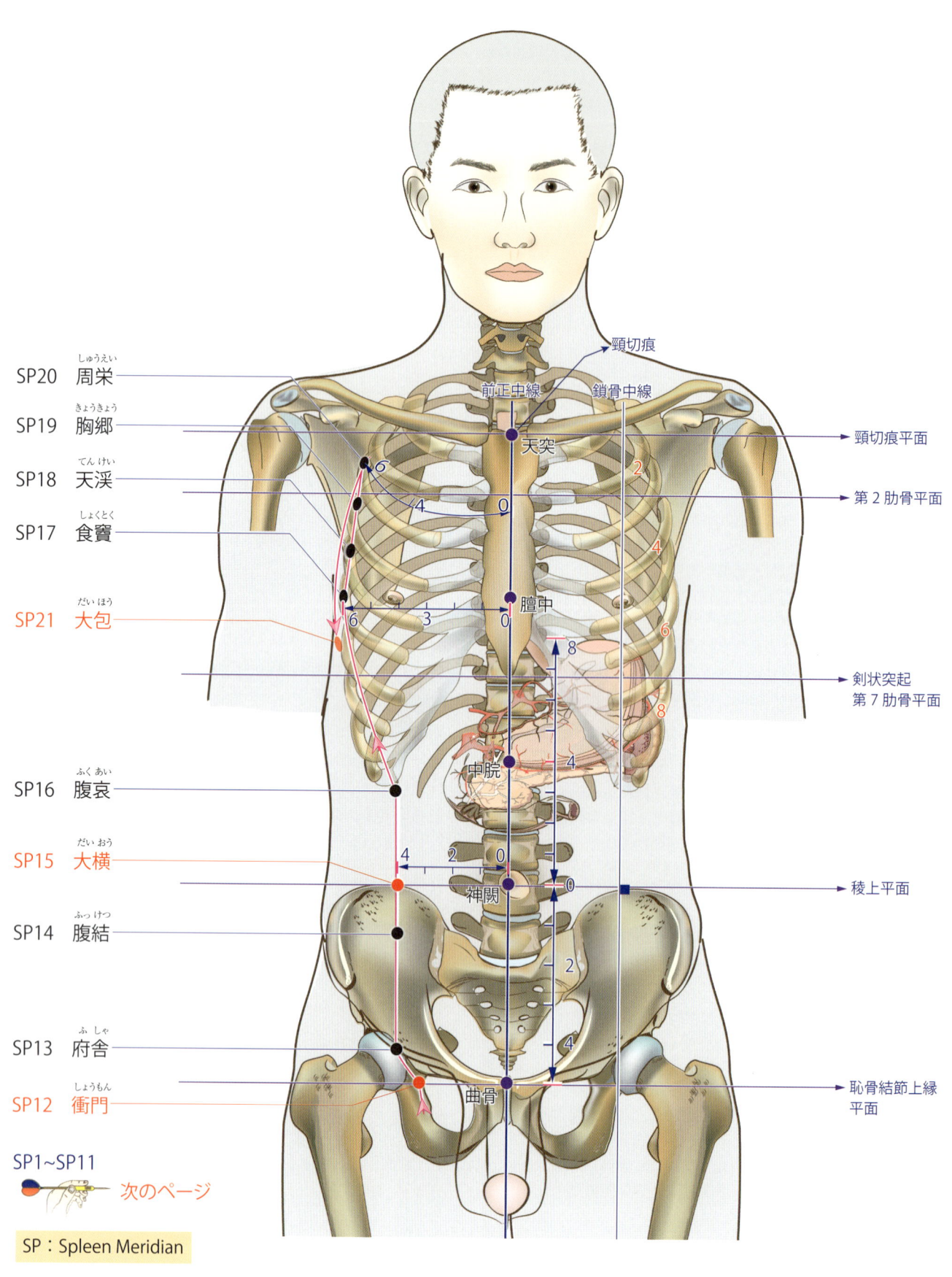

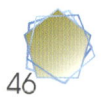

SP20	周栄（しゅうえい）
SP19	胸郷（きょうきょう）
SP18	天渓（てんけい）
SP17	食竇（しょくとく）
SP21	大包（だいほう）
SP16	腹哀（ふくあい）
SP15	大横（だいおう）
SP14	腹結（ふっけつ）
SP13	府舎（ふしゃ）
SP12	衝門（しょうもん）

その他ラベル：頸切痕、前正中線、鎖骨中線、天突、頸切痕平面、第2肋骨平面、膻中、剣状突起 第7肋骨平面、中脘、神闕、稜上平面、曲骨、恥骨結節上縁平面

SP1〜SP11 次のページ

SP：Spleen Meridian

2. 手足太陰・陽明経脈

10 — 足の太陰脾経の流注 (SP, 21穴) (2)

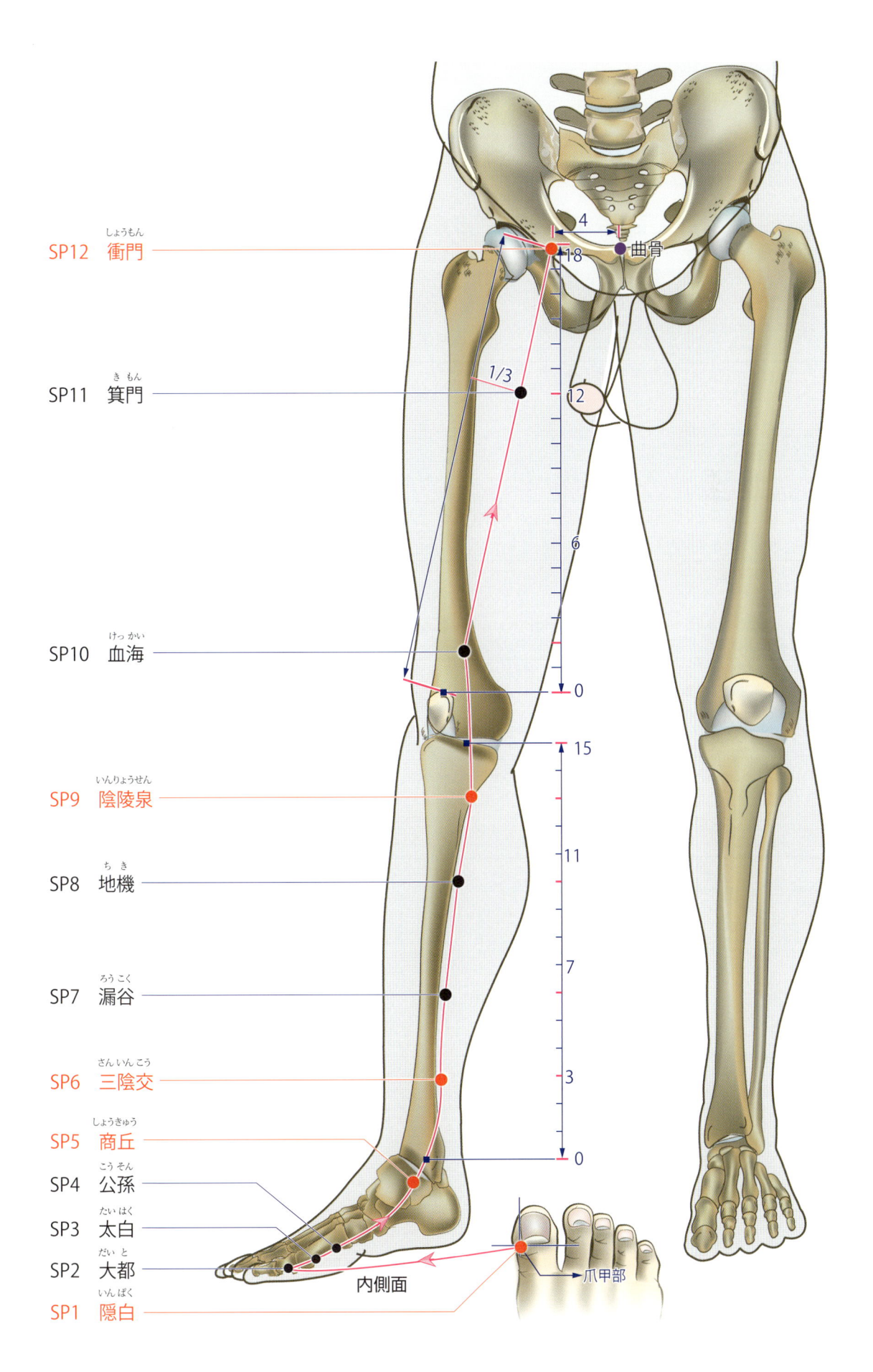

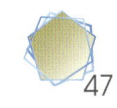

第2章 ▶ 十四経脈の経穴

- SP12 衝門（しょうもん）
- SP11 箕門（きもん）
- SP10 血海（けっかい）
- SP9 陰陵泉（いんりょうせん）
- SP8 地機（ちき）
- SP7 漏谷（ろうこく）
- SP6 三陰交（さんいんこう）
- SP5 商丘（しょうきゅう）
- SP4 公孫（こうそん）
- SP3 太白（たいはく）
- SP2 大都（だいと）
- SP1 隠白（いんぱく）

曲骨

内側面　爪甲部

47

2. 手足太陰・陽明経脈

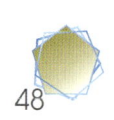

11─足の太陰脾経の経穴部位・取穴の技(1)

経穴部位

一 足部（5穴）

SP1	隠白（いんぱく）	（脾経の井木穴）足の第1指，末節骨内側，爪甲角の近位内方1分（指寸），爪甲内側縁の垂線と爪甲基底部の水平線の交点．
SP2	大都（だいと）	（脾経の栄火穴）足の第1指，第1中足指節関節の遠位内側陥凹部，赤白肉際．
SP3	太白（たいはく）	（脾の原穴，脾経の兪土穴）足内側，第1中足指節関節の近位陥凹部，赤白肉際．
SP4	公孫（こうそん）	（脾経の絡穴，八脈交会穴）足内側，第1中足骨底の前下方，赤白肉際．
SP5	商丘（しょうきゅう）	（脾経の経金穴）足内側，内果の前下方，舟状骨粗面と内果尖の中央陥凹部．

二 下肢部（6穴）

SP6	三陰交（さんいんこう）	下腿内側（脛側），脛骨内縁の後際，内果尖の上方3寸．
SP7	漏谷（ろうこく）	下腿内側（脛側），脛骨内縁の後際，内果尖の上方6寸．
SP8	地機（ちき）	（脾経の郄穴）下腿内側（脛側），脛骨内縁の後際，陰陵泉の下方3寸．
SP9	陰陵泉（いんりょうせん）	（脾経の合水穴）下腿内側（脛側），脛骨内側顆下縁と脛骨内縁が接する陥凹部．
SP10	血海（けっかい）	大腿前内側，内側広筋隆起部，膝蓋骨底内端の上方2寸．
SP11	箕門（きもん）	大腿内側，膝蓋骨底内端と衝門を結ぶ線上，衝門から3分の1，縫工筋と長内転筋の間，大腿動脈拍動部．

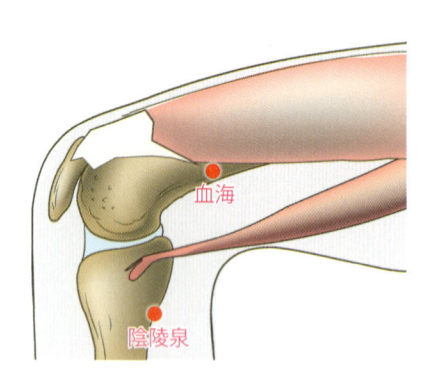

陰陵泉と血海穴（内側面）

取穴の技

① 内果の前下方の陥凹部に商丘を取る．
② 脛骨内側顆前縁の下方の陥凹部に陰陵泉を取る．
③ 膝を屈し，縫工筋を触診し，膝蓋骨底内端の上方2寸，内側広筋隆起部に血海を取る．衝門から血海に向かい6寸，長内転筋と縫工筋との間に箕門を取る．
④ 内果尖の上方3寸，脛骨内縁の後際に三陰交を取る．
　内果尖の上方6寸，脛骨内縁に漏谷を，陰陵泉の下方3寸に地機を取る．
⑤ 足の第1指内側縁，爪甲根部の角を去ること1分に隠白を取る．第1中足指関節の遠位部に大都を，その近位部に太白を取る．第1中足骨底の前下方の赤白肉際に公孫を取る．

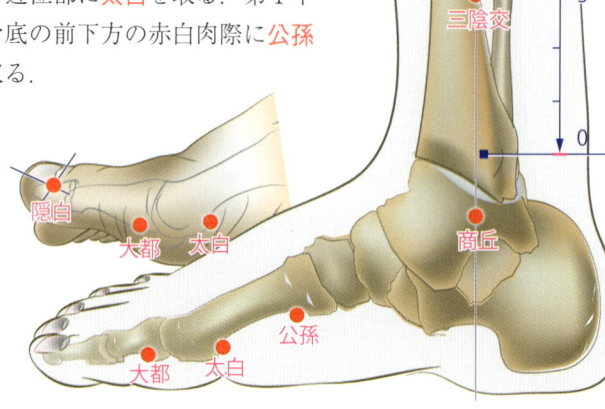

下肢（内側面）

経穴春秋

隠白 二説あり．その一は，五行で脾と肺は母子関係であり，白は肺の色．気血流注により，肺気がここに隠れている意味．その二は皮膚の背面と腹面の境を「赤白肉際」といい，本穴が第1指内側にあるので，隠れた白い部位を指す．

太白 西方にある星を，「太白金星」といい，肺はそれに応じる．脾土は肺金を生じるので，名づけられた．

公孫 「孫」をここで脾経の分枝に解釈する．本穴が脾経の「絡穴」であることを示した．

陰陵泉 脛骨の内側顆を「陰陵」という．つまり高い突起の意味である．泉は湿邪を出し，脾虚の浮腫に効くことを示唆した．

血海 女性は血を本とするという東洋医学の見方により，本穴を血の海という．婦人病治療の要穴である意義が一目瞭然だろう．

三陰交 足の三陰経がここで合流することから，名づけられた．

2. 手足太陰・陽明経脈

第2章 ▶ 十四経脈の経穴

11 ― 足の太陰脾経の経穴部位・取穴の技(2)

経穴部位

三 腹部(5穴)

SP12	衝門 (しょうもん)	鼠径部，鼠径溝，大腿動脈拍動部の外方.
SP13	府舎 (ふしゃ)	下腹部，臍中央の下方4寸3分，前正中線の外方4寸.
SP14	腹結 (ふっけつ)	下腹部，臍中央の下方1寸3分，前正中線の外方4寸.
SP15	大横 (だいおう)	上腹部，臍中央の外方4寸.
SP16	腹哀 (ふくあい)	上腹部，臍中央の上方3寸，前正中線の外方4寸.

四 胸部(5穴)

SP17	食竇 (しょくとく)	前胸部，第5肋間，前正中線の外方6寸.
SP18	天渓 (てんけい)	前胸部，第4肋間，前正中線の外方6寸.
SP19	胸郷 (きょうきょう)	前胸部，第3肋間，前正中線の外方6寸.
SP20	周栄 (しゅうえい)	前胸部，第2肋間，前正中線の外方6寸.
SP21	大包 (だいほう)	(脾の大絡の絡穴) 側胸部，第6肋間，中腋窩線上.

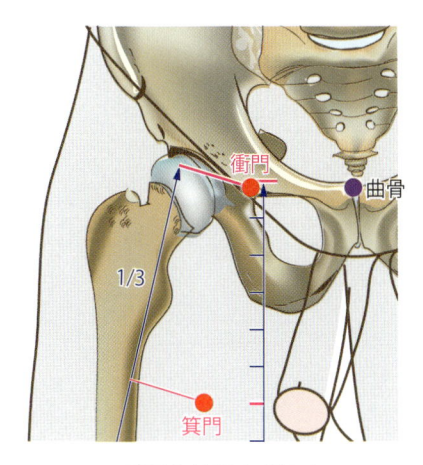

取穴の技

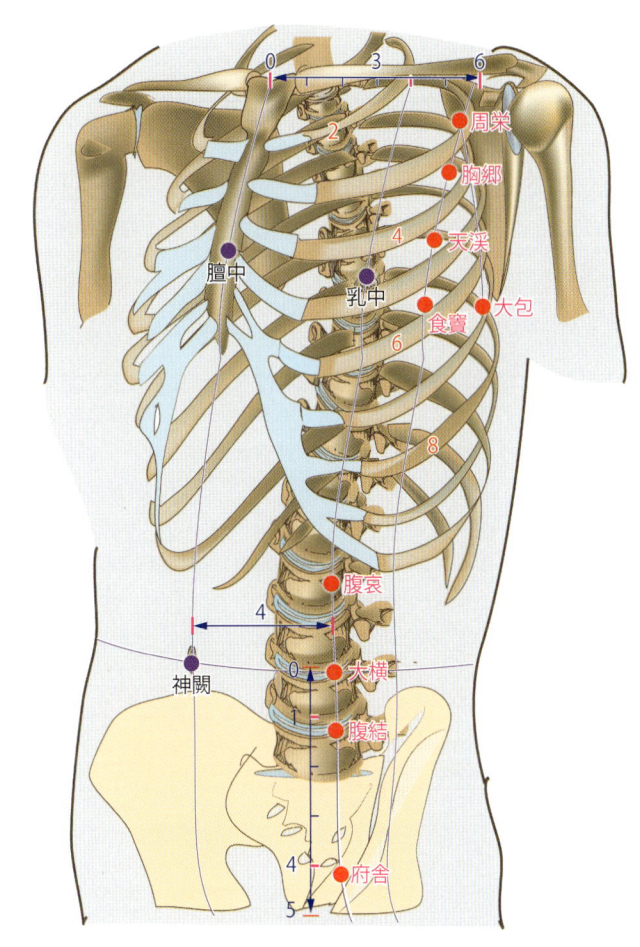

胸腹部(前面)

衝門と箕門穴(前面)

① 恥骨結合に曲骨を定め，その外方で，府舎の内下方，鼠径部の大腿動脈拍動部の外方に衝門を取る.

② 神闕の外方4寸に大横を取る．大横の直下1寸3分に腹結を，4寸3分に府舎を取る．大横の直上3寸に腹哀を取る．

③ 膻中の外方6寸(乳中の外方2寸)，第4肋間に天渓を取る．食竇，胸郷及び周栄は天渓を基準にし，その上下の肋間に取る．

④ 上肢を挙上させ，中腋窩線を定め，その線上の第6肋間に大包を取る．

経穴 春秋

衝門　大腿動脈の拍動部にあることを明快に示した．

府舎　「府」は「腑」と通じる「舎」とは部位の意味である．腹部には大・小腸等の六腑があることを示した．

腹結　腹気「腸の蠕動」を調節する作用があり，腹部の脹満を解消する意味．

大横　臍「神闕」から大幅に横に離れてあるので，名づけられた．

腹哀　苦しめて音がすることを「哀鳴」といい，腹痛，腹鳴等の愁訴を治すことに由来．

食竇　「竇」とは空洞の意味で，食道と胃を接続するこの部位で，飲食物が胃袋に入ることを示している．

天渓　天は上を指し，渓は乳汁の分泌を浅い川にイメージしたものである．

周栄　「栄」は「営」と同じ・栄養素の意味であり，脾は営気を作り出すことから，名づけられた．

大包　「包」はまとめる，総括する意味で，本穴が脾の大絡で，諸経脈をまとめることを意味する．

2. 手足太陰・陽明経脈

12—足の太陰脾経の経穴の主治

　足の太陰脾経は，体内では脾の臓に属し，胃の腑に絡む．体表では，下肢内側の前縁，体幹の前面（胸腹部の第4コース）を走り，胸部側面の第6肋骨間に至る．その流注により，**下肢内側の知覚・運動障害及び消化器系，栄養吸収不良や慢性疲労の改善，婦人科疾患の治療**に用いられる．

経穴名称	部位	主治	特殊な主治	刺法	備考
隠白	足部	婦人科の諸症状，慢性出血症状，腹脹，下痢，神経衰弱，足指痛	鎮静安神作用	斜刺0.1－0.3寸	井木穴
大都	足部	足指痛・腫脹，腹脹，腹痛，下痢，急・慢性胃腸炎，神経衰弱		直刺0.3－0.5寸	栄火穴
太白	足部	足指痛・腫脹，腹脹，腹痛，嘔吐，下痢，腸鳴，食欲不振，急・慢性胃腸炎，神経衰弱		直刺0.3－0.5寸	原穴，兪土穴
公孫	足部	足指痛・腫脹，腹脹，腹痛，嘔吐，下痢，腸鳴，食欲不振，急・慢性胃腸炎，神経衰弱		直刺0.5－0.8寸	絡穴
商丘	足部	足関節痛・腫脹及び周囲軟部組織障害，腓腹筋痙攣，腹脹，腹痛，嘔吐，腸鳴，食欲不振		直刺0.3－0.5寸	経金穴
三陰交	下腿部	婦人科の諸症状，生殖系の障害，慢性出血症状，消化吸収不良の障害，神経衰弱	婦人病の常用穴．高血圧，更年期症候群に配穴．アレルギー体質改善．	直刺0.5－1寸	
漏谷	下腿部	膝と下腿の知覚・運動障害，慢性出血症状，腹脹，下痢		直刺0.5－0.8寸	
地機	下腿部	膝と下腿の知覚・運動障害，婦人病，生殖系の障害，腹脹，腹痛，下痢，腰痛		横刺0.5－0.8寸	郄穴
陰陵泉	下腿部	膝と下腿の知覚・運動障害，婦人病，生殖系の障害，腹脹，腹痛，下痢，腰痛	婦人病の常用穴．更年期症候群に配穴．泌尿器系の症状にも改善ができる．	直刺0.5－0.8寸	合水穴
血海	大腿部	婦人科の諸症状，慢性出血症状，貧血，生殖器系の障害，膝関節の障害	アレルギー体質改善の常用穴	直刺0.8－1寸	
箕門	大腿部	大腿の知覚・運動障害，鼠径部リンパ節腫脹，生殖器系の障害		直刺0.3－0.5寸	
衝門	腹部	下腹痛，婦人病，生殖器系の障害，鼠径部リンパ節腫脹，慢性虫垂炎，小便不利		直刺0.5－0.8寸	
府舎	腹部	便秘，下痢，腸鳴，下腹痛，婦人病，生殖器系の障害，鼠径部リンパ節腫脹，小便不利		直刺0.5－0.8寸	
腹結	腹部	便秘，下痢，腸鳴，腹痛		直刺0.8－1.5寸	
大横	腹部	便秘，下痢，腸鳴，腹痛	便秘の常用穴（特に左穴）	直刺0.8－1.5寸	
腹哀	腹部	食欲不振，腹痛，腸鳴，便秘，下痢		直刺0.5－0.8寸	
食竇	胸部	食欲不振，腹脹，腸鳴，胸脇苦満，肋間神経痛		斜刺0.5－0.8寸	誤刺による気胸に要注意
天渓	胸部	咳嗽，喘息，胸脇苦満などの呼吸器疾患，乳腺炎，心胸痛，肋間神経痛		斜刺0.5－0.8寸	誤刺による気胸に要注意
胸郷	胸部	咳嗽，喘息，胸脇苦満などの呼吸器疾患		斜刺0.5－0.8寸	誤刺による気胸に要注意
周栄	胸部	咳嗽，喘息，胸脇苦満などの呼吸器疾患		斜刺0.5－0.8寸	誤刺による気胸に要注意
大包	胸部	咳嗽，喘息，胸脇苦満，倦怠無力	脾の大絡	斜刺0.5－0.8寸	誤刺による気胸に要注意

2-3

手足少陰・太陽経脈

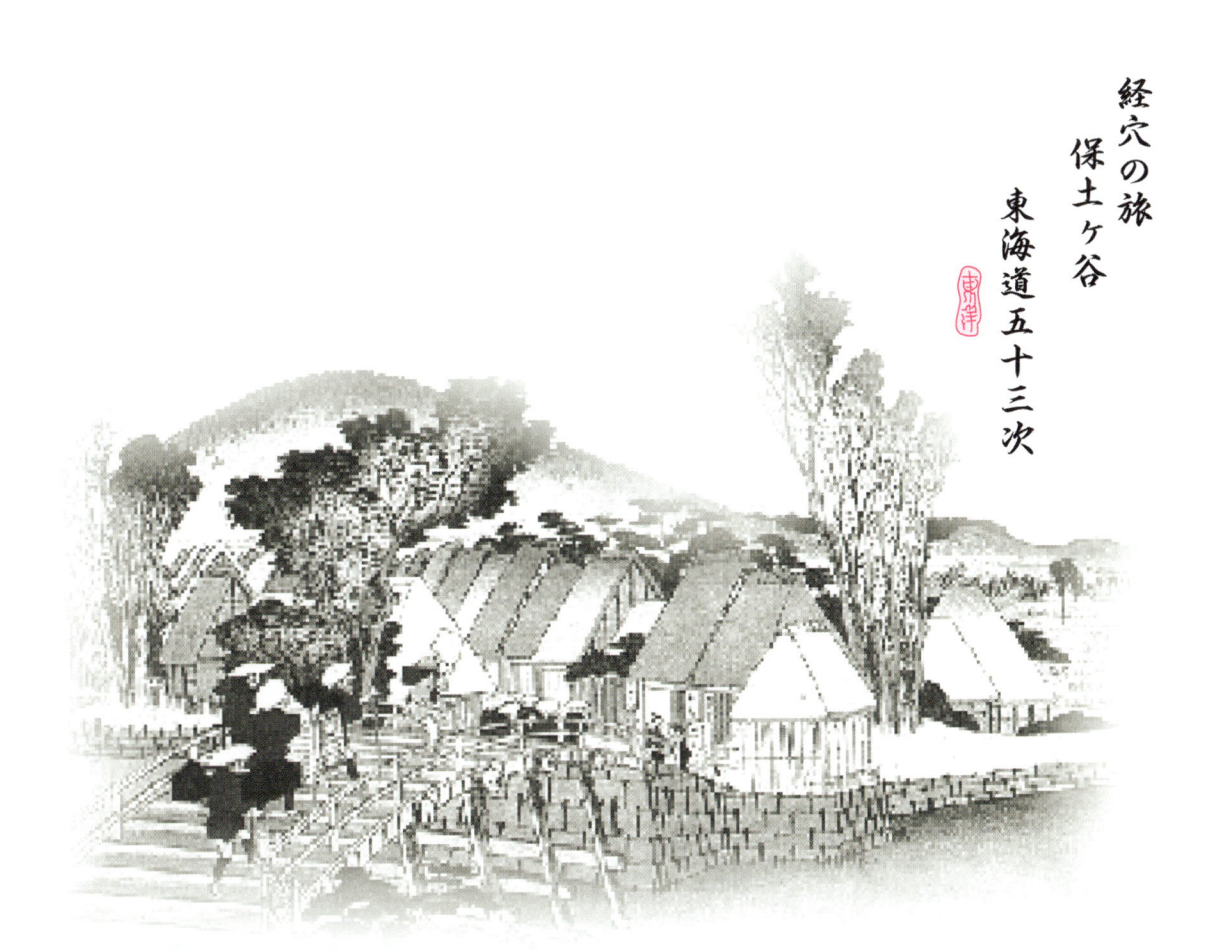

経穴の旅
保土ヶ谷
東海道五十三次

3. 手足少陰・太陽経脈

1 ― 手の少陰心経の流注（HT, 9穴）

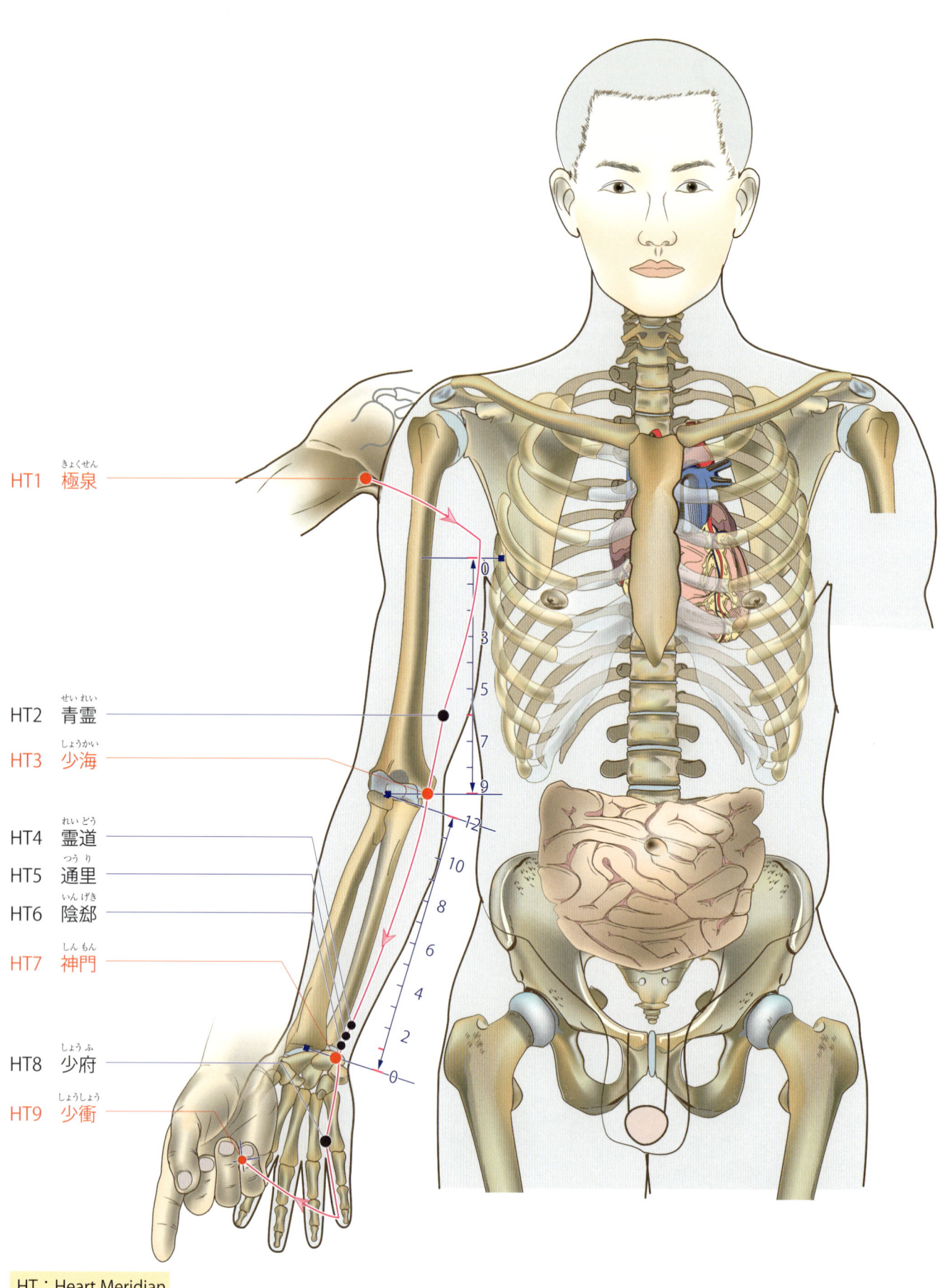

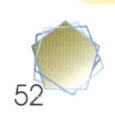

HT1　きょくせん　極泉
HT2　せいれい　青霊
HT3　しょうかい　少海
HT4　れいどう　霊道
HT5　つうり　通里
HT6　いんげき　陰郄
HT7　しんもん　神門
HT8　しょうふ　少府
HT9　しょうしょう　少衝

HT：Heart Meridian

3. 手足少陰・太陽経脈

2 ― 手の少陰心経の経穴部位・取穴の技

経穴部位

一 上肢部（7穴）

HT1	極泉（きょくせん）		腋窩，腋窩中央，腋窩動脈拍動部．
HT2	青霊（せいれい）		上腕内側面，上腕二頭筋の内側縁，肘窩横紋の上方3寸．
HT3	少海（しょうかい）	（心経の合水穴）	肘前内側，上腕骨内側上顆の前縁，肘窩横紋と同じ高さ．
HT4	霊道（れいどう）	（心経の経金穴）	前腕前内側，尺側手根屈筋腱の橈側縁，手関節掌側横紋の上方1寸5分．
HT5	通里（つうり）	（心経の絡穴）	前腕前内側，尺側手根屈筋腱の橈側縁，手関節掌側横紋の上方1寸．
HT6	陰郄（いんげき）	（心経の郄穴）	前腕前内側，尺側手根屈筋腱の橈側縁，手関節掌側横紋の上方5分．
HT7	神門（しんもん）	（心の原穴，心経の兪土穴）	手関節前内側，尺側手根屈筋腱の橈側縁，手関節掌側横紋上．

二 手部（2穴）

HT8	少府（しょうふ）	（心経の栄火穴）	手掌，第5中手指節関節の近位端と同じ高さ，第4・第5中手骨の間．
HT9	少衝（しょうしょう）	（心経の井木穴）	小指，末節骨橈側，爪甲角の近位外方1分（指寸）．爪甲橈側縁の垂線と爪甲基底部の水平線との交点．

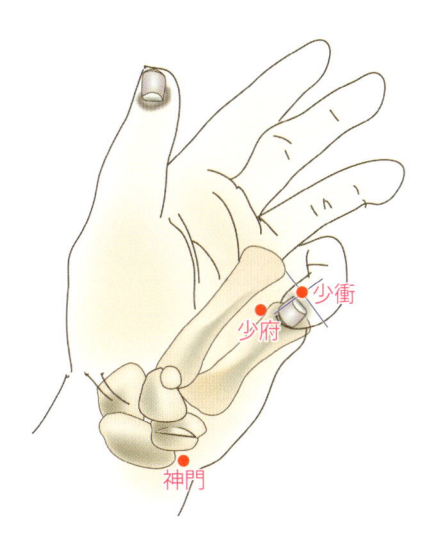

取穴の技

① 上腕を外転し，腋窩の中央に極泉を取る．
② 肘を屈曲し，肘窩横紋の尺側，上腕骨内側上顆の内側に少海を取る．
　　少海より極泉に向かい3寸（上腕二頭筋の内側縁）に青霊を取る．
③ 手関節横紋の尺側，豆状骨と尺骨との間の陥凹部に神門を取る．
　　神門より少海に向かい，5分に陰郄を，1寸に通里を，1寸5分に霊道を取る．
④ 手掌の尺側，第4，5中手骨頭の間の陥凹部に少府を取り，小指爪甲根部橈側，その角を去ること1分に少衝を取る．

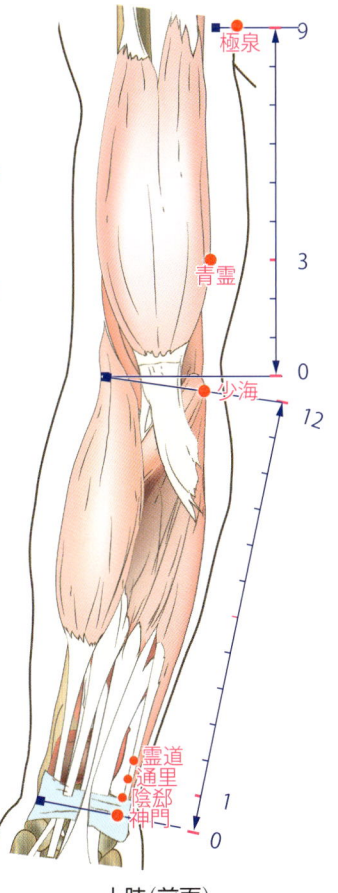

上肢（前面）

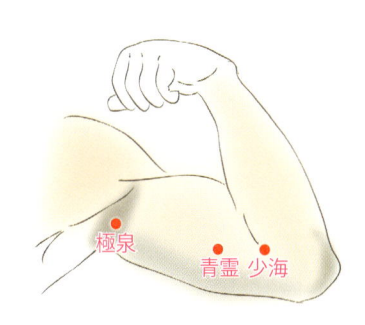

少府・少衝穴（手掌面）

極泉・青霊・少海穴（内側面）

経穴春秋

極泉　頂点を「極」といい「泉」は気血が始まる意味である．心は君主の官で，五臓六腑を統括する．この経穴は心経の起始穴で，かつ腋窩動脈拍部にあることから，名づけられた．

青霊　二説あり．その一は，心は神を蔵すといい，精神意志などのことを「神霊」ということから，その二は痛証では青色が診られ，この経穴は痛証によく効くことから，名づけられたという．

少海　心経の合水穴で，気血流注はここに海のように集まる．

通里　絡穴で，心経はここで裏まで通り，太陽経に絡む．

陰郄　「陰」とは前腕内側を指す．「郄」とは骨や筋のすき間である．

神門　古代，「神」とは大脳の精神意識の活動を意味し，「心」の機能として理解した．思想，意志，心理等の精神活動を表現するのに「心」の字をつけるのはその証である．神門は心経の原穴で神気の出入りするところを意味した．

3. 手足少陰・太陽経脈

3 ― 手の少陰心経の経穴の主治

　手の少陰心経は，体内では心の臓に属し小腸の腑に絡む．体表では，腋窩，上肢前面の尺側を走り，小指の橈側に至る．その流注により，心経の経穴は**心臓・循環器系**，脳の**精神意識の障害**，**上肢前面尺側の知覚・運動の障害**の治療に用いられる．

　臨床では，心臓の実質的な疾患の治療に手の厥陰心包経の経穴を主り，精神活動等の大脳機能の調整や心身障害の治療に手の少陰心経の経穴を用いるのが一般的である．

経穴名称	部位	主　治	特殊な主治	刺　法	備考
極　泉	上腕部	頸腕神経障害，心胸痛，動悸，うつ症，頸・腋窩リンパ節腫脹，腋臭		直刺 0.5 - 1 寸	動脈の誤刺に要注意
青　霊		頸腕神経障害，肩関節障害，頭痛		直刺 0.3 - 0.5 寸	
少　海	前腕部	肘関節内側の知覚・運動障害，心胸痛，頭痛，めまい，精神病	鎮静安神作用	直刺 0.5 - 1 寸	合水穴
霊　道		尺骨神経麻痺，心胸痛，動悸，不眠，不整脈，心臓疾患，構音障害，ヒステリー，精神病	鎮静安神作用	直刺 0.3 - 0.5 寸	経金穴
通　里		尺骨神経麻痺，心胸痛，動悸，不眠，不整脈，心臓疾患，構音障害，ヒステリー，精神病		直刺 0.3 - 0.5 寸	絡穴
陰　郄		心胸痛，動悸，盗汗，不整脈，心臓疾患，構音障害，ヒステリー，精神病，尺骨神経麻痺	自律神経調節作用 止血作用	直刺 0.3 - 0.5 寸	郄穴
神　門		心痛，動悸，不眠，手掌熱，ヒステリー，精神病，構音障害	鎮静安神作用 自律神経調節作用	直刺 0.3 - 0.5 寸	原穴 兪土穴
少　府	手部	手掌熱，尺骨神経障害，小指の知覚・運動障害，心痛，動悸，ヒステリー，精神病，構音障害	外陰湿疹・掻痒に去湿止痒作用	直刺 0.2 - 0.3 寸	栄火穴
少　衝		尺骨神経障害，小指の知覚・運動障害，心痛，動悸，ヒステリー，精神病，失神	救急穴 刺絡療法	斜刺 0.1 寸	井木穴

3. 手足少陰・太陽経脈

4 ― 手の太陽小腸経の流注 (SI, 19穴)

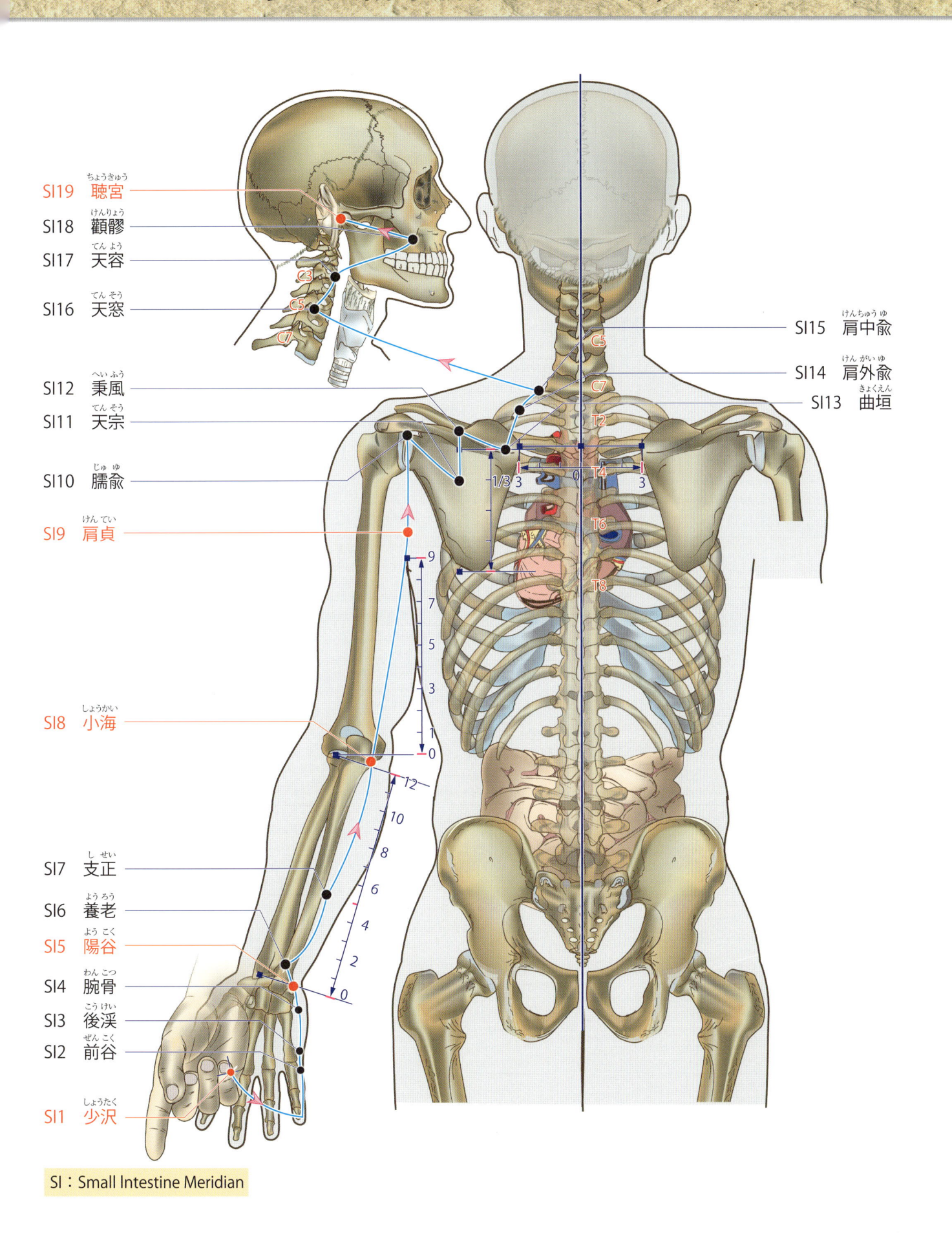

SI19	聴宮 ちょうきゅう
SI18	顴髎 けんりょう
SI17	天容 てんよう
SI16	天窓 てんそう
SI15	肩中兪 けんちゅうゆ
SI14	肩外兪 けんがいゆ
SI13	曲垣 きょくえん
SI12	秉風 へいふう
SI11	天宗 てんそう
SI10	臑兪 じゅゆ
SI9	肩貞 けんてい
SI8	小海 しょうかい
SI7	支正 しせい
SI6	養老 ようろう
SI5	陽谷 ようこく
SI4	腕骨 わんこつ
SI3	後渓 こうけい
SI2	前谷 ぜんこく
SI1	少沢 しょうたく

SI：Small Intestine Meridian

第2章▶十四経脈の経穴

3. 手足少陰・太陽経脈

5 ― 手の太陽小腸経の経穴部位・取穴の技(1)

経穴部位

一 手部(5穴)

SI1	少沢	（小腸経の井金穴）	小指，末節骨尺側，爪甲角の近位内方1分(指寸)．爪甲尺側縁の垂線と爪甲基底部の水平線との交点．
SI2	前谷	（小腸経の栄水穴）	小指，第5中手指節関節尺側の遠位陥凹部，赤白肉際．
SI3	後渓	（小腸経の兪木穴，八脈交会穴）	手背，第5中手指節関節尺側の近位陥凹部，赤白肉際．
SI4	腕骨	（小腸の原穴）	手関節後内側，第5中手骨底部と三角骨の間の陥凹部，赤白肉際．
SI5	陽谷	（小腸経の経火穴）	手関節後内側，三角骨と尺骨茎状突起の間の陥凹部．

二 上肢部(5穴)

SI6	養老	（小腸経の郄穴）	前腕後内側，尺骨頭橈側の陥凹部，手関節背側横紋の上方1寸．
SI7	支正	（小腸経の絡穴）	前腕後内側，尺骨内縁と尺側手根屈筋の間，手関節背側横紋の上方5寸．
SI8	小海	（小腸経の合土穴）	肘後内側，肘頭と上腕骨内側上顆の間の陥凹部．
SI9	肩貞		肩周囲部，肩関節の後下方，腋窩横紋後端の上方1寸．
SI10	臑兪		肩周囲部，腋窩横紋後端の上方，肩甲棘の下方陥凹部．

取穴の技

① 手関節背面尺側，尺骨茎状突起より第5中手骨へすべらせ，あたる陥凹部に**陽谷**を取る．

② 肘を屈曲し，上腕骨内側上顆より肘頭へすべらせ，尺骨神経溝を確認し，そこに**小海**を取る．

③ 肘を屈曲し，指を**陽谷**より上方斜めに手背橈側へ押し上げ，尺骨頭を確認し，尺骨頭を押したまま前腕を回外させると，その指は自然に尺骨頭下縁の橈側へすべって止まり，その陥凹部に**養老**を取る．**陽谷**より**小海**にむかい，5寸に**支正**を取る．

④ 上腕を内転させ，背部の腋窩横紋より上方1寸に**肩貞**を取り，**肩貞**の直上，肩甲下方の陥凹部に**臑兪**を取る．

⑤ 小指尺側，爪甲根部の角を去ること1分に**少沢**を取る．

⑥ 拳を軽く握り，第5中手骨底と三角骨の間の陥凹部に**腕骨**を，第5中手指節関節の近位部に**後渓**，遠位部に**前谷**を取る．

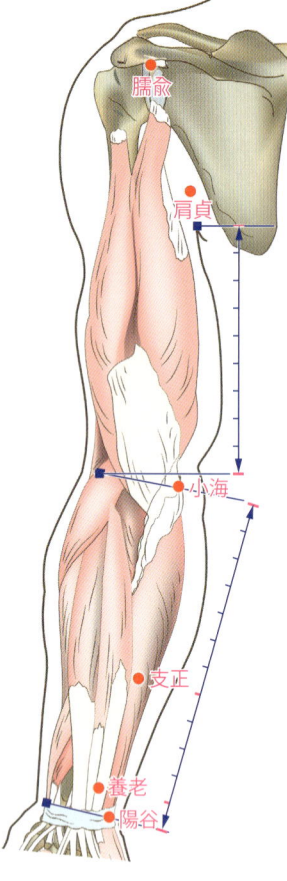

上肢帯・上肢（前面）

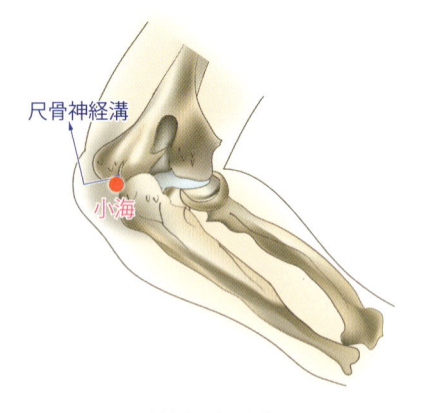

外側面（尺側） 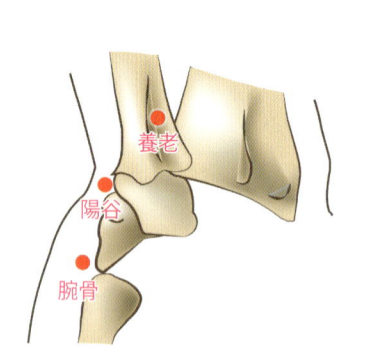　　　手関節（後面） 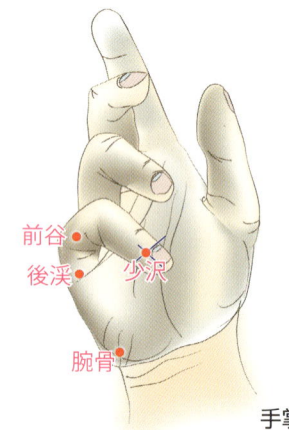　　　手掌面

経穴春秋

少沢　「少」と「小」は意味が近い．「沢」は気血の出る様子を潤沢な水にたとえた．

前谷　中手指節関節の遠位端を「前」とし，筋肉間のすき間を山間の「谷」にたとえた．拳を握って，この部位をよく吟味すれば，その通りである．

後渓　中手指節関節の近位端を「後」とし，「谷」より浅いくぼみを「渓」にたとえた．

陽谷　前腕外側の深い陥凹部にあるので，名づけられた．

養老　養生鍼灸の常用穴で，老眼，運動障害等の老化防止，健康促進の作用もち，老人を養う意味がある．

支正　「支」は分枝の意味で絡脈を指す．経脈を「正経」といい，支正は絡穴で，小腸経はここより絡脈が分けられることを明らかにした．

小海　合土穴で，小腸経の気血流注をここで川から海に合流する地点のようにたとえた．

3. 手足少陰・太陽経脈

5 ― 手の太陽小腸経の経穴部位・取穴の技(2)

経穴部位

三 肩甲部（5穴）

SI11	天宗（てんそう）	肩甲部，肩甲棘の中点と肩甲骨下角を結ぶ線上，肩甲棘から3分の1にある陥凹部．
SI12	秉風（へいふう）	肩甲部，棘上窩，肩甲棘中点の上方．
SI13	曲垣（きょくえん）	肩甲部，肩甲棘内端の上方陥凹部．
SI14	肩外兪（けんがいゆ）	上背部，第1胸椎棘突起下縁と同じ高さ，後正中線の外方3寸．
SI15	肩中兪（けんちゅうゆ）	上背部，第7頸椎棘突起下縁と同じ高さ，後正中線の外方2寸．

四 頭部・頸部（4穴）

SI16	天窓（てんそう）	前頸部，胸鎖乳突筋の後縁，甲状軟骨上縁と同じ高さ．
SI17	天容（てんよう）	前頸部，下顎角の後方，胸鎖乳突筋の前方陥凹部．
SI18	顴髎（けんりょう）	顔面部，外眼角の直下，頬骨下方の陥凹部．
SI19	聴宮（ちょうきゅう）	顔面部，耳珠中央の前縁と下顎骨関節突起の間の陥凹部．

取穴の技

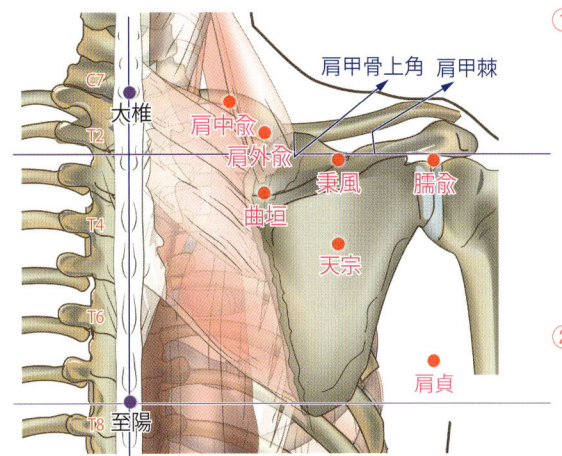

① 肩甲棘の中点を定め，そこから肩甲骨下角に向かい1/3の陥凹部（棘下窩）に**天宗**を取る．天宗の直上，肩甲棘中点の上方の陥凹部（棘上窩）に**秉風**を取る．肩甲棘内側端の上方の陥凹部に**曲垣**を取る．

② 陶道の外方3寸に**肩外兪**を取る．大椎の外方2寸に**肩中兪**を取る．

③ 喉頭隆起（のどぼとけ）の水平線上で胸鎖乳突筋の後縁に**天窓**を取る．

④ 耳垂の下方，下顎角の後方，胸鎖乳突筋の前縁に**天容**を取る．

⑤ 外眼角の直下，頬骨下縁の陥凹部に**顴髎**を取る．

耳珠中央の前方と顎関節突起後縁の間に口をあけると陥凹部ができ，そこに**聴宮**を取る．

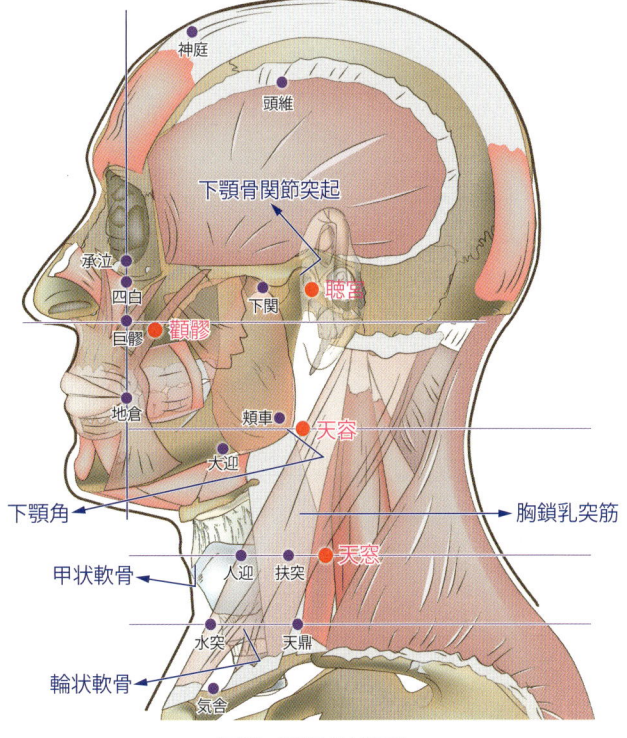

経穴春秋

臑兪 古代，上腕の三角筋あたりを「臑」という．

天宗 横隔膜を境にし，その上を「天」とする．すなわち横隔膜より上部を意味する．「宗」とは中心のことで，肩甲骨の棘下窩の中央にあることから，名づけられた．

秉風 二説あり．その一は肩骨とそれに付着する筋肉は，屏風のように風邪の侵入を防ぐ．その二は「秉」とは「把握する」，「基づく」の意味であり，風邪が原因である肩甲骨周囲の筋肉痛治療の要穴であることを強調した．

曲垣 「垣」は壁の意味で，肩甲棘は曲がっている壁のように見えることから，名づけられた．

肩中兪 大椎と肩井の中間にあるので，名づけられた．

顴髎 「顴」は頬骨のことで，「髎」は骨のすき間．

聴宮 「宮」は五音の首位で，耳鳴，難聴治療の要穴であることを示した．

3. 手足少陰・太陽経脈

6―手の太陽小腸経の経穴の主治

　手の太陽小腸経は，体内では小腸の腑に属し，心の臓に絡む．体表では，小指，上肢後面の尺側，肩甲骨を走り，顔面の耳前に至る．その流注により，顔面，耳や咽喉の疾患，上肢後面尺側の知覚・運動障害を治療する．

　臨床では，小腸経の経穴は①耳の疾患，②尺骨神経とその支配する筋肉疾患の治療に用いられる．

経穴名称	部位	主治	特殊な主治	刺法	備考
少沢	手部	小指麻痺，咽喉炎，耳鳴，頭痛，発熱，失神，乳汁不足	救急穴，刺絡療法，解熱作用	斜刺0.1寸	井金穴
前谷	手部	尺骨神経麻痺，発熱，咽喉炎，扁桃体炎，耳鳴，頭痛，乳腺炎	解熱作用	直刺0.2－0.3寸	栄水穴
後渓	手部	頭痛，項強，肩こり，尺骨神経麻痺，眼の疾患，腰痛，寝違え，精神病，盗汗	鎮静止痛作用	直刺0.5－0.8寸	兪木穴
腕骨	手部	尺骨神経麻痺，手関節障害，片麻痺，頭痛，発熱，無汗	解熱鎮静安神作用	直刺0.3－0.5寸	原穴
陽谷	手部	尺骨神経障害，手関節障害，咽喉炎，扁桃体炎，頭痛，耳鳴，歯痛，目赤，精神病	鎮静止痛作用	直刺0.3－0.5寸	経火穴
養老	前腕部	頸腕障害，ギックリ腰，手関節障害，寝違え，頭痛，片麻痺	鎮静止痛作用	斜刺0.5－0.8寸	郄穴
支正	前腕部	尺骨神経障害，肘関節障害，頭痛，肩こり，めまい，耳鳴，精神病，発熱		直刺0.5－0.8寸	絡穴
小海	上腕部	尺骨神経障害，肘関節障害，頭痛，めまい，耳鳴，精神病		斜刺0.5－0.8寸	合土穴
肩貞	上腕部	肩関節障害，頸腕障害，肩甲痛，片麻痺		直刺0.5－1寸	
臑兪	上腕部	肩関節障害，頸腕障害，肩甲痛，片麻痺		直刺0.5－1寸	
天宗	肩甲部	肩甲痛，肩こり，肩関節障害，上肢外側の知覚・運動障害		直刺0.5－1寸	
秉風	肩甲部	肩こり，肩関節障害，肩背痛		直刺0.5－0.8寸	
曲垣	肩甲部	肩こり，肩関節障害，肩背痛		直刺0.5－0.8寸	
肩外兪	肩甲部	肩こり，項強，肩背痛		斜刺0.3－0.6寸	誤刺による気胸に要注意
肩中兪	肩甲部	肩こり，項強，肩背痛		直刺0.5－0.8寸	誤刺による気胸に要注意
天窓	頸部	頸項強，寝違え，咽喉腫痛，嗄声，舌骨下筋群麻痺，扁桃体炎，頸部リンパ節腫脹，耳鳴		直刺0.3－0.5寸	
天容	頸部	頸項強，寝違え，咽喉腫痛，嗄声，舌骨下筋群麻痺，扁桃体炎，頸部リンパ節腫脹，耳鳴		直刺0.5－0.8寸	
顴髎	顔面部	顔面神経麻痺，三叉神経痛，咬筋痙攣，歯痛		直刺0.3－0.5寸	
聴宮	顔面部	耳の諸疾患，下顎関節障害		直刺0.5－1寸	口をあけさせて刺入

3. 手足少陰・太陽経脈

7 — 足の太陽膀胱経の流注（BL, 67穴）(1)

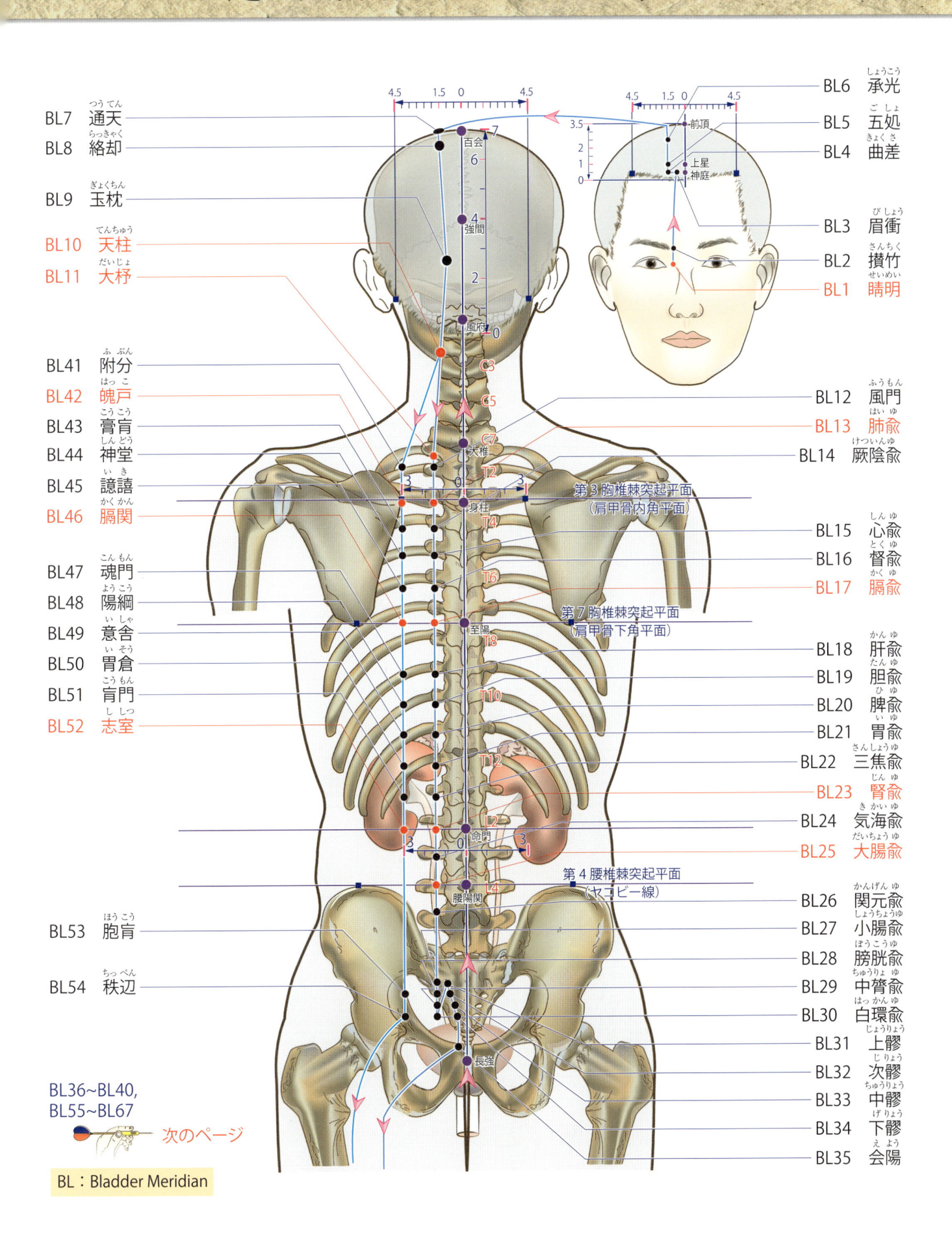

BL1	睛明（せいめい）
BL2	攢竹（さんちく）
BL3	眉衝（びしょう）
BL4	曲差（きょくさ）
BL5	五処（ごしょ）
BL6	承光（しょうこう）
BL7	通天（つうてん）
BL8	絡却（らっきゃく）
BL9	玉枕（ぎょくちん）
BL10	天柱（てんちゅう）
BL11	大杼（だいじょ）
BL12	風門（ふうもん）
BL13	肺兪（はいゆ）
BL14	厥陰兪（けついんゆ）
BL15	心兪（しんゆ）
BL16	督兪（とくゆ）
BL17	膈兪（かくゆ）
BL18	肝兪（かんゆ）
BL19	胆兪（たんゆ）
BL20	脾兪（ひゆ）
BL21	胃兪（いゆ）
BL22	三焦兪（さんしょうゆ）
BL23	腎兪（じんゆ）
BL24	気海兪（きかいゆ）
BL25	大腸兪（だいちょうゆ）
BL26	関元兪（かんげんゆ）
BL27	小腸兪（しょうちょうゆ）
BL28	膀胱兪（ぼうこうゆ）
BL29	中膂兪（ちゅうりょゆ）
BL30	白環兪（はっかんゆ）
BL31	上髎（じょうりょう）
BL32	次髎（じりょう）
BL33	中髎（ちゅうりょう）
BL34	下髎（げりょう）
BL35	会陽（えよう）
BL41	附分（ふぶん）
BL42	魄戸（はっこ）
BL43	膏肓（こうこう）
BL44	神堂（しんどう）
BL45	譩譆（いき）
BL46	膈関（かくかん）
BL47	魂門（こんもん）
BL48	陽綱（ようこう）
BL49	意舎（いしゃ）
BL50	胃倉（いそう）
BL51	肓門（こうもん）
BL52	志室（ししつ）
BL53	胞肓（ほうこう）
BL54	秩辺（ちつべん）

BL36～BL40, BL55～BL67 次のページ

BL：Bladder Meridian

第2章 ▶ 十四経脈の経穴

第3胸椎棘突起平面（肩甲骨内角平面）
第7胸椎棘突起平面（肩甲骨下角平面）
第4腰椎棘突起平面（ヤコビー線）

3. 手足少陰・太陽経脈

7 — 足の太陽膀胱経の流注（BL, 67穴）(2)

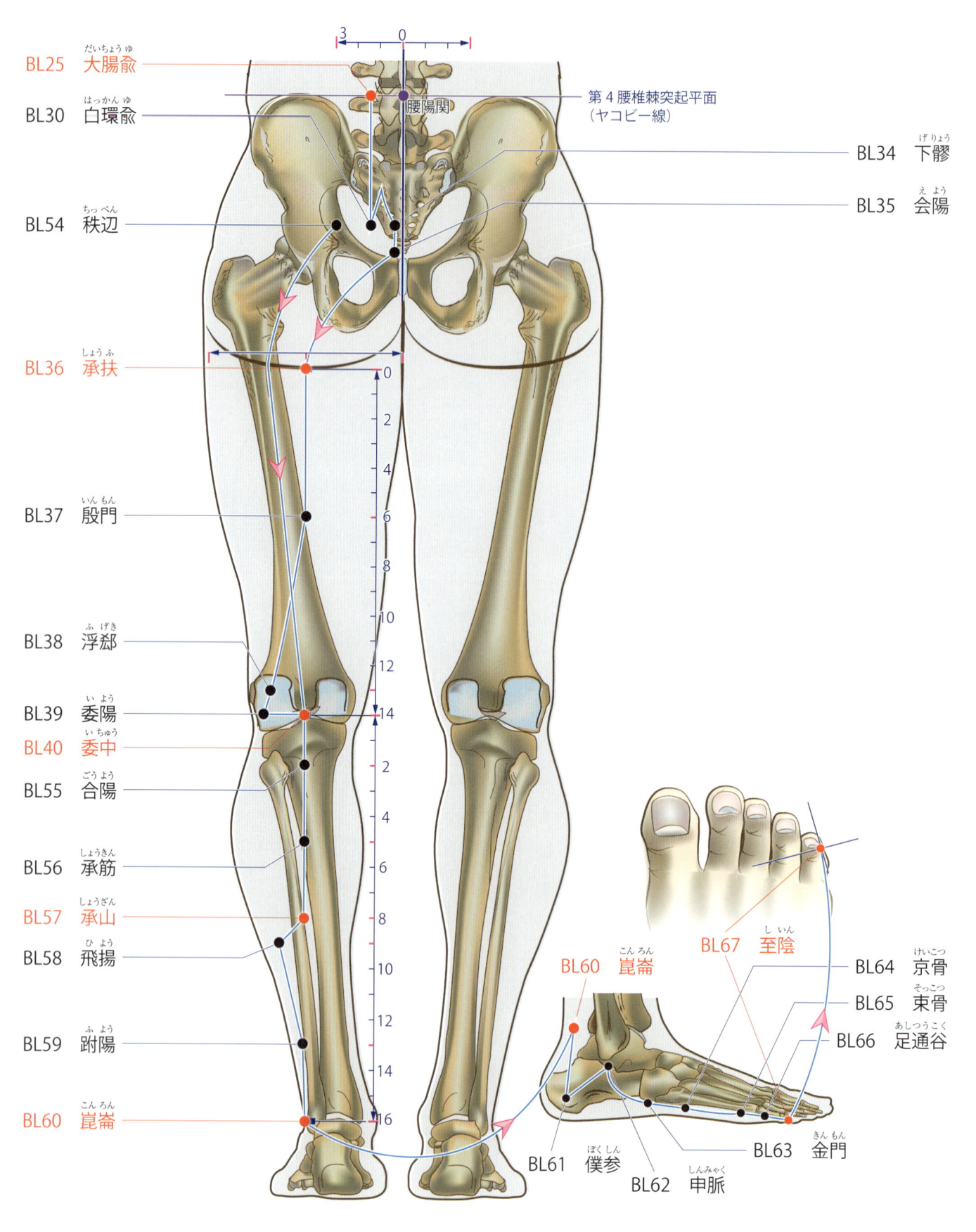

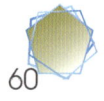

BL25	大腸兪	だいちょうゆ
BL30	白環兪	はっかんゆ
BL34	下髎	げりょう
BL35	会陽	えよう
BL54	秩辺	ちっぺん
BL36	承扶	しょうふ
BL37	殷門	いんもん
BL38	浮郄	ふげき
BL39	委陽	いよう
BL40	委中	いちゅう
BL55	合陽	ごうよう
BL56	承筋	しょうきん
BL57	承山	しょうざん
BL58	飛揚	ひよう
BL59	跗陽	ふよう
BL60	崑崙	こんろん
BL61	僕参	ぼくしん
BL62	申脈	しんみゃく
BL63	金門	きんもん
BL64	京骨	けいこつ
BL65	束骨	そっこつ
BL66	足通谷	あしつうこく
BL67	至陰	しいん

第4腰椎棘突起平面（ヤコビー線）
腰陽関

3. 手足少陰・太陽経脈

8 ― 足の太陽膀胱経の経穴部位・取穴の技(1)

第2章 ▶ 十四経脈の経穴

経穴部位

頭部・頸部(10穴)

BL1	睛明（せいめい）	顔面部，内眼角の内上方と眼窩内側壁の間の陥凹部．
BL2	攅竹（さんちく）	頭部，眉毛内端の陥凹部．
BL3	眉衝（びしょう）	頭部，前頭切痕の上方，前髪際の後方5分．
BL4	曲差（きょくさ）	頭部，前髪際の後方5分，前正中線の外方1寸5分．
BL5	五処（ごしょ）	頭部，前髪際の後方1寸，前正中線の外方1寸5分．
BL6	承光（しょうこう）	頭部，前髪際の後方2寸5分，前正中線の外方1寸5分．
BL7	通天（つうてん）	頭部，前髪際の後方4寸，前正中線の外方1寸5分．
BL8	絡却（らっきゃく）	頭部，前髪際の後方5寸5分，後正中線の外方1寸5分．
BL9	玉枕（ぎょくちん）	頭部，外後頭隆起上縁と同じ高さ，後正中線の外方1寸3分．
BL10	天柱（てんちゅう）	後頭部，第2頸椎棘突起上縁と同じ高さ，僧帽筋外縁の陥凹部．

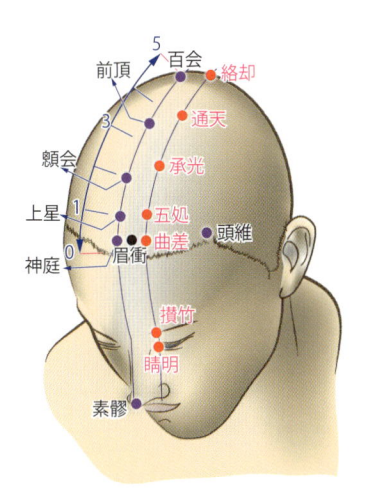

取穴の技

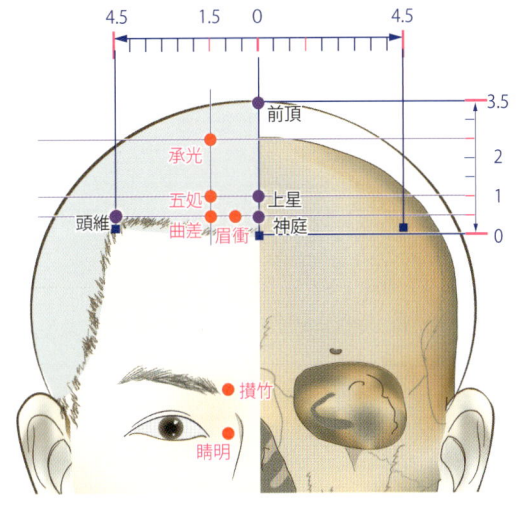

頭部(前面)

① 目を閉じ，内眼角の内上方（内眼角と眉毛内側端の間）に睛明を取る．睛明の直上，眉毛の内端に攅竹を取る．攅竹の直上，前髪際に入る5分に眉衝を取る．

② 前正中線上，髪際に入る5分に神庭を定め，その外方1寸5分に曲差を取る．曲差の直上5分に五処を取る．

③ 五処の直上1寸5分に承光を，承光の直上1寸5分に通天を取る．後頭部の天柱に向かい，通天の直上1寸5分に絡却を取る．

④ 外後頭隆起を定め，後正中線に沿い，下へ押し下げ，あたる陥凹部に瘂門を取る．その外方1寸3分，僧帽筋外縁の陥凹部に天柱を取る．天柱の直上，脳戸の外方1寸3分に玉枕を取る．

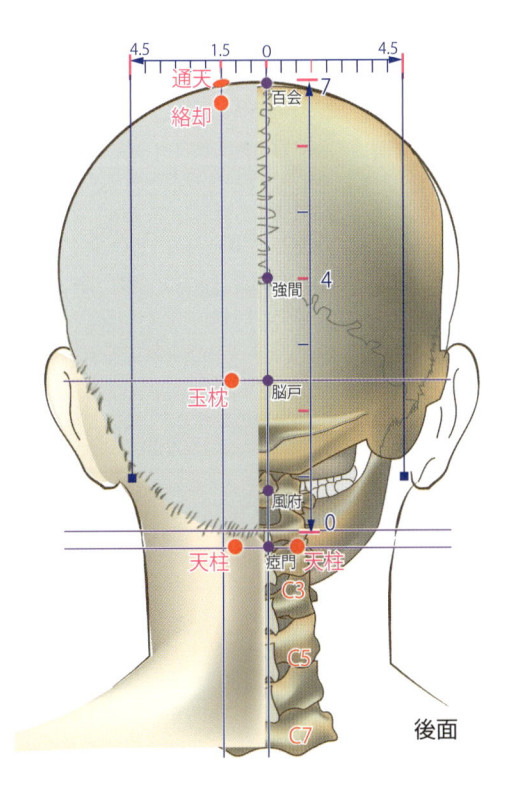

頭頂から見る

後面

経穴春秋

睛明　「睛」とは目のことで，「明」とは視力を高めるという意味．眼疾病治療の要穴を強調した．

攅竹　「攅」は集まり群がる様子．眉毛が竹林のように見えることをイメージした．

曲差　睛明からここまで一直線でなくて曲がることを示した．

五処　曲差より5分を示すと共に膀胱経の五番目の経穴であることも教えてくれた．

承光　「承」とは受け取る意味．光明を受け取ることで，目に効くことを明快に示した．

通天　「天」とは上，「頭頂」の意味．「通」とは届き，膀胱経の経気がここで頭に通じる意味である．

絡却　「絡」とは脳に絡む，「却」とは再び体表に出るという意味．

玉枕　「玉」とは貴重の意味，「枕」は背臥位で後頭隆起をまくらにたとえた．

天柱　古代，頸椎を「天柱骨」という．「天」，「頭」を支える柱の意味である．

3. 手足少陰・太陽経脈

8 — 足の太陽膀胱経の経穴部位・取穴の技 (2)

経穴部位

背部第1枝 (25穴)

BL11	大杼	(八会穴の骨会) 上背部, 第1胸椎棘突起下縁と同じ高さ, 後正中線の外方1寸5分.
BL12	風門	上背部, 第2胸椎棘突起下縁と同じ高さ, 後正中線の外方1寸5分.
BL13	肺兪	(肺の背部兪穴) 上背部, 第3胸椎棘突起下縁と同じ高さ, 後正中線の外方1寸5分.
BL14	厥陰兪	(心包の背部兪穴) 上背部, 第4胸椎棘突起下縁と同じ高さ, 後正中線の外方1寸5分.
BL15	心兪	(心の背部兪穴) 上背部, 第5胸椎棘突起下縁と同じ高さ, 後正中線の外方1寸5分.
BL16	督兪	上背部, 第6胸椎棘突起下縁と同じ高さ, 後正中線の外方1寸5分.
BL17	膈兪	(八会穴の血会) 上背部, 第7胸椎棘突起下縁と同じ高さ, 後正中線の外方1寸5分.
BL18	肝兪	(肝の背部兪穴) 上背部, 第9胸椎棘突起下縁と同じ高さ, 後正中線の外方1寸5分.
BL19	胆兪	(胆の背部兪穴) 上背部, 第10胸椎棘突起下縁と同じ高さ, 後正中線の外方1寸5分.
BL20	脾兪	(脾の背部兪穴) 上背部, 第11胸椎棘突起下縁と同じ高さ, 後正中線の外方1寸5分.
BL21	胃兪	(胃の背部兪穴) 上背部, 第12胸椎棘突起下縁と同じ高さ, 後正中線の外方1寸5分.
BL22	三焦兪	(三焦の背部兪穴) 腰部, 第1腰椎棘突起下縁と同じ高さ, 後正中線の外方1寸5分.
BL23	腎兪	(腎の背部兪穴) 腰部, 第2腰椎棘突起下縁と同じ高さ, 後正中線の外方1寸5分.
BL24	気海兪	腰部, 第3腰椎棘突起下縁と同じ高さ, 後正中線の外方1寸5分.
BL25	大腸兪	(大腸の背部兪穴) 腰部, 第4腰椎棘突起下縁と同じ高さ, 後正中線の外方1寸5分.
BL26	関元兪	腰部, 第5腰椎棘突起下縁と同じ高さ, 後正中線の外方1寸5分.
BL27	小腸兪	(小腸の背部兪穴) 仙骨部, 第1後仙骨孔と同じ高さ, 正中仙骨稜の外方1寸5分.
BL28	膀胱兪	(膀胱の背部兪穴) 仙骨部, 第2後仙骨孔と同じ高さ, 正中仙骨稜の外方1寸5分.
BL29	中膂兪	仙骨部, 第3後仙骨孔と同じ高さ, 正中仙骨稜の外方1寸5分.
BL30	白環兪	仙骨部, 第4後仙骨孔と同じ高さ, 正中仙骨稜の外方1寸5分.
BL31	上髎	仙骨部, 第1後仙骨孔.
BL32	次髎	仙骨部, 第2後仙骨孔.
BL33	中髎	仙骨部, 第3後仙骨孔.
BL34	下髎	仙骨部, 第4後仙骨孔.
BL35	会陽	殿部, 尾骨下端外方5分.

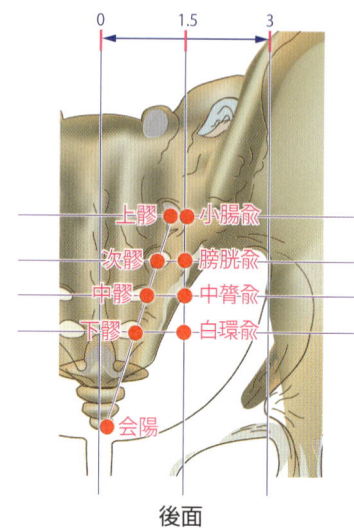

取穴の技

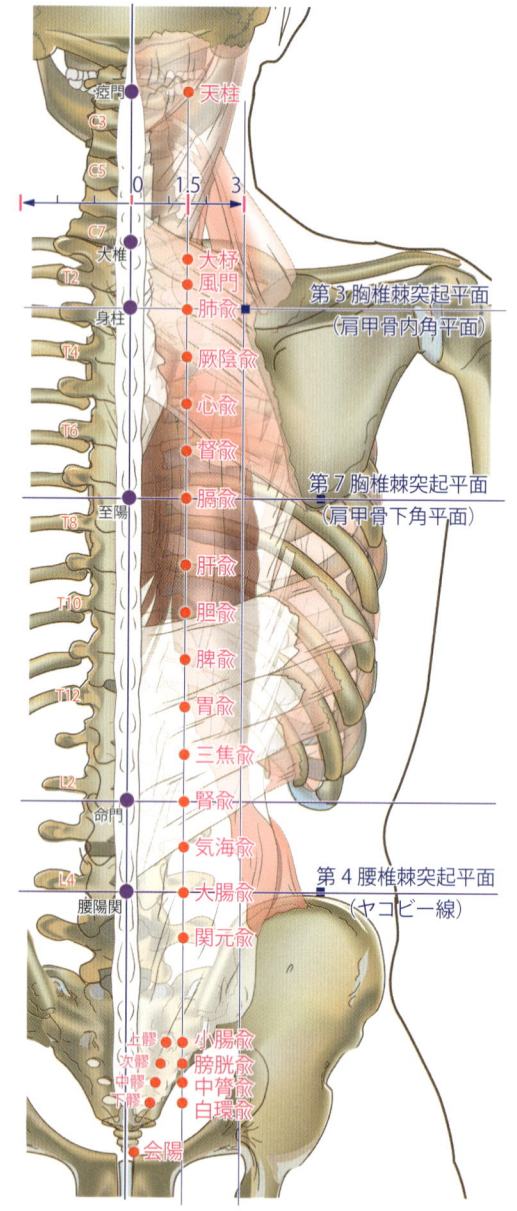

背部 (後面)

後面

後正中線 (督脈) の外方1.5寸に膀胱経の第1枝を定める.

① 第7頸椎 (大椎) を定め, その下に第1胸椎棘突起 (陶道) の外方1.5寸に大杼を取る.

② 後正中線と, 左右の肩甲骨下角を結ぶ線との交わるところに第7胸椎棘突起 (至陽) を確認し, その外方1.5寸に膈兪を取る.

③ ヤコビー線上 (第4腰椎棘突起下縁) に腰陽関を定め, その外方1.5寸に大腸兪を取る.

④ ヤコビー線を基準とし, その上方の第2腰椎棘突起下縁を確認し, 命門を取る. その外方1.5寸に腎兪を取る.

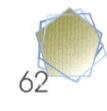

3. 手足少陰・太陽経脈

8 ― 足の太陽膀胱経の経穴部位・取穴の技(3)

経穴部位

三 背部第2枝(14穴)

BL41	附分（ふ ぶん）	上背部，第2胸椎棘突起下縁と同じ高さ，後正中線の外方3寸．
BL42	魄戸（はっ こ）	上背部，第3胸椎棘突起下縁と同じ高さ，後正中線の外方3寸．
BL43	膏肓（こう こう）	上背部，第4胸椎棘突起下縁と同じ高さ，後正中線の外方3寸．
BL44	神堂（しん どう）	上背部，第5胸椎棘突起下縁と同じ高さ，後正中線の外方3寸．
BL45	譩譆（い き）	上背部，第6胸椎棘突起下縁と同じ高さ，後正中線の外方3寸．
BL46	膈関（かく かん）	上背部，第7胸椎棘突起下縁と同じ高さ，後正中線の外方3寸．
BL47	魂門（こん もん）	上背部，第9胸椎棘突起下縁と同じ高さ，後正中線の外方3寸．
BL48	陽綱（よう こう）	上背部，第10胸椎棘突起下縁と同じ高さ，後正中線の外方3寸．
BL49	意舎（い しゃ）	上背部，第11胸椎棘突起下縁と同じ高さ，後正中線の外方3寸．
BL50	胃倉（い そう）	上背部，第12胸椎棘突起下縁と同じ高さ，後正中線の外方3寸．
BL51	肓門（こう もん）	腰部，第1腰椎棘突起下縁と同じ高さ，後正中線の外方3寸．
BL52	志室（し しつ）	腰部，第2腰椎棘突起下縁と同じ高さ，後正中線の外方3寸．
BL53	胞肓（ほう こう）	殿部，第2後仙骨孔と同じ高さ，正中仙骨稜の外方3寸．
BL54	秩辺（ちつ ぺん）	殿部，第4後仙骨孔と同じ高さ，正中仙骨稜の外方3寸．

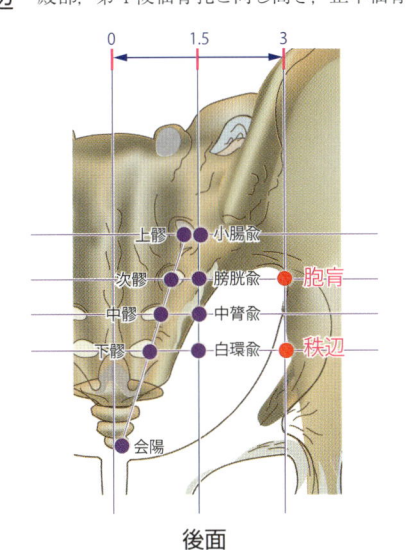

五臓と五神の関係

T3	身柱－肺兪－魄戸※
T5	神道－心兪－神堂
T9	筋縮－肝兪－魂門
T11	脊中－脾兪－意舎
L2	命門－腎兪－志室

後仙骨孔と4髎穴の関係

| 第1後仙骨孔：上髎－小腸兪 |
| 第2後仙骨孔：次髎－膀胱兪－胞肓 |
| 第3後仙骨孔：中髎－中膂兪 |
| 第4後仙骨孔：下髎－白環兪－秩辺 |
| 尾骨下端：長強－会陽 |

※戸・堂・門・舎・室は場所の意．

取穴の技

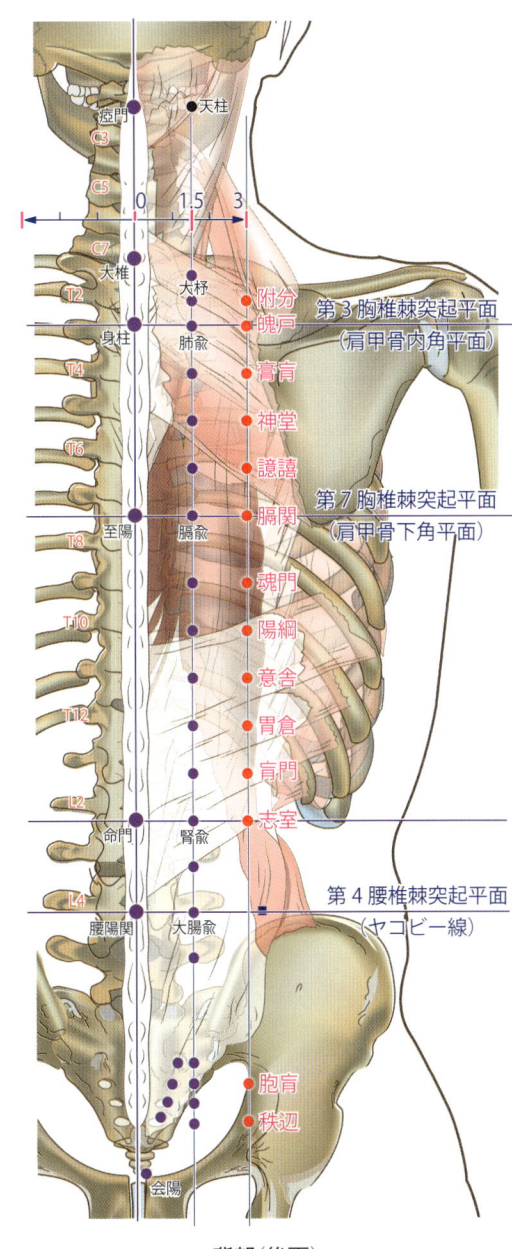

背部（後面）

後正中線（督脈）の外方3寸に膀胱経の第2枝を定める．

① 左右の肩甲棘の内側端を結ぶ線上，第3胸椎棘突起にあたり，その外方3寸に魄戸を取る．

② 後正中線と，左右の肩甲骨下角を結ぶ線との交叉するところに第7胸椎棘突起（至陽）を確認し，その外方3寸に膈関を取る．

③ 第2腰椎棘突起下縁の外方1.5寸に腎兪を，3寸に志室を取る．

3. 手足少陰・太陽経脈

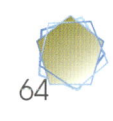

8― 足の太陽膀胱経の経穴部位・取穴の技(4)

経穴部位

四 下肢部(10穴)

BL36	承扶（しょうふ）	殿部，殿溝の中点．
BL37	殷門（いんもん）	大腿部後面，大腿二頭筋と半腱様筋の間，殿溝の下方6寸．
BL38	浮郄（ふげき）	膝後面，大腿二頭筋腱の内縁，膝窩横紋の上方1寸．
BL39	委陽（いよう）	（三焦の下合穴）膝外側，大腿二頭筋腱の内縁，膝窩横紋上．
BL40	委中（いちゅう）	（膀胱経の合土穴，四総穴，膀胱の下合穴）膝後面，膝窩横紋の中点．
BL55	合陽（ごうよう）	下腿後面，腓腹筋外側頭と内側頭の間，膝窩横紋の下方2寸．
BL56	承筋（しょうきん）	下腿後面，腓腹筋の両筋腹の間，膝窩横紋の下方5寸．
BL57	承山（しょうざん）	下腿後面，腓腹筋筋腹とアキレス腱の移行部．
BL58	飛揚（ひよう）	（膀胱経の絡穴）下腿後外側，腓腹筋外側頭下縁とアキレス腱の間，崑崙の上方7寸．
BL59	跗陽（ふよう）	（陽蹻脈の郄穴）下腿後外側，腓骨とアキレス腱の間，崑崙の上方3寸．

五 足部(8穴)

BL60	崑崙（こんろん）	（膀胱経の経火穴）足関節後外側，外果尖とアキレス腱の間の陥凹部．
BL61	僕参（ぼくしん）	足外側，崑崙の下方，踵骨外側，赤白肉際．
BL62	申脈（しんみゃく）	（八脈交会穴）足外側，外果尖の直下，外果下縁と踵骨の間の陥凹部．
BL63	金門（きんもん）	（膀胱経の郄穴）足背，外果前縁の遠位，第5中足骨粗面の後方，立方骨下方の陥凹部．
BL64	京骨（けいこつ）	（膀胱の原穴）足外側，第5中足骨粗面の遠位，赤白肉際．
BL65	束骨（そっこつ）	（膀胱経の兪木穴）足外側，第5中足指節関節の近位陥凹部，赤白肉際．
BL66	足通谷（あしつうこく）	（膀胱経の栄水穴）足の第5指，第5中足指節関節の遠位外側陥凹部，赤白肉際．
BL67	至陰（しいん）	（膀胱経の井金穴）足の第5指，末節骨外側，爪甲角の近位外方1分（指寸），爪甲外側縁の垂線と爪甲基底部の水平線の交点．

取穴の技

① 腹臥位で殿部と大腿の間に殿溝が確認され，その中央に承扶を取る．

② 膝窩の中央に委中を取る．殷門は承扶から下方6寸に取る．委陽は委中の外側，大腿二頭筋腱の内側に取る．浮郄は委陽の上方1寸に取る．

③ 外果尖とアキレス腱を触診し，その間に崑崙を取る．

④ ほぼ下腿後面の中央，足を底屈し，腓腹筋下縁に見られた「人字型」という筋溝に承山を取る．

　合陽は委中の直下2寸，承筋は合陽と承山の間に取る．飛揚・跗陽は崑崙の直上7寸，3寸に取る．

⑤ 僕参は崑崙の直下，申脈は外果尖直下の陥凹部に取る．金門は立方骨後下縁，京骨は第5中足骨粗面の遠位部に取る．

⑥ 第5中足指節関節の近位部に束骨，遠位部に足通谷を，第5指爪甲根の外側，その角を去ること1分に至陰を取る．

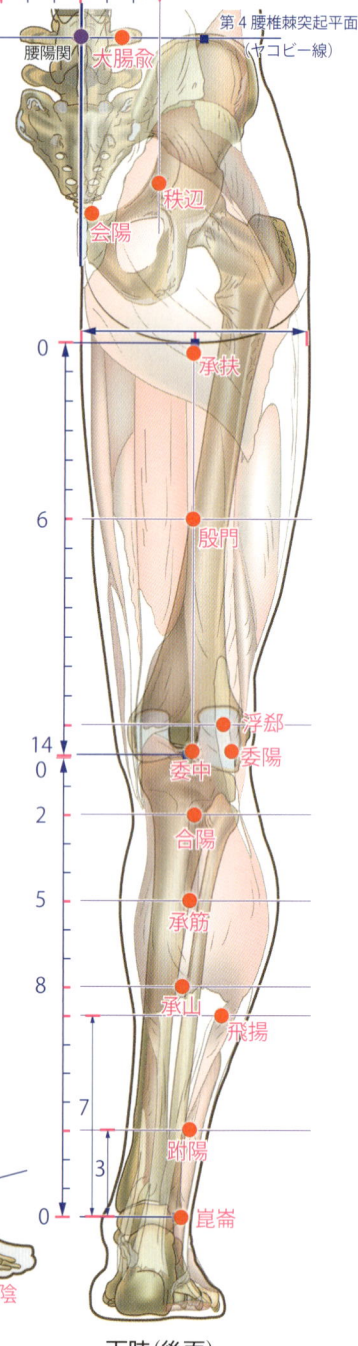

経穴春秋

承扶　「扶」とは支えることを指す．大腿の殿部にあるので，体重を受けとめて支えることを意味する．

殷門　「殷」は深い，赤い，中央等の意味があり，大腿の筋肉をイメージし，承扶と委中の中央にあるので，名づけられた．

委陽　「陽」とは外側，委中の外側にあるので，名づけられた．

委中　「委」とは女性が腰を屈曲し，禾「穂」を拾う様子を表す．四総穴の中で，委中は脊柱，腰の疾患を治療する要穴であることを強調した．

合陽　足の太陽膀胱経の第1，2枝はここで合流することから，名づけられた．

承山　下腿が人体を支えることは山を支えるほど重いことにたとえる．

飛揚　絡穴で，膀胱経はここで絡脈が分かれ，腎経に飛んでいくという意味．

崑崙　中国に「崑崙山」という名山があり，外果隆起をそれにたとえた．運動に関わる重要な部としても示す．

3. 手足少陰・太陽経脈

9 ― 足の太陽膀胱経の経穴の主治(1)

　足の太陽膀胱経は，体内では膀胱の腑に属し腎脾の臓に絡む．体表では，内眼角，額部，頭頂，後頭部，体幹の後面（脊柱を挟み，第1枝，第2枝に分かれる），下肢後側を走り，足の第5指外側に至る．その流注により，**目，後頭部，背筋，腰の疾患，坐骨神経痛，下肢屈筋**の知覚・運動障害及び**泌尿・生殖器系**の疾患の治療に用いられる．

経穴名称	部位	主　治	特殊な主治	刺　法	備考
睛　明	顔面部	眼の諸疾患，眼筋痙攣	眼の疾患の常用穴	押手で眼球を保護し眼窩の鼻骨に沿い0.3－0.5寸	眼球の誤刺，出血に要注意
攅　竹		顔面神経麻痺，三叉神経痛，眼の諸疾患，眼筋痙攣，鼻炎，頭痛	腰痛にも用いる	横刺0.3－0.5寸	
眉　衝	頭頸部	頭痛，めまい，鼻づまり，眼痛		横刺0.3－0.5寸	
曲　差		頭痛，めまい，顔面神経麻痺，三叉神経痛		横刺0.3－0.5寸	
五　処		頭痛，めまい，眼痛		横刺0.3－0.5寸	
承　光		頭痛，めまい，眼痛，感冒，鼻の疾患		横刺0.3－0.5寸	
通　天		頭痛，めまい，三叉神経痛，咬筋痙攣		横刺0.3－0.5寸	
絡　却		後頭痛，項強，めまい，耳鳴，咬筋痙攣		横刺0.3－0.5寸	
玉　枕		後頭痛，項強，肩こり		横刺0.3－0.5寸	
天　柱		後頭痛，項強，肩こり，寝違え		直刺0.5－1寸	
大　杼	胸部	感冒，頸椎症，後頭痛，項強，肩こり		斜刺0.5－0.8寸	八会穴の骨会穴
風　門		感冒，発熱，悪風，項強，肩こり，アレルギー	体表防御の機能	斜刺0.5－0.8寸	
肺　兪		呼吸器系疾患，感冒，アレルギー，盗汗		斜刺0.5－0.8寸	肺の兪穴
厥陰兪		胸部苦満，心胸痛，神経衰弱，肋間神経痛		斜刺0.5－0.8寸	心包の兪穴
心　兪		心臓疾患，不眠症，神経衰弱，肋間神経痛	鎮静安神の作用	斜刺0.5－0.8寸	心の兪穴
督　兪		心胸痛，腹痛，横隔膜痙攣，アレルギー		斜刺0.5－0.8寸	
膈　兪		嘔吐，ゲップ，横隔膜痙攣，吐血，盗汗	アレルギー体質改善，血液疾患の配穴	斜刺0.5－0.8寸	八会穴の血会穴
肝　兪		背筋痛，眼の疾患，肝疾患，婦人病，神経衰弱	自律神経調節の作用	斜刺0.5－0.8寸	肝の兪穴
胆　兪		胆嚢疾患，胸脇痛，口苦，潮熱		斜刺0.5－0.8寸	胆の兪穴
脾　兪		腹脹，腹痛，嘔吐，吐き気，食欲不振などの消化器系の疾患，倦怠感，貧血，膵臓の疾患		直刺0.5－0.8寸	脾の兪穴
胃　兪		胃腸疾患，胸脇痛，膵臓の疾患		直刺0.5－0.8寸	胃の兪穴
三焦兪	腰部	腹脹，腹痛，腸鳴，下痢，小便不利，水腫		直刺0.5－1寸	三焦の兪穴
腎　兪		腰膝軟弱，腰痛，泌尿器系疾患，生殖器系疾患，慢性下痢，冷え症，婦人病	生殖器系疾患，婦人病，冷え症の常用穴	直刺0.8－1寸	腎の兪穴
気海兪		腰痛，冷え症，婦人病，下肢知覚・運動障害	冷え症の常用穴	直刺0.8－1寸	
大腸兪		腰痛，坐骨神経痛，腹脹，腸鳴，下痢，便秘	痔にも用いる	直刺0.8－1寸	大腸の兪穴
関元兪		腰痛，腹脹，腸鳴，下痢，便秘，尿漏，婦人病	冷え症の常用穴	直刺0.8－1寸	
小腸兪		下腹痛，下痢，小便不利，尿漏，婦人病		直刺0.8－1寸	小腸の兪穴
膀胱兪		下腹痛，泌尿器系疾患，下痢，便秘，婦人病	痔にも用いる	直刺0.8－1寸	膀胱の兪穴
中膂兪		生殖器系疾患，婦人病，腰仙骨神経叢の障害		直刺0.8－1寸	
白環兪		生殖器系疾患，婦人病，腰仙骨神経叢の障害		直刺0.8－1寸	
上髎 次髎 中髎 下髎	仙骨部	「四髎穴」という．仙骨神経叢の障害，仙骨副交感神経の調節によく用いる．例：①S状結腸以降の腸機能の調整：下痢，便秘，痔．②膀胱機能の調整：小便不利，尿漏．③生理不順，帯下病，生理痛等の婦人病．④ED，早漏，遺精等の生殖器系の疾患		斜刺0.8－1寸	
会　陽		痔疾患，下痢，便秘，血便，ED，帯下病		斜刺0.8－1寸	

3. 手足少陰・太陽経脈

9 — 足の太陽膀胱経の経穴の主治(2)

経穴名称	部位	主 治	特殊な主治	刺 法	備考
承 扶	大腿部	腰痛, 坐骨神経痛, 片麻痺, 痔	坐骨神経痛の常用穴	直刺1.5－2.5寸	
殷 門		坐骨神経痛, 片麻痺	坐骨神経痛の常用穴	直刺1.5－2.5寸	
浮 郄		下肢後面の知覚・運動障害, 片麻痺	総腓骨神経障害の常用穴	直刺0.5－1寸	
委 陽		腰背の諸障害, 下肢の知覚・運動障害, 腹痛	三焦経の下合穴で, 泌尿器系の障害にも用いる	直刺0.5－1寸	
委 中		腰痛, 下腿の知覚・運動障害, 片麻痺, 腹痛	四総穴の一つで, 腰背の諸症状の常用穴, 刺絡	直刺0.5－1寸	合土穴
附 分	胸部	肩こり, 項強		斜刺0.5－0.8寸	
魄 戸		呼吸器系疾患, 感冒, 肩こり		斜刺0.5－0.8寸	
膏 肓		呼吸器系疾患, 感冒, 慢性虚弱の疾患, 盗汗		斜刺0.5－0.8寸	
神 堂		胸脇苦満, 心胸痛, 神経衰弱, 肋間神経痛		斜刺0.5－0.8寸	
譩譆		胸脇苦満, 心胸痛, 神経衰弱, 肋間神経痛		斜刺0.5－0.8寸	
膈 関		胸脇苦満, 心胸痛, 横隔膜痙攣, 肋間神経痛		斜刺0.5－0.8寸	
魂 門		背部痛, 胸脇苦満, 自律神経失調, 腹痛, 下痢	自律神経調節作用	斜刺0.5－0.8寸	
陽 綱		胆嚢疾患, 胸脇痛, 口苦, 腹痛, 腸鳴, 下痢		斜刺0.5－0.8寸	
意 舎		腹脹, 腹痛, 嘔吐, 吐き気, 食欲不振などの消化器系の症状, 倦怠感, 慢性貧血, 膵臓疾患		斜刺0.5－0.8寸	
胃 倉		胃腸疾患, 胸脇痛, 膵臓疾患		斜刺0.5－0.8寸	
肓 門	腰部	腰痛, 腹痛, 婦人病, 下肢知覚・運動障害		直刺0.8－1寸	
志 室		泌尿・生殖器系疾患, 婦人病, 腰痛	生殖器系, 婦人病, 冷え症, 養生の常用穴	直刺0.8－1寸	
胞 肓	仙骨部	腹脹, 腹痛, 腸鳴, 下痢, 小便不利		直刺0.8－1.5寸	
秩 辺		生殖器系疾患, 婦人病, 腰仙神経障害		直刺1－1.5寸	
合 陽	下腿部	下腿の知覚・運動障害		直刺1－1.5寸	
承 筋		腓腹筋の知覚・運動障害, 坐骨神経痛		直刺0.5－1寸	
承 山		腓腹筋の知覚・運動障害, 坐骨神経痛		直刺0.5－1寸	
飛 揚		腓腹筋の知覚・運動障害, 後頭痛, めまい		直刺0.5－1寸	絡穴
跗 陽		後頭痛, 下腿痛, 外果腫痛		直刺0.5－1寸	
崑 崙	足部	後頭痛, アキレス腱障害, 踵痛	高血圧にも用いる	直刺0.5寸	経火穴
僕 参		踵痛, 外果腫痛, 下腿痛		直刺0.3－0.5寸	
申 脈		後頭痛, 不眠, めまい, 腰痛	鎮静安神作用	直刺0.2－0.3寸	
金 門		腰痛, 外果腫痛, 下腿痛	鎮静安神作用	直刺0.3－0.5寸	郄穴
京 骨		後頭痛, 腰腿痛		直刺0.3－0.5寸	原穴
束 骨		後頭痛, 腰背・下肢後面痛		直刺0.3－0.5寸	兪木穴
足通谷		後頭痛, めまい, 鼻血		直刺0.2－0.3寸	栄水穴
至 陰		頭痛, めまい, 鼻血, 難産		斜刺0.1寸	井金穴

3. 手足少陰・太陽経脈

10 ― 足の少陰腎経の流注 (KI, 27穴) (1)

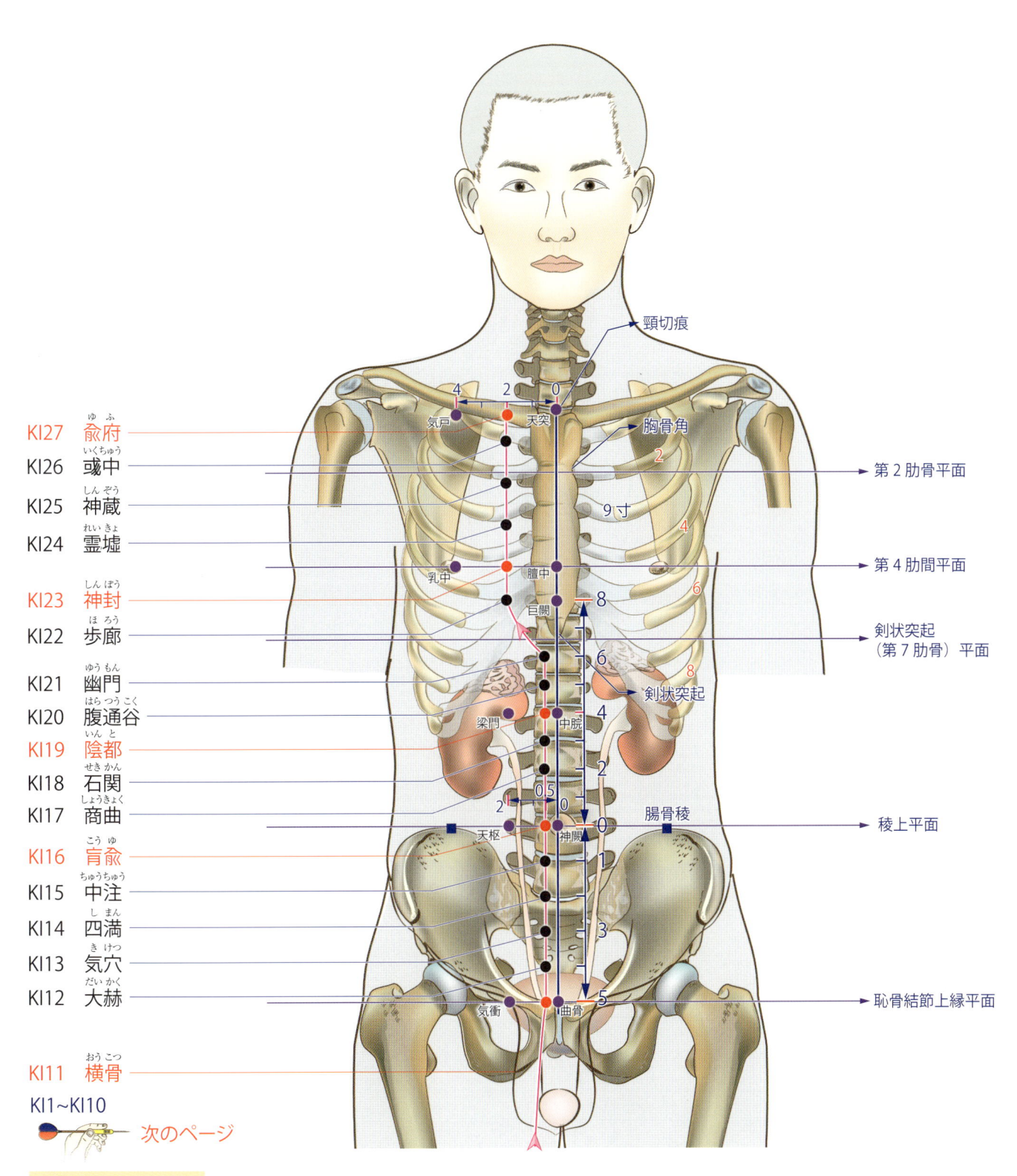

第2章 ▶ 十四経脈の経穴

KI27	兪府（ゆふ）
KI26	彧中（いくちゅう）
KI25	神蔵（しんぞう）
KI24	霊墟（れいきょ）
KI23	神封（しんぽう）
KI22	歩廊（ほろう）
KI21	幽門（ゆうもん）
KI20	腹通谷（はらつうこく）
KI19	陰都（いんと）
KI18	石関（せきかん）
KI17	商曲（しょうきょく）
KI16	肓兪（こうゆ）
KI15	中注（ちゅうちゅう）
KI14	四満（しまん）
KI13	気穴（きけつ）
KI12	大赫（だいかく）
KI11	横骨（おうこつ）

KI1～KI10　次のページ

KI：Kidney Meridian

3. 手足少陰・太陽経脈

10 — 足の少陰腎経の流注 (KI, 27穴) (2)

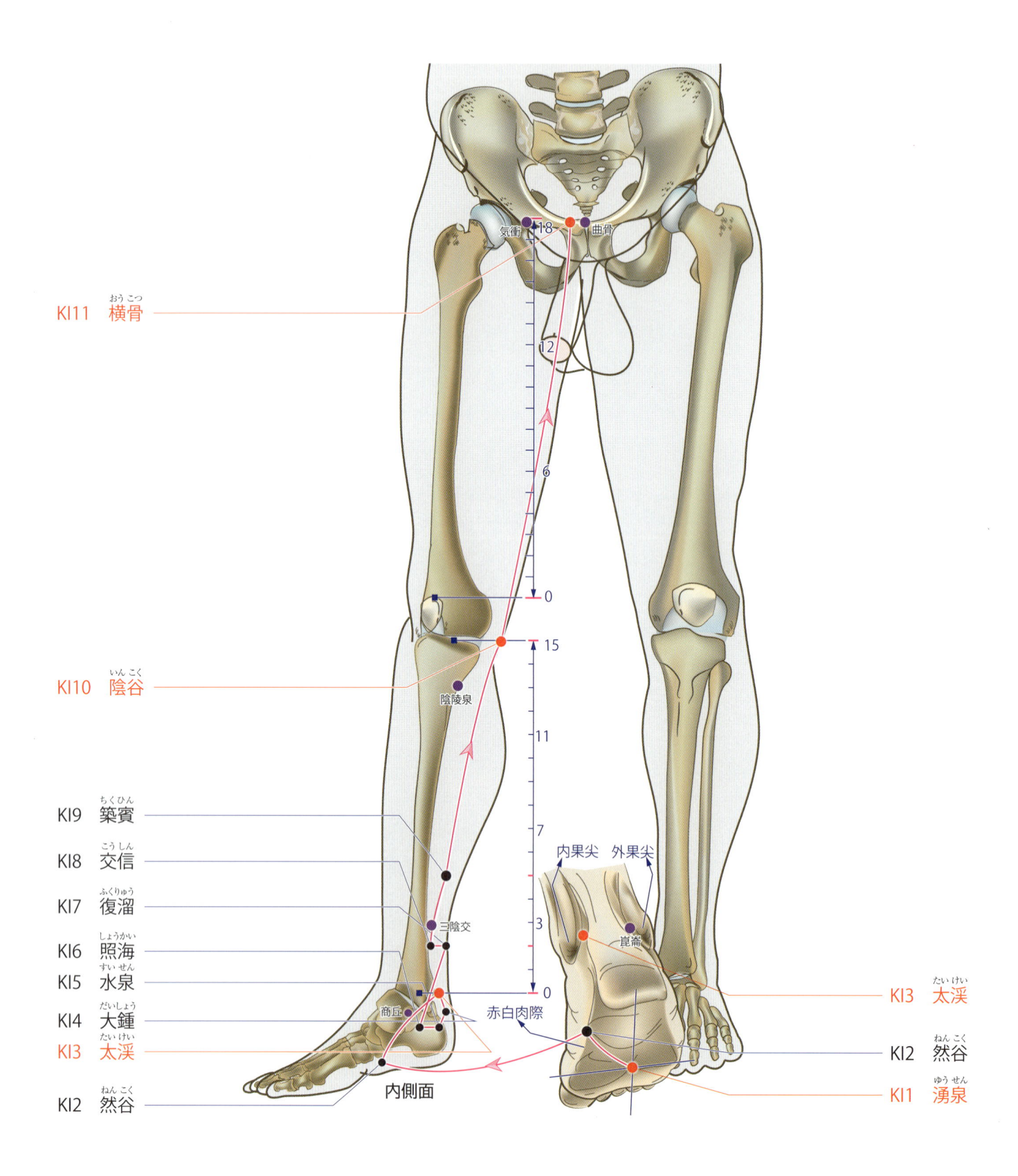

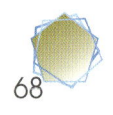

KI11 横骨（おうこつ）
KI10 陰谷（いんこく）
KI9 築賓（ちくひん）
KI8 交信（こうしん）
KI7 復溜（ふくりゅう）
KI6 照海（しょうかい）
KI5 水泉（すいせん）
KI4 大鍾（だいしょう）
KI3 太渓（たいけい）
KI2 然谷（ねんこく）
KI1 湧泉（ゆうせん）

3. 手足少陰・太陽経脈

11 — 足の少陰腎経の経穴部位・取穴の技(1)

経穴部位

一 足部(6穴)

KI1	湧泉 (ゆうせん)	(腎経の井木穴)	足底，足指屈曲時，足底の最陥凹部.
KI2	然谷 (ねんこく)	(腎経の栄火穴)	足内側，舟状骨粗面の下方，赤白肉際.
KI3	太渓 (たいけい)	(腎の原穴，腎経の兪土穴)	足関節後内側，内果尖とアキレス腱の間の陥凹部.
KI4	大鍾 (だいしょう)	(腎経の絡穴)	足内側，内果後下方，踵骨上方，アキレス腱付着部内側前方の陥凹部.
KI5	水泉 (すいせん)	(腎経の郄穴)	足内側，太渓の下方1寸，踵骨隆起前方の陥凹部.
KI6	照海 (しょうかい)	(八脈交会穴)	足内側，内果尖の下方1寸，内果下方の陥凹部.

二 下肢部(4穴)

KI7	復溜 (ふくりゅう)	(腎経の経金穴)	下腿後内側，アキレス腱の前縁，内果尖の上方2寸.
KI8	交信 (こうしん)	(陰蹻脈の郄穴)	下腿内側，脛骨内縁の後方の陥凹部，内果尖の上方2寸.
KI9	築賓 (ちくひん)	(陰維脈の郄穴)	下腿後内側，ヒラメ筋とアキレス腱の間，内果尖の上方5寸.
KI10	陰谷 (いんこく)	(腎経の合水穴)	膝後内側，半腱様筋腱の外縁，膝窩横紋上.

取穴の技

① 足指を底屈し，足底中央の前1/3にできる「人字型」という陥凹部に**湧泉**を取る.

② 内果尖とアキレス腱の間に**太渓**を取る．太渓の後下方5分に**大鍾**を，直下1寸に**水泉**を取る.

③ 内果尖の前下方に**商丘**を確認し，その後方，内果の直下1寸の陥凹部に**照海**を取る.

④ 膝を30度ぐらい屈曲し，膝窩の内側，半腱様筋腱の外縁，膝窩横紋上に**陰谷**を取る.

⑤ **太渓**と**陰谷**を結ぶ線上で，太渓の上方2寸に**復溜**を，5寸に**築賓**を取る.
　交信は復溜と脛骨内側縁の間に取る.

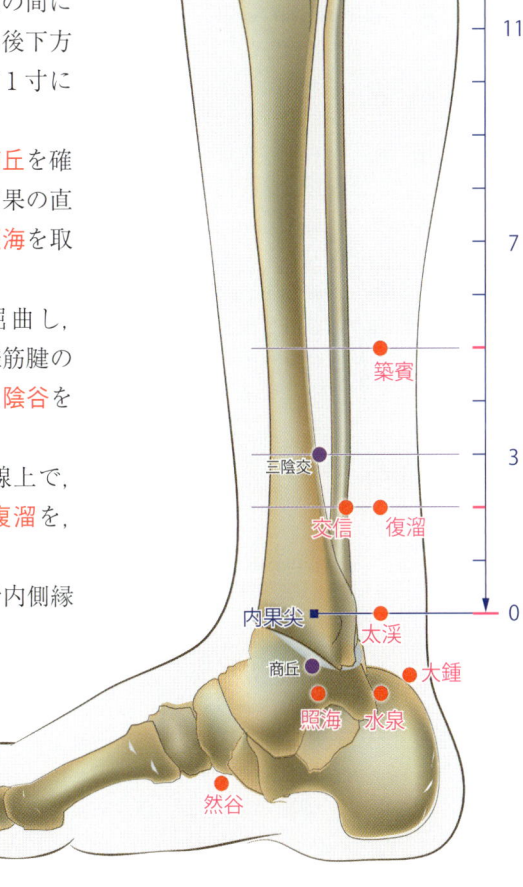

下腿(内側面)

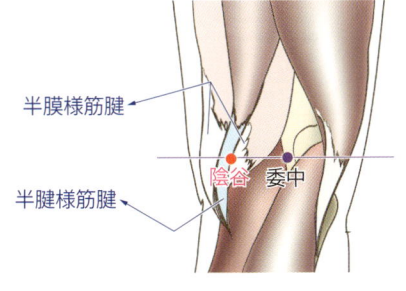

陰谷穴(後面)　　足底中線と湧泉穴

経穴春秋

湧泉 足少陰腎経の井穴で，気血は泉のように湧いてくる.

然谷 足の舟状骨を「然骨」といい，その骨の粗面下方の陥凹部にとるので，名づけられた.

大鍾 踵骨の形は大きな鐘のように見える．鍾は「鐘」.

照海 奇経八脈の陰蹻脈はここより始まり，内眼角で陽蹻脈と合流する・眼疾患を治療し，海を照らすように眼に光明を与えるということに由来する.

復溜 ふたたび流れてくる意味で，腎経の流注は太渓より大鍾，水泉へ下降し，照海に巻きついてここにふたたび上行する.

交信 二説あり．その一は腎経がここより枝を出し脾経の三陰交と合流する「信」は伸ばす意味．その二は古代，女性の生理周期を「月信」という・生理不順治療の要穴であることから，名づけられた.

築賓 「迎賓館」を築き，来賓を待つという意味．奇経八脈の陰維脈がここに合流することを示唆した.

3. 手足少陰・太陽経脈

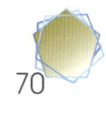

12―足の少陰腎経の経穴部位・取穴の技(2)

経穴部位

三 腹部(11穴)

KI11	横骨（おうこつ）	下腹部，臍中央の下方5寸，前正中線の外方5分．
KI12	大赫（だいかく）	下腹部，臍中央の下方4寸，前正中線の外方5分．
KI13	気穴（きけつ）	下腹部，臍中央の下方3寸，前正中線の外方5分．
KI14	四満（しまん）	下腹部，臍中央の下方2寸，前正中線の外方5分．
KI15	中注（ちゅうちゅう）	下腹部，臍中央の下方1寸，前正中線の外方5分．
KI16	肓兪（こうゆ）	上腹部，臍中央の外方5分．
KI17	商曲（しょうきょく）	上腹部，臍中央の上方2寸，前正中線の外方5分．
KI18	石関（せきかん）	上腹部，臍中央の上方3寸，前正中線の外方5分．
KI19	陰都（いんと）	上腹部，臍中央の上方4寸，前正中線の外方5分．
KI20	腹通谷（はらつうこく）	上腹部，臍中央の上方5寸，前正中線の外方5分．
KI21	幽門（ゆうもん）	上腹部，臍中央の上方6寸，前正中線の外方5分．

四 胸部(6穴)

KI22	歩廊（ほろう）	前胸部，第5肋間，前正中線の外方2寸．
KI23	神封（しんぽう）	前胸部，第4肋間，前正中線の外方2寸．
KI24	霊墟（れいきょ）	前胸部，第3肋間，前正中線の外方2寸．
KI25	神蔵（しんぞう）	前胸部，第2肋間，前正中線の外方2寸．
KI26	彧中（いくちゅう）	前胸部，第1肋間，前正中線の外方2寸．
KI27	兪府（ゆふ）	前胸部，鎖骨下縁，前正中線の外方2寸．

取穴の技

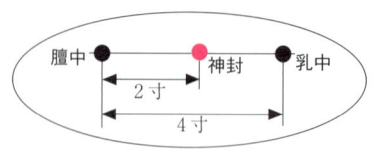

第4肋間にある膻中・神封・乳中穴

① 膻中，神闕と曲骨を結ぶ線（任脈・前正中線），神闕（臍）の外方5分に肓兪を取る．
　任脈の外方5分，肓兪の下方1，2，3，4寸に中注・四満・気穴・大赫を取る．
　肓兪の上方2，3，4，5，6寸に商曲・石関・陰都・腹通谷・幽門を取る．
② 曲骨の外方5分，肓兪の下方5寸に横骨を取る．
③ 膻中の外方2寸，第4肋間に神封を取る．
　神封の直下，第5肋間に歩廊を，その直上，第3肋間に霊墟を，第2肋間に神蔵を，第1肋間に彧中を取る．
④ 璇璣の外方2寸，鎖骨下縁に兪府を取る．

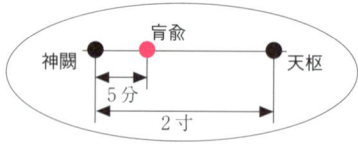

臍の水平線上にある神闕・肓兪・天枢穴

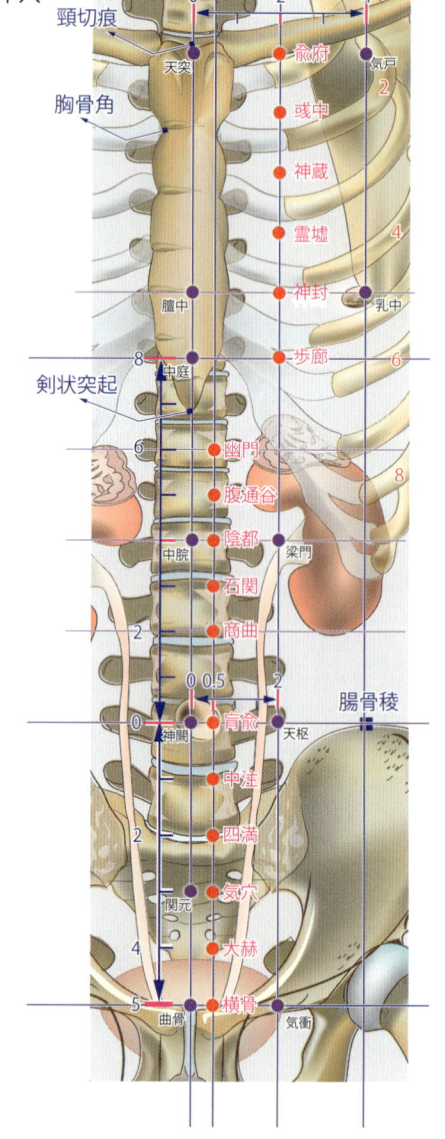

胸腹部（前面）

経穴春秋

横骨 古代，恥骨を横骨という．

大赫 「赫」は非常に大きいことを指す．ここは腎経と奇経八脈の衝脈が合流し，陰気がよく集まるところで，「子宮の部位」を示唆した．

肓兪 「膏」と「肓」は古代の病名で，横隔膜を境にし，上は膏，下は肓である．膀胱経の膏肓兪は第4胸椎で，肓門，胞肓はそれぞれ腰椎，仙骨にあるとも説明できる．

商曲 五行と五音から，「商」は金で，肺の音である．大腸は肺と表裏関係を持つので，金にも属し，ここは横行結腸の部位なので弯曲と腸鳴の意味を示した．

石関 石は硬いをイメージされ，腹部脹満，便秘，腹痛，瘀血による不妊に効くことから，名づけられる．

神封 心臓が体表に投影する部位で，第2肋間から第4肋間までの間である．心は神を蔵すので，「神」は神封の字を付けた．「霊」等の字を付けた．古代人は人体をよく観察している．

3. 手足少陰・太陽経脈

12 — 足の少陰腎経の経穴の主治

　足の少陰腎経は，体内では腎の臓に属し膀胱の腑に絡む．体表では，足裏，下肢内側，体幹の前面（胸腹部の第2コース）を走り，鎖骨下縁に至る．その流注により，**足底，下肢内側の知覚・運動障害及び泌尿・生殖器系**，内分泌系，婦人科の疾患の治療に用いられる．

経穴名称	部位	主治	特殊な主治	刺法	備考
湧泉	足部	足指痛，片麻痺，腓腹筋痙攣，頭痛，不眠，高血圧，神経衰弱，失神，熱中症	救急穴，鎮静安神作用	斜刺 0.1 − 0.3 寸	井木穴
然谷	足部	足指痛，婦人病，泌尿・生殖器系の障害，片麻痺，足の冷え症	婦人病の常用穴	直刺 0.3 − 0.5 寸	栄火穴
太渓	足部	足指痛，片麻痺，泌尿・生殖器系の障害，婦人病	婦人病の常用穴	直刺 0.3 − 0.5 寸	原穴，兪土穴
大鍾	足部	内果腫痛，足関節障害，踵痛，泌尿・生殖器系の障害，婦人病，水腫，神経衰弱	婦人病の常用穴	直刺 0.3 − 0.5 寸	絡穴
水泉	足部	踵痛，婦人病，泌尿・生殖器系の障害		直刺 0.3 − 0.5 寸	郄穴
照海	足部	足関節障害，婦人病，泌尿・生殖器系の障害，不眠症，神経衰弱	婦人病の常用穴．高血圧，更年期症候群に配穴．アレルギー体質の改善．	直刺 0.5 − 0.8 寸	
復溜	下腿部	婦人病，泌尿・生殖器系の障害，盗汗，下腿内側の知覚・運動障害，冷え症	婦人病の常用穴	直刺 0.5 − 1 寸	経金穴
交信	下腿部	婦人病，泌尿・生殖器系の障害，盗汗，慢性下痢，冷え症，下腿内側の知覚・運動障害	婦人病・生理不順の常用穴	直刺 0.5 − 1 寸	
築賓	下腿部	下腿内側の知覚・運動障害		直刺 0.5 − 1 寸	
陰谷	下腿部	膝窩内側の知覚・運動障害，膝の冷え症，婦人病，泌尿・生殖器系の障害		直刺 0.8 − 1 寸	合水穴
横骨	腹部	婦人病，泌尿・生殖器系の障害，下腹痛		直刺 0.8 − 1.5 寸	
大赫	腹部	下腹痛，婦人病，泌尿・生殖器系の障害，下痢		直刺 0.8 − 1.5 寸	
気穴	腹部	下腹痛，婦人病，泌尿・生殖器系の障害，下痢		直刺 0.8 − 1.5 寸	
四満	腹部	下腹痛，婦人病，泌尿・生殖器系の障害，下痢		直刺 0.8 − 1.5 寸	
中注	腹部	婦人病，便秘，下痢，腸鳴，腹痛		直刺 0.8 − 1.5 寸	
肓兪	腹部	腹痛，腸鳴，便秘，下痢，婦人病		直刺 0.5 − 1.5 寸	
商曲	腹部	腹痛，腸鳴，便秘，下痢，婦人病		直刺 0.5 − 0.8 寸	
石関	腹部	嘔吐，腹痛，腸鳴，便秘，下痢，不妊症		直刺 0.5 − 0.8 寸	
陰都	腹部	腹痛，腹脹，腸鳴，便秘，下痢，不妊症		直刺 0.5 − 0.8 寸	
腹通谷	腹部	嘔吐，腹痛，腹脹，腸鳴，消化不良		直刺 0.5 − 0.8 寸	
幽門	腹部	嘔吐，腹痛，腹脹，腸鳴，消化不良		斜刺 0.5 − 0.8 寸	
歩廊	胸部	咳嗽，喘息		横刺 0.5 − 0.8 寸	誤刺による気胸に要注意
神封	胸部	咳嗽，喘息，胸脇苦満		横刺 0.5 − 0.8 寸	誤刺による気胸に要注意
霊墟	胸部	咳嗽，喘息，胸脇苦満		横刺 0.5 − 0.8 寸	誤刺による気胸に要注意
神蔵	胸部	咳嗽，喘息，胸脇苦満，心胸痛		横刺 0.5 − 0.8 寸	誤刺による気胸に要注意
彧中	胸部	咳嗽，喘息，胸脇苦満		横刺 0.5 − 0.8 寸	誤刺による気胸に要注意
兪府	胸部	咳嗽，喘息，胸脇苦満		横刺 0.5 − 0.8 寸	誤刺による気胸に要注意

2-4

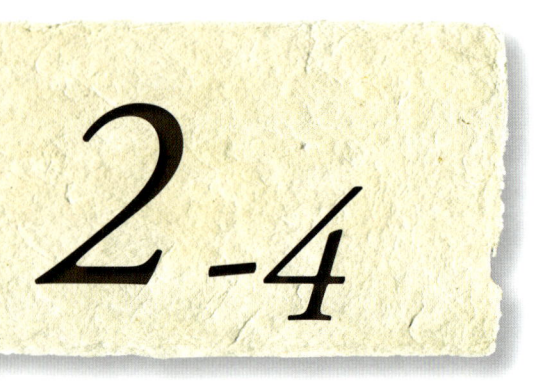

手足厥陰・少陽経脈

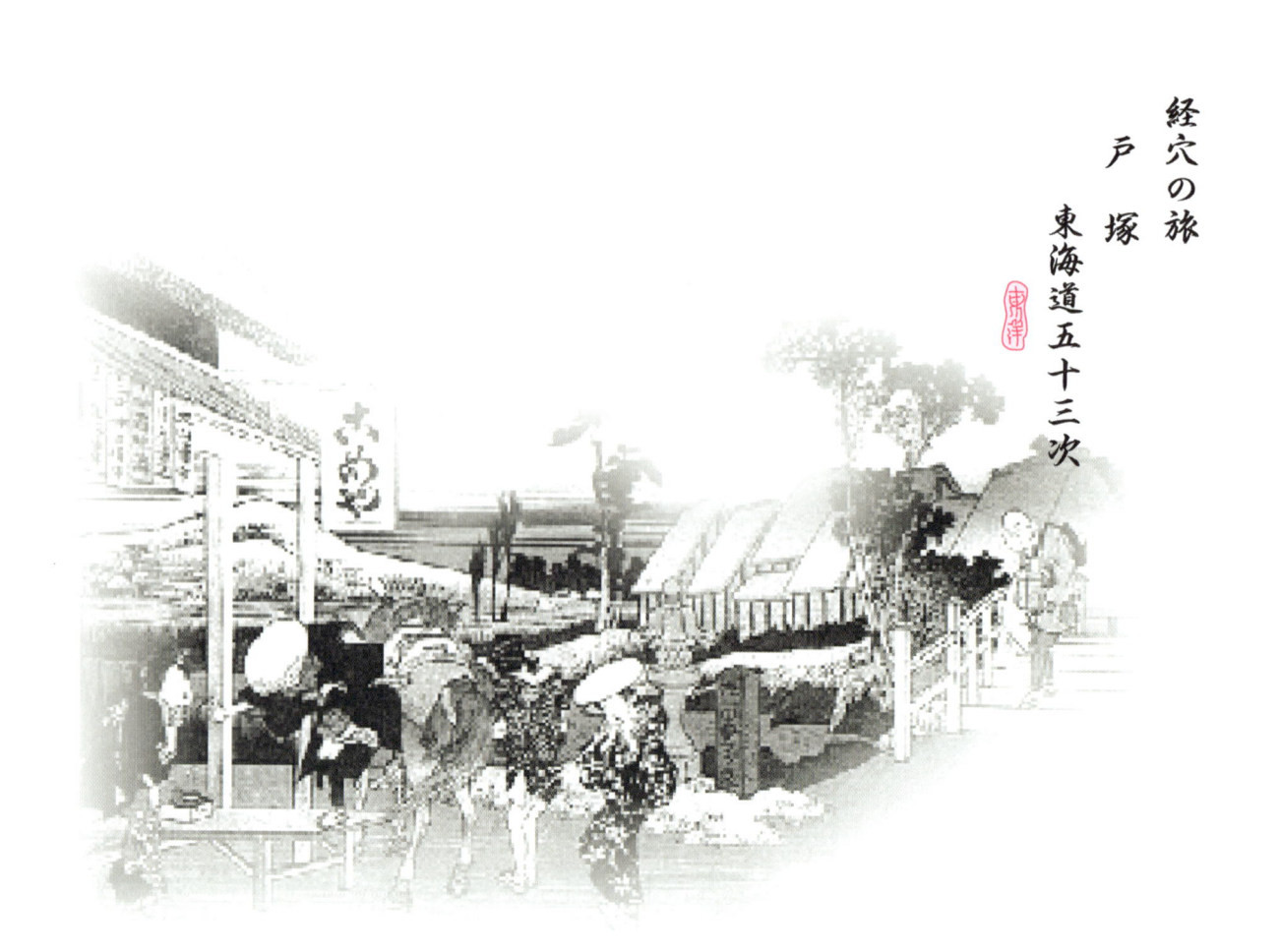

経穴の旅
戸塚
東海道五十三次

4. 手足厥陰・少陽経脈

1 — 手の厥陰心包経の流注（PC, 9穴）

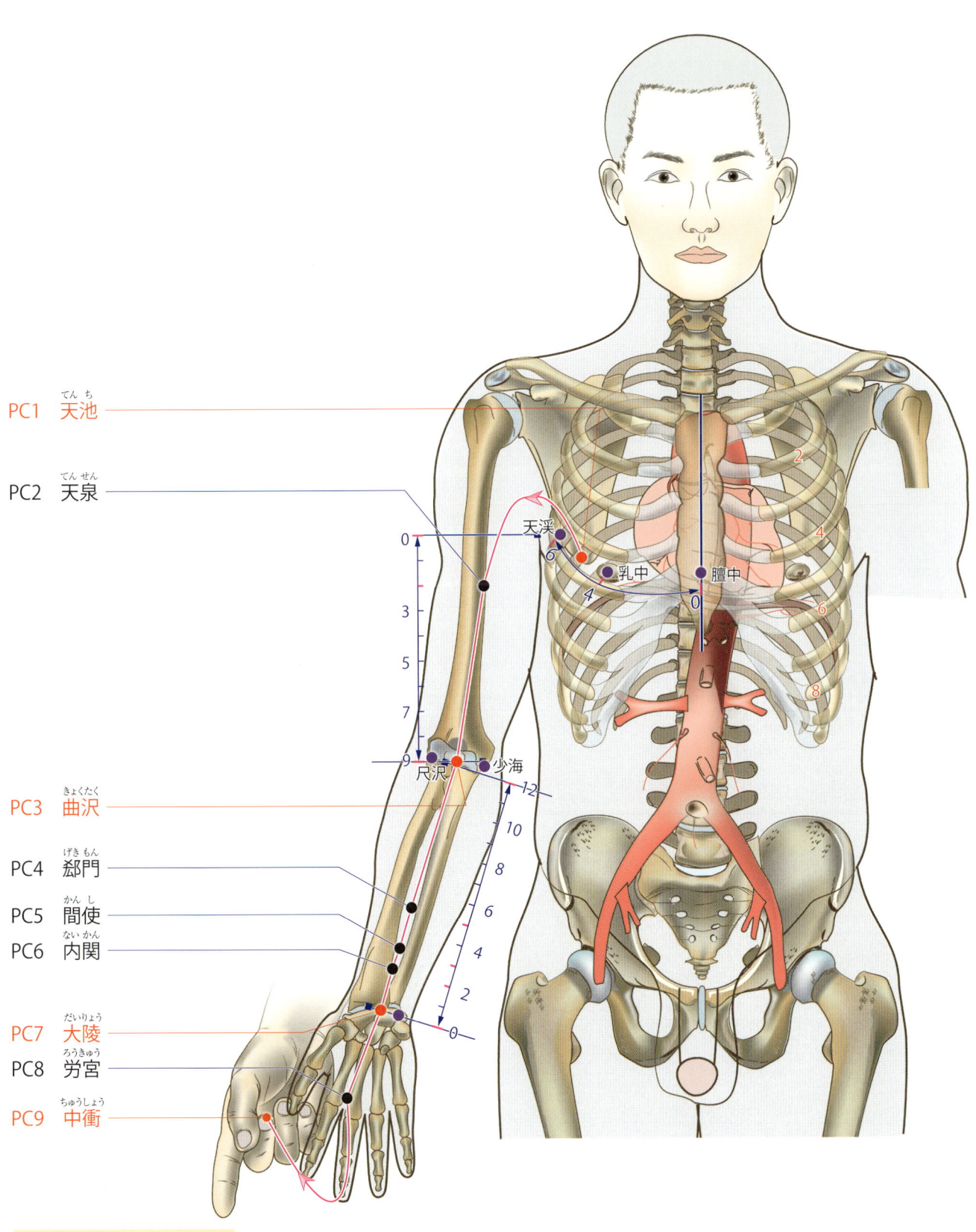

第2章 ▶ 十四経脈の経穴

PC1	てんち 天池
PC2	てんせん 天泉
PC3	きょくたく 曲沢
PC4	げきもん 郄門
PC5	かんし 間使
PC6	ないかん 内関
PC7	だいりょう 大陵
PC8	ろうきゅう 労宮
PC9	ちゅうしょう 中衝

PC：Pericardium Meridian

4. 手足厥陰・少陽経脈

2─手の厥陰心包経の経穴部位・取穴の技

経穴部位

一 胸部（1穴）

PC1	天池（てんち）	前胸部，第4肋間，前正中線の外方5寸．

二 上肢部（6穴）

PC2	天泉（てんせん）	上腕前面，上腕二頭筋長頭と短頭の間，腋窩横紋前端の下方2寸．
PC3	曲沢（きょくたく）	（心包経の合水穴）肘前面，肘窩横紋上，上腕二頭筋腱内方の陥凹部．
PC4	郄門（げきもん）	（心包経の郄穴）前腕前面，長掌筋腱と橈側手根屈筋腱の間，手関節掌側横紋の上方5寸．
PC5	間使（かんし）	（心包経の経金穴）前腕前面，長掌筋腱と橈側手根屈筋腱の間，手関節掌側横紋の上方3寸．
PC6	内関（ないかん）	（心包経の絡穴，八脈交会穴）前腕前面，長掌筋腱と橈側手根屈筋腱の間，手関節掌側横紋の上方2寸．
PC7	大陵（だいりょう）	（心包の原穴，心包経の兪土穴）手関節前面，長掌筋腱と橈側手根屈筋腱の間，手関節掌側横紋上．

三 手部（2穴）

PC8	労宮（ろうきゅう）	（心包経の栄火穴）手掌，第2・第3中手骨間，中手指節関節の近位陥凹部．【別説】手掌，第3・第4中手骨間，中手指節関節の近位陥凹部．
PC9	中衝（ちゅうしょう）	（心包経の井木穴）中指，中指先端中央．【別説】中指，末節骨橈側，爪甲角から近位外方1分（指寸），爪甲橈側縁の垂線と爪甲基底部の水平線との交点．

経穴春秋→p.75

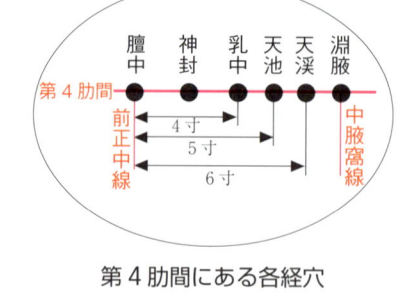

取穴の技

第4肋間にある各経穴

膻中　神封　乳中　天池　天渓　淵腋
第4肋間
前正中線　4寸　中腋窩線
　　　　　5寸
　　　　　6寸

第4肋間にある諸経穴の相互位置をよく確認する．そのうえで乳中の外方1寸に天池を取る．

① 肘を屈曲し，肘窩横紋上に上腕二頭筋腱を触診し，その橈側に尺沢を，尺側で曲沢を取る．

② 手関節を屈曲し，太淵と神門との中央に橈側手根屈筋腱，長掌筋腱を触診し，その間に大陵を取る．

③ 曲沢の直上7寸に天泉を取る．大陵より曲沢に向かい，2，3，5寸に内関，間使，郄門を取る．

④ 手掌横紋の第2，3中手骨間，中手指節の近位陥凹部に労宮を取る．
中衝は中指先端中央に取る．

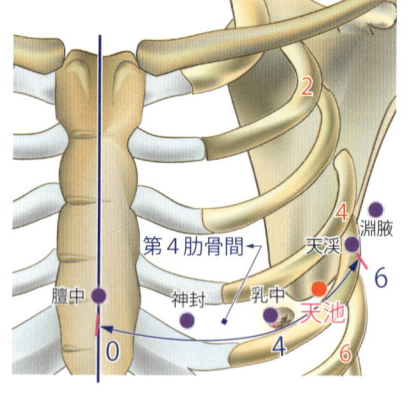

前面

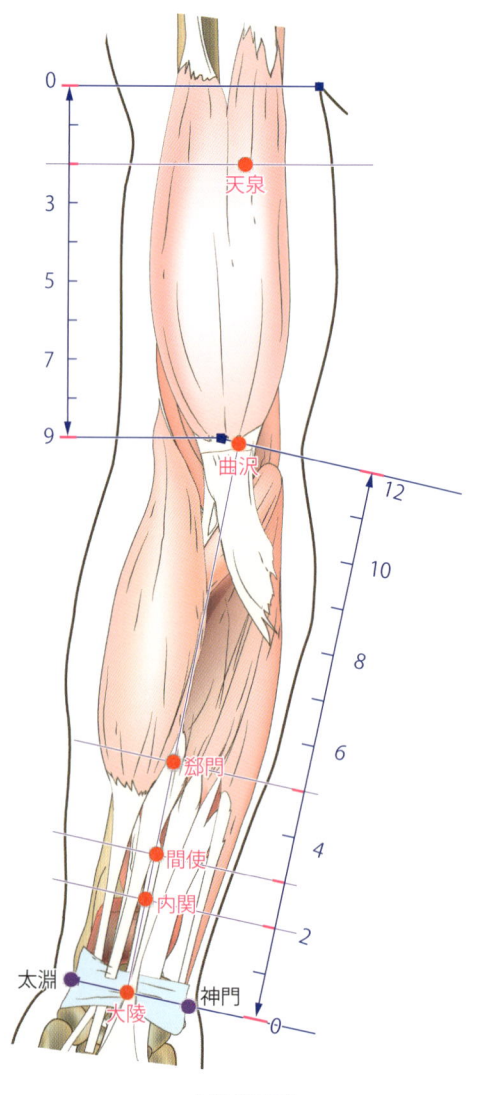

上肢（前面）

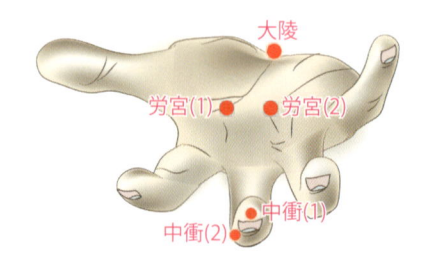

労宮と中衝の2説

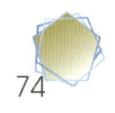

4. 手足厥陰・少陽経脈

3 ― 手の厥陰心包経の経穴の主治

　手の厥陰心包経は，体内では心包の臓に属し，三焦の腑に絡む．体表では，胸，腋窩，上肢前面の中央を走り，中指に至る．その流注により，**心臓・循環器系**，**精神意識の障害（神経症）**，**上肢前面**，特に**正中神経**とその支配する筋肉の知覚・運動障害の治療に用いられる．
　臨床では心臓の実質的な疾患によく応用される．

経穴名称	部位	主　治	特殊な主治	刺　法	備考
天　池	胸部	心胸痛，動悸，咳嗽，喘息，胸脇苦満		横刺0.5－0.8寸	誤刺による気胸に要注意
天　泉	上腕部	心胸痛，動悸，胸脇苦満，上腕痛		直刺0.5－0.8寸	
曲　沢	前腕部	心胸痛，動悸，胃痛，嘔吐，肘関節障害，正中神経麻痺	刺絡療法にも用いる	直刺0.8－1寸	合水穴
郄　門	前腕部	正中神経麻痺，心胸痛，動悸，喀血，吐血，心臓疾患，構音障害，ヒステリー，精神病	鎮静止痛安神作用	直刺0.5－1寸	郄穴
間　使	前腕部	正中神経麻痺，心胸痛，動悸，不眠，不整脈，心臓疾患，ヒステリー，精神病	鎮静止痛安神作用	直刺0.3－0.5寸	経金穴
内　関	前腕部	心胸痛，動悸，盗汗，不整脈，心臓疾患，構音障害，胃痛，嘔吐，ヒステリー，精神病	自律神経調節作用、降圧作用	直刺0.5－1寸	絡穴
大　陵	前腕部	手関節障害，手掌熱，心痛，動悸，不眠，ヒステリー，胃痛，嘔吐，精神病	鎮静安神作用、自律神経調節作用	直刺0.3－0.5寸	原穴、兪土穴
労　宮	手部	手掌熱，正中神経障害，手の知覚・運動障害，心痛，動悸，口臭，ヒステリー，精神病	外陰湿疹，掻痒症	直刺0.2－0.3寸	栄火穴
中　衝	手部	正中神経障害，手の知覚・運動障害，心痛，動悸，ヒステリー，精神病，失神，熱中症	救急穴，刺絡療法	斜刺0.1寸	井木穴

経穴春秋

天池　ここでの「池」には二つの意味があり，一つは心臓を，もう一つは池のように貯まる乳汁を指す．

天泉　気血の流注は泉のように上部から流れていく．

曲沢　肘を屈曲することを「曲」で示し，気血は肘部で関節や筋肉を潤すことを沢で表した．

郄門　郄穴で，橈・尺骨の間にある骨のすき間「郄」を明快に示す．

間使　「間」は骨のすき間で，「使」は命令を受けて使いをすることを示す．心包は巨使の官，心を保護しながら，心の働きを助けている．

内関　絡穴で，外関に対する内側にある関所を表した．

大陵　月状骨の隆起を大きな丘陵にたとえる．

労宮　「宮」は手掌の中央を示し，「労」は勤労の意味である．道具を握ると中指先がここにあたるので，名づけられた．

中衝　中指動脈の拍動部にあることを示した．

4. 手足厥陰・少陽経脈

4 ― 手の少陽三焦経の流注 (TE, 23穴)

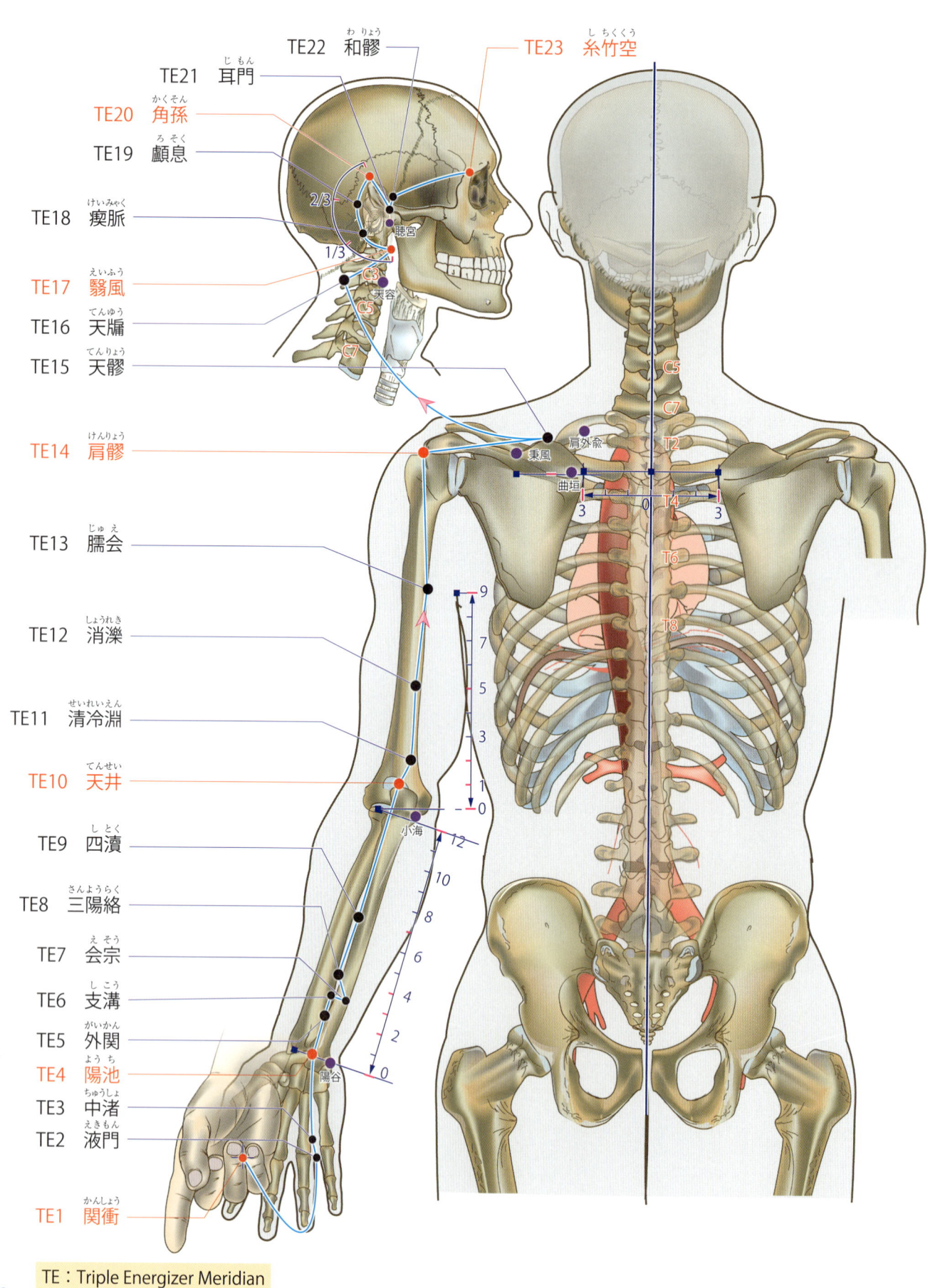

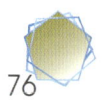

TE23 糸竹空
TE22 和髎
TE21 耳門
TE20 角孫
TE19 顱息
TE18 瘈脈
TE17 翳風
TE16 天牖
TE15 天髎
TE14 肩髎
TE13 臑会
TE12 消濼
TE11 清冷淵
TE10 天井
TE9 四瀆
TE8 三陽絡
TE7 会宗
TE6 支溝
TE5 外関
TE4 陽池
TE3 中渚
TE2 液門
TE1 関衝

TE：Triple Energizer Meridian

4. 手足厥陰・少陽経脈

5―手の少陽三焦経の経穴部位・取穴の技(1)

経穴部位

一 手部(4穴)

TE1	関衝	（三焦経の井金穴）薬指，末節骨尺側，爪甲角から近位内方1分（指寸）．爪甲尺側縁の垂直線と爪甲基底部の水平線との交点．
TE2	液門	（三焦経の栄水穴）手背，薬指と小指の間，みずかきの近位陥凹部，赤白肉際．
TE3	中渚	（三焦経の兪木穴）手背，第4・第5中手骨間，第4中手指節関節近位の陥凹部．
TE4	陽池	（三焦の原穴）手関節後面，総指伸筋腱の尺側陥凹部，手関節背側横紋上．

二 上肢部(10穴)

TE5	外関	（三焦経の絡穴，八脈交会穴）前腕後面，橈骨と尺骨の骨間の中点，手関節背側横紋の上方2寸．
TE6	支溝	（三焦経の経火穴）前腕後面，橈骨と尺骨の骨間の中点，手関節背側横紋の上方3寸．
TE7	会宗	（三焦経の郄穴）前腕後面，尺骨の橈側縁，手関節背側横紋の上方3寸．
TE8	三陽絡	前腕後面，橈骨と尺骨の骨間の中点，手関節背側横紋の上方4寸．
TE9	四瀆	前腕後面，橈骨と尺骨の骨間の中点，肘頭の下方5寸．
TE10	天井	（三焦経の合土穴）肘後面，肘頭の上方1寸，陥凹部．
TE11	清冷淵	上腕後面，肘頭と肩峰角を結ぶ線上，肘頭の上方2寸．
TE12	消濼	上腕後面，肘頭と肩峰角を結ぶ線上，肘頭の上方5寸．
TE13	臑会	上腕後面，三角筋の後下縁，肩峰角の下方3寸．
TE14	肩髎	肩周囲部，肩峰角と上腕骨大結節の間の陥凹部．

経穴春秋→p.79

取穴の技

① 手関節背部横紋の中央で，総指伸筋腱の尺側陥凹部に**陽池**を取る．（指を開き，手を背屈し，示指，中指と薬指を前後に動かすと，総指伸筋腱を確認でき，小指を動かすと小指伸筋腱を確認できる）．

② 肘を屈曲し，肘頭の上方の陥凹部に**天井**を取る．

③ **陽池**と**天井**を結ぶ線上（橈骨，尺骨の間）で，**陽池**の上方2，3，4寸に**外関**，**支溝**，**三陽絡**を取る．
　会宗は**支溝**の尺側，尺骨の橈側縁に取る．**四瀆**は肘頭の下方5寸，橈骨，尺骨の間に取る．

④ 肩を水平位まで外転させ，肩峰に二つの陥凹部ができ，その前の陥凹部に**肩髃**を確認し，後の陥凹部に**肩髎**を取る．
　天井と**肩髎**を結ぶ線上で，**天井**の上方1寸に**清冷淵**を取る．
　臑会は**臂臑**の外側，三角筋の後下縁，**肩髎**の下方3寸に取る．
　消濼は肘頭の上方5寸に取る．

⑤ 手を握って，第4，5中手指節関節を確認し，その遠位陥凹部に**液門**，近位陥凹部（第4，5中手骨頭の下縁にあたる）に**中渚**を取る．**関衝**は第4指爪甲根部の尺側，その角を去ること1分に取る．

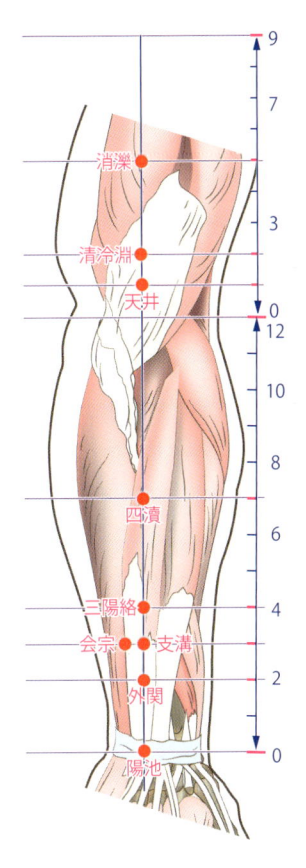

前腕(後面)

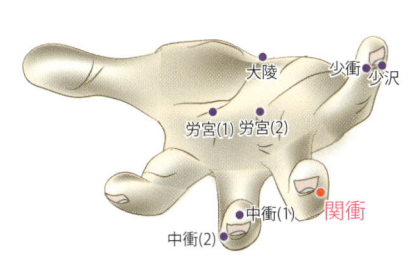

関衝穴(手掌面)

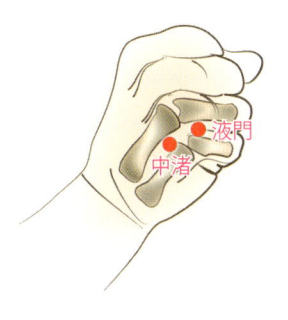

手背面

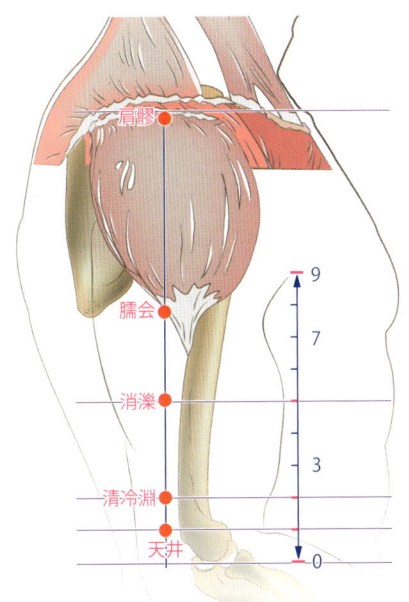

上腕(外側面)

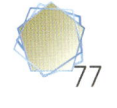

4. 手足厥陰・少陽経脈

5 ─ 手の少陽三焦経の経穴部位・取穴の技(2)

経穴部位

三 肩甲部・頸部(3穴)

TE15	天髎（てんりょう）	肩甲部，肩甲骨上角の上方陥凹部.
TE16	天牖（てんゆう）	前頸部，下顎角と同じ高さ，胸鎖乳突筋後方の陥凹部.
TE17	翳風（えいふう）	前頸部，耳垂後方，乳様突起下端前方の陥凹部.

四 頭部(6穴)

TE18	瘈脈（けいみゃく）	頭部，乳様突起の中央，翳風と角孫を結ぶ（耳の輪郭に沿った）曲線上，翳風から3分の1.
TE19	顱息（ろそく）	頭部，翳風と角孫を結ぶ（耳の輪郭に沿った）曲線上で，翳風から3分の2.
TE20	角孫（かくそん）	頭部，耳尖のあたるところ.
TE21	耳門（じもん）	顔面部，耳珠上の切痕と下顎骨の関節突起の間，陥凹部.
TE22	和髎（わりょう）	頭部，もみあげの後方，耳介の付け根の前方，浅側頭動脈の後方.
TE23	糸竹空（しちくくう）	頭部，眉毛外端の陥凹部.

取穴の技

① 大椎と肩峰の中点に肩井を取る．肩甲棘内端の上際に曲垣を確認し，曲垣と肩井の中点（肩甲骨上角の上方）に天髎を取る．

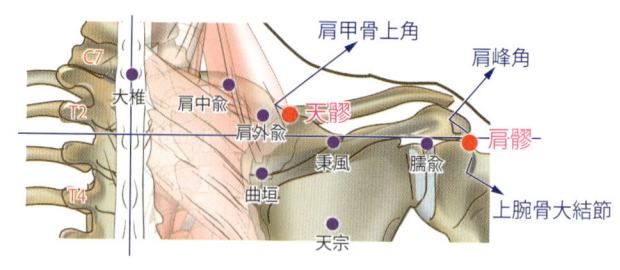

② 下顎角より耳垂の後方へ押し上げ，乳様突起と下顎骨の間につきあたり，その陥凹部に翳風を取る．

③ 耳郭を前に折りたたみ，耳尖が髪際にあたるところに角孫を取る．角孫と翳風の間を3等分し，その下1/3に瘈脈を，上の1/3に顱息を取る．

④ 口をあけ，耳珠前の中央に聴宮を取り，その上方の陥凹部に耳門を取る．和髎は耳門の上方，後髪際の浅側頭動脈拍動部に取る．糸竹空は眉毛外端の陥凹部に取る．

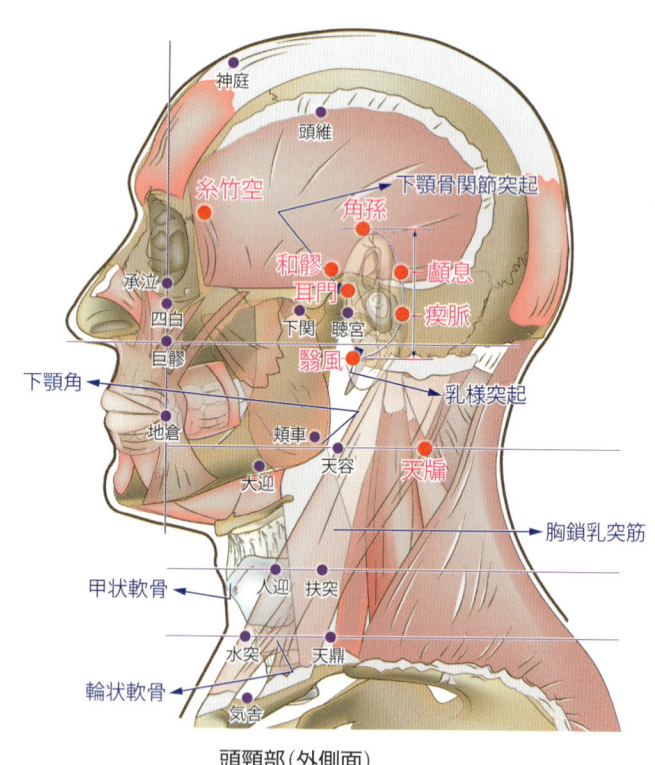

肩甲骨(後面)

頭頸部(外側面)

経穴春秋

天髎　「髎」とは肩甲骨上角のすき間を指す．

天牖　「牖」とは窓口を意味する．頭竅「五官」疾患に治療できることからの由来．

翳風　「翳」とは羽扇子のこと．耳をそれにたとえる．風邪の侵入を防ぐと共に耳疾患を治療する要穴であるので，名づけられた．

瘈脈　「瘈」とは鶏の足を意味するが，耳後の血脈はそれに似ていることから，名づけられた．

顱息　「顱」とは頭を指す．「息」とは喘息を意味する．頭痛，発熱，喘息に効くので，名づけられた．

角孫　「角」とは耳上角を指し，「孫」とは小血管「孫絡」の意味である．

耳門　耳の前にあるからである．

和髎　「和」とは調和する意味で，聴力を調和することを指す．

糸竹空　「糸竹」とは眉毛を細い竹にたとえている．

4. 手足厥陰・少陽経脈

6—手の少陽三焦経の経穴の主治

　手の少陽三焦経は，体内では三焦の腑に属し，心包の臓に絡む．体表では，薬指，上肢後面の中央を走り，肩・頸部・側頭部を経て，顔面の外眼角に至る．その流注によって，**顔面**，**耳**，**眼の疾患**，**肩関節**，**上肢伸筋**の知覚・運動障害の治療に用いられる．古典では「少陽は半表半裏を主る」という説があり，手足の少陽経の経穴は**側頭部**，体幹側部の症状によく用いる．

経穴名称	部位	主治	特殊な主治	刺法	備考
関衝	手部	尺骨神経麻痺，片頭痛，耳鳴，目赤，咽喉炎，発熱，熱中症，失神	刺絡療法，解熱作用	斜刺0.1寸	井金穴
液門	手部	尺骨神経麻痺，手の麻痺，片頭痛，頸腕障害，耳鳴，目赤，咽喉炎		直刺0.3－0.5寸	栄水穴
中渚	手部	手指手背腫痛・麻痺，耳鳴，目赤，咽喉炎，扁桃体炎	ギックリ腰にも用いる	直刺0.3－0.5寸	兪木穴
陽池	手部	眼の疾患，耳鳴，手関節障害，頸腕障害		直刺0.3－0.5寸	原穴
外関	前腕部	手関節障害，頸腕障害，頭痛，目赤，耳鳴	八総穴の一つで陽維脈に通じる	直刺0.5－1寸	絡穴
支溝	前腕部	耳鳴，構音障害，胸脇苦満，前腕伸筋の知覚・運動障害，便秘，発熱	解熱作用	直刺0.5－1寸	経火穴
会宗	前腕部	耳鳴，前腕伸筋の知覚・運動障害		直刺0.5－1寸	郄穴
三陽絡	前腕部	耳鳴，歯痛，構音障害，前腕伸筋の知覚・運動障害，便秘，発熱		直刺0.5－1寸	
四瀆	前腕部	耳鳴，歯痛，構音障害，前腕伸筋の知覚・運動障害，便秘，発熱		直刺0.5－1寸	
天井	上腕部	片頭痛，耳鳴，胸脇苦満，肘関節障害，上肢痛		直刺0.5－1寸	合土穴
清冷淵	上腕部	片頭痛，上腕痛		直刺0.5－1寸	
消濼	上腕部	頭痛，項強，上腕痛，肩背痛		直刺0.5－1寸	
臑会	上腕部	頭痛，項強，上腕痛，肩背痛		直刺0.5－1寸	
肩髎	上腕部	肩関節及び周囲軟部組織障害，五十肩，片麻痺，頸部リンパ節腫脹		直刺0.5－1寸	
天髎	肩甲部	肩こり，肩背痛，項強		直刺0.3－0.5寸	誤刺による気胸に要注意
天牖	肩甲部	肩こり，肩関節及び周囲軟部組織障害		直刺0.5－1寸	
翳風	頸部	顔面神経麻痺，聴覚神経障害，顎関節障害，歯痛，寝違え，項強，片麻痺	顔面，聴覚神経障害の常用穴	直刺0.5－1寸	
瘈脈	側頭部	片頭痛，耳鳴	刺絡療法にも用いる	横刺0.3－0.5寸	
顱息	側頭部	片頭痛，耳鳴		横刺0.3－0.5寸	
角孫	側頭部	片頭痛，耳鳴，眼の疾患，歯痛		横刺0.3－0.5寸	
耳門	顔面部	耳鳴，歯痛		直刺0.5－1寸	
和髎	顔面部	耳鳴，片頭痛，歯痛		斜刺0.3－0.5寸	
糸竹空	顔面部	眼の疾患，片頭痛，歯痛		横刺0.3－0.5寸	

経穴 春秋

液門　三焦は水液代謝の通路で，いわゆる「三焦は決瀆の官，水道はこにより出づ」は，それを強調する．故に三焦経にある経穴名は「液」，「渚」「溝」，「瀆」等の水の流通路をイメージしている字を使うことが多い．

陽池　手関節背部は陽に属し，それを背屈させ中央にできる陥凹部は池に似ている．

外関　絡穴で，内関に対する背側面にあることで，名づけられた．

三陽絡　手の三陽経はここで合流する．

天井　「井」は井戸，「天」は上であり，ここでは肘頭窩を上から臨むことを井戸にたとえる．

清冷淵　「清冷」は寒いという意味で，「淵」は，深くくぼみを指す．寒証に効くので，名づけられた．

消濼　「消」とは散る，「濼」とは水溜りを指す．三焦経の流注は井，淵を経てここに来て浅くなることに由来する．

肩髎　「髎」とは肩関節のすき間を指す．

経穴部位 →77ページ

4. 手足厥陰・少陽経脈

7 — 足の少陽胆経の流注（GB, 44 穴）(1)

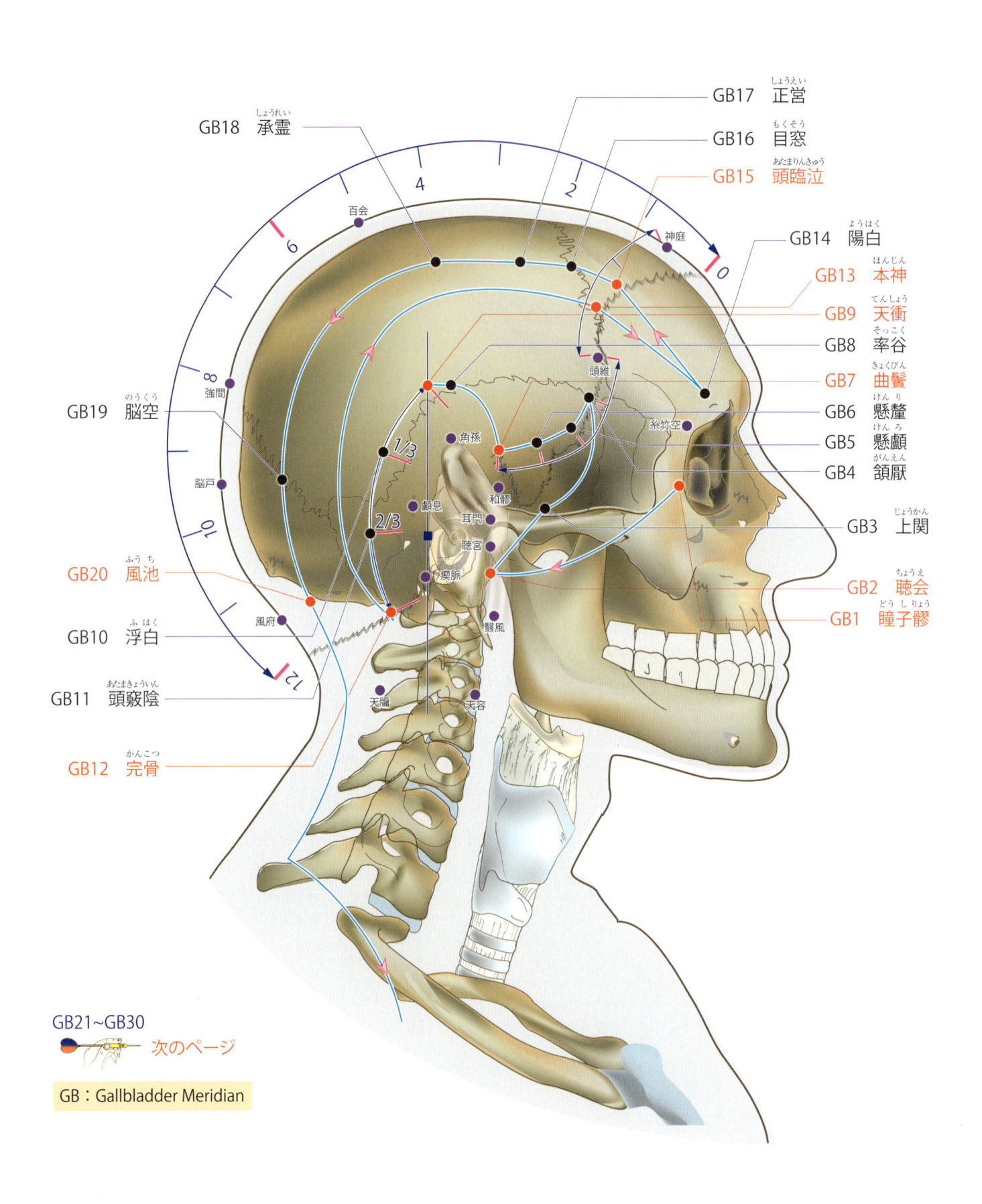

GB18	しょうれい	承霊
GB17	しょうえい	正営
GB16	もくそう	目窓
GB15	あたまりんきゅう	頭臨泣
GB14	ようはく	陽白
GB13	ほんじん	本神
GB9	てんしょう	天衝
GB8	そっこく	率谷
GB7	きょくびん	曲鬢
GB6	けんり	懸釐
GB5	けんろ	懸顱
GB4	がんえん	頷厭
GB19	のうくう	脳空
GB3	じょうかん	上関
GB20	ふうち	風池
GB2	ちょうえ	聴会
GB1	どうしりょう	瞳子髎
GB10	ふはく	浮白
GB11	あたまきょういん	頭竅陰
GB12	かんこつ	完骨

GB21〜GB30　次のページ

GB：Gallbladder Meridian

80

4. 手足厥陰・少陽経脈

7 — 足の少陽胆経の流注（GB, 44穴）(2)

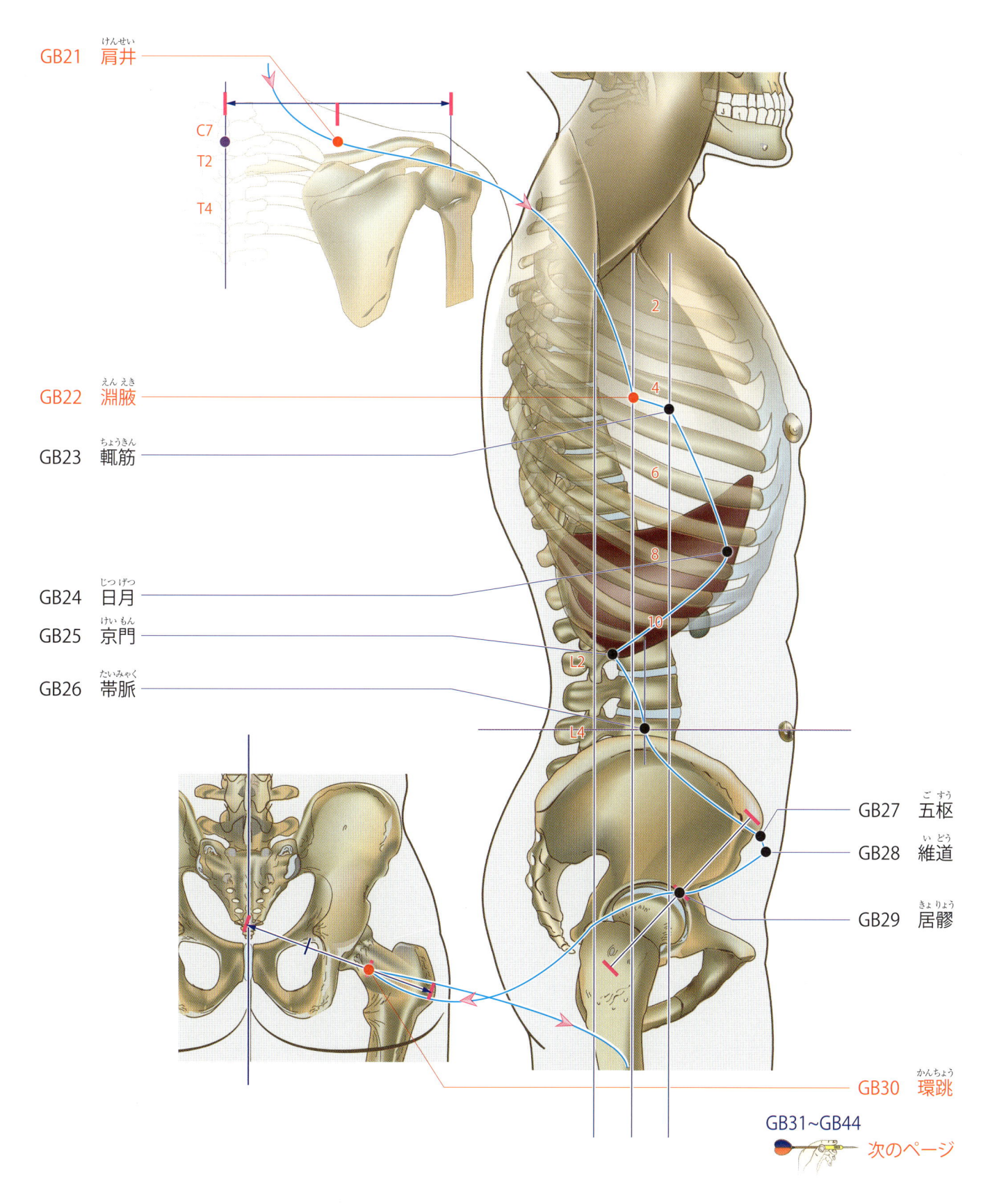

第2章 ▶ 十四経脈の経穴

GB21	肩井（けんせい）
GB22	淵腋（えんえき）
GB23	輒筋（ちょうきん）
GB24	日月（じつげつ）
GB25	京門（けいもん）
GB26	帯脈（たいみゃく）
GB27	五枢（ごすう）
GB28	維道（いどう）
GB29	居髎（きょりょう）
GB30	環跳（かんちょう）

GB31～GB44 次のページ

81

4. 手足厥陰・少陽経脈

7 — 足の少陽胆経の流注 (GB, 44穴) (3)

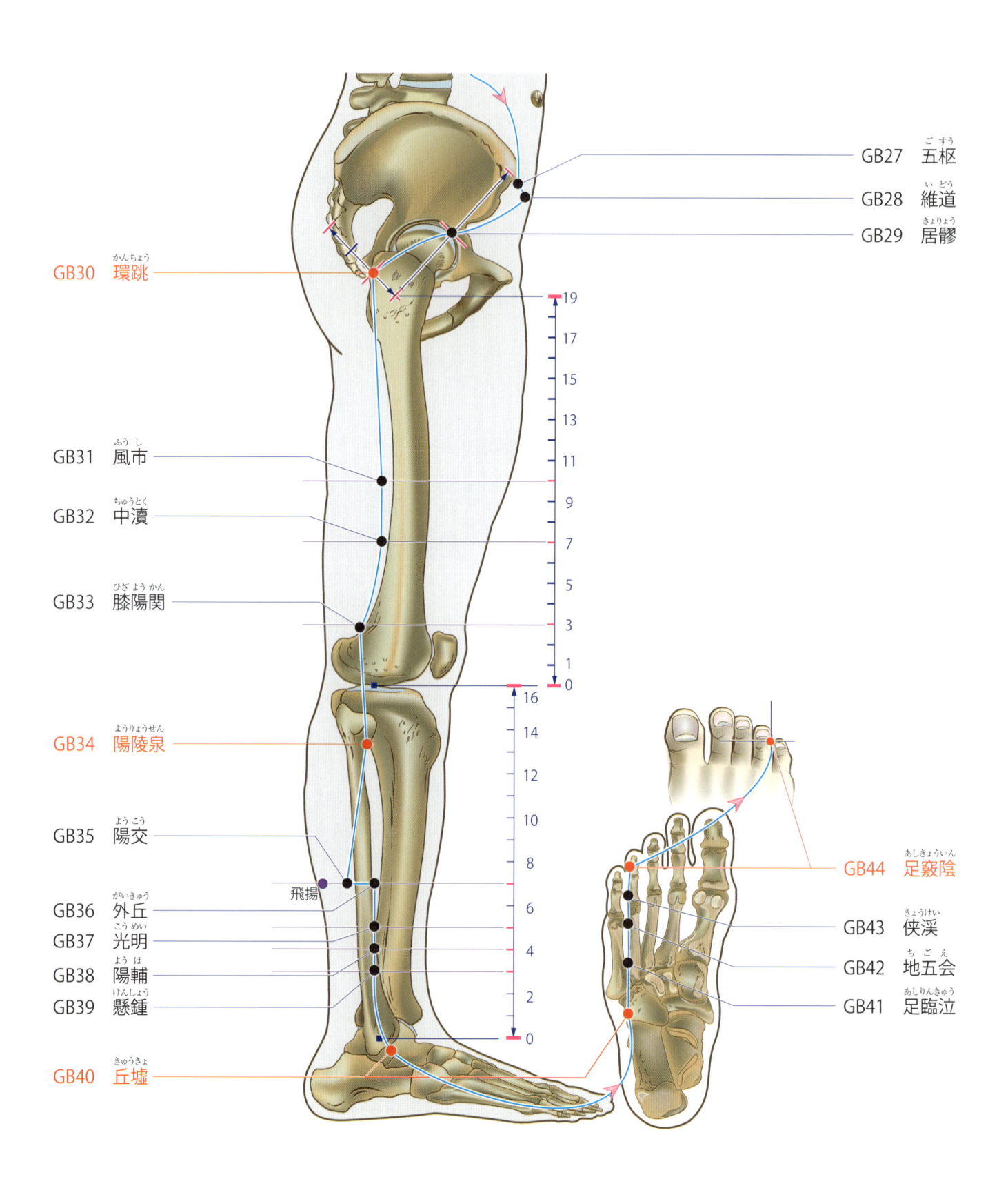

GB27	五枢（ごすう）
GB28	維道（いどう）
GB29	居髎（きょりょう）
GB30	環跳（かんちょう）
GB31	風市（ふうし）
GB32	中瀆（ちゅうとく）
GB33	膝陽関（ひざようかん）
GB34	陽陵泉（ようりょうせん）
GB35	陽交（ようこう）
GB36	外丘（がいきゅう）
GB37	光明（こうめい）
GB38	陽輔（ようほ）
GB39	懸鍾（けんしょう）
GB40	丘墟（きゅうきょ）
GB41	足臨泣（あしりんきゅう）
GB42	地五会（ちごえ）
GB43	侠渓（きょうけい）
GB44	足竅陰（あしきょういん）

飛揚

82

4. 手足厥陰・少陽経脈

8 ― 足の少陽胆経の経穴部位・取穴の技(1)

経穴部位

一 頭部（20穴）

GB1	瞳子髎（どうしりょう）	頭部，外眼角の外方5分，陥凹部．
GB2	聴会（ちょうえ）	顔面部，珠間切痕と下顎骨関節突起の間，陥凹部．
GB3	上関（じょうかん）	（別名：客主人）頭部，頬骨弓中央の上際，陥凹部．
GB4	頷厭（がんえん）	頭部，頭維と曲鬢を結ぶ曲線上，頭維から4分の1．
GB5	懸顱（けんろ）	頭部，頭維と曲鬢を結ぶ曲線上の中点．
GB6	懸釐（けんり）	頭部，頭維と曲鬢を結ぶ曲線上，頭維から4分の3．
GB7	曲鬢（きょくびん）	頭部，もみあげ後縁の垂線と耳尖の水平線の交点．
GB8	率谷（そっこく）	頭部，耳尖の直上，髪際の上方1寸5分．
GB9	天衝（てんしょう）	頭部，耳介の付け根の後縁の直上，髪際の上方2寸．
GB10	浮白（ふはく）	頭部，乳様突起の後上方，天衝と完骨を結ぶ（耳の輪郭に沿った）曲線上，天衝から3分の1．
GB11	頭竅陰（あたまきょういん）	頭部，乳様突起の後上方，天衝と完骨を結ぶ（耳の輪郭に沿った）曲線上，天衝から3分の2．
GB12	完骨（かんこつ）	前頭部，乳様突起の後下方，陥凹部．
GB13	本神（ほんじん）	頭部，前髪際の後方5分，正中線の外方3寸．
GB14	陽白（ようはく）	頭部，眉の上方1寸，瞳孔の直上．
GB15	頭臨泣（あたまりんきゅう）	頭部，前髪際から入ること5分，瞳孔の直上．
GB16	目窓（もくそう）	頭部，前髪際から入ること1寸5分，瞳孔の直上．
GB17	正営（しょうえい）	頭部，前髪際から入ること2寸5分，瞳孔の直上．
GB18	承霊（しょうれい）	頭部，前髪際から入ること4寸，瞳孔の直上．
GB19	脳空（のうくう）	頭部，外後頭隆起上縁と同じ高さ，風池の直上．
GB20	風池（ふうち）	前頭部，後頭骨の下方，胸鎖乳突筋と僧帽筋の起始部の間，陥凹部．

取穴の技

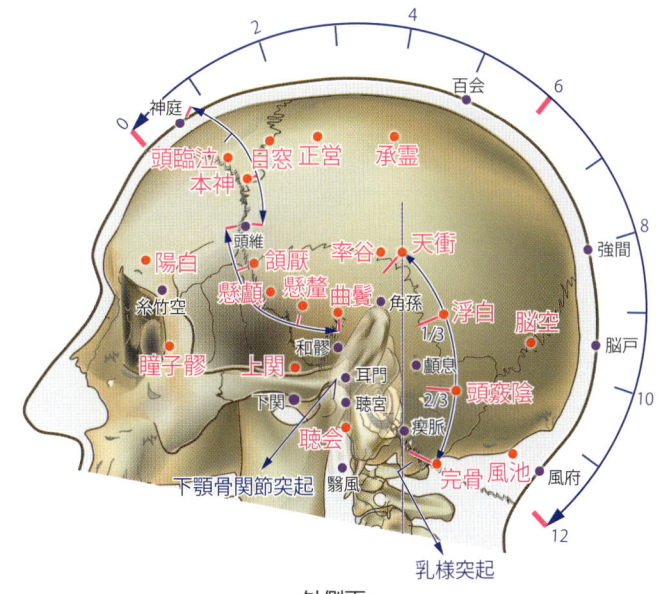

① 瞳子髎は糸竹空の下方，外眼角の外側（眼窩の外縁）に取る．聴会は口をあけて，耳珠前で聴宮の下方の陥凹部に取る．
上関は客主人ともいう．下関の直上，頬骨弓の上縁に取る．

② 頭維を定め，耳尖から水平線を，耳珠の前縁から垂線を引き，その交点に曲鬢を取る．頭維と曲鬢との間に曲線を引き，4等分し，頭維から順に頷厭，懸顱，懸釐を取る．

③ 角孫の上方1寸5分に率谷を，乳様突起の後下方の陥凹部に完骨を取る．天衝は耳介の付け根の後縁の直上，髪際の上方2寸に取る．天衝と完骨との間に曲線を引き，その曲線を3等分し，天衝から順に，浮白，頭竅陰を取る．

④ 神庭と頭維を結ぶ線上，頭維の内側1寸5分に本神を，瞳孔の直上1寸に陽白を取る．

⑤ 頭臨泣は陽白の直上，髪際より5分入るに取る．目窓，正営，承霊は正中線の外側2寸，頭臨泣より1，2，3寸5分に取る．

⑥ 頭を下げ，外後頭隆起から後正中線に沿い，下へ押し下げ，あたる陥凹部に瘂門を確認し，その横の一筋を隔てる陥凹部（僧帽筋の外側）に風池を取る．脳空は風池の上方2寸，脳戸の外方2寸に取る．

経穴春秋

瞳子髎 「髎」とは骨のすきまのことで，眼窩外縁の陥凹部にあることを示した．

聴会 聴力機能を強める．

上関 下関に対して頬骨弓の上部にあることを示す．

頷厭 「頷」とは下顎骨を指す．「厭」とは合わせる意味である．下顎骨の運動でここの筋肉も合わせて動くことが由来である．

曲鬢 耳前の髪を「鬢」という．

率谷 「率」とは沿う意味で，「谷」は，ここでは側頭骨の縫合を指す．耳あたりの髪際に沿い，三つの側頭骨の縫合部にあることを示す．

完骨 側頭骨の乳様突起を古代では「完骨」といった．

本神 脳は元神の府であるということに由来する．

脳空 督脈の脳戸とともに後頭部にあるので覚えやすい．

風池 後頭部の浅い陥凹を「池」にたとえ，風邪がここから脳を侵しやすい特徴を強調した．

4. 手足厥陰・少陽経脈

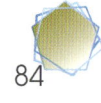

8 — 足の少陽胆経の経穴部位・取穴の技 (2)

経穴部位

体幹部 (10穴)

GB21	肩井（けんせい）	後頸部，第7頸椎棘突起と肩峰外縁を結ぶ線上の中点．
GB22	淵腋（えんえき）	側胸部，第4肋間，中腋窩線上．
GB23	輒筋（ちょうきん）	側胸部，第4肋間，中腋窩線の前方1寸．
GB24	日月（じつげつ）	（胆の募穴）前胸部，第7肋間，前正中線の外方4寸．
GB25	京門（けいもん）	（腎の募穴）側腹部，第12肋骨端下縁．
GB26	帯脈（たいみゃく）	側腹部，第11肋骨端下方，臍中央と同じ高さ．
GB27	五枢（ごすう）	下腹部，臍中央の下方3寸，上前腸骨棘の内方．
GB28	維道（いどう）	下腹部，上前腸骨棘の内下方5分．
GB29	居髎（きょりょう）	殿部，上前腸骨棘と大転子頂点の中点．
GB30	環跳（かんちょう）	殿部，大転子の頂点と仙骨裂孔を結ぶ線上，大転子頂点から3分の1．【別説】大腿部，大転子の頂点と上前腸骨棘の間，大転子頂点から3分の1．

経穴春秋→ p.87

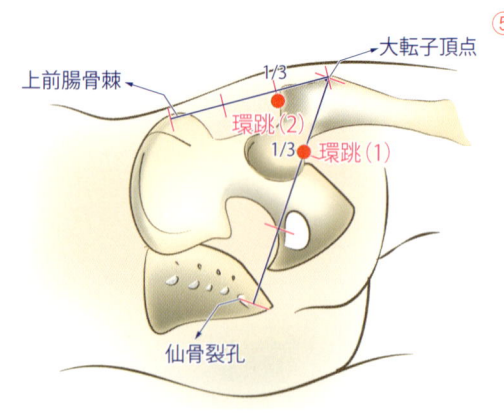

環跳の2説

取穴の技

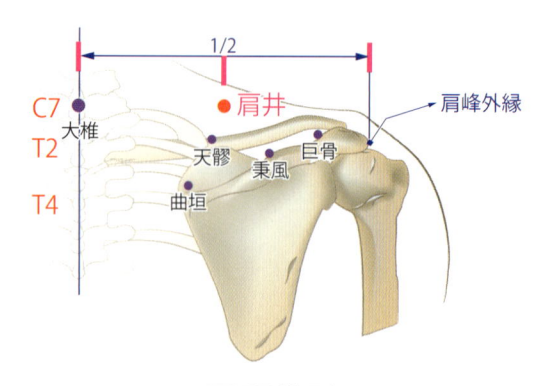

肩甲骨（後面）

① C7（大椎）と肩峰を結ぶ線との中点に肩井を取る．
② 腋窩の中央と腸骨稜の最高点を結ぶ線を中腋窩線という．その線上で，第4肋間に淵腋を取る．輒筋は淵腋の前下方1寸，第4肋間に取る．日月は乳中の直下，第7肋間に取る．京門は淵腋の直下，第12肋骨端下縁に取る．帯脈は淵腋の直下，臍の水平線に取る．
③ 上前腸骨棘を確認し，その内方に五枢を取る．五枢の内下方5分に維道を取る．
④ 五枢と大転子の最高点を結ぶ線を二等分し，その中点に居髎を取る．
⑤ 側臥位で，大腿を深く屈し，大転子の最高点と仙骨裂孔を結ぶ線を三等分し，その外方1/3の陥凹部に環跳を取る．

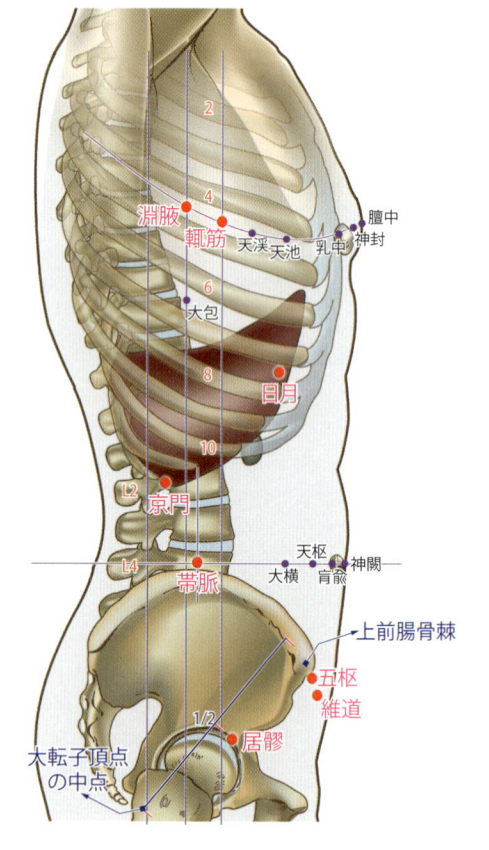

体幹部（側面）

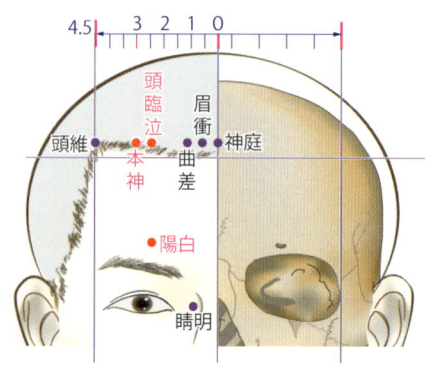

前面

4. 手足厥陰・少陽経脈

8 ─ 足の少陽胆経の経穴部位・取穴の技(3)

第2章▶十四経脈の経穴

経穴部位

三 下肢部(9穴)

GB31	風市（ふう し）	大腿部外側，直立して腕を下垂し，手掌を大腿部に付けたとき，中指の先端があたる腸脛靱帯の後方陥凹部．
GB32	中瀆（ちゅう とく）	大腿部外側，腸脛靱帯の後方で，膝窩横紋の上方7寸．
GB33	膝陽関（ひざようかん）	膝外側，大腿二頭筋腱と腸脛靱帯の間の陥凹部，大腿骨外側上顆の後上縁．
GB34	陽陵泉（ようりょうせん）	（胆経の合土穴，八会穴の筋会，胆の下合穴）下腿外側，腓骨頭前下方の陥凹部．
GB35	陽交（よう こう）	（陽維脈の郄穴）下腿外側，腓骨の後方，外果尖の上方7寸．
GB36	外丘（がい きゅう）	（胆経の郄穴）下腿外側，腓骨の前方，外果尖の上方7寸．
GB37	光明（こう めい）	（胆経の絡穴）下腿外側，腓骨の前方，外果尖の上方5寸．
GB38	陽輔（よう ほ）	（胆経の経火穴）下腿外側，腓骨の前方，外果尖の上方4寸．
GB39	懸鍾（けん しょう）	（別名：絶骨・八会穴の髄会）下腿外側，腓骨の前方，外果尖の上方3寸．

四 足部(5穴)

GB40	丘墟（きゅう きょ）	（胆の原穴）足関節前外側，長指伸筋腱外側の陥凹部，外果尖の前下方．
GB41	足臨泣（あしりんきゅう）	（胆経の兪木穴，八脈交会穴）足背，第4・第5中足骨底接合部の遠位，第5指の長指伸筋腱外側の陥凹部．
GB42	地五会（ち ご え）	足背，第4・第5中足骨間，第4中足指節関節近位の陥凹部．
GB43	侠渓（きょう けい）	（胆経の栄水穴）足背，第4・第5指間，みずかきの近位，赤白肉際．
GB44	足竅陰（あしきょういん）	（胆経の井金穴）足の第4指，末節骨外側，爪甲角の近位外方1分（指寸），爪甲外側縁の垂線と爪甲基底部の水平線との交点．

取穴の技

① 腓骨小頭の前下際に**陽陵泉**を取る．
　風市は大腿外側の中線上，膝窩横紋の上10寸に取るが，臨床上，直立し，手を自然に下垂している体位で，その中指が大腿外側にあたるところに取る．
　中瀆は**風市**の下方3寸，膝窩横紋の上方7寸に取る．**膝陽関**は，大腿骨外側上顆の後上際に取る．

② 外果尖の前下方の陥凹部に**丘墟**を取る．
　陽交は外果尖から**陽陵泉**に向かい7寸，腓骨の後方に取る．
　腓骨の前方，外果尖から**陽陵泉**に向かい**外丘**は7寸，**光明**は5寸，**陽輔**は4寸，**懸鍾（絶骨）**は3寸に取る．

③ **足臨泣**は第4，5中足骨底の間に取る．**侠渓**は第4中足指節関節の遠位部，**地五会**はその近位部に取る．**足竅陰**は第4指爪甲根部，その外側の角を去ること1分に取る．

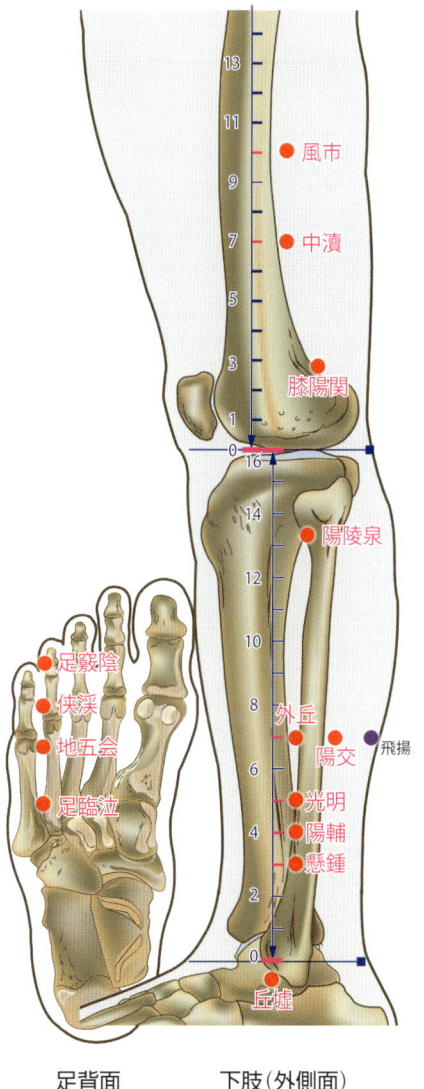

足背面　　下肢(外側面)

経穴春秋

風市　風邪が侵しやすい部位で，下肢麻痺，半身不随という中風の証に効くので，名づけられた．

中瀆　腸脛靱帯と大腿二頭筋との間にできる溝を，狭い排水路「瀆」にたとえる．

陽陵泉　「陽」は外側で，「陵」は腓骨頭を指す．その前下方の陥凹部を「泉」にイメージする．

陽交　足少陽と陽維脈の交会穴であることに由来．

外丘　この部位の筋肉は「丘」のように隆起することを意味する．

光明　絡穴で，肝経に絡む．肝は目に開竅し，肝胆の火による眼疾患に効くので，名づけられた．

陽輔　古代，腓骨を「外輔骨」ということに由来．

懸鍾　古代では，子どもがここに鐘のようなスズをぶらさげていたことから名づける．鐘は「鍾」．

丘墟　大きな丘を「墟」という．外果をそれにたとえる．

足竅陰　頭竅陰と足臨泣，足竅陰と頭臨泣は上下に呼応している．

4. 手足厥陰・少陽経脈

9 — 足の少陽胆経の経穴の主治（1）

　足の少陽胆経は，体内では胆の腑に属し，肝の臓に絡む．体表では，顔面，側頭部，体幹の側面，下肢外側の後縁を走り，足の第4指外側に至る．その流注により，**側頭部，眼や耳の疾患，胸脇部（体幹側面），下肢外側の知覚・運動障害，及び胆嚢疾患**の治療に用いられる．

　足の少陽経は，古典では「半表半裏を主る」といわれ，側頭部，体幹側部の症状によく用いられる．

経穴名称	部位	主治	特殊な主治	刺法	備考
瞳子髎	顔面部	眼の諸疾患，頭痛		横刺0.3 – 0.5寸	
聴会		耳の疾患，歯痛，顔面神経麻痺		直刺0.5 – 1寸	開口に刺入
上関		顔面神経麻痺，三叉神経痛，顔面筋痙攣，鼻炎，歯痛，頭痛	三叉神経痛の常用穴	直刺0.3 – 0.6寸	
頷厭	側頭部	片頭痛，めまい，耳鳴		横刺0.3 – 0.5寸	
懸顱		片頭痛，めまい，耳鳴，目赤・腫脹		横刺0.5 – 0.8寸	
懸釐		片頭痛，めまい，耳鳴，目赤・腫脹		横刺0.5 – 0.8寸	
曲鬢		頭痛，歯痛，顎関節障害，構音障害		横刺0.5 – 1寸	
率谷		片頭痛，めまい，耳鳴，目赤・腫脹	偏頭痛の常用穴	横刺0.5 – 0.8寸	
天衝		頭痛，歯痛，精神病		横刺0.5 – 0.8寸	
浮白		頭痛，耳鳴，めまい		横刺0.5 – 0.8寸	
頭竅陰		頭痛，耳鳴，めまい		横刺0.5 – 0.8寸	
完骨		頭痛，頸部筋肉痛，顔面神経麻痺，肩こり	顔面神経麻痺の常用穴	斜刺0.5 – 0.8寸	
本神		頭痛，めまい，不眠，精神病	鎮静安神作用	横刺0.5 – 0.8寸	
陽白		頭痛，眼の疾患，三叉神経痛，顔面神経麻痺		横刺0.3 – 0.5寸	
頭臨泣		頭痛，眼の疾患，鼻の疾患		横刺0.3 – 0.5寸	
目窓		頭痛，眼の疾患，鼻の疾患		横刺0.3 – 0.5寸	
正営		頭痛，めまい，歯痛		横刺0.3 – 0.5寸	
承霊		頭痛，めまい，鼻の疾患		横刺0.3 – 0.5寸	
脳空		頭痛，めまい，頸部筋肉痛，精神病		横刺0.3 – 0.5寸	
風池		頭痛，めまい，眼・鼻の疾患，耳鳴，頸部筋肉痛，感冒，発熱，片麻痺，肩こり，背部痛	体表防御作用	鼻先に向かい直刺0.5 – 1寸	延髄の誤刺に要注意
肩井	体幹の側部	後頭部痛，頸腕障害，肩こり，背部痛	肩こりの常用穴	直刺0.5 – 0.8寸	誤刺による気胸に要注意
淵腋		胸脇苦満，肋間神経痛		斜刺0.3 – 0.5寸	誤刺による気胸に要注意
輒筋		胸脇苦満，肋間神経痛		斜刺0.3 – 0.5寸	誤刺による気胸に要注意
日月		胸脇苦満，肋間神経痛，嘔吐，ゲップ，黄疸		斜刺0.3 – 0.5寸	
京門		小便不利，水腫，肋間痛，腹脹，腸鳴，下痢	腎経の募穴	直刺0.3 – 0.5寸	腎臓の誤刺に要注意
帯脈		婦人病，帯状疱疹，腹痛，腰肋痛，疝気		直刺0.5 – 1寸	
五枢		婦人病，帯状疱疹，腹痛，腰肋痛，疝気		直刺0.5 – 1寸	
維道		婦人病，帯状疱疹，腹痛，腰肋痛，疝気		直刺0.5 – 1寸	
居髎		腰腿痛，片麻痺		直刺0.5 – 1寸	
環跳		坐骨神経痛，殿痛，片麻痺，下肢の知覚・運動障害		直刺2 – 3寸	
風市	大腿部	片麻痺，下肢の知覚・運動障害	アレルギー体質改善	直刺1 – 2寸	
中瀆		片麻痺，下肢の知覚・運動障害		直刺1 – 1.5寸	
膝陽関		膝関節障害，下腿の知覚・運動障害		直刺0.5 – 1寸	
陽陵泉	下腿部	片麻痺，膝関節障害，下腿の知覚・運動障害	八会穴の筋会	直刺1 – 1.5寸	合土穴
陽交		片麻痺，膝痛，下腿の軟弱無力，胸脇苦満		直刺1 – 1.5寸	

4. 手足厥陰・少陽経脈

9 — 足の少陽胆経の経穴の主治(2)

経穴名称	部位	主治	特殊な主治	刺法	備考
外丘	下腿部	頸部筋肉痛，胸脇苦満，下腿の外側痛		直刺1－1.5寸	郄穴
光明	下腿部	膝痛，下腿の知覚・運動障害，眼の疾患		直刺1－1.5寸	絡穴
陽輔	下腿部	片頭痛，眼の疾患，片麻痺，下腿の外側痛		直刺0.8－1寸	経火穴
懸鍾	下腿部	片麻痺，下腿の外側痛，胸脇苦満	八会穴の髄会	直刺0.8－1寸	
丘墟	足部	頸項痛，下腿の軟弱無力，外果腫脹・疼痛		直刺0.5－0.8寸	原穴
足臨泣	足部	足背痛，眼の疾患，めまい		直刺0.3－0.5寸	兪木穴
地五会	足部	足背痛，頭痛，目赤，耳鳴，めまい		直刺0.3－0.5寸	
俠渓	足部	足背痛，頭痛，目赤，耳鳴，めまい		直刺0.3－0.5寸	栄水穴
足竅陰	足部	片頭痛，目赤，耳鳴，めまい，不眠，発熱		斜刺0.1寸	井金穴

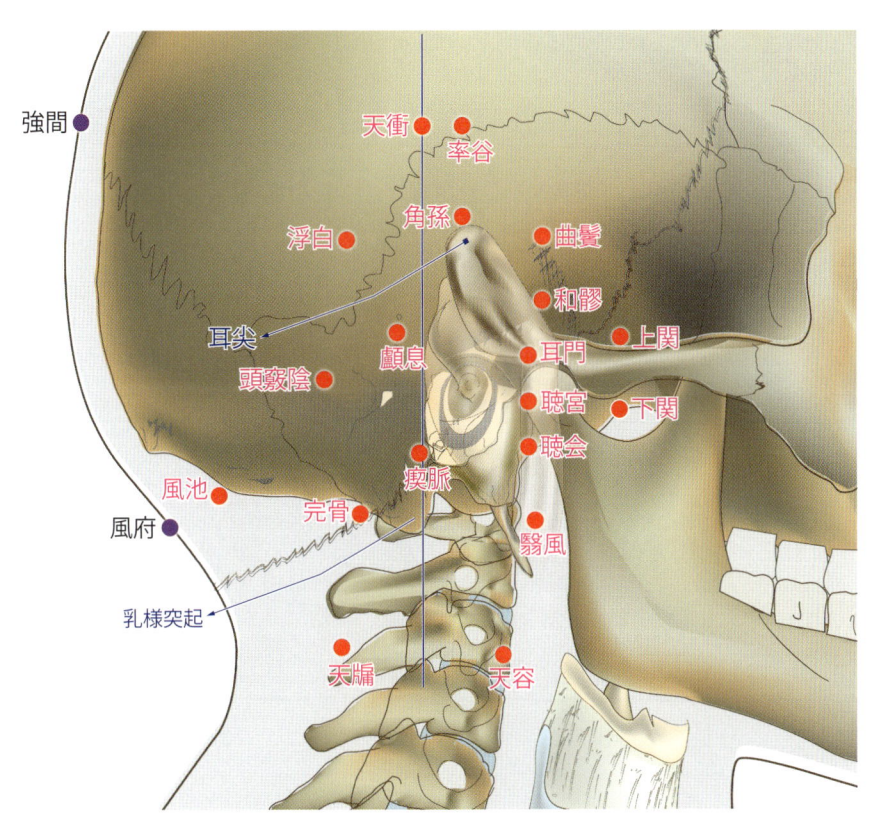

耳周辺（外側面）

経穴 春秋

肩井　肩の上から欠盆をのぞむと井戸がイメージできるであろう．

淵腋　腋窩の下に深く隠れることを示す．

輒筋　「輒」とは馬車等の両側の板「手すり」を指す．側胸部の肋骨弓をそれにたとえる．

日月　日，月を合わせて「明」という字となり，胆の募穴で，その特徴を表した．胆は中正の官，決断はこより出づ．

京門　腎の募穴．「京」は「みやこ」の意味で，その重要性を示した．

帯脈　足少陽経と奇経八脈の帯脈はここで合流することに由来．婦人のこしけ等の疾患の治療ができる．

五枢　胆経の京門，帯脈，五枢，維道，居髎の5経穴のうち，中央にあることから五枢と名づけられた．

居髎　「居」はしゃがむ意味で，しゃがんだ状態で，取穴しやすい．

環跳　股関節は「跳ぶ」などの運動に関する「軸」であることを明快に示した．

経穴部位 →84ページ

4. 手足厥陰・少陽経脈
10 ― 足の厥陰肝経の流注 (LR, 14穴) (1)

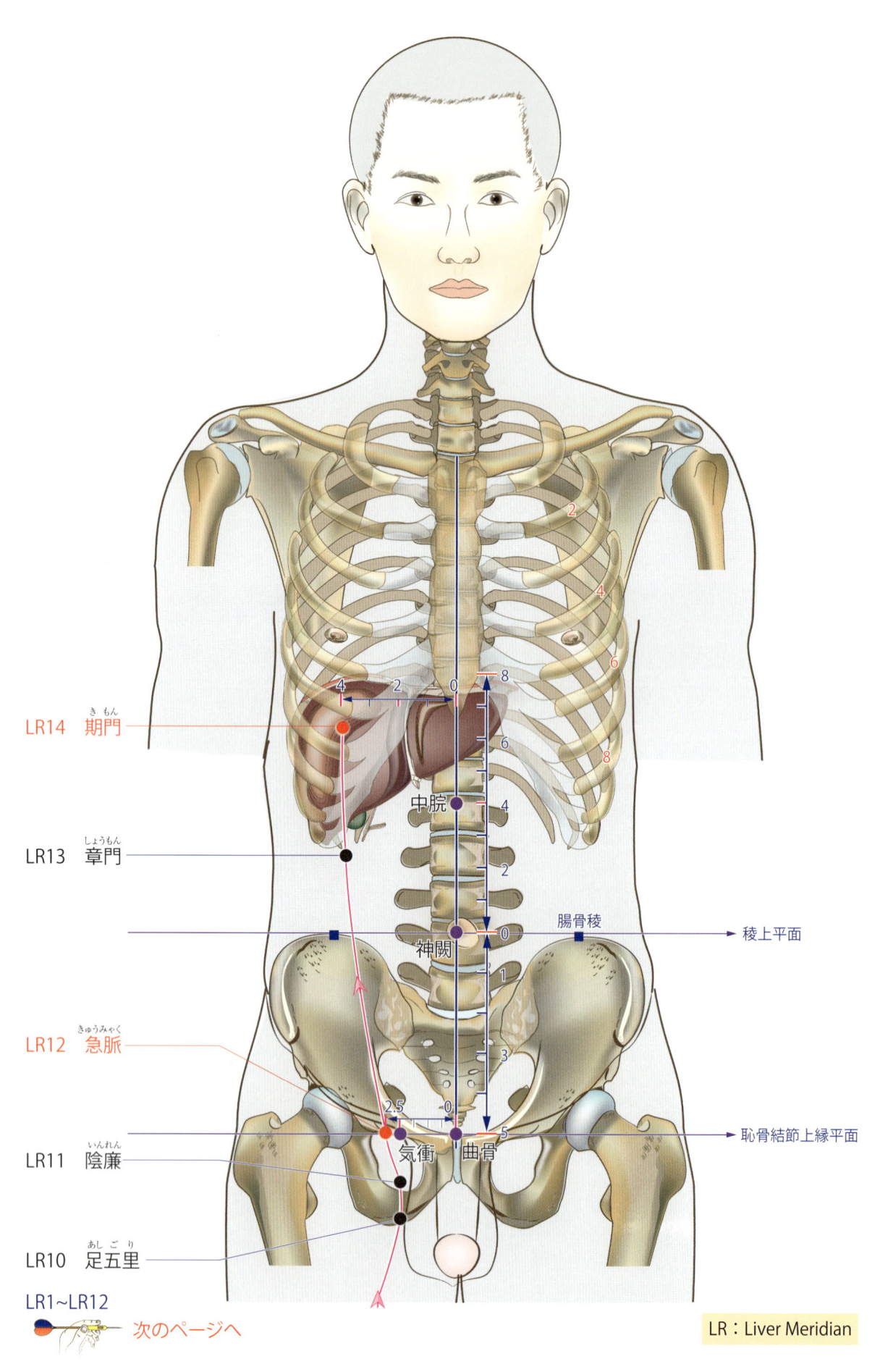

LR14 期門（きもん）
LR13 章門（しょうもん）
中脘
腸骨稜
神闕
稜上平面
LR12 急脈（きゅうみゃく）
LR11 陰廉（いんれん）
気衝　曲骨
恥骨結節上縁平面
LR10 足五里（あしごり）

LR1〜LR12
次のページへ

LR：Liver Meridian

4. 手足厥陰・少陽経脈

10 — 足の厥陰肝経の流注 (LR, 14穴) (2)

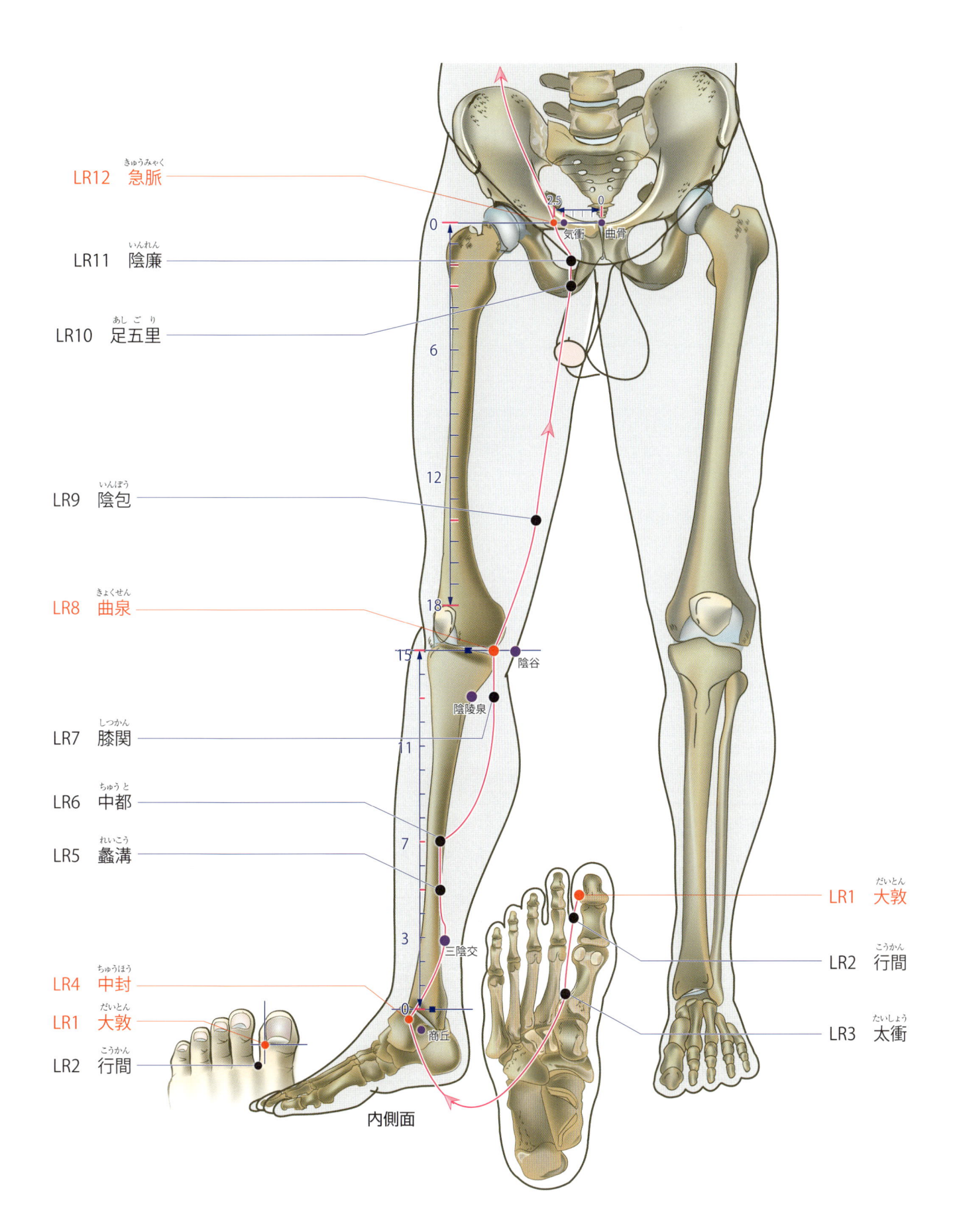

第2章 ▶ 十四経脈の経穴

LR12	急脈 (きゅうみゃく)
LR11	陰廉 (いんれん)
LR10	足五里 (あしごり)
LR9	陰包 (いんぽう)
LR8	曲泉 (きょくせん)
LR7	膝関 (しつかん)
LR6	中都 (ちゅうと)
LR5	蠡溝 (れいこう)
LR4	中封 (ちゅうほう)
LR1	大敦 (だいとん)
LR2	行間 (こうかん)
LR1	大敦 (だいとん)
LR2	行間 (こうかん)
LR3	太衝 (たいしょう)

内側面

89

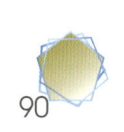

4. 手足厥陰・少陽経脈
11─足の厥陰肝経の経穴部位・取穴の技

経穴部位

一 足部（4穴）

LR1	大敦 (だいとん)	（肝経の井木穴）足の第1指、末節骨外側、爪甲角の近位外側1分（指寸）、爪甲外側の垂線と爪甲基底部の水平線との交点.
LR2	行間 (こうかん)	（肝経の栄火穴）足背、第1・第2指間、みずかきの近位、赤白肉際.
LR3	太衝 (たいしょう)	（肝の原穴、肝経の兪土穴）足背、第1・第2中足骨間、中足骨底接合部遠位の陥凹部、足背動脈拍動部.
LR4	中封 (ちゅうほう)	（肝経の経金穴）足関節前内側、前脛骨筋腱内側の陥凹部、内果尖の前方.

二 下肢部（8穴）

LR5	蠡溝 (れいこう)	（肝経の絡穴）下腿前内側、脛骨内側面の中央、内果尖の上方5寸.
LR6	中都 (ちゅうと)	（肝経の郄穴）下腿前内側、脛骨内側面の中央、内果尖の上方7寸.
LR7	膝関 (しつかん)	下腿脛骨面、脛骨内側顆の下方、陰陵泉の後方1寸.
LR8	曲泉 (きょくせん)	（肝経の合水穴）膝内側、半腱・半膜様筋腱内側の陥凹部、膝窩横紋の内側端.
LR9	陰包 (いんぽう)	大腿部内側、薄筋と縫工筋の間、膝蓋骨底の上方4寸.
LR10	足五里 (あしごり)	大腿部内側、気衝の下方3寸、動脈拍動部.
LR11	陰廉 (いんれん)	大腿部内側、気衝の下方2寸.
LR12	急脈 (きゅうみゃく)	鼠径部、恥骨結合上縁と同じ高さ、前正中線の外方2寸5分.

三 腹部（2穴）

LR13	章門 (しょうもん)	（脾の募穴、八会穴の臓会）側腹部、第11肋骨端下縁.
LR14	期門 (きもん)	（肝の募穴）前胸部、第6肋間、前正中線の外方4寸.

取穴の技

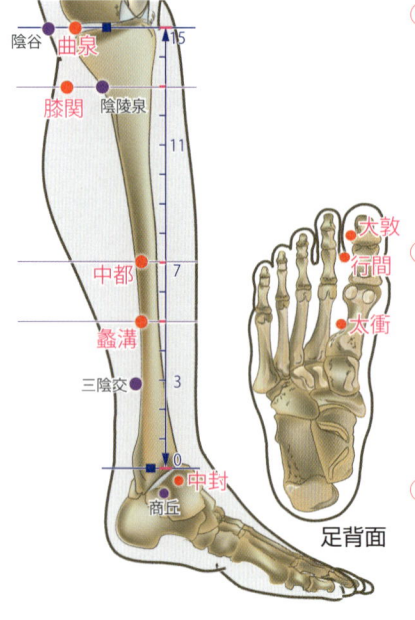

① 足を背屈させ、前脛骨筋腱を確認する. その外側の陥凹部に解渓を、内側の陥凹部に中封を取る. 中封と商丘の位置関係は、内果尖の前下方に商丘、その前方は中封である（解渓と商丘との間にある）.

② 大敦は足の第1指爪甲根部、その外側の角を去ること1分に取る. 行間は足の第1、第2指の間、みずかきの近位、赤白肉際に取る.

太衝は足の第1、2中足骨底接合部間の遠位陥凹部に取る.

③ 膝を屈曲し、膝窩横紋の内側で、半腱様筋腱と半膜様筋腱の内側に曲泉を取る. 内果尖上、脛骨内側面の中央、蠡溝は5寸、中都は7寸に取る.

④ 膝関は曲泉の下方、陰陵泉の後方1寸に取る. 膝を屈曲し、大腿内側、膝蓋骨底の上方4寸に陰包を取る.

⑤ 前正中線の外方2寸、鼠径溝の上に気衝を確認し、その直下3寸に足五里を、2寸に陰廉を取る. 急脈は気衝の後下方、前正中線の外方2寸5分、鼠径溝の動脈拍動部に取る.

⑥ 章門は第11肋骨端の下方に取る. 期門は前正中線の外方4寸、第6肋骨間に取る.

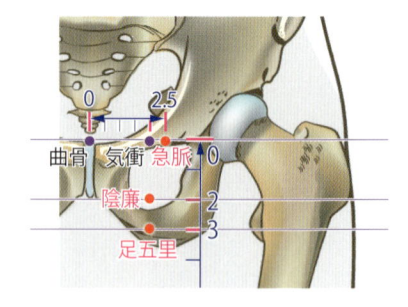

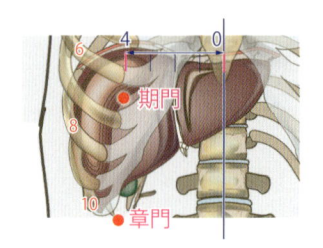

経穴春秋

大敦　「敦」とは大きい、ぶ厚いことを指す. 足の母指の形をそれにたとえた.

行間　足の母指と示指の間にあることから、名づけられた.

太衝　古代、足背動脈を太衝脈という. 胃経の衝陽と同じ、動脈の拍動を触診でき、気血が盛んで「太く衝動する」ことを強調した.

蠡溝　「蠡溝」とは虫が木を食って残した細長い溝を指す. 脛骨を木にたとえ、触るとそのような感じが得られる.

膝関　膝の関節部にあるので、名づけられた.

曲泉　合水穴で、気血はここで泉のように集まる.

章門　一曲が終了することを「一章」という. 十二経脈の流注はここに来て、いよいよ終盤に入る.

期門　「期」とは周期のことを意味する. 一年十二カ月三百六十日を一周期とし、十二経脈三百六十一経穴の気血流注もここで終わり、新たに始まる.

4. 手足厥陰・少陽経脈

12 — 足の厥陰肝経の経穴の主治

　足の厥陰肝経は，体内では肝の臓に属し，胆の腑に絡む．体表では，足背内側，下肢内側の真ん中，腹部の側面を走り，肋骨弓のあたりに至る．その流注により，**足背，下肢内側の知覚・運動障害及び生殖器系，婦人科疾患**の治療に用いられる．

経穴名称	部位	主　治	特殊な主治	刺　法	備考
大　敦	足部	疝気，遺尿，婦人病（生理不順，生理痛，子宮脱出等）	救急穴，鎮静安神作用	斜刺0.1寸	井木穴
行　間	足部	頭痛，めまい，目赤，胸脇苦満，小便不利，尿路痛，婦人病，片麻痺	鎮静止痛作用	直刺0.5－0.8寸	栄火穴
太　衝	足部	頭痛，のぼせ，めまい，不眠症，胸脇苦満，生理不順，生理痛，足背痛，片麻痺	鎮静止痛降圧作用	直刺0.5－0.8寸	原穴，兪土穴
中　封	足部	内果腫痛，足関節障害，泌尿・生殖器系の障害，婦人病，神経衰弱，腹痛		直刺0.5－0.8寸	経金穴
蠡　溝	下腿部	婦人病，泌尿・生殖器系の障害，下腿内側の知覚・運動障害		横刺0.5－0.8寸	絡穴
中　都	下腿部	婦人病，泌尿・生殖器系の障害，下腿内側の知覚・運動障害		横刺0.5－0.8寸	郄穴
膝　関	下腿部	膝関節内側の知覚・運動障害，下腿軟弱無力		直刺1－1.5寸	
曲　泉	下腿部	婦人病，泌尿・生殖器系の障害，盗汗，腹痛，膝関節内側・下腿内側の知覚・運動障害		直刺1－1.5寸	合水穴
陰　包	大腿部	婦人病，泌尿・生殖器系の障害		直刺1－1.5寸	
足五里	大腿部	婦人病，泌尿・生殖器系の障害，下腹痛		直刺1－1.5寸	
陰　廉	大腿部	婦人病，泌尿・生殖器系の障害，下腹痛		直刺1－1.5寸	
急　脈	大腿部	下腹痛，疝気，婦人病，泌尿・生殖器系の障害		直刺0.5－0.8寸	
章　門	腹部	腹痛，腹脹，腸鳴，下痢，胸脇苦満	八会穴の臓会	斜刺0.5－0.8寸	脾経の募穴
期　門	腹部	胸脇苦満，腹痛，腹脹，腸鳴，下痢	肝経の募穴	横刺0.5－0.8寸	誤刺による気胸に要注意

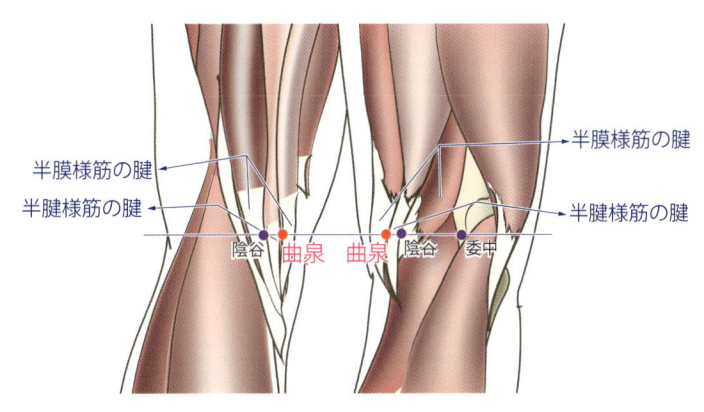

曲泉（後面）

第3章

経穴と局所解剖

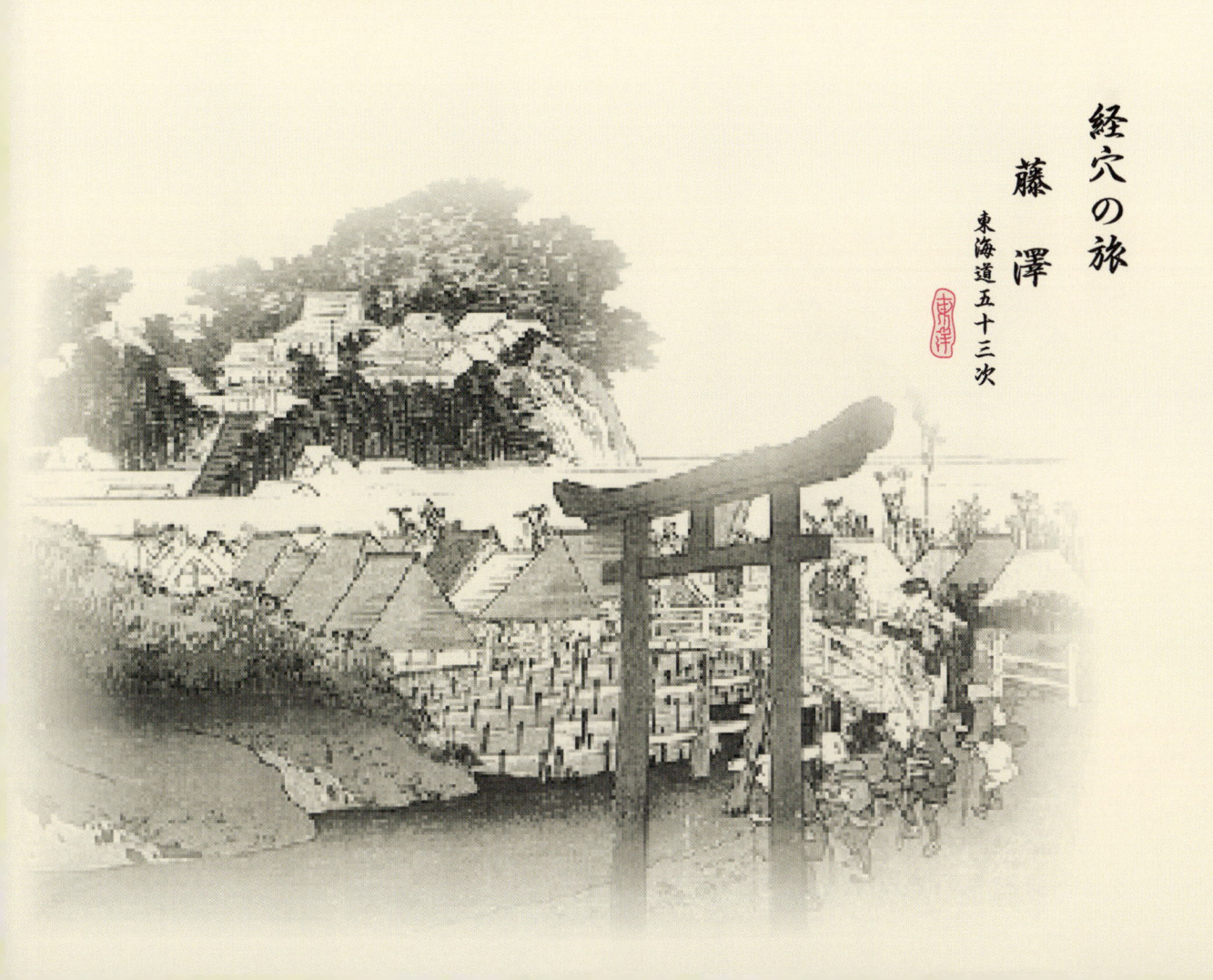

経穴の旅
藤澤
東海道五十三次

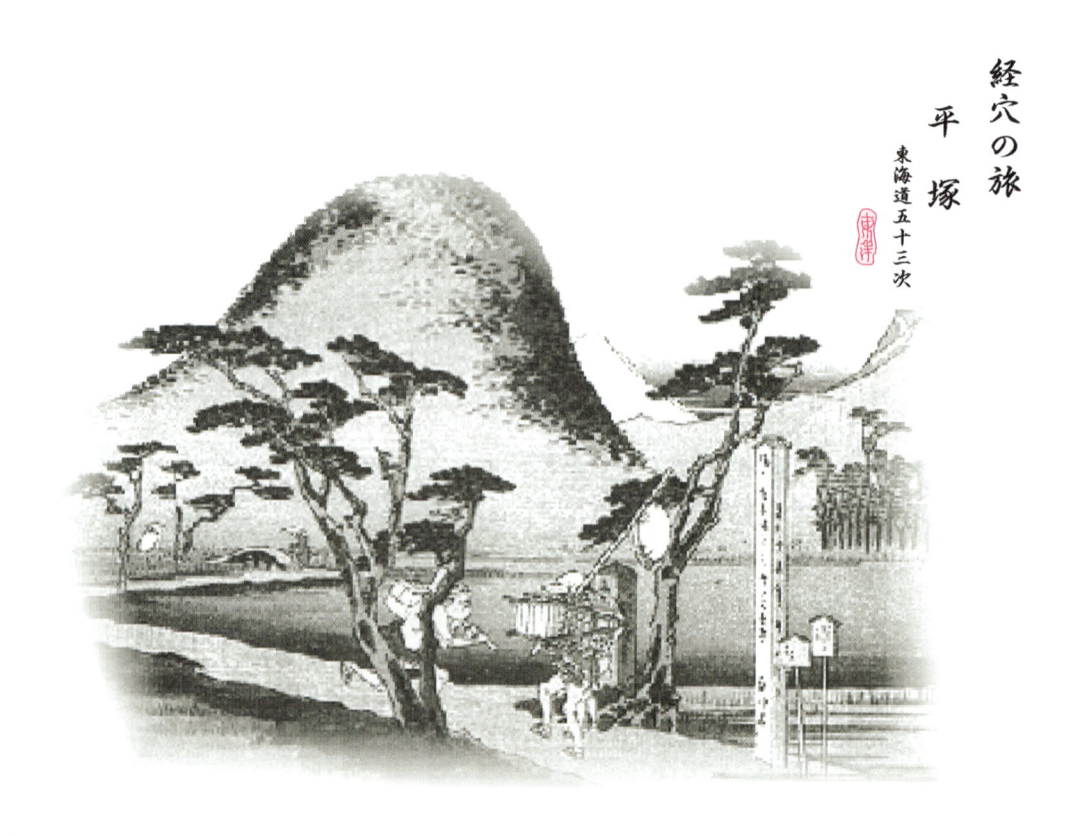

3-1

頭　部

経穴の旅
平　塚
東海道五十三次

1. 頭部

第3章 ▶ 経穴と局所解剖

1— 頭部前面の経穴と体表解剖

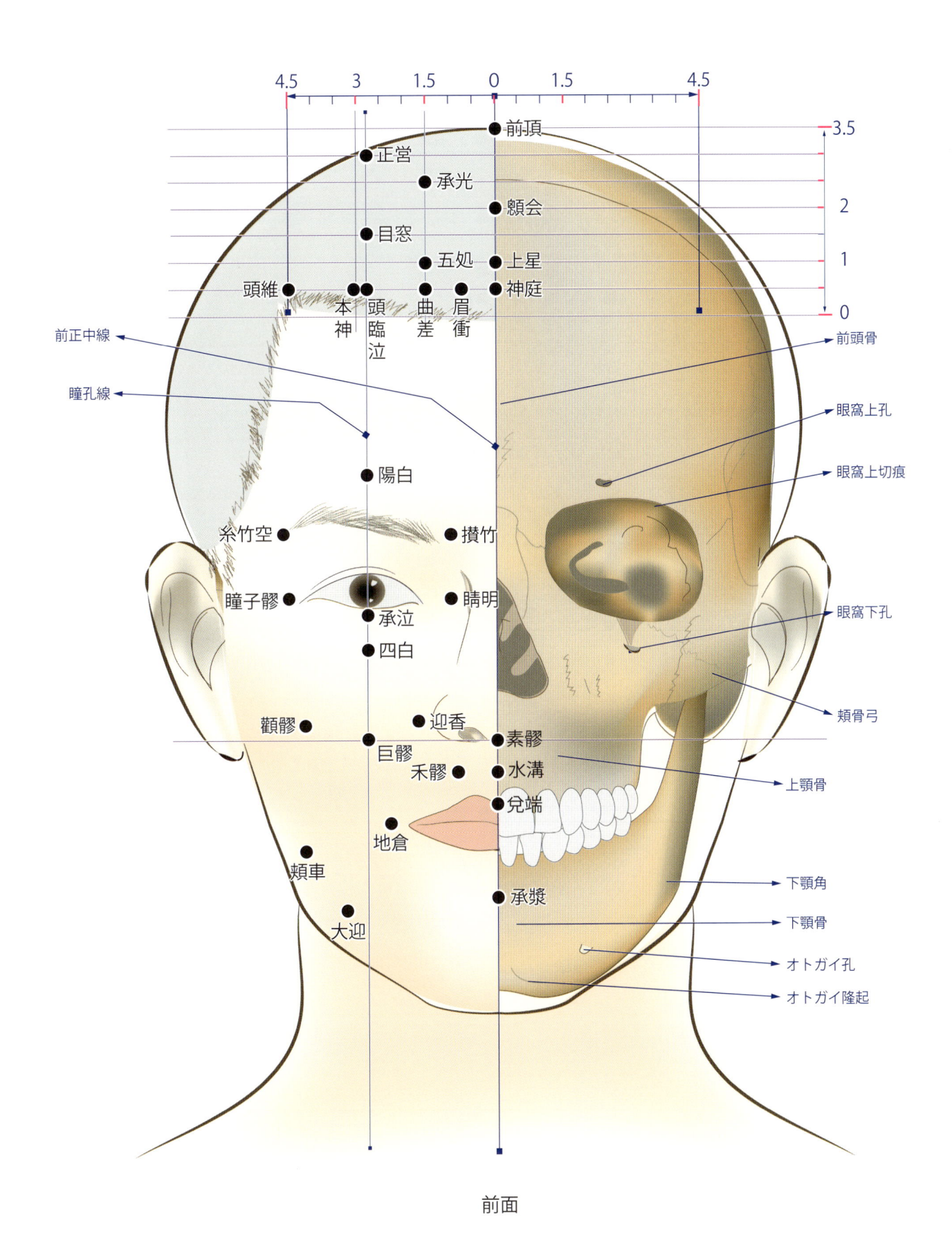

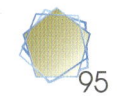

経穴: 前頂、正営、承光、顖会、目窓、五処、上星、神庭、頭維、本神、頭臨泣、曲差、眉衝、陽白、糸竹空、攢竹、瞳子髎、睛明、承泣、四白、顴髎、迎香、素髎、巨髎、禾髎、水溝、兌端、地倉、頬車、承漿、大迎

体表解剖: 前正中線、瞳孔線、前頭骨、眼窩上孔、眼窩上切痕、眼窩下孔、頬骨弓、上顎骨、下顎角、下顎骨、オトガイ孔、オトガイ隆起

目盛: 4.5　3　1.5　0　1.5　4.5 / 3.5　2　1　0

前面

1. 頭部

2 ― 頭部前面の経穴と筋肉

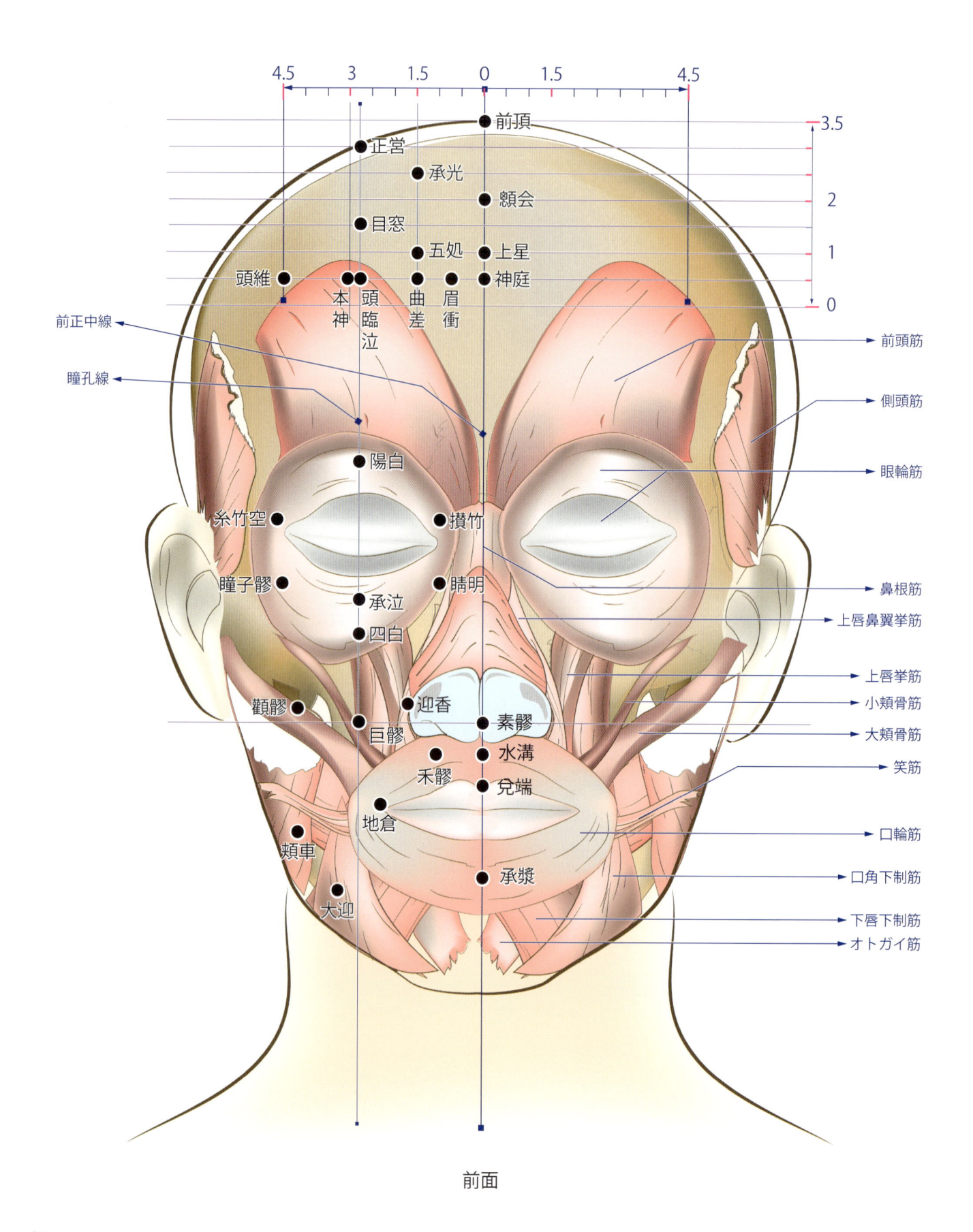

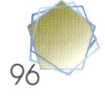

前面

1. 頭部

3 ── 頭部前面の経穴と動脈・静脈

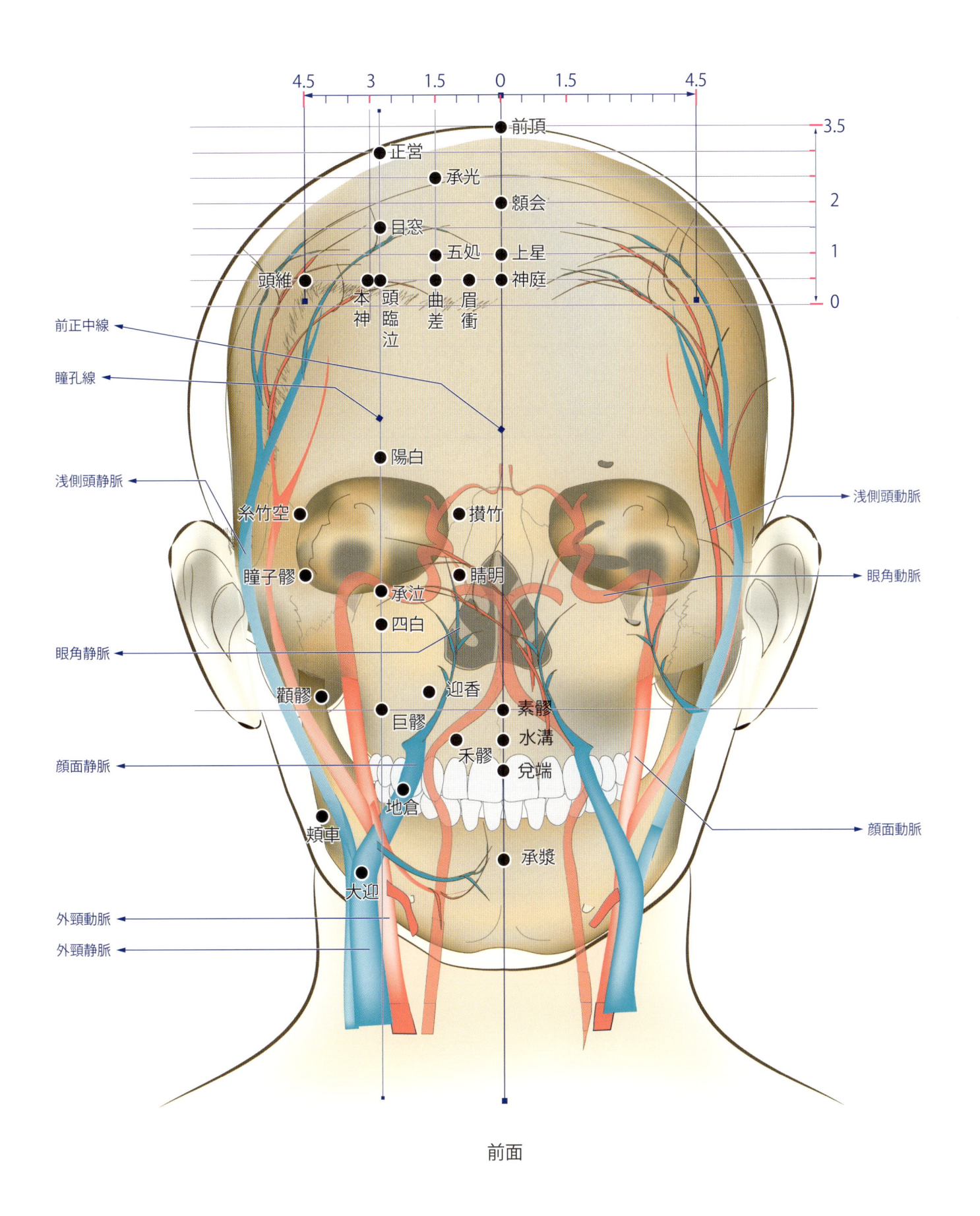

前面

第3章 ▶ 経穴と局所解剖

1. 頭部

4 ― 頭部後面の経穴と体表解剖

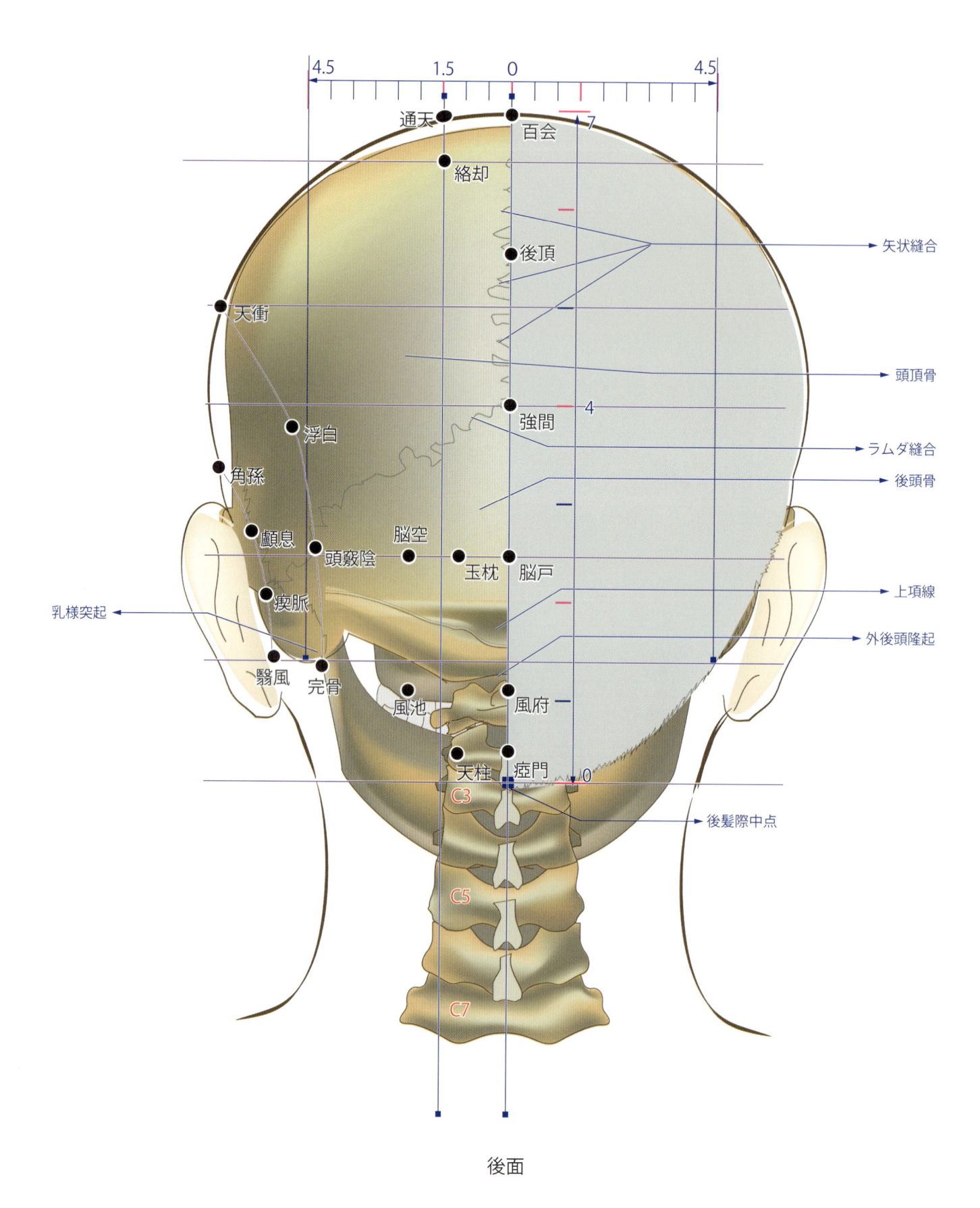

後面

経穴ラベル: 通天、百会、絡却、後頂、天衝、浮白、強間、角孫、顖息、頭竅陰、脳空、玉枕、脳戸、瘈脈、翳風、完骨、風池、風府、天柱、瘂門

解剖ラベル: 矢状縫合、頭頂骨、ラムダ縫合、後頭骨、上項線、外後頭隆起、後髪際中点、乳様突起

椎骨: C3、C5、C7

1. 頭部

第3章 ▶ 経穴と局所解剖

5 — 頭部後面の経穴と筋肉

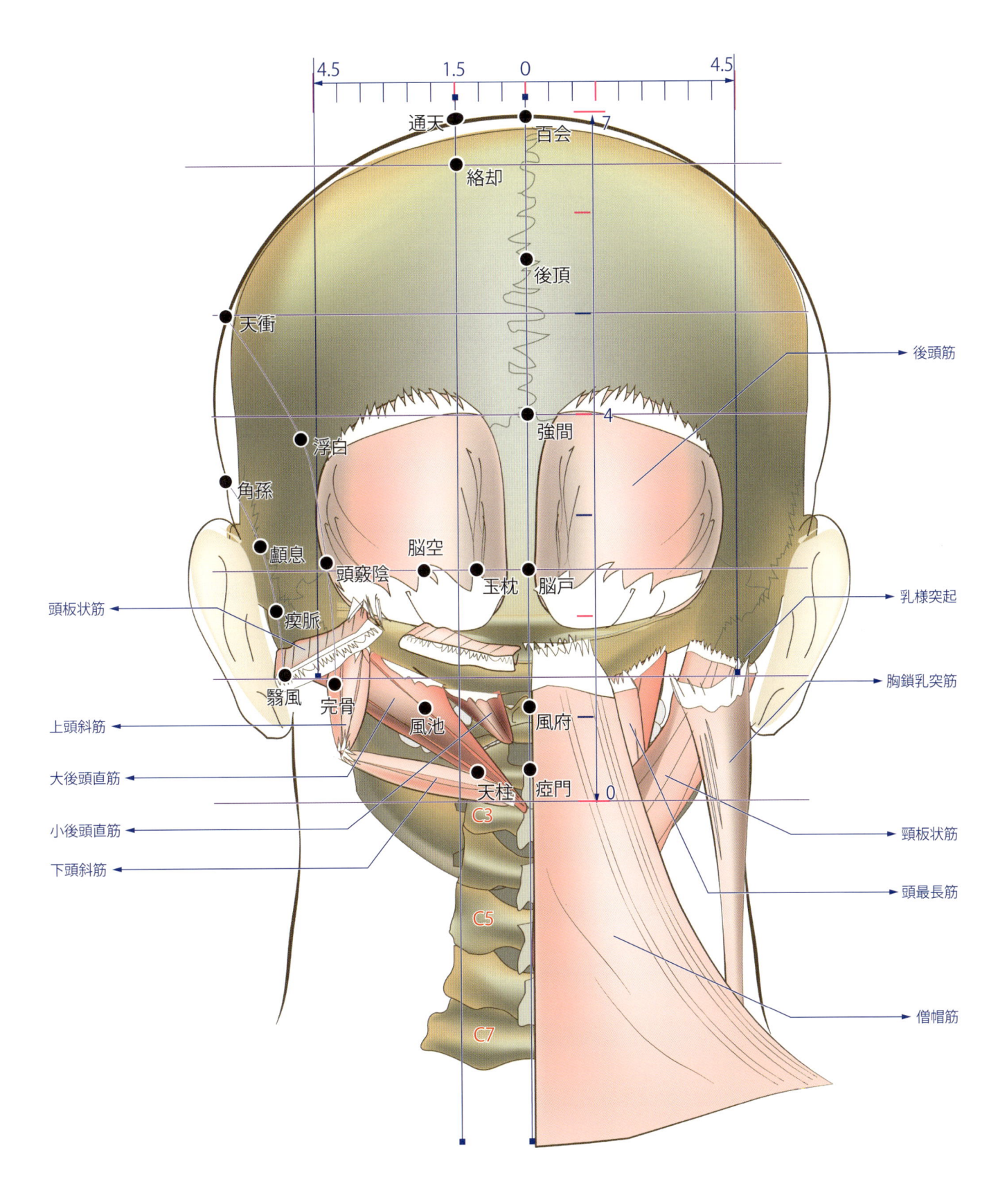

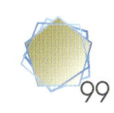

経穴: 通天、百会、絡却、後頂、天衝、強間、浮白、角孫、顱息、脳空、頭竅陰、玉枕、脳戸、瘈脈、翳風、完骨、風池、風府、天柱、瘂門

筋肉: 後頭筋、乳様突起、胸鎖乳突筋、頸板状筋、頭最長筋、僧帽筋、頭板状筋、上頭斜筋、大後頭直筋、小後頭直筋、下頭斜筋

後面

1. 頭　部

6—頭部側面の経穴と体表解剖(1)

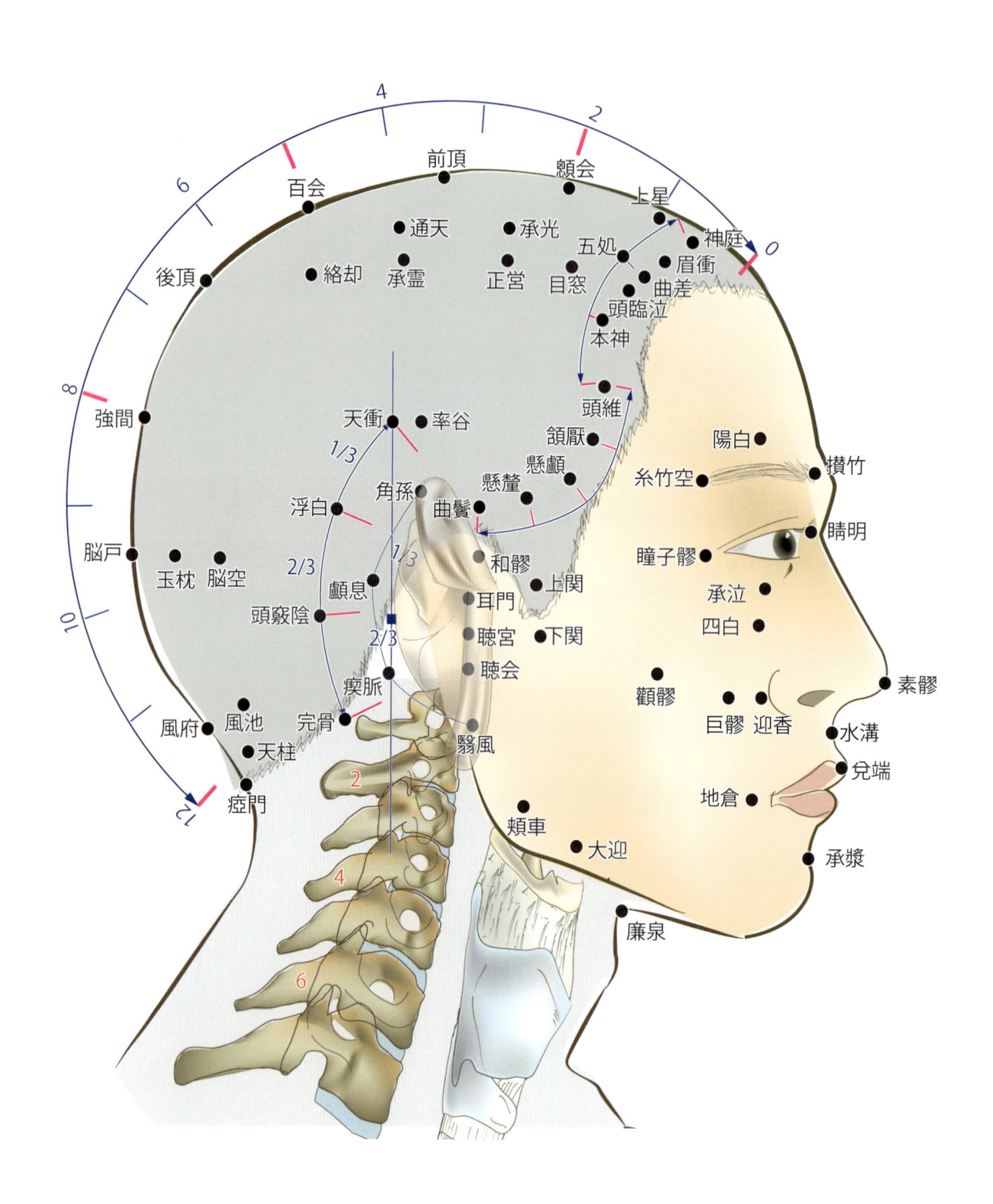

外側面

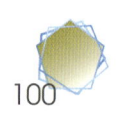

1. 頭部

6 ― 頭部側面の経穴と体表解剖 (2)

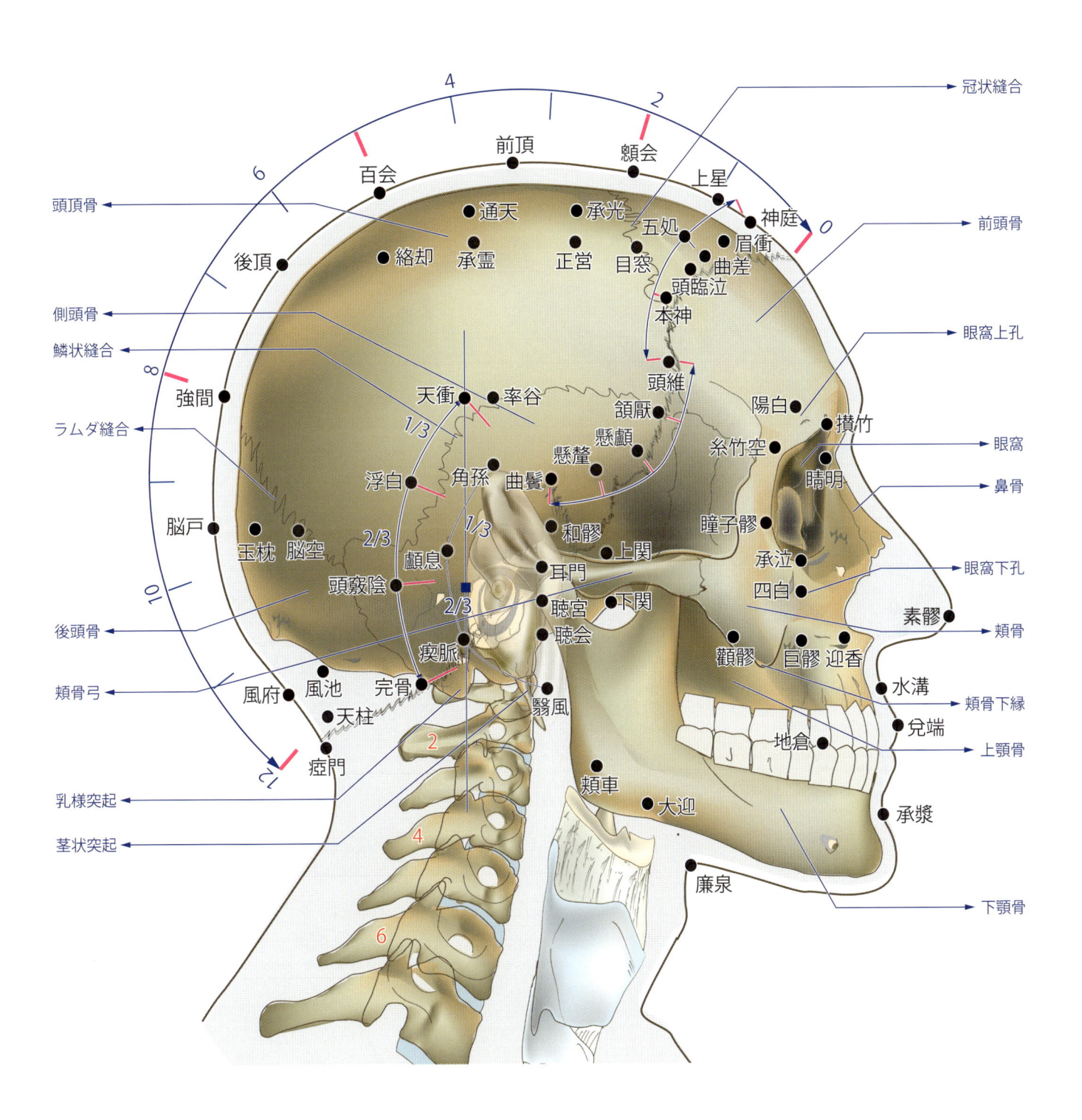

第3章 ▶ 経穴と局所解剖

外側面

1. 頭部

7 ─ 頭部側面の経穴と筋肉

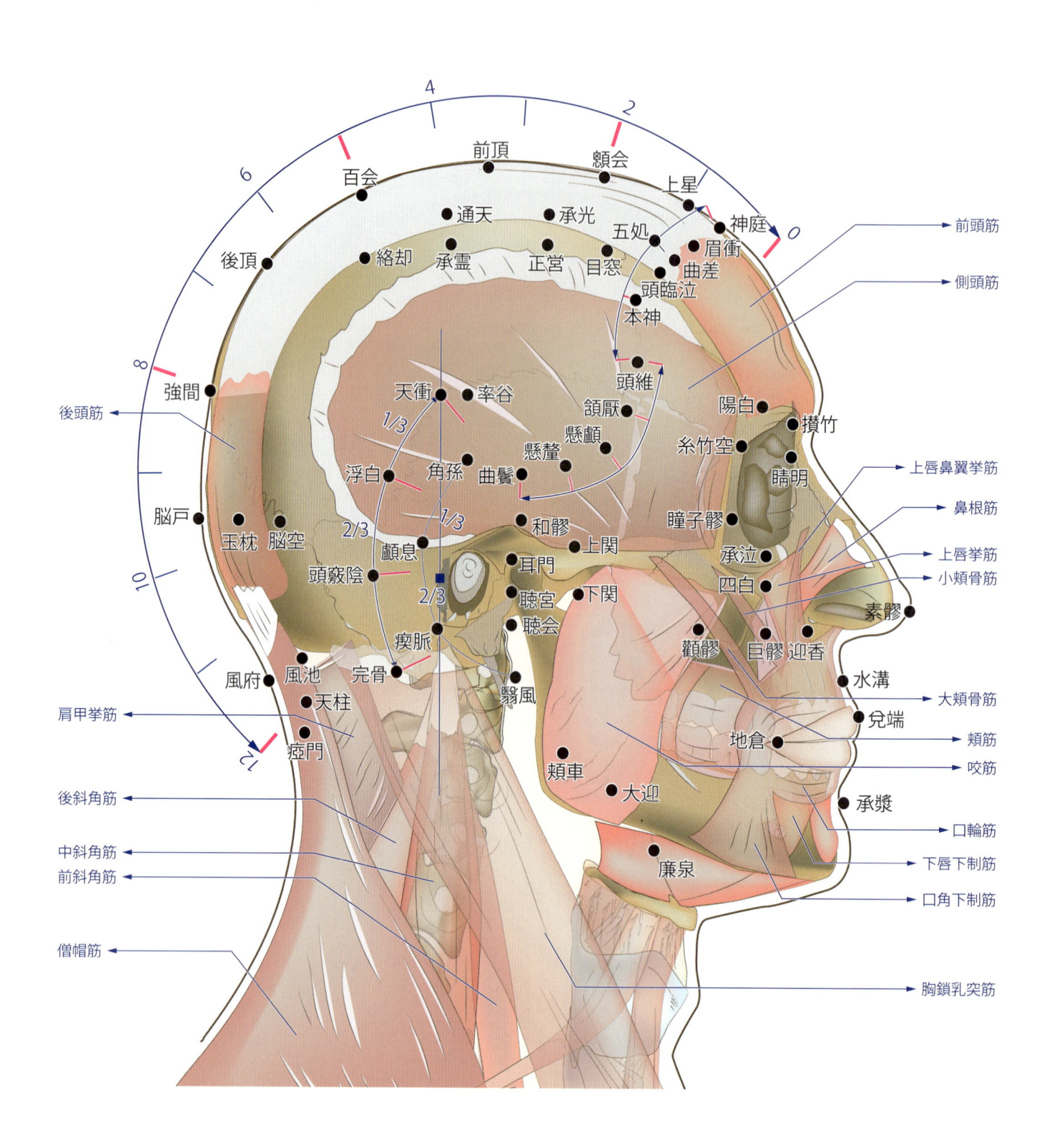

外側面

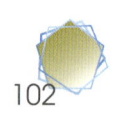

1. 頭部

8 ― 頭部側面の経穴と動脈

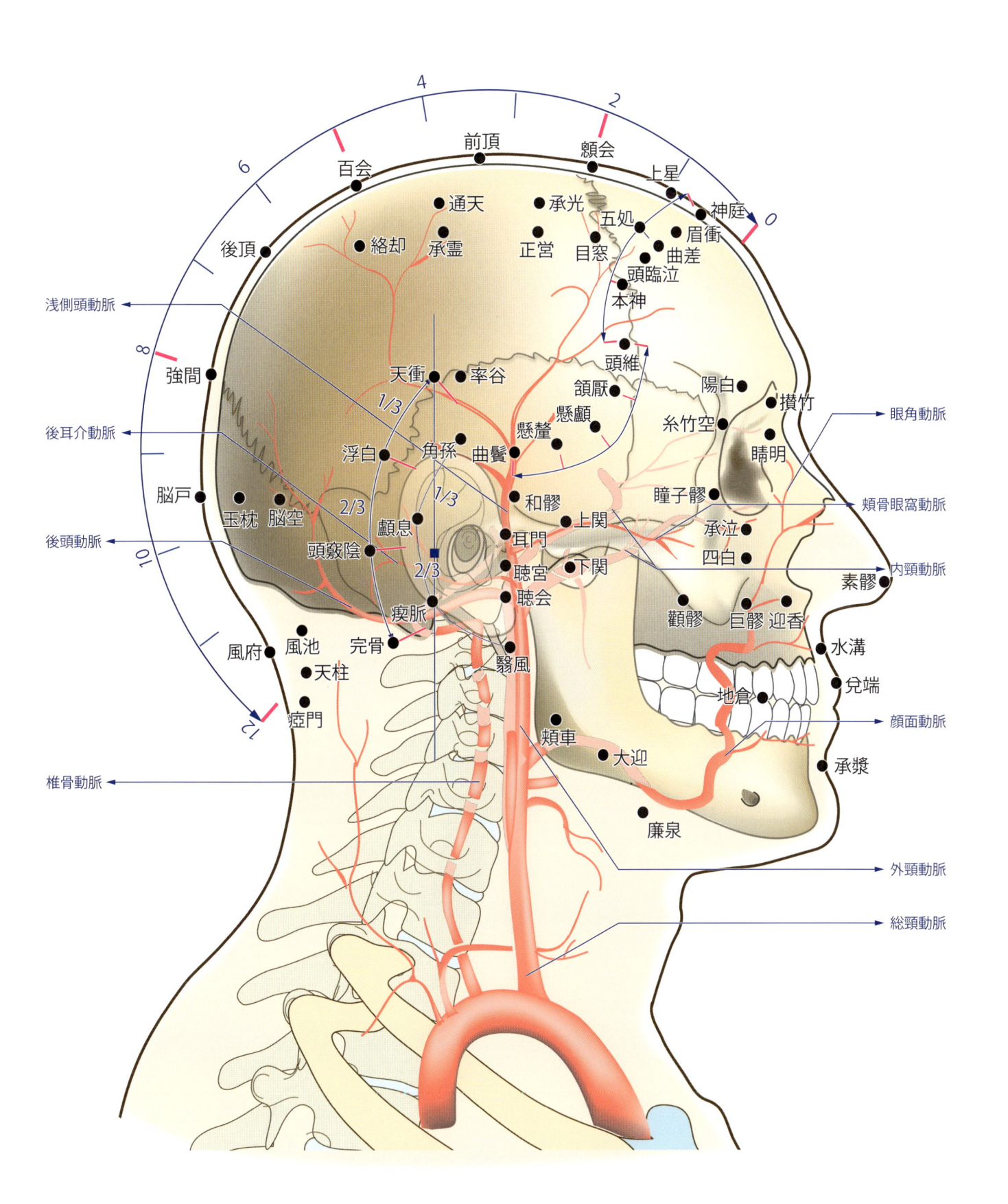

外側面

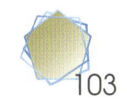

1. 頭部

9 — 頭部側面の経穴と静脈

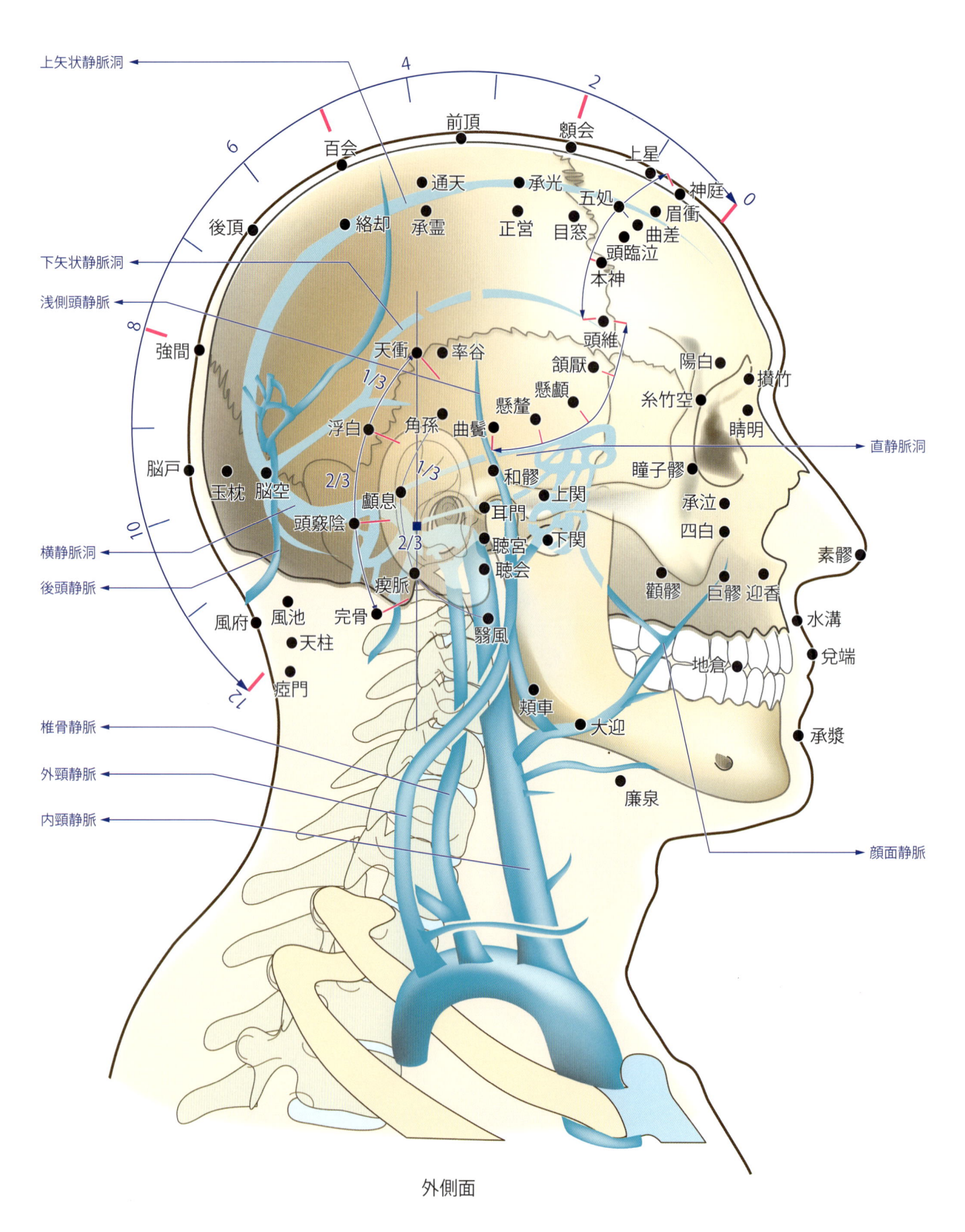

外側面

1. 頭部

第3章 ▶ 経穴と局所解剖

10 — 頭部の経穴と三叉神経

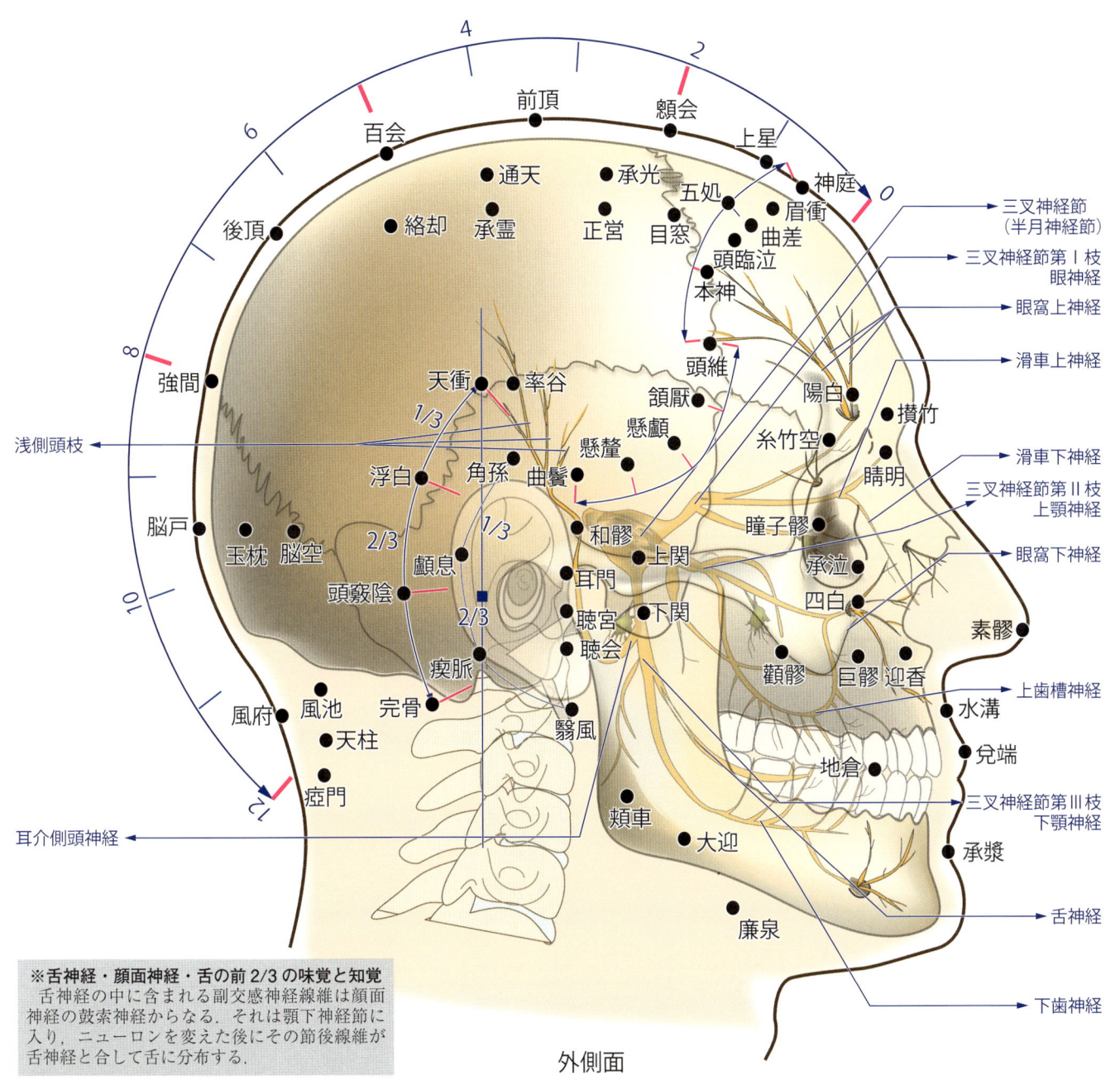

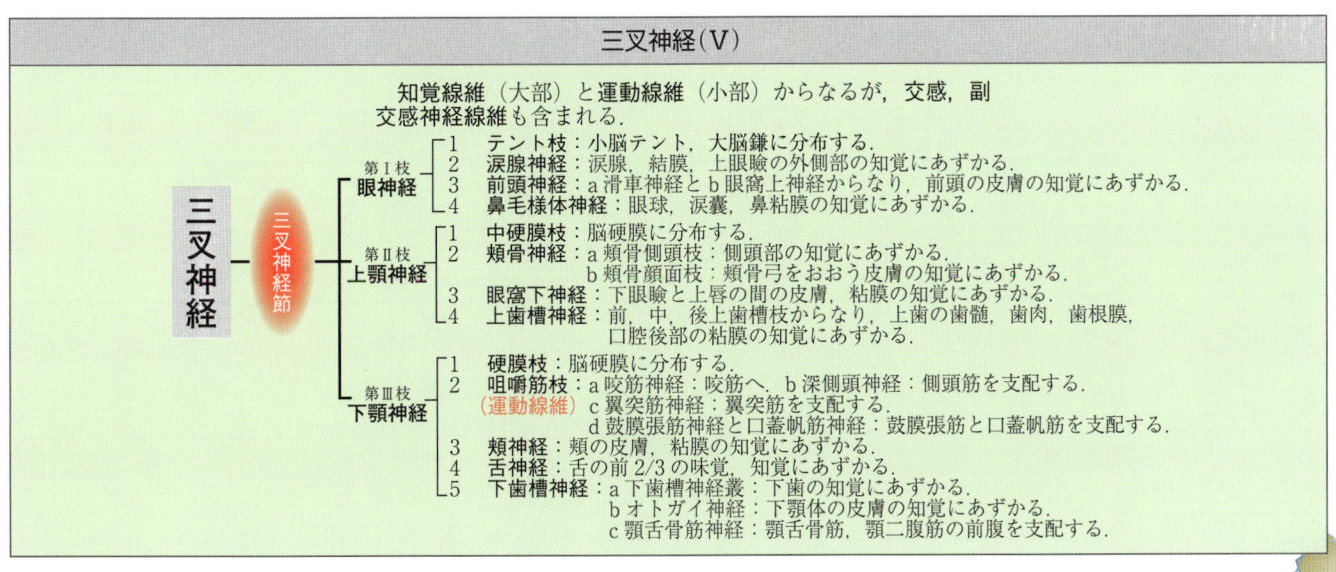

[頭部側面図 経穴と三叉神経の分布]

経穴：百会、前頂、顖会、上星、神庭、通天、承光、五処、眉衝、後頂、絡却、承霊、正営、目窓、曲差、頭臨泣、本神、強間、天衝、率谷、頷厭、頭維、陽白、攅竹、浅側頭枝、懸顱、糸竹空、睛明、脳戸、浮白、角孫、曲鬢、瞳子髎、玉枕、脳空、和髎、承泣、頭竅陰、顱息、上関、耳門、下関、四白、素髎、瘈脈、聴宮、聴会、顴髎、巨髎、迎香、風府、風池、天柱、完骨、翳風、水溝、兌端、瘂門、頰車、大迎、地倉、承漿、廉泉

神経：三叉神経節（半月神経節）、三叉神経節第Ⅰ枝 眼神経、眼窩上神経、滑車上神経、滑車下神経、三叉神経節第Ⅱ枝 上顎神経、眼窩下神経、上歯槽神経、三叉神経節第Ⅲ枝 下顎神経、耳介側頭神経、舌神経、下歯神経

外側面

※舌神経・顔面神経・舌の前2/3の味覚と知覚
舌神経の中に含まれる副交感神経線維は顔面神経の鼓索神経からなる．それは顎下神経節に入り，ニューロンを変えた後にその節後線維が舌神経と合して舌に分布する．

三叉神経（Ⅴ）

知覚線維（大部）と運動線維（小部）からなるが，交感，副交感神経線維も含まれる．

三叉神経 — 三叉神経節

第Ⅰ枝 眼神経
1　テント枝：小脳テント，大脳鎌に分布する．
2　涙腺神経：涙腺，結膜，上眼瞼の外側部の知覚にあずかる．
3　前頭神経：a 滑車神経と b 眼窩上神経からなり，前頭の皮膚の知覚にあずかる．
4　鼻毛様体神経：眼球，涙嚢，鼻粘膜の知覚にあずかる．

第Ⅱ枝 上顎神経
1　中硬膜枝：脳硬膜に分布する．
2　頰骨神経：a 頰骨側頭枝：側頭部の知覚にあずかる．
　　　　　　b 頰骨顔面枝：頰骨弓をおおう皮膚の知覚にあずかる．
3　眼窩下神経：下眼瞼と上唇の間の皮膚，粘膜の知覚にあずかる．
4　上歯槽神経：前，中，後上歯槽枝からなり，上歯の歯髄，歯肉，歯根膜，口腔後部の粘膜の知覚にあずかる．

第Ⅲ枝 下顎神経
1　硬膜枝：脳硬膜に分布する．
2　咀嚼筋枝：a 咬筋神経：咬筋へ．b 深側頭神経：側頭筋を支配する．
　（運動線維）c 翼突筋神経：翼突筋を支配する．
　　　　　　d 鼓膜張筋神経と口蓋帆筋神経：鼓膜張筋と口蓋帆筋を支配する．
3　頰神経：頰の皮膚，粘膜の知覚にあずかる．
4　舌神経：舌の前2/3の味覚，知覚にあずかる．
5　下歯槽神経：a 下歯槽神経叢：下歯の知覚にあずかる．
　　　　　　　b オトガイ神経：下顎体の皮膚の知覚にあずかる．
　　　　　　　c 顎舌骨筋神経：顎舌骨筋，顎二腹筋の前腹を支配する．

1. 頭部

11 ― 頭部の経穴と三叉神経の分布域(1)

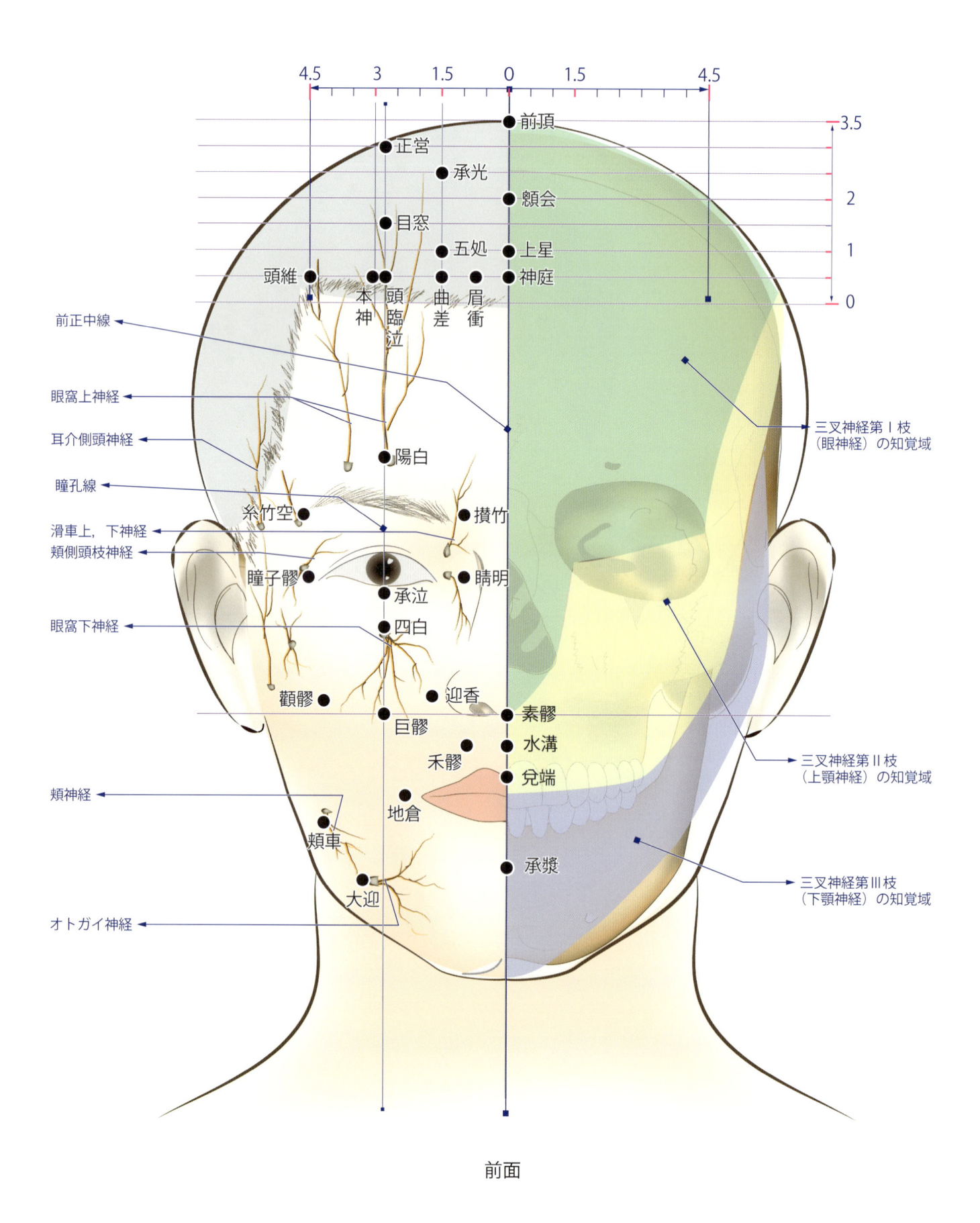

経穴（前面）:
- 前頂
- 正営
- 承光
- 頷会
- 目窓
- 五処
- 上星
- 頭維
- 本神
- 頭臨泣
- 曲差
- 眉衝
- 神庭
- 陽白
- 糸竹空
- 攅竹
- 瞳子髎
- 承泣
- 睛明
- 四白
- 顴髎
- 迎香
- 巨髎
- 素髎
- 水溝
- 禾髎
- 兌端
- 地倉
- 頬車
- 承漿
- 大迎

神経:
- 前正中線
- 眼窩上神経
- 耳介側頭神経
- 瞳孔線
- 滑車上，下神経
- 頬側頭枝神経
- 眼窩下神経
- 頬神経
- オトガイ神経

- 三叉神経第Ⅰ枝（眼神経）の知覚域
- 三叉神経第Ⅱ枝（上顎神経）の知覚域
- 三叉神経第Ⅲ枝（下顎神経）の知覚域

目盛: 4.5　3　1.5　0　1.5　4.5 ／ 3.5　2　1　0

前面

1. 頭部

11 — 頭部の経穴と三叉神経の分布域(2)

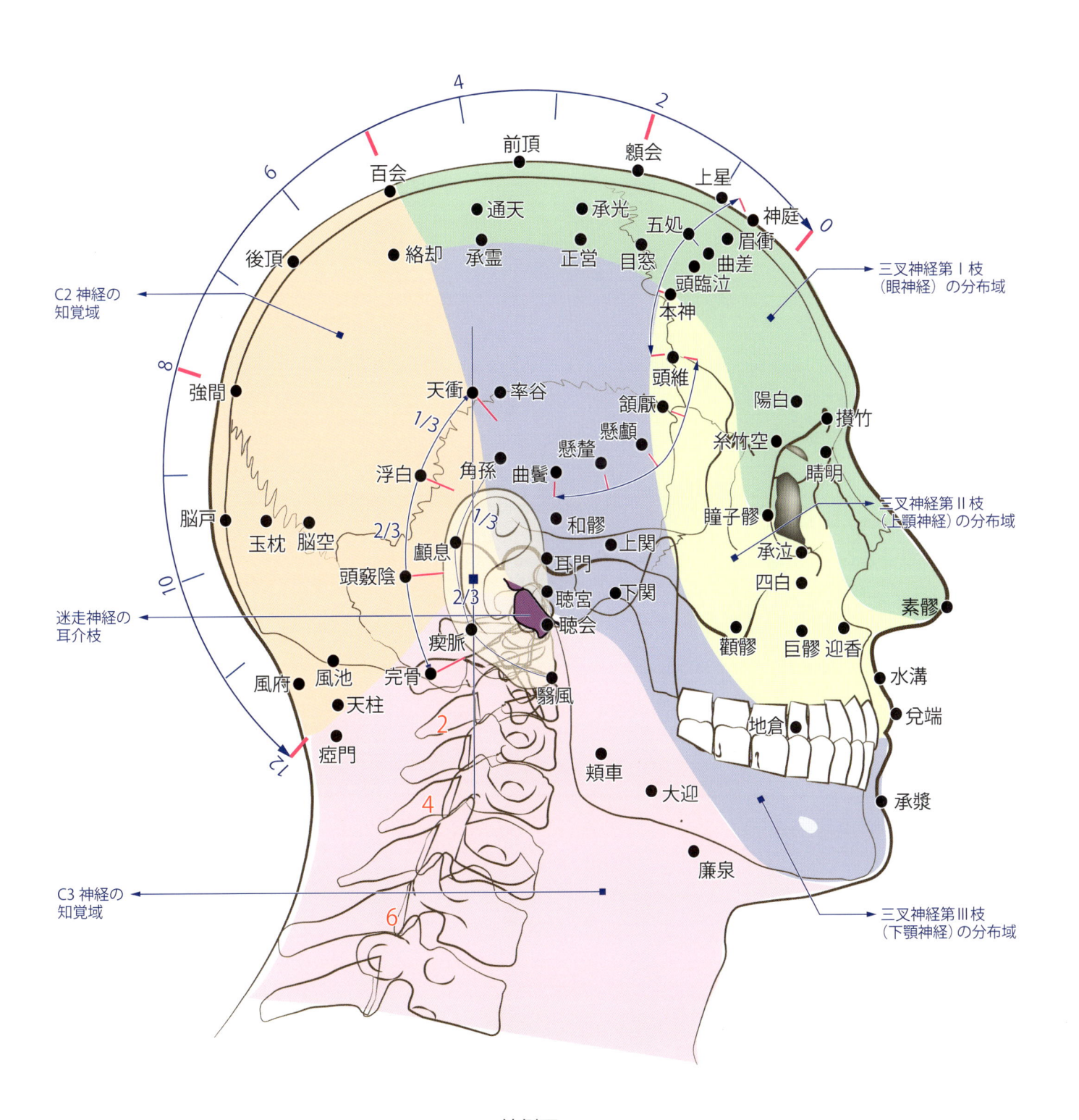

第3章 ▶ 経穴と局所解剖

外側面

1. 頭部

12 ― 頭部の経穴と顔面神経

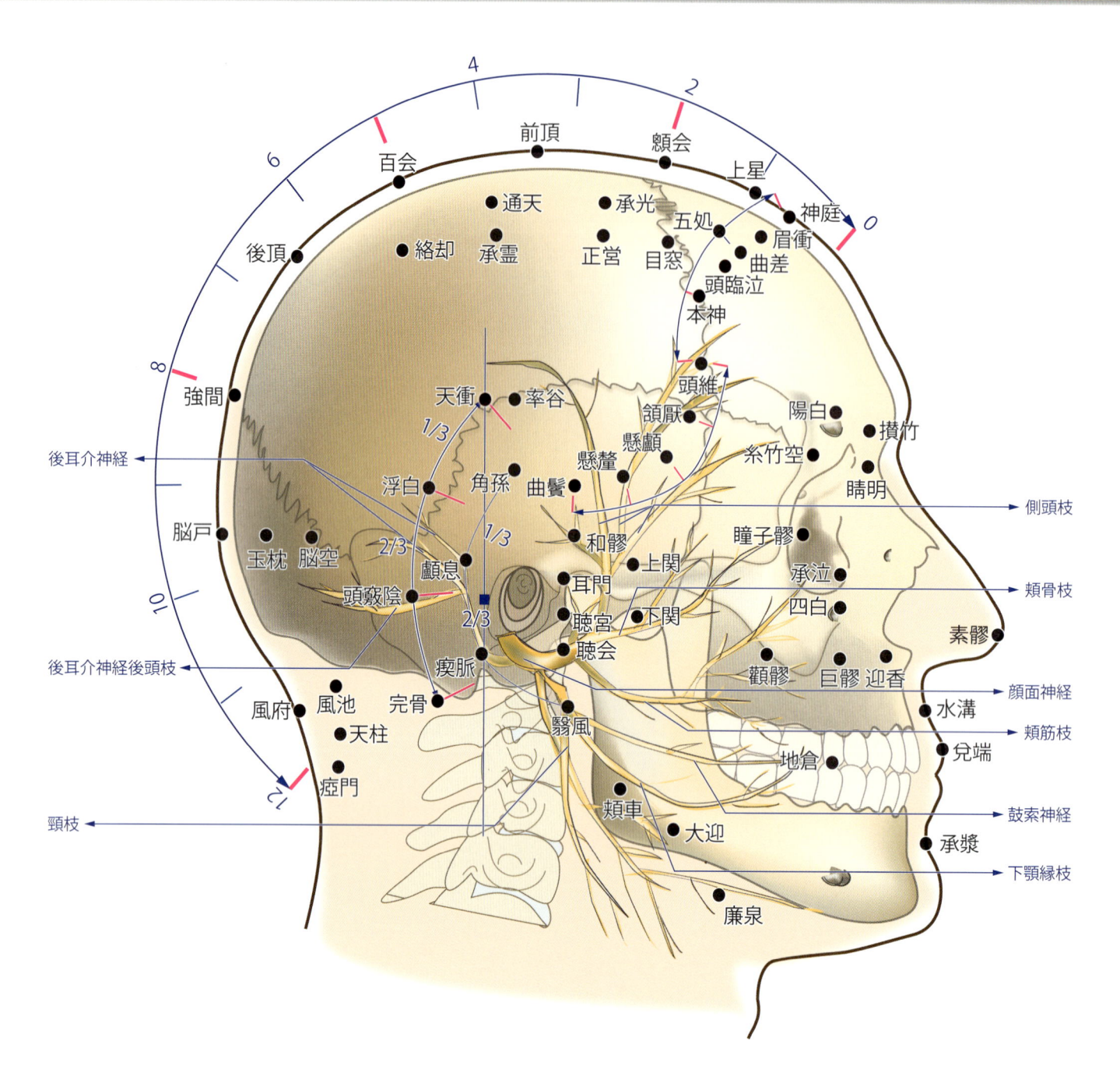

外側面

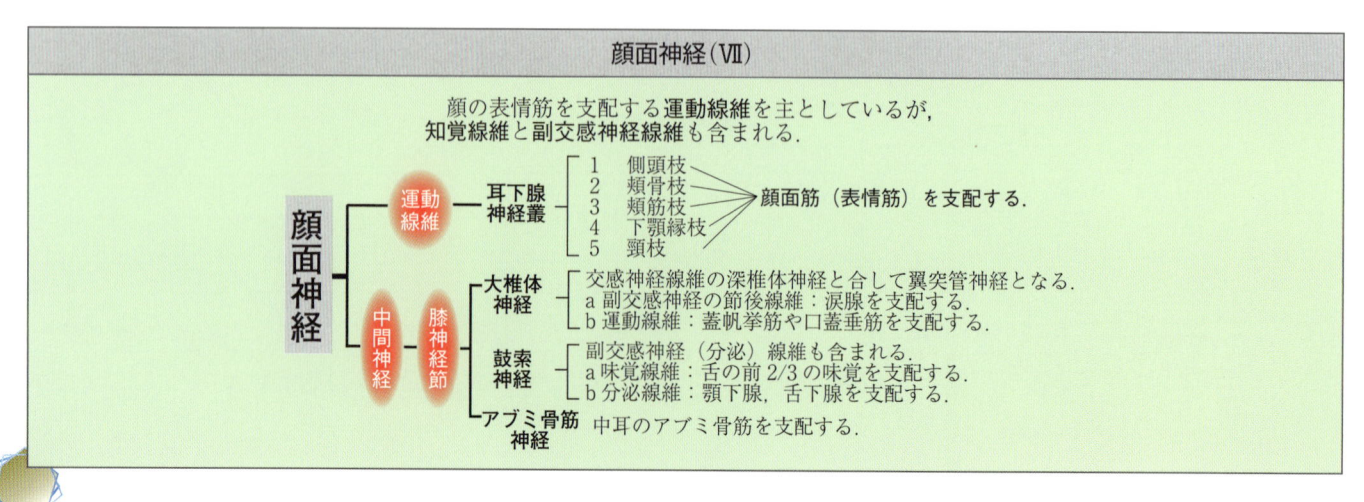

顔面神経（Ⅶ）
顔の表情筋を支配する**運動線維**を主としているが，**知覚線維**と**副交感神経線維**も含まれる．

- **顔面神経**
  - **運動線維** ― 耳下腺神経叢
    - 1 側頭枝
    - 2 頬骨枝
    - 3 頬筋枝
    - 4 下顎縁枝
    - 5 頸枝
    → 顔面筋（表情筋）を支配する．
  - **中間神経** ― 膝神経節
    - **大椎体神経**：交感神経線維の深椎体神経と合して翼突管神経となる．
      - a 副交感神経の節後線維：涙腺を支配する．
      - b 運動線維：蓋帆挙筋や口蓋垂筋を支配する．
    - **鼓索神経**：副交感神経（分泌）線維も含まれる．
      - a 味覚線維：舌の前2/3の味覚を支配する．
      - b 分泌線維：顎下腺，舌下腺を支配する．
    - **アブミ骨筋神経**：中耳のアブミ骨筋を支配する．

1. 頭部

13 — 頭部の経穴と頸神経の分布域

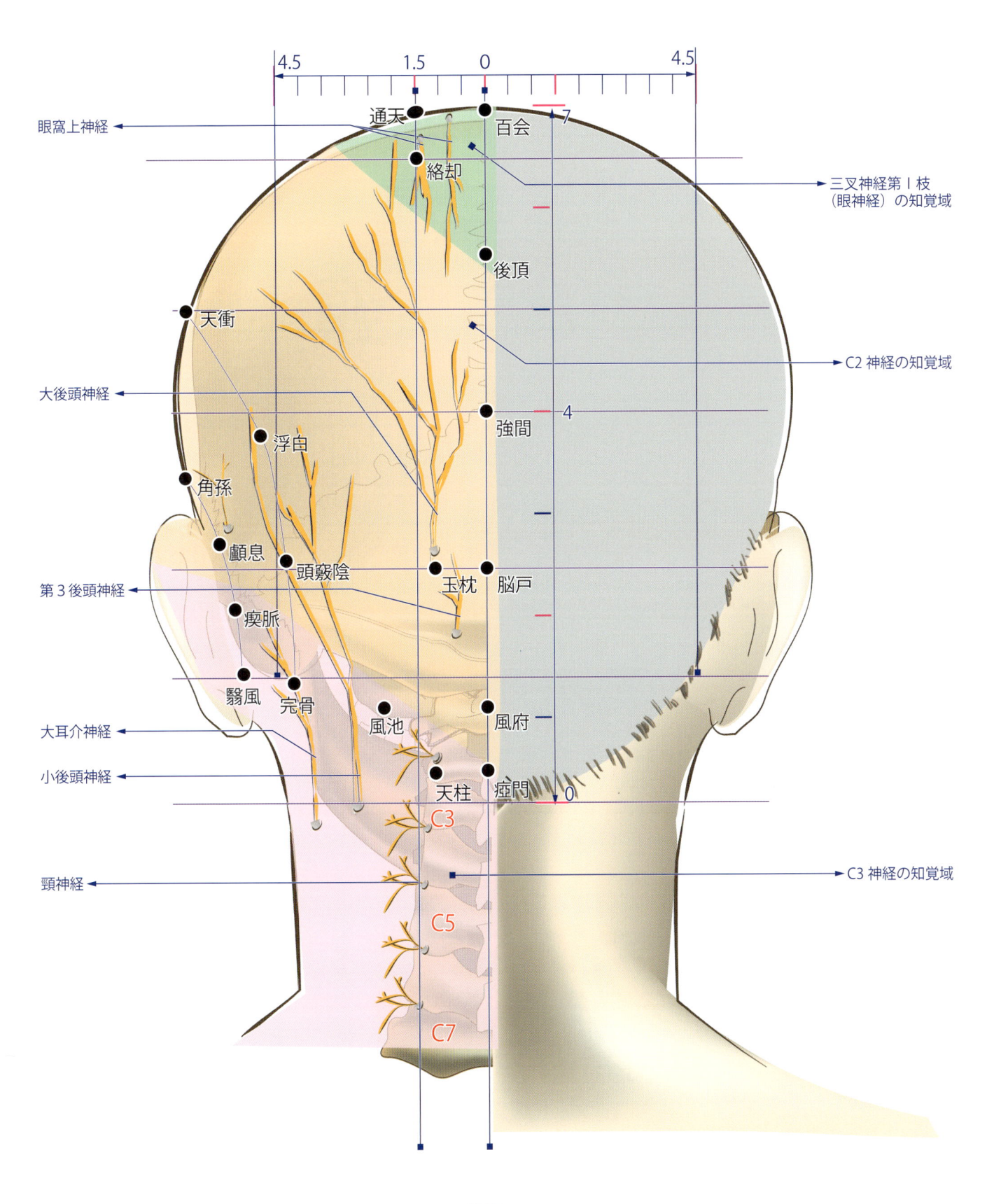

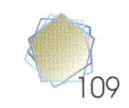

後面

3-2

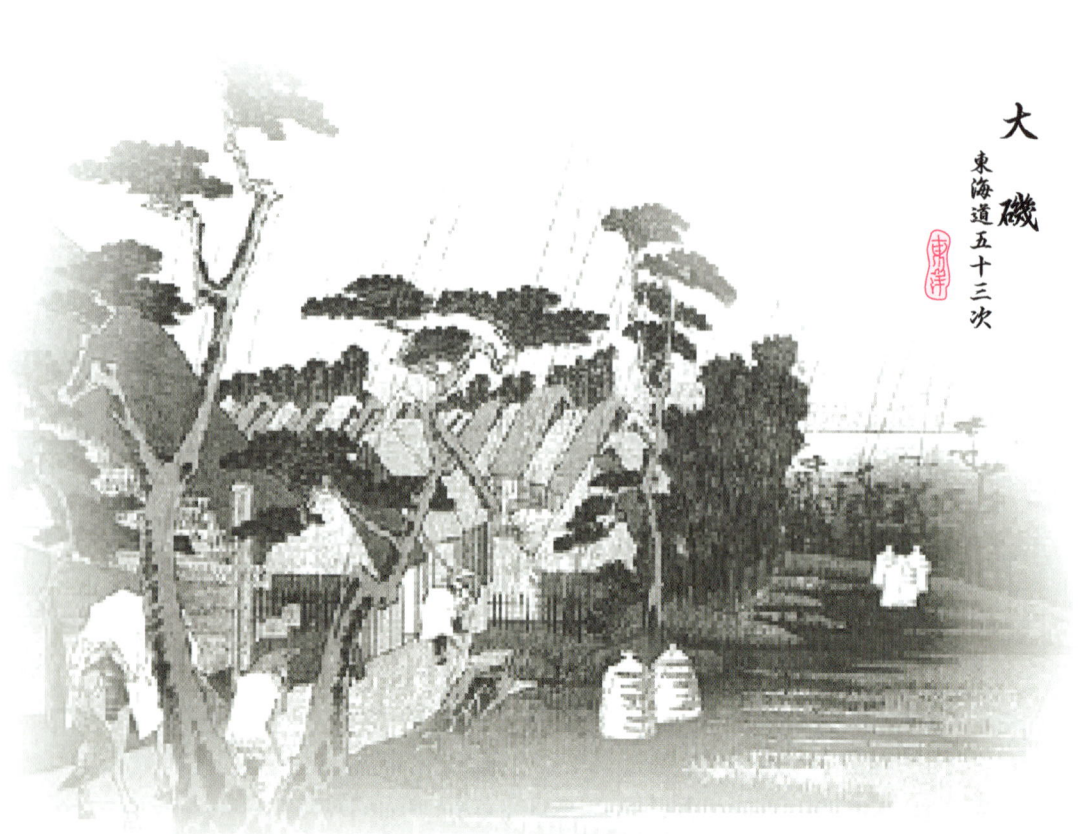

頸 部

経穴の旅
大　磯
東海道五十三次

2. 頸部

1 ― 頸部の経穴と筋肉(1)

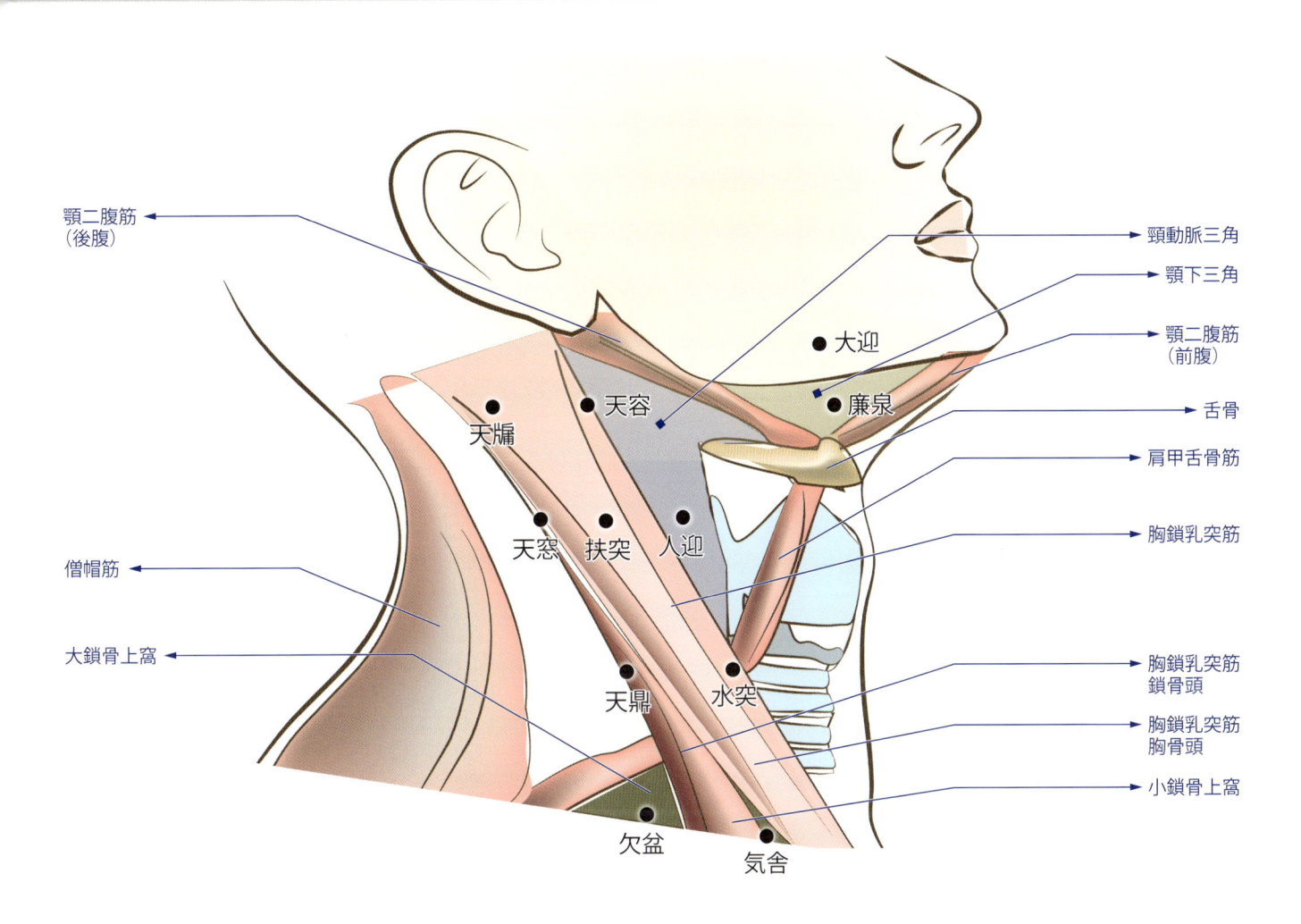

図中ラベル（左側、上から下）：顎二腹筋（後腹）、僧帽筋、大鎖骨上窩

図中経穴ラベル：天牖、天容、大迎、廉泉、天窓、扶突、人迎、天鼎、水突、欠盆、気舎

図中ラベル（右側、上から下）：頸動脈三角、顎下三角、顎二腹筋（前腹）、舌骨、肩甲舌骨筋、胸鎖乳突筋、胸鎖乳突筋鎖骨頭、胸鎖乳突筋胸骨頭、小鎖骨上窩

外側面

胸鎖乳突筋 起始：a 胸骨頭：胸骨柄上縁．b 鎖骨頭：鎖骨の内側1/3． 停止：乳様突起と上項線の外側部． 支配神経：求心性：頸神経ワナ(C2・3)．遠心性：副神経 ※胸鎖乳突筋の胸骨頭と鎖骨頭の間に**小鎖骨上窩**が見られる． ※鎖骨の外側には**大鎖骨上窩**が見られる． ※頸部で胸鎖乳突筋を境にし，前方には**前頸三角**，後方には後頸三角をなす．	顎下後窩 構成：①下顎枝，②顎二腹筋の後腹と③頸筋膜の下顎靭帯からなる． 　　　この近くには**顔面神経**とその枝，**頸神経ワナ**，外頸動脈とその枝がある．
	顎下三角 構成：①顎二腹筋の前，後腹と②下顎骨の下縁からなる． 　　　ここに顎下腺，顎下リンパ節があり，**顔面動脈**と静脈，**舌下神経**，**舌神経**が通る．
顎二腹筋 起始：前腹：乳様突起の内側面． 　　　後腹：下顎体の内側面． 停止：舌骨の外側面 支配神経：前腹：三叉神経の下顎神経．後腹：顔面神経． ※顎二腹筋の前，後腹と下顎底とから**顎下三角**をなす．	頸動脈三角 構成：①胸鎖乳突筋の前縁，②顎二腹筋の後腹と③肩甲舌骨筋の上腹からなる． 　　　頸動脈三角には総頸動脈，内頸動脈，**迷走神経**がある．総頸動脈はこの三角で内・外頸動脈に分けられ，外頸動脈はさらに多くの枝に分けられる．

2. 頸部

1 — 頸部の経穴と筋肉(2)

後頭筋・前頭筋
起始：後頭筋：左右の外後頭隆起（上項線と最上項線），前頭筋：眉と眉間の皮膚．
停止：帽状腱膜．
支配神経：顔面神経．

頭板状筋
起始：C4-C7の項靭帯とT1-T3の棘突起．
停止：乳様突起と上項線の外1/3．
支配神経：大後頭神経とC3-C5の頸髄神経の後枝．

頸板状筋
起始：T3-T6の棘突起．
停止：C1-C4の横突起．
支配神経：C3-C5の頸髄神経の後枝．

頭半棘筋
起始：C4-C7の棘突起とT1-T6の横突起．
停止：上項線と下項線の間．
支配神経：C1-C4とT4-T6の脊髄神経の後枝．

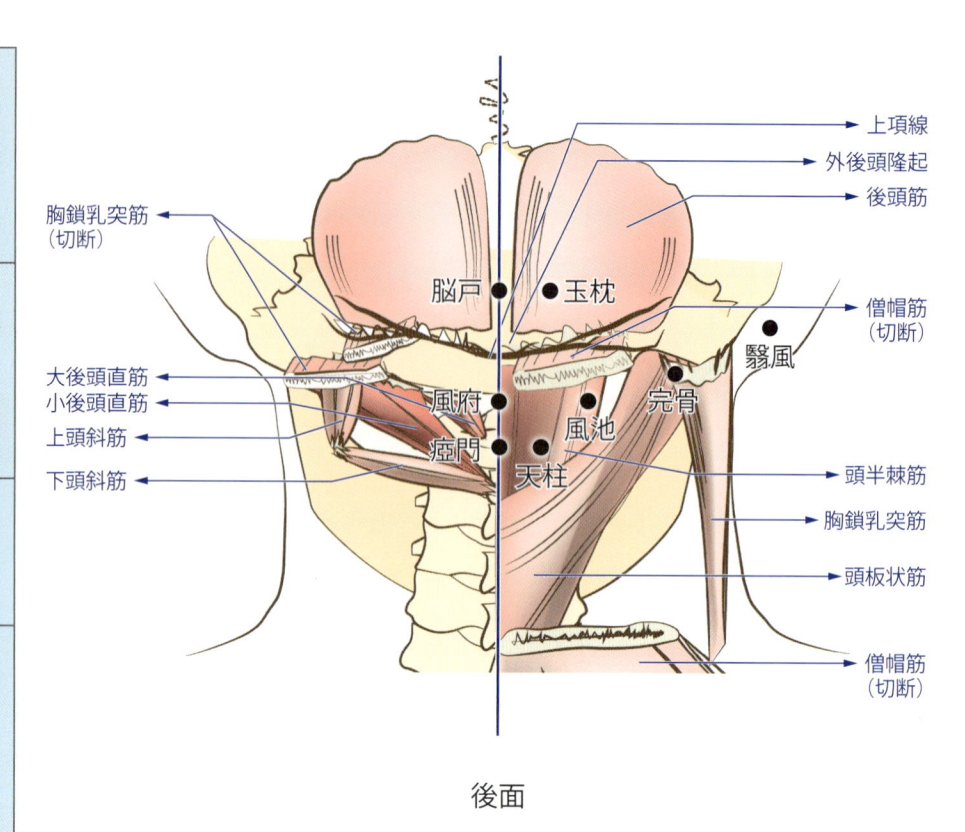

後面

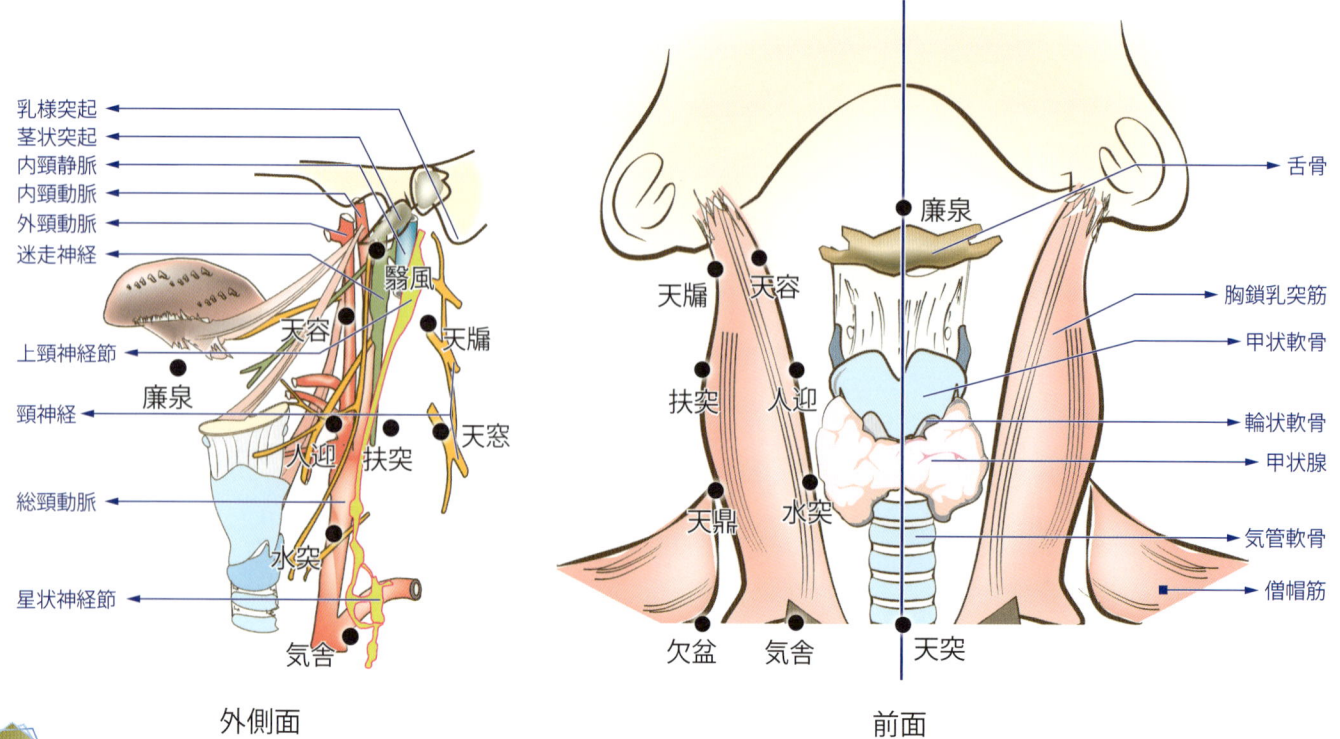

外側面

前面

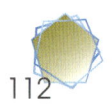

2. 頸部

2 ── 頸部の経穴と総頸動脈

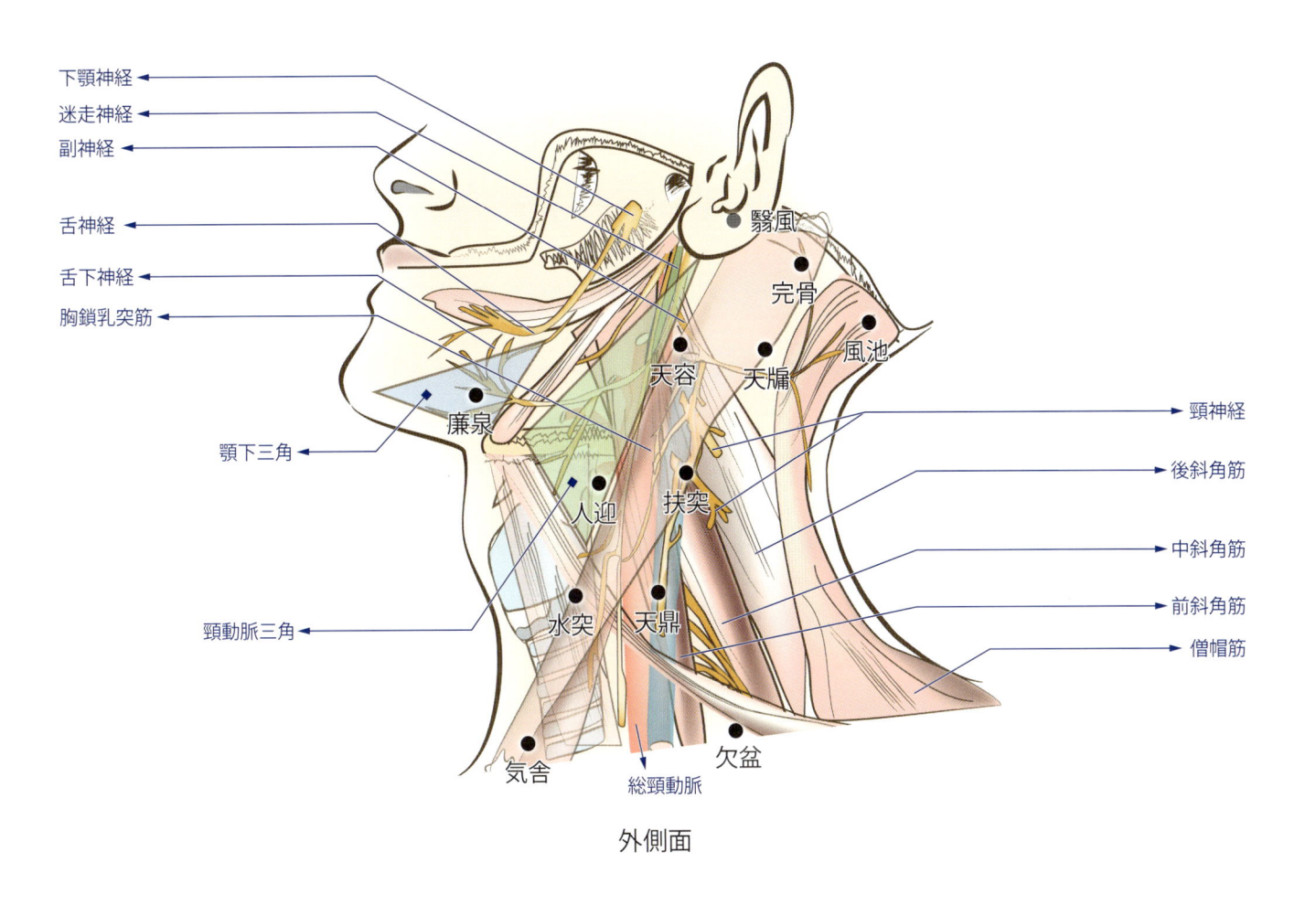

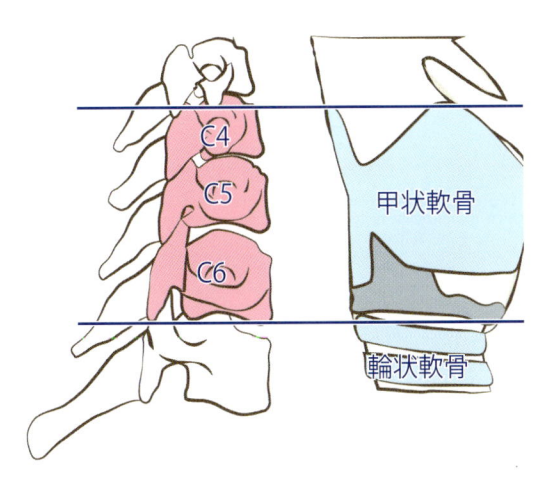

外側面

喉頭は体表で容易に触診されるので，頸部にある各経穴の部位を確認するために便利な体表標識である．

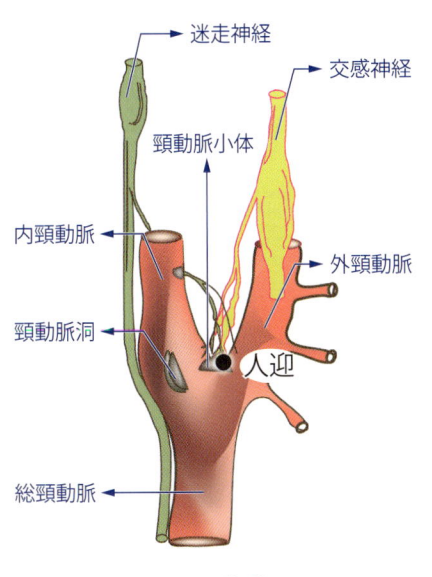

喉頭の高さと頸椎の関係

人迎と総頸動脈洞

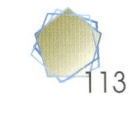

第3章 ▶ 経穴と局所解剖

113

2. 頸部

3 ── 頸部の経穴とリンパ節

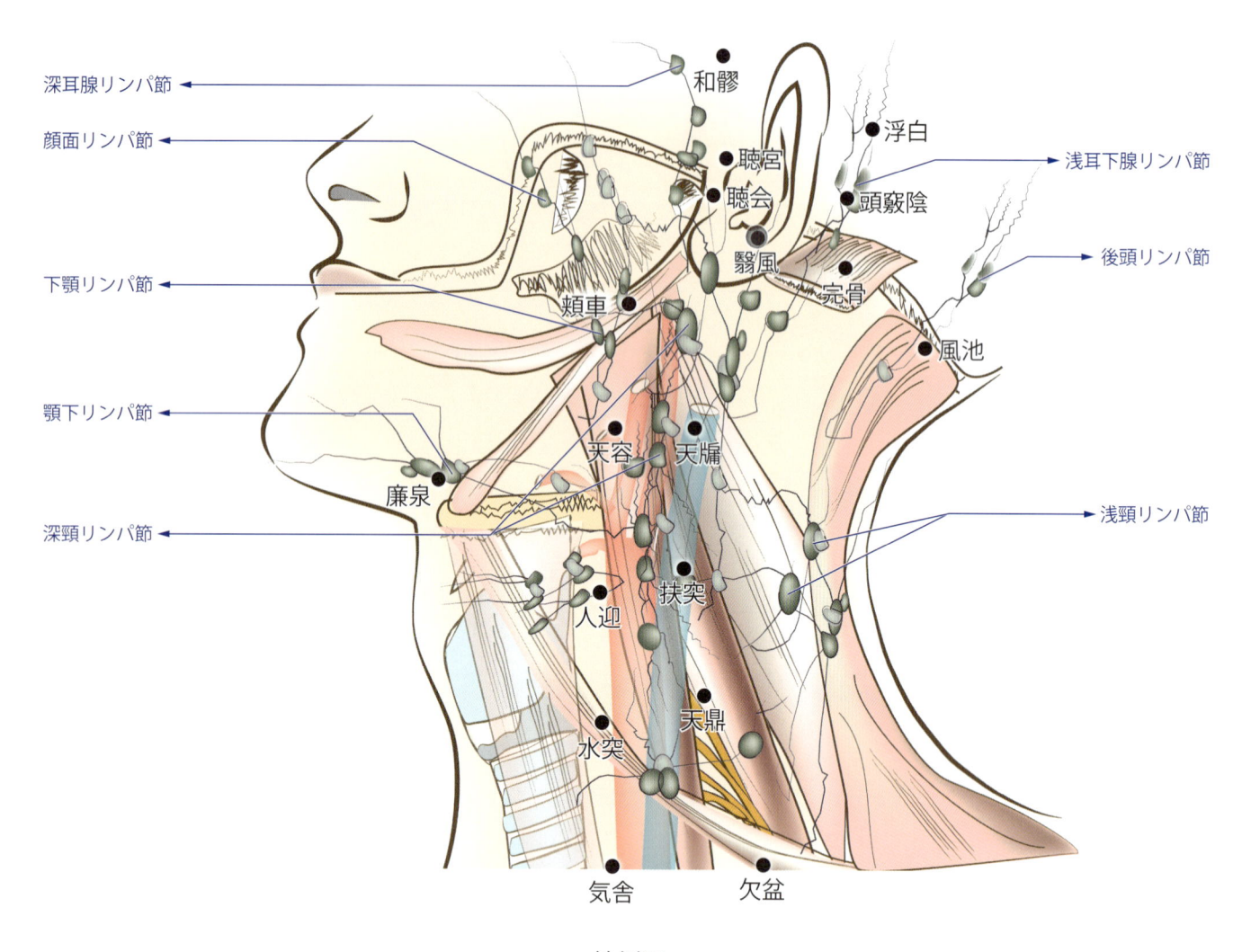

深耳腺リンパ節
顔面リンパ節
下顎リンパ節
顎下リンパ節
深頸リンパ節

和髎
聴宮
聴会
翳風
頬車
廉泉
天容
天牖
人迎
扶突
水突
天鼎
気舎
欠盆

浮白
頭竅陰
完骨
風池

浅耳下腺リンパ節
後頭リンパ節
浅頸リンパ節

外側面

胸鎖乳突筋

神経点
胸鎖乳突筋の後縁のほぼ中央である

後頸三角
胸鎖乳突筋の後縁・僧帽筋の前縁と鎖骨の中1/3部からなる

僧帽筋

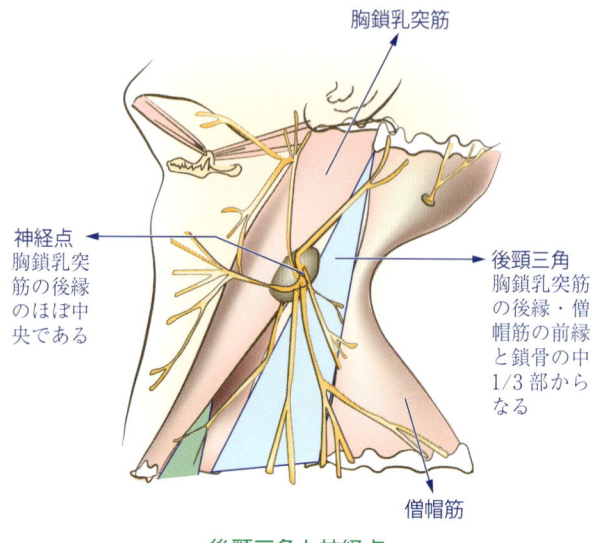

後頸三角と神経点

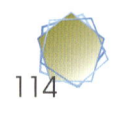

2. 頸部

第3章 ▶ 経穴と局所解剖

4 — 頸部の経穴と頸神経叢

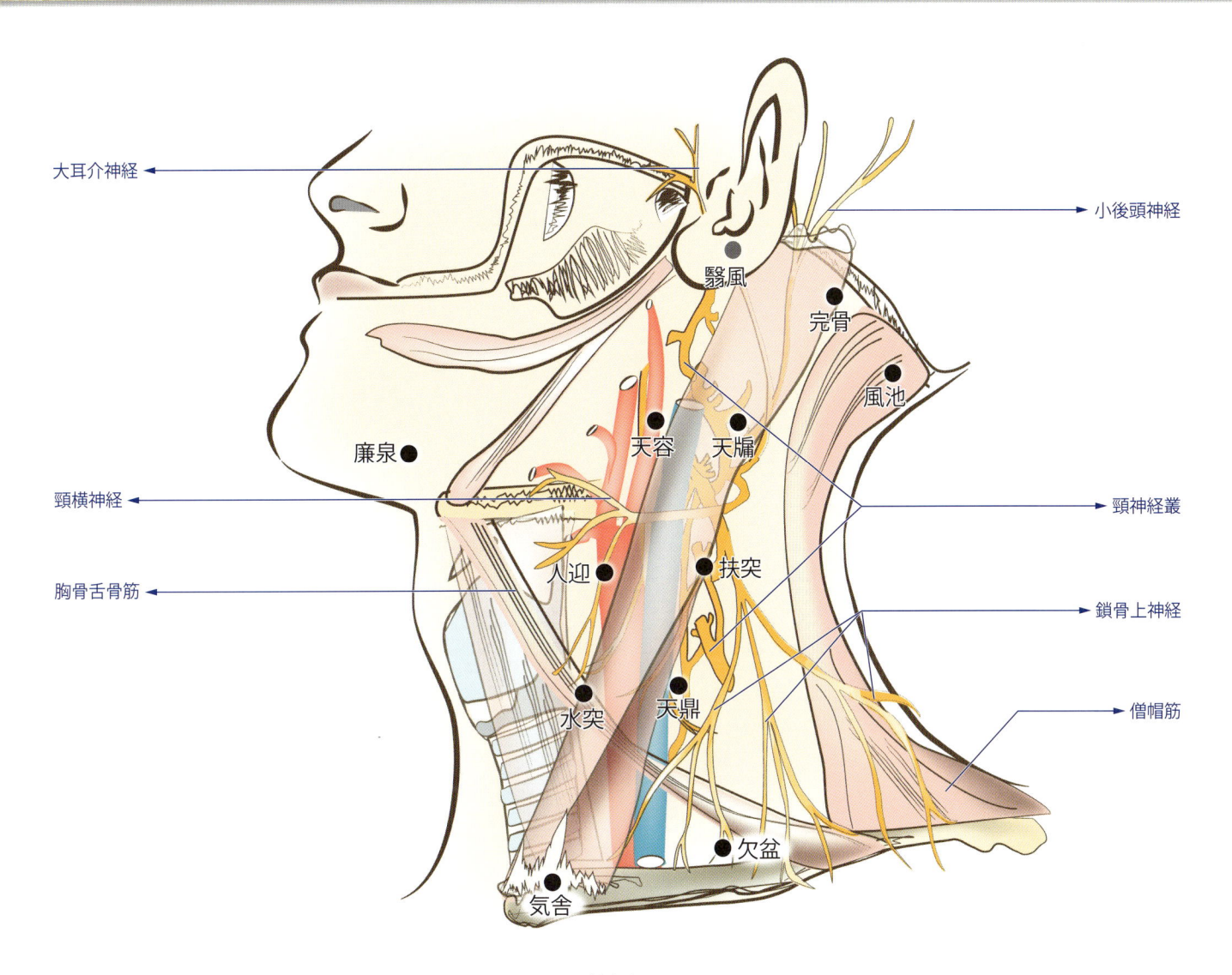

外側面

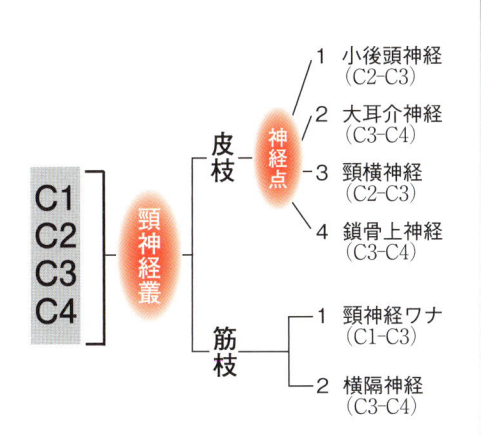

頸神経叢
C1-C4 頸神経の前枝が吻合してつくられる神経叢で，**皮枝**と**筋枝**とに大別する．

小後頭神経 (C2-C3)	胸鎖乳突筋の後縁に沿って上行し耳介の後部と後頭部に分布する．
大耳介神経 (C3-C4)	胸鎖乳突筋の後縁中央に出て上行し，耳介の後部・外側部・前部の皮膚に分布する．
頸横神経 (C2-C3)	胸鎖乳突筋の後縁をまわって現れ，前頸部・側頸部の皮膚に分布する．
鎖骨上神経 (C3-C4)	胸鎖乳突筋の後縁から出て，後頸三角の下部を走り頸部の下部から胸部の上部にわたって分布する．
頸神経ワナ (C1-C3)	舌骨下筋(肩甲舌骨筋・胸骨甲状筋)および胸骨舌骨筋を支配する．
横隔神経 (C3-C4)	主として C4 からなる．頸神経叢に分かれて前斜角筋の前を内下方へ斜めに横切り，鎖骨下動脈・静脈の間を通って胸腔に入る．
横隔神経は筋枝のほかに，知覚線維・交感神経線維も含まれる． 　① 筋枝：胸腔を下行して横隔膜を支配する． 　② 知覚線維：横隔膜とそれに接する胸膜・心外膜の知覚にあずかる． ※大後頭神経：第2頸神経の後枝からなる．深頸筋を支配し，後頭部と頭頂部の皮膚に分布する． ※後頭神経：第1頸神経の後枝である．第3後頭神経：第3頸神経の後枝である．両枝とも深頸筋を支配する．

2. 頸部

5 — 頸部の経穴と自律神経(1)

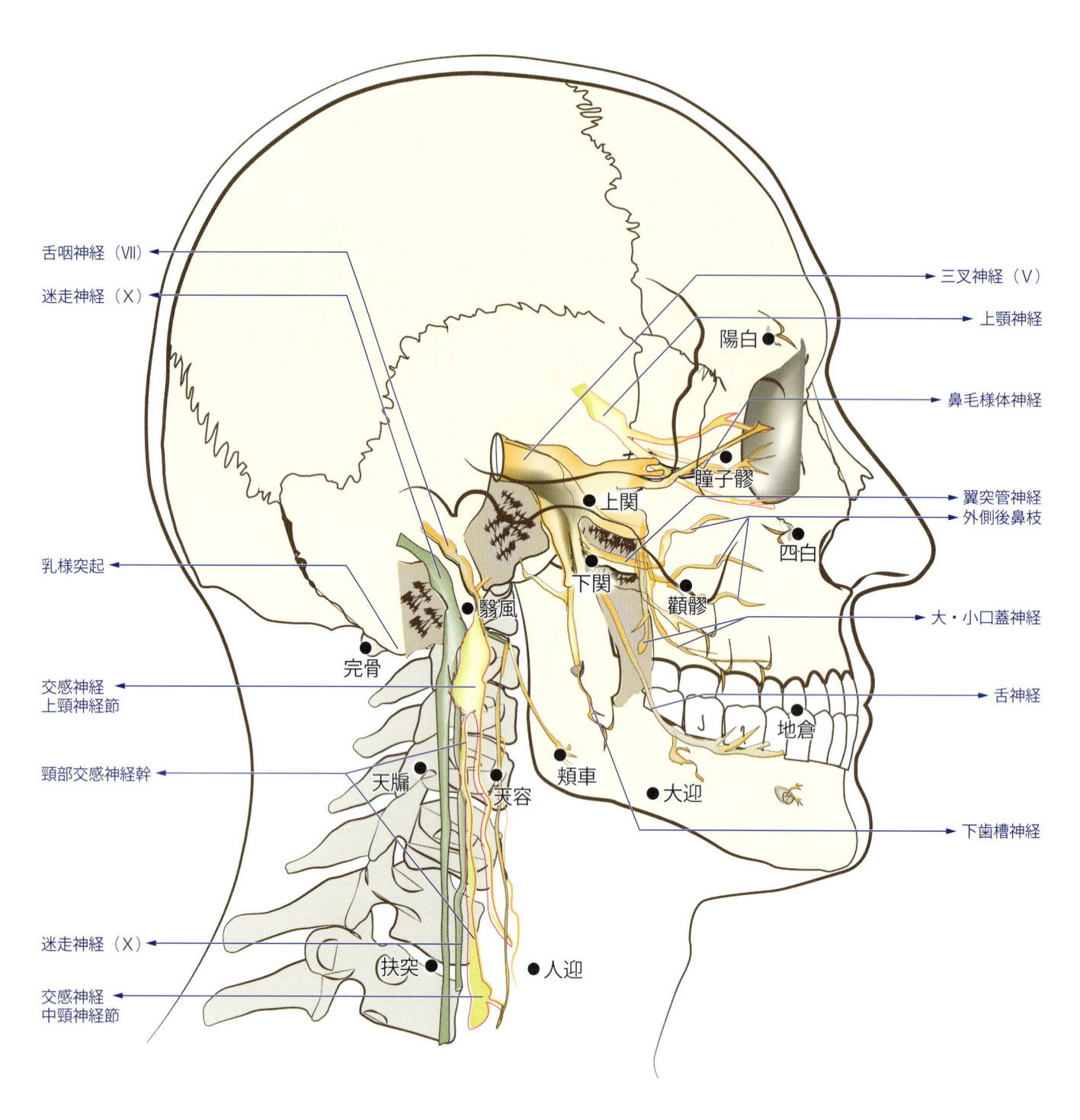

外側面

左側ラベル:
- 舌咽神経（Ⅶ）
- 迷走神経（Ⅹ）
- 乳様突起
- 交感神経 上頸神経節
- 頸部交感神経幹
- 迷走神経（Ⅹ）
- 交感神経 中頸神経節

右側ラベル:
- 三叉神経（Ⅴ）
- 上顎神経
- 鼻毛様体神経
- 翼突管神経
- 外側後鼻枝
- 大・小口蓋神経
- 舌神経
- 下歯槽神経

経穴:
陽白、瞳子髎、上関、下関、四白、顴髎、翳風、完骨、地倉、頰車、大迎、天牖、天容、扶突、人迎

2. 頸部

5 ― 頸部の経穴と自律神経(2)

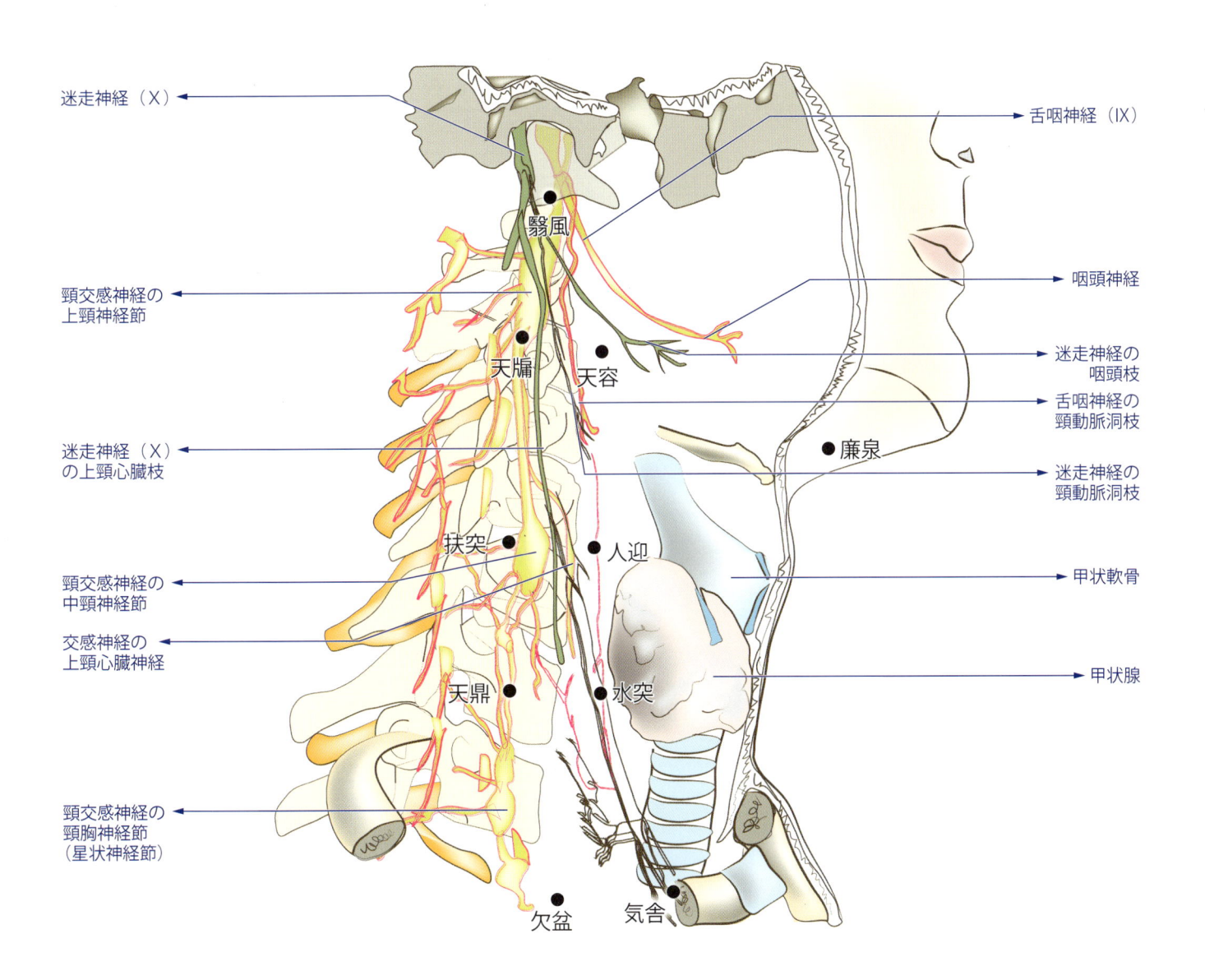

第3章 ▶ 経穴と局所解剖

- 迷走神経（Ⅹ）
- 頸交感神経の上頸神経節
- 迷走神経（Ⅹ）の上頸心臓枝
- 頸交感神経の中頸神経節
- 交感神経の上頸心臓神経
- 頸交感神経の頸胸神経節（星状神経節）

- 翳風
- 天牖
- 天容
- 扶突
- 人迎
- 廉泉
- 天鼎
- 水突
- 欠盆
- 気舎

- 舌咽神経（Ⅸ）
- 咽頭神経
- 迷走神経の咽頭枝
- 舌咽神経の頸動脈洞枝
- 迷走神経の頸動脈洞枝
- 甲状軟骨
- 甲状腺

外側面

117

2. 頸部

6—頸部の経穴と副神経

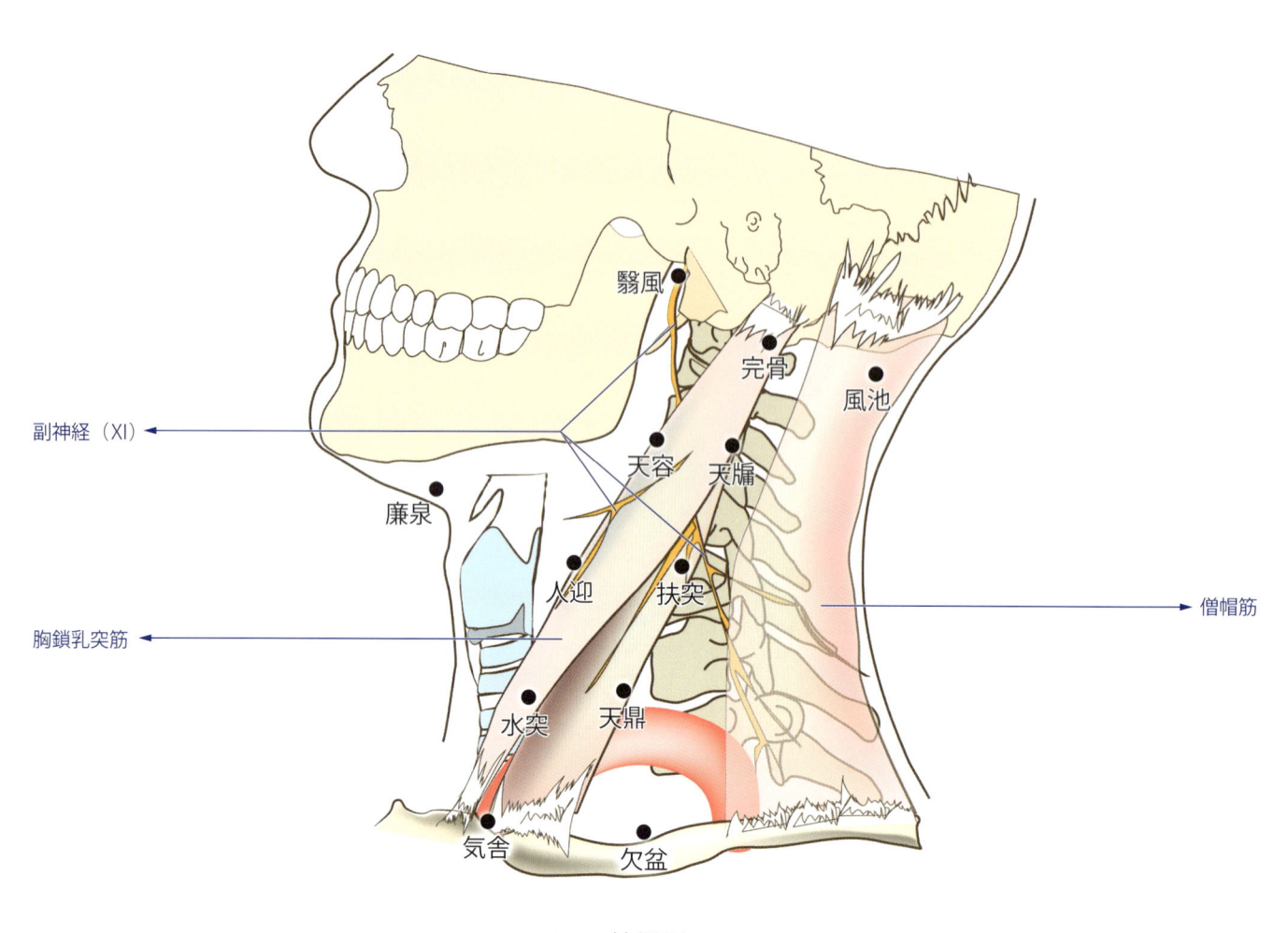

外側面

副神経（XI）

延髄根（小部）と脊髄根（大部）からなり，運動性の神経である．
副神経は内枝と外枝とに大別する．

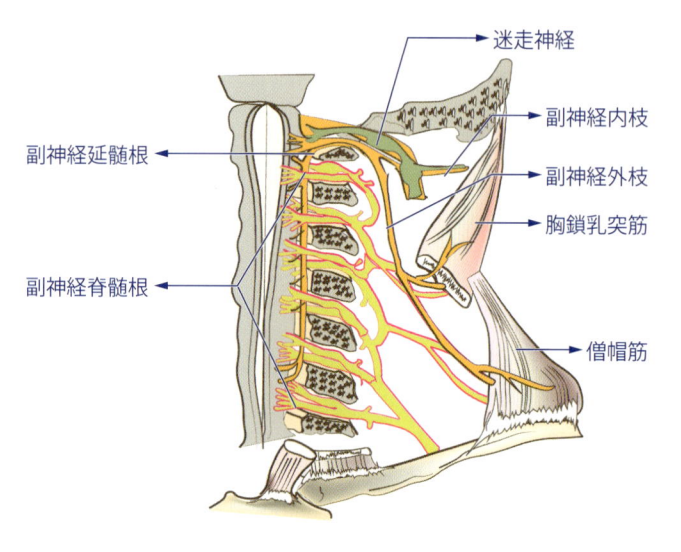

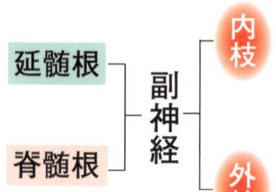

副神経の構成

延髄根 / 脊髄根 ｝副神経

内枝：延髄根から起こり，迷走神経・舌咽神経とともに頸静脈孔を通って頭蓋底の外に出る．
迷走神経と合して軟口蓋・咽頭の筋を支配する．

外枝：脊髄根から起こり，胸鎖乳突筋を貫いて，終枝に分かれて僧帽筋に分布する．
外枝は主として上記の二つの筋を支配する．

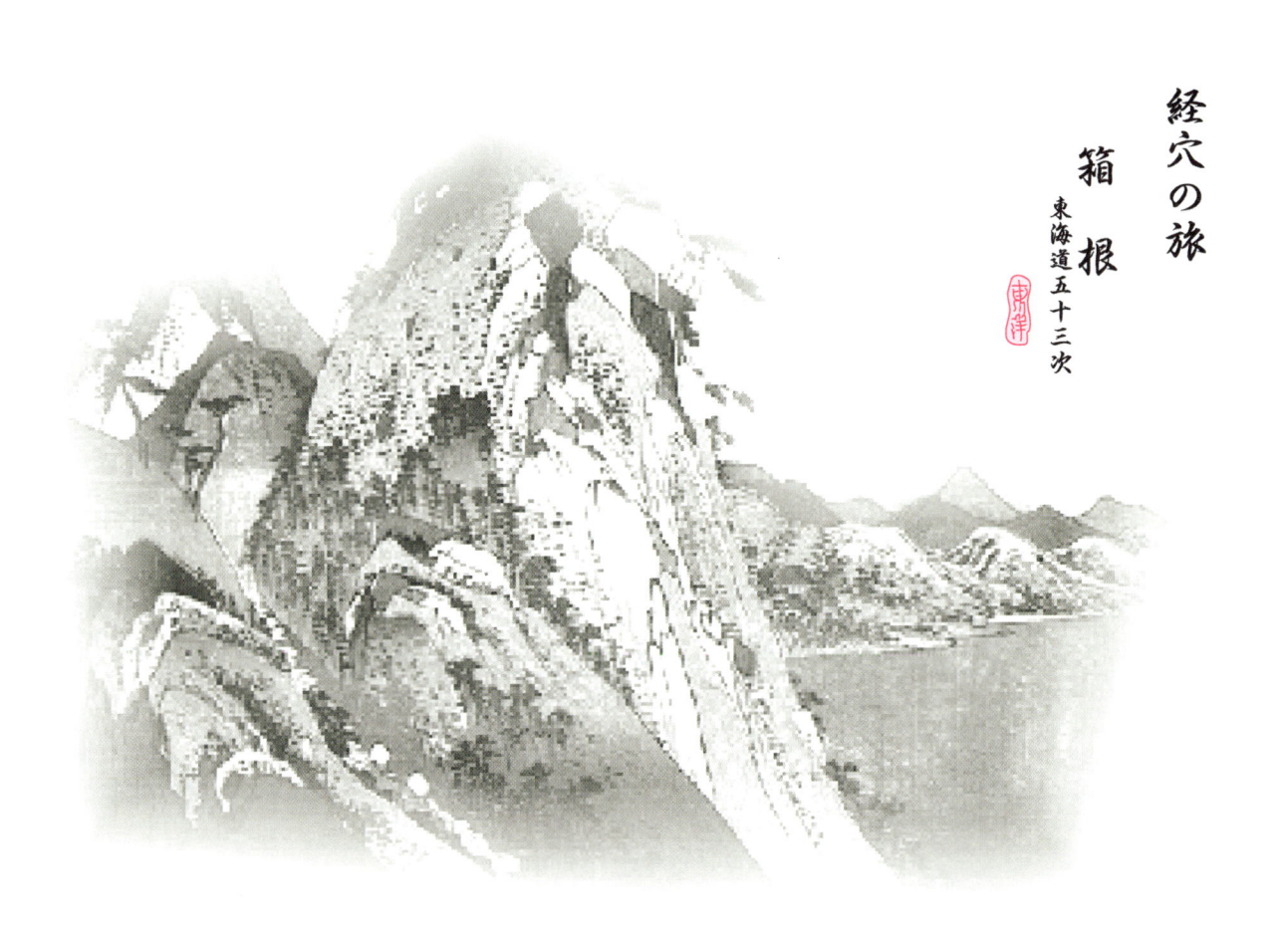

3-3 体幹部

経穴の旅
箱根
東海道五十三次

3. 体幹部

1 — 体幹前面の経穴と筋肉

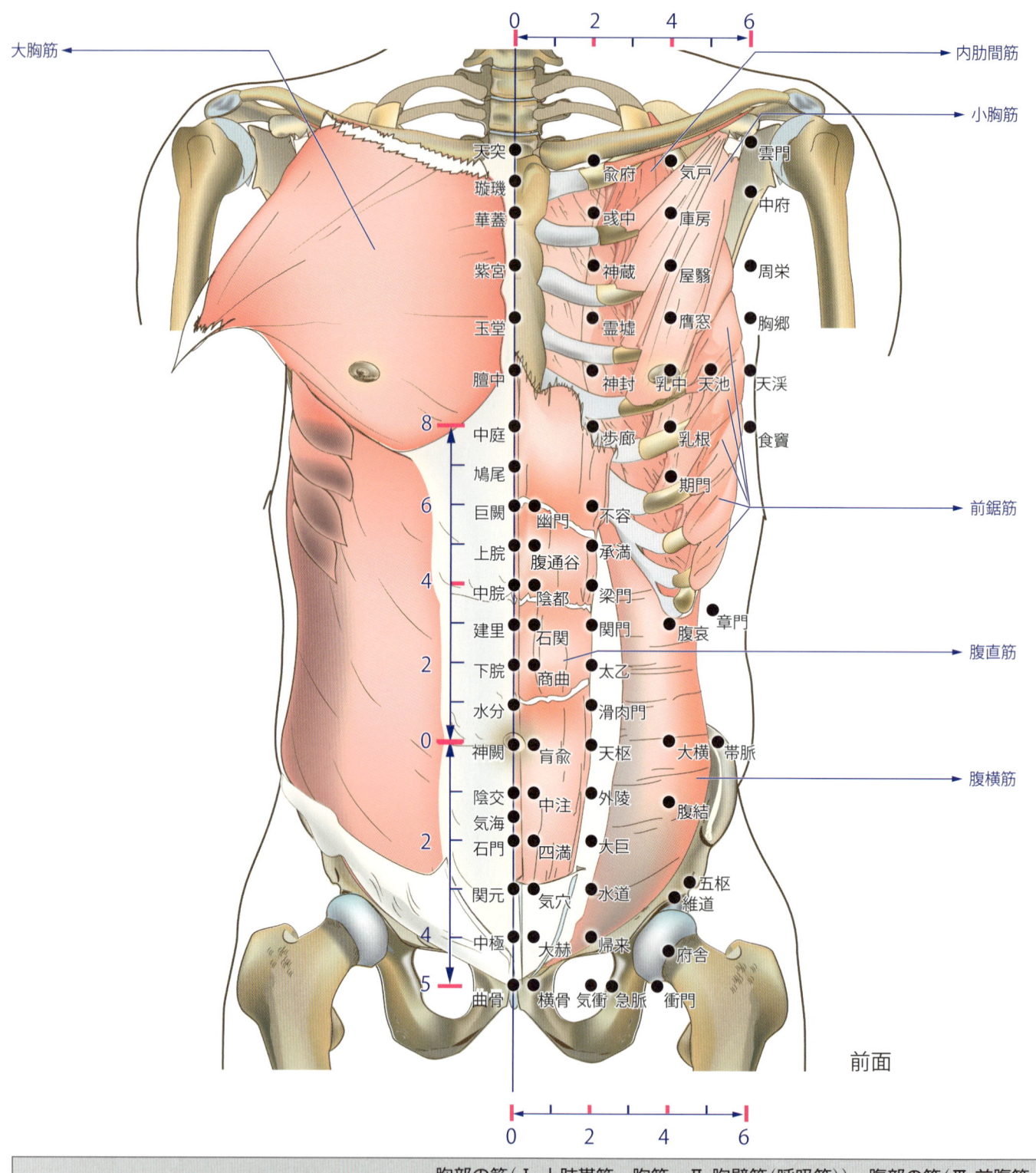

前面

	胸部の筋（Ⅰ 上肢帯筋・胸筋，Ⅱ 胸壁筋（呼吸筋））・腹部の筋（Ⅲ 前腹筋．		
Ⅰ	1 大胸筋，2 小胸筋→(p143) 3 前鋸筋 　起始：第1-9肋骨の外側面．停止：肩甲骨の内側縁と下角． 　支配神経：長胸神経(C5-C8)． 4 鎖骨下筋 　起始：第1肋骨と肋軟骨の上面．停止：鎖骨下面． 　支配神経：鎖骨下筋神経(C5)．	Ⅱ	呼気筋：1 内肋間筋．2 最内肋間筋． 　　　　3 肋下筋．4 胸横筋． 吸気筋：1 外肋間筋．2 横隔膜．3 肋骨挙筋．
		Ⅲ	1 腹直筋 　起始：恥骨結合と恥骨上縁． 　停止：第5-7肋軟骨と剣状突起．支配神経：肋間神経(T7-T12)． 2 錐体筋 　起始：恥骨．停止：白線．支配神経：肋下神経(T12)と腸骨下腹神経(L1)．

3. 体幹部

2 ― 体幹前面の経穴と胸神経

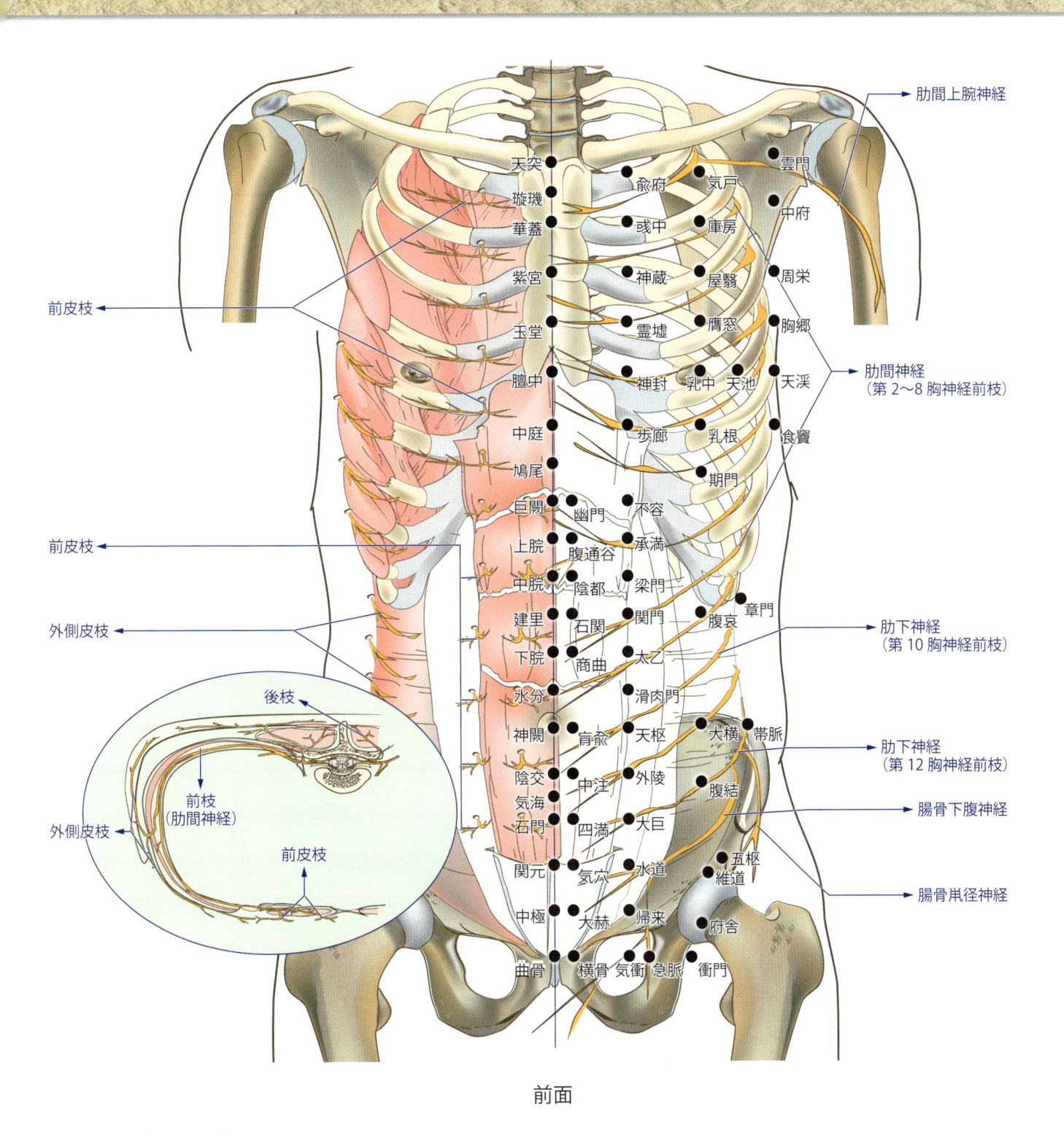

前面

	Ⅳ 側腹筋，Ⅴ 後腹筋：腰方形筋）
Ⅳ	1 外腹斜筋 　起始：第5-12肋骨の外面． 　停止：腹直筋鞘・腸骨稜外唇・鼠径靭帯． 2 内腹斜筋 　起始：胸腰筋膜・腸骨稜前端と鼠径靭帯の外側． 　停止：第10-12肋骨の下縁・腹直筋鞘． 3 腹横筋 　起始：第7-12肋骨の内面・胸腰筋膜と腸骨稜の前側・鼠径靭帯の外側． 　停止：腹直筋鞘． 　この三つの筋は，下位の肋間神経(肋下神経)と腸骨下腹神経(L1)の支配を受ける．
Ⅴ	→腰方形筋　起始：腸骨稜，停止：第12肋骨(p211)

胸神経（肋間神経）

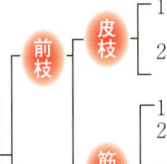

- 前枝
  - 皮枝
    - 1 前皮枝　胸腹の皮膚知覚にあずかる．
    - 2 外側皮枝　胸腹側面の皮膚知覚にあずかる．
- 脊髄神経
  - 前枝
    - 筋枝
      - 1 T1　腕神経叢に関与する．
      - 2 T1-T6　肋間筋・上，下後鋸筋・胸横筋を支配する．
      - 3 T7-T12　腹横筋・外，内腹斜筋・腹直筋を支配する．
      - ※ T12の前枝は肋下神経といわれる．
  - 後枝　(p124)．

3. 体幹部

3—体幹前面の経穴と皮神経・デルマトーム

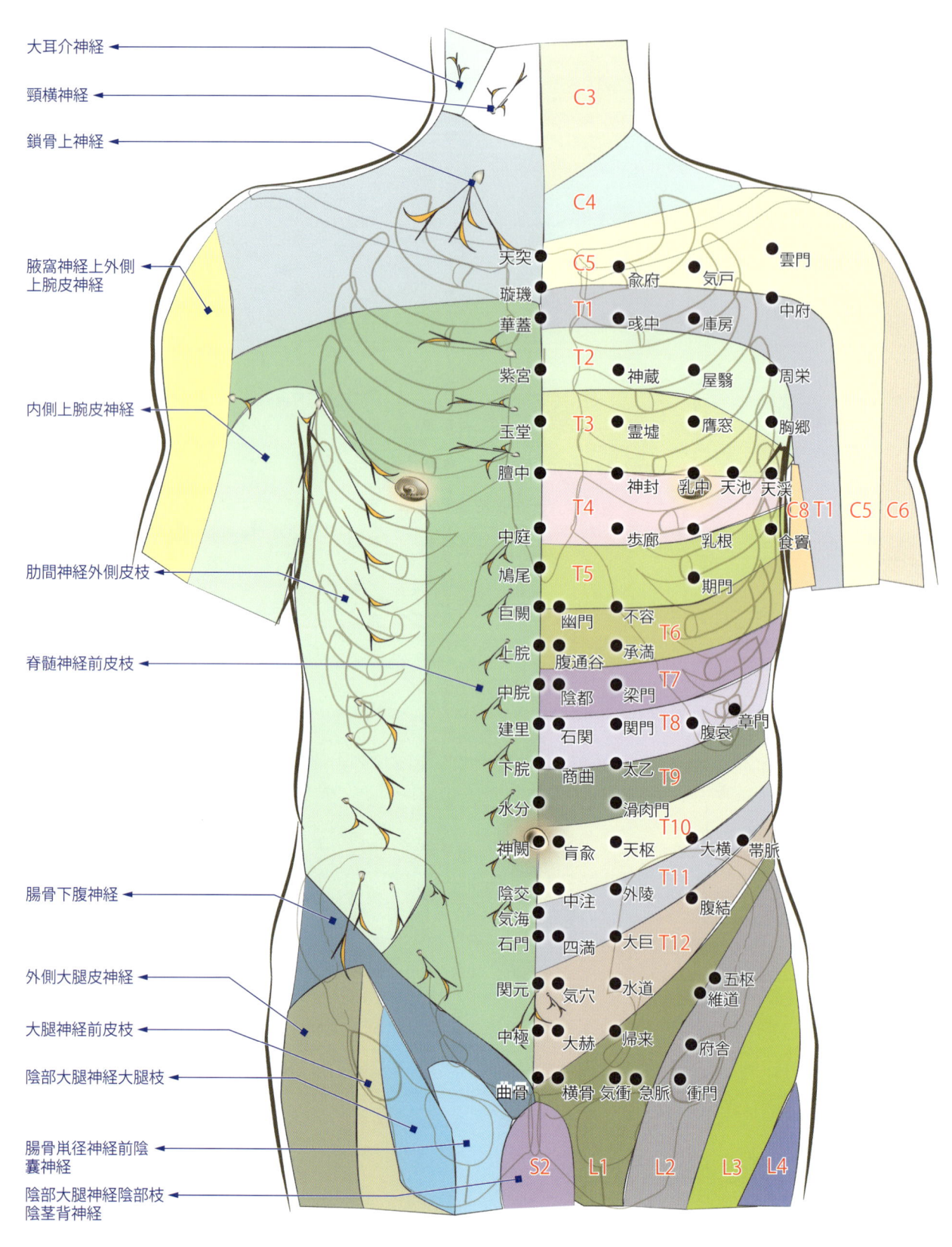

前面

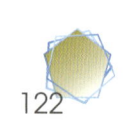

3. 体幹部

4 — 体幹後面の経穴と筋肉

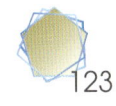

脊髄神経
- 後枝
  - 筋枝 — 深部の固有な背筋群の運動を支配する．
  - 皮枝 — 主として後枝の外側枝からなる．背部の皮膚の知覚にあずかる．
- 前枝 — (p121).

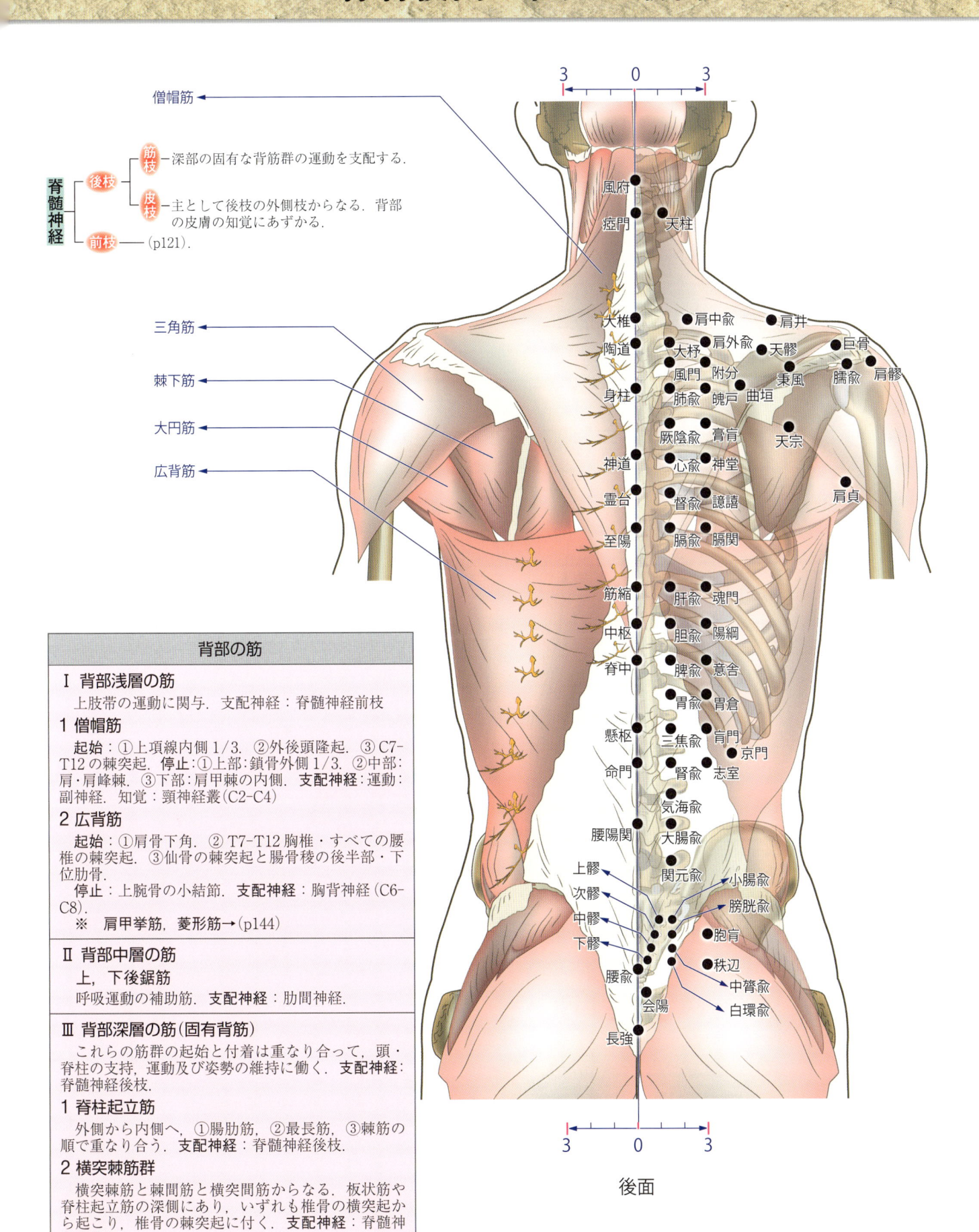

僧帽筋
三角筋
棘下筋
大円筋
広背筋

背部の筋

Ⅰ 背部浅層の筋
　上肢帯の運動に関与．支配神経：脊髄神経前枝

1 僧帽筋
　起始：①上項線内側1/3．②外後頭隆起．③ C7-T12の棘突起．停止：①上部：鎖骨外側1/3．②中部：肩・肩峰棘．③下部：肩甲棘の内側．支配神経：運動：副神経．知覚：頸神経叢(C2-C4)

2 広背筋
　起始：①肩甲下角．② T7-T12胸椎・すべての腰椎の棘突起．③仙骨の棘突起と腸骨稜の後半部・下位肋骨．
　停止：上腕骨の小結節．支配神経：胸背神経(C6-C8)．
　※ 肩甲挙筋，菱形筋→(p144)

Ⅱ 背部中層の筋
　上，下後鋸筋
　呼吸運動の補助筋．支配神経：肋間神経．

Ⅲ 背部深層の筋(固有背筋)
　これらの筋群の起始と付着は重なり合って，頭・脊柱の支持，運動及び姿勢の維持に働く．支配神経：脊髄神経後枝．

1 脊柱起立筋
　外側から内側へ，①腸肋筋，②最長筋，③棘筋の順で重なり合う．支配神経：脊髄神経後枝．

2 横突棘筋群
　横突棘筋と棘間筋と横突間筋からなる．板状筋や脊柱起立筋の深側にあり，いずれも椎骨の横突起から起こり，椎骨の棘突起に付く．支配神経：脊髄神経後枝．

3 板状筋
　機能上では，頭頸の運動に関与．→(p112)

後面

3. 体幹部

5—体幹後面の経穴と脊髄神経

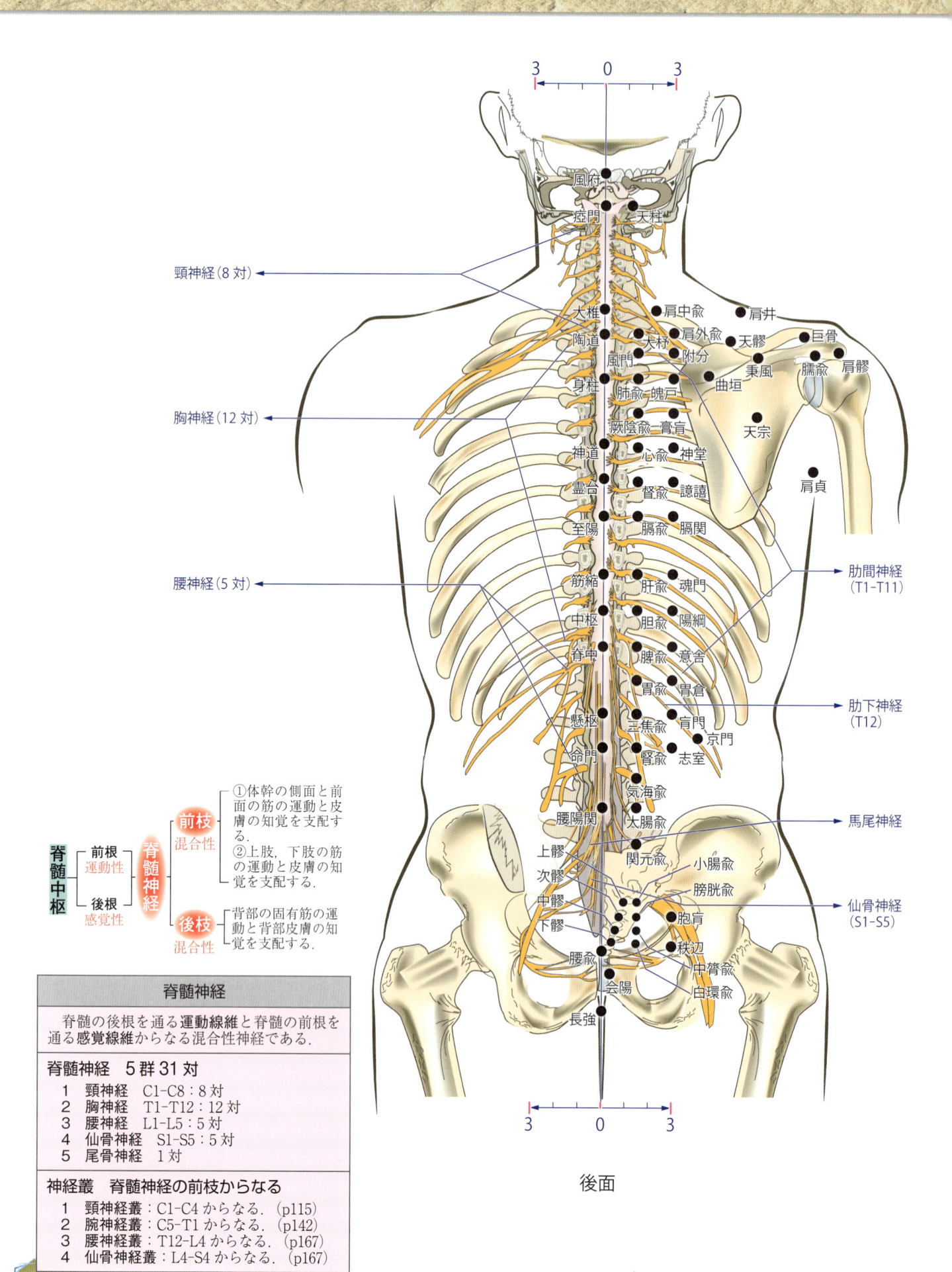

頸神経（8対）
胸神経（12対）
腰神経（5対）

肋間神経（T1-T11）
肋下神経（T12）
馬尾神経
仙骨神経（S1-S5）

経穴：風府、瘂門、天柱、大椎、肩中兪、肩井、陶道、大杼、肩外兪、天髎、巨骨、風門、附分、身柱、秉風、臑兪、肩髎、肺兪、魄戸、曲垣、厥陰兪、膏肓、天宗、神道、心兪、神堂、肩貞、霊台、督兪、譩譆、至陽、膈兪、膈関、筋縮、肝兪、魂門、中枢、胆兪、陽綱、脊中、脾兪、意舎、胃兪、胃倉、懸枢、三焦兪、肓門、命門、腎兪、志室、京門、気海兪、腰陽関、大腸兪、上髎、関元兪、小腸兪、次髎、膀胱兪、中髎、胞肓、下髎、腰兪、秩辺、中膂兪、会陽、白環兪、長強

脊髄神経

- 前根 運動性
- 後根 感覚性
- 前枝 混合性
  ①体幹の側面と前面の筋の運動と皮膚の知覚を支配する．
  ②上肢，下肢の筋の運動と皮膚の知覚を支配する．
- 後枝 混合性
  背部の固有筋の運動と背部皮膚の知覚を支配する．

脊髄神経

脊髄の後根を通る**運動線維**と脊髄の前根を通る**感覚線維**からなる混合性神経である．

脊髄神経　5群31対
1　頸神経　C1-C8：8対
2　胸神経　T1-T12：12対
3　腰神経　L1-L5：5対
4　仙骨神経　S1-S5：5対
5　尾骨神経　1対

神経叢　脊髄神経の前枝からなる
1　頸神経叢：C1-C4からなる．(p115)
2　腕神経叢：C5-T1からなる．(p142)
3　腰神経叢：T12-L4からなる．(p167)
4　仙骨神経叢：L4-S4からなる．(p167)

後面

3. 体幹部

6 ― 体幹後面の経穴と皮神経・デルマトーム

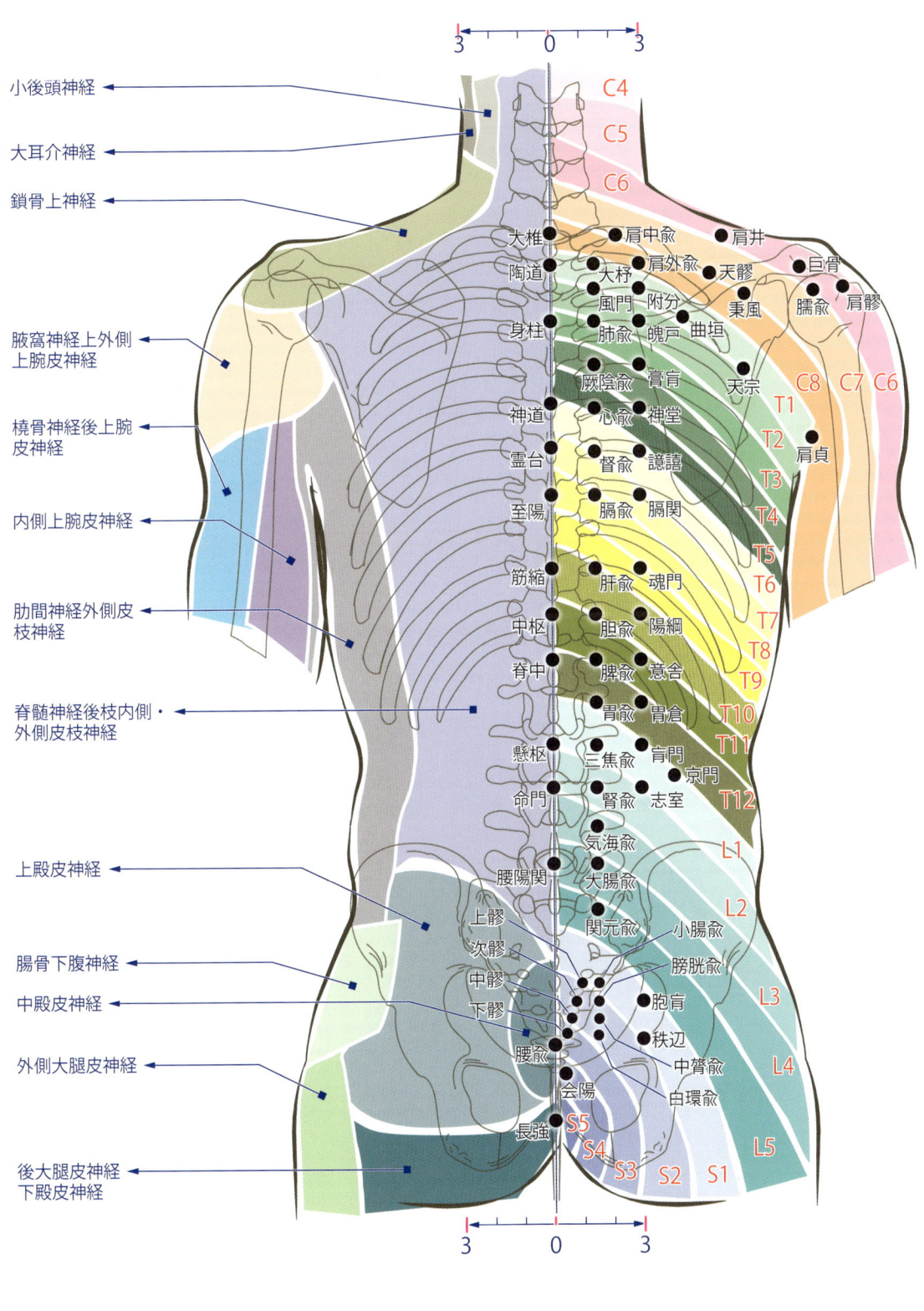

第3章 ▶ 経穴と局所解剖

後面

125

3. 体幹部

7 — 体幹部の経穴と自律神経 (1)

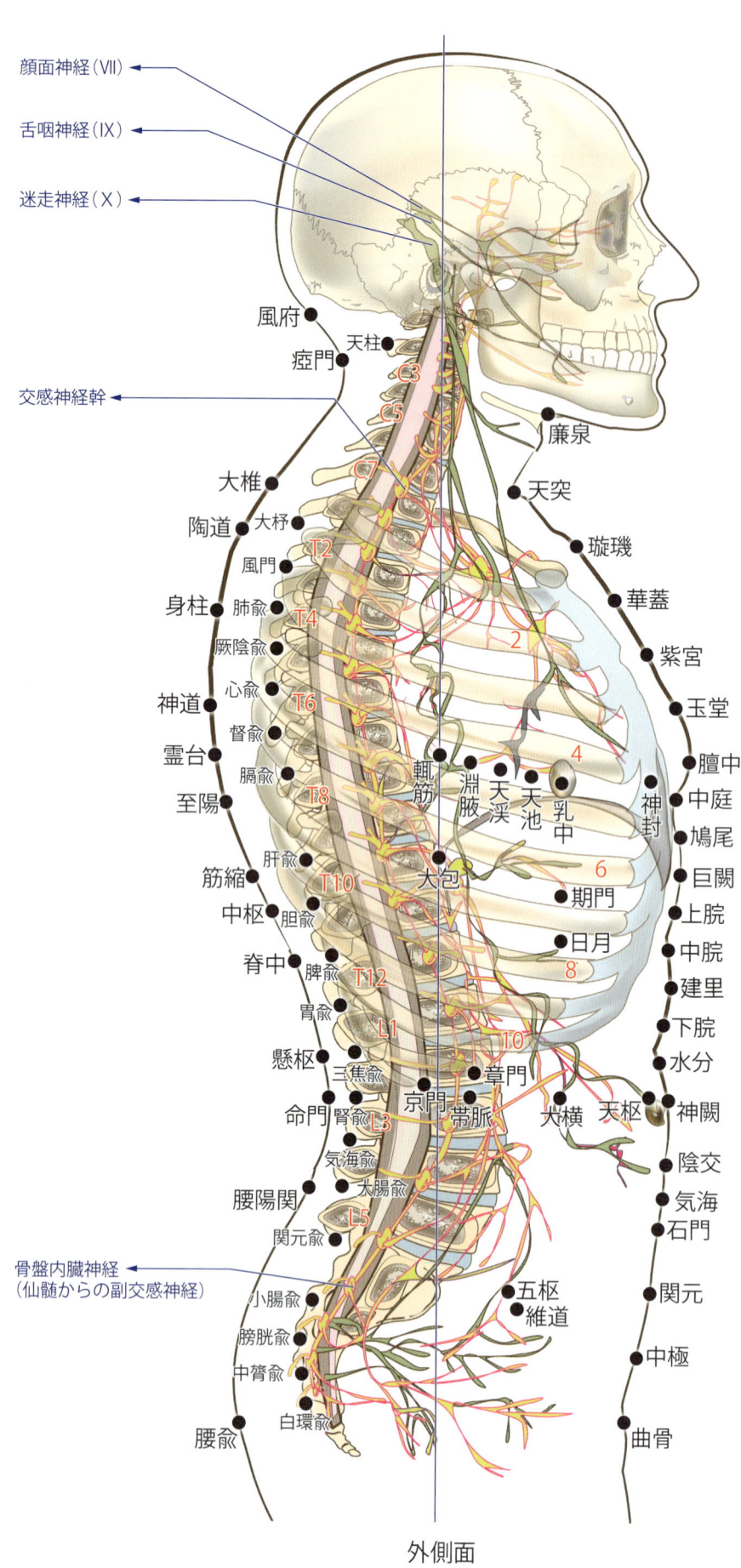

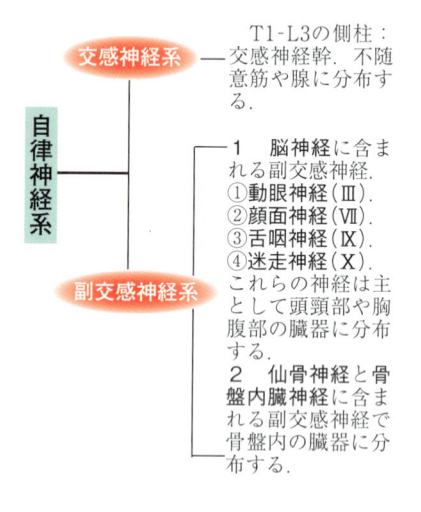

顔面神経 (Ⅶ)
舌咽神経 (Ⅸ)
迷走神経 (Ⅹ)
交感神経幹

風府 天柱
瘂門
廉泉
大椎 C3 C5
陶道 大杼 天突
身柱 風門 T2 璇璣
肺兪 T4 華蓋
厥陰兪 紫宮
神道 心兪 T6 玉堂
霊台 督兪
至陽 膈兪 T8 膻中
中庭
輒筋 淵腋 天渓 乳中 神封
筋縮 肝兪 T10 鳩尾
中枢 胆兪 大包 期門 巨闕
脊中 脾兪 T12 日月 上脘
胃兪 中脘
懸枢 L1 建里
三焦兪 章門 下脘
命門 腎兪 L3 京門 帯脈 水分
気海兪 大横 天枢
腰陽関 大腸兪 神闕
関元兪 L5 陰交
五枢 気海
小腸兪 維道 石門
膀胱兪 関元
中膂兪 中極
腰兪 白環兪 曲骨

骨盤内臓神経
(仙髄からの副交感神経)

外側面

T1-L3の側柱：
交感神経系 —— 交感神経幹．不随意筋や腺に分布する．

自律神経系

副交感神経系

1 脳神経に含まれる副交感神経．
①動眼神経 (Ⅲ)．
②顔面神経 (Ⅶ)．
③舌咽神経 (Ⅸ)．
④迷走神経 (Ⅹ)．
これらの神経は主として頭頸部や胸腹部の臓器に分布する．
2 仙骨神経と骨盤内臓神経に含まれる副交感神経で骨盤内の臓器に分布する．

自律神経系

交感神経と副交感神経からなる．

　遠心性線維は中枢から出て平滑筋・心筋や腺に達するまでに神経節で，1回ニューロンを交代する．
　循環・呼吸・消化・分泌・生殖などの無意識かつ不随意的な機能を調節，支配する．
　遠心性線維のほかにその支配する臓器・血管には求心性線維もある．求心性線維は臓器感覚や知覚（例：臓器の痛覚）をつかさどる．

3. 体幹部

7 ── 体幹部の経穴と自律神経(2)

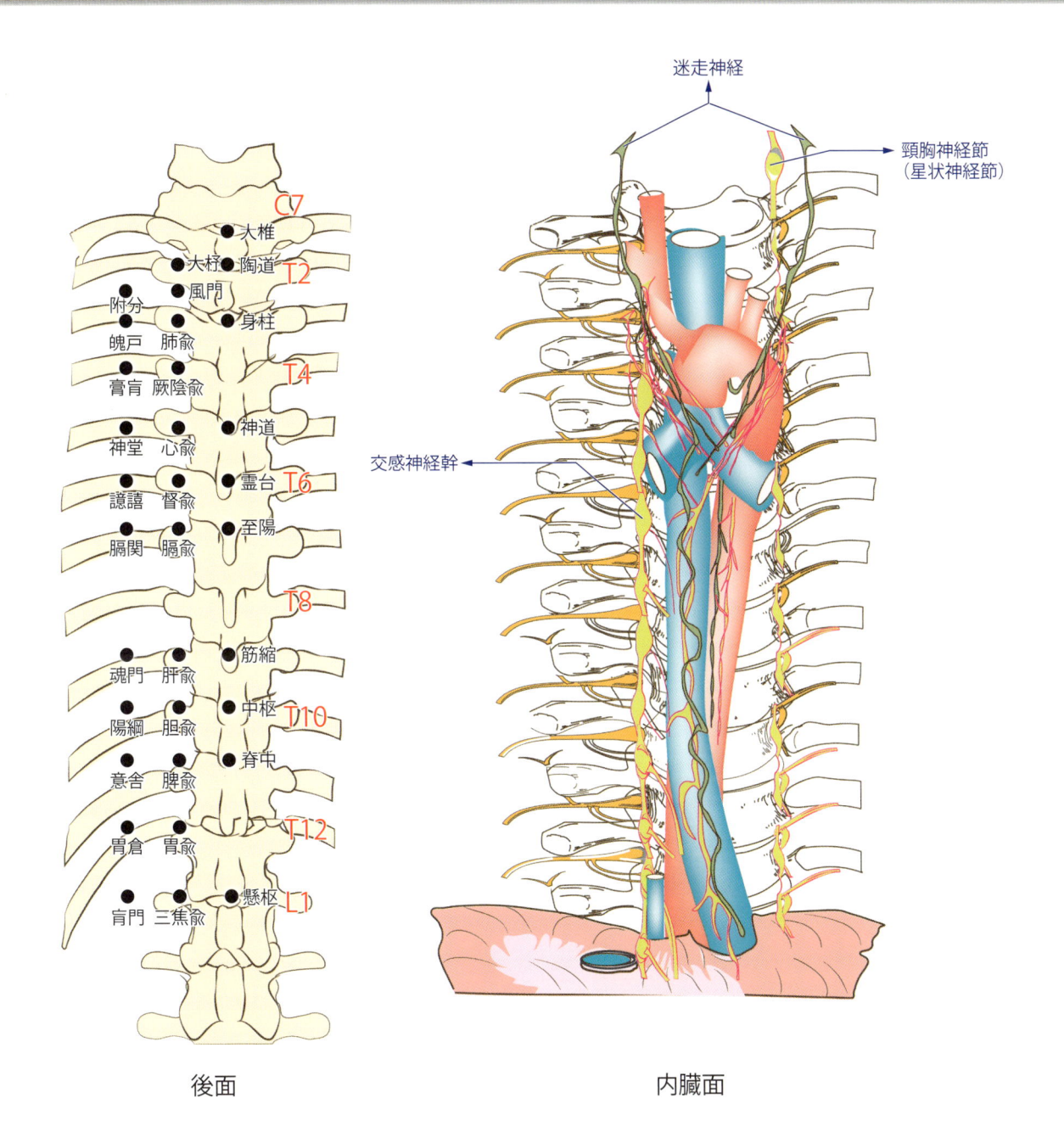

後面　　　　　　　　　内臓面

胸郭の自律神経	
交感神経	T1-T12の胸交感神経節からなる.
副交感神経	迷走神経(X)である.

迷走神経(X)
- 1 反回神経　下喉頭神経となり, 喉頭筋や喉頭下半部の粘膜に分布する.
- 2 胸心臓枝　交感神経の胸心臓神経とともに心臓神経叢をつくる.
- 3 気管支枝　交感神経枝とともに肺門の前後や気管の周囲で肺神経叢をつくる.
- 4 食道枝　　交換神経枝とともに食道神経叢をつくる.

※迷走神経には副交感線維だけでなく, **運動線維・知覚線維**も含まれる.

交感神経
- 1 大内臓神経　T5-T9胸神経節から出て横隔膜を貫いて腹腔に入り, 腹腔神経叢に参入する.
- 2 小内臓神経　T10-T11胸神経節から出て横隔膜を貫いて腹腔に入り, 腹腔神経叢と腎神経叢に参入する.
- 3 大動脈枝　　T1-T5胸神経節から出て胸大動脈を取り囲む胸大動脈神経叢をつくる.
- 4 胸心臓神経　T1-T4胸神経節から出て心臓神経叢をつくる.
- 5 その他　　　肺神経叢・食道神経叢をつくる.

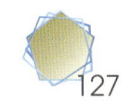

3. 体幹部

8—腰部・腹部の経穴と自律神経

腹部の自律神経

交感神経
　胸郭交感神経幹からの一部神経と腹腔の交感神経幹からなる．

腹大動脈神経叢
　①腹腔神経叢，②上腸間膜動脈神経叢．③下腸間膜神経叢，④上下腹神経叢などに分けられる．

副交感神経
　上方では迷走神経，下方では仙髄からなる．

1 迷走神経

左迷走神経 ┐
　　　　　├─食道神経叢─┬前迷走神経幹─┐
右迷走神経 ┘　　　　　　└後迷走神経幹─┴腹腔神経叢

2 仙髄の副交感神経

仙髄─下腸間膜動脈神経叢─消化管の下部へ

副交感神経は，腹腔の臓器や血管にも分布する．

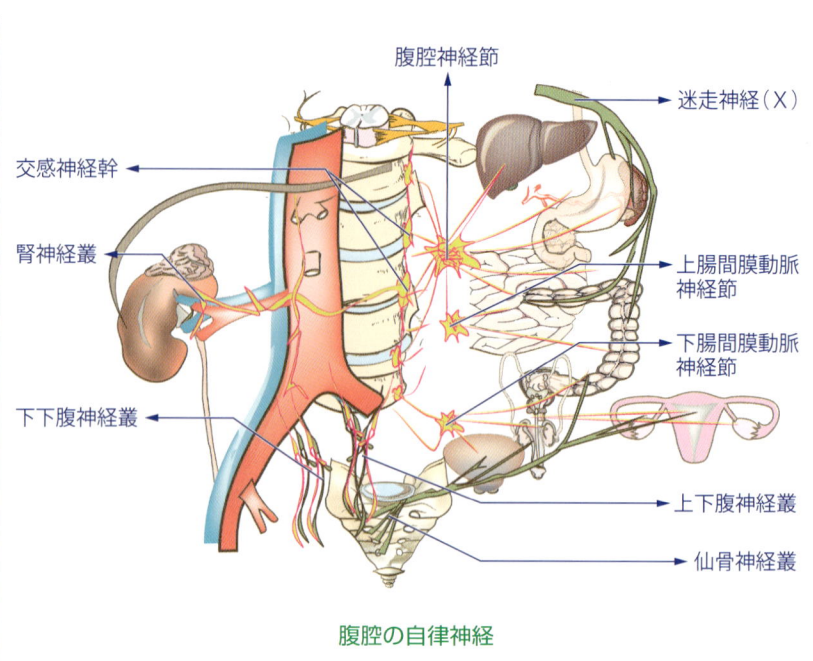

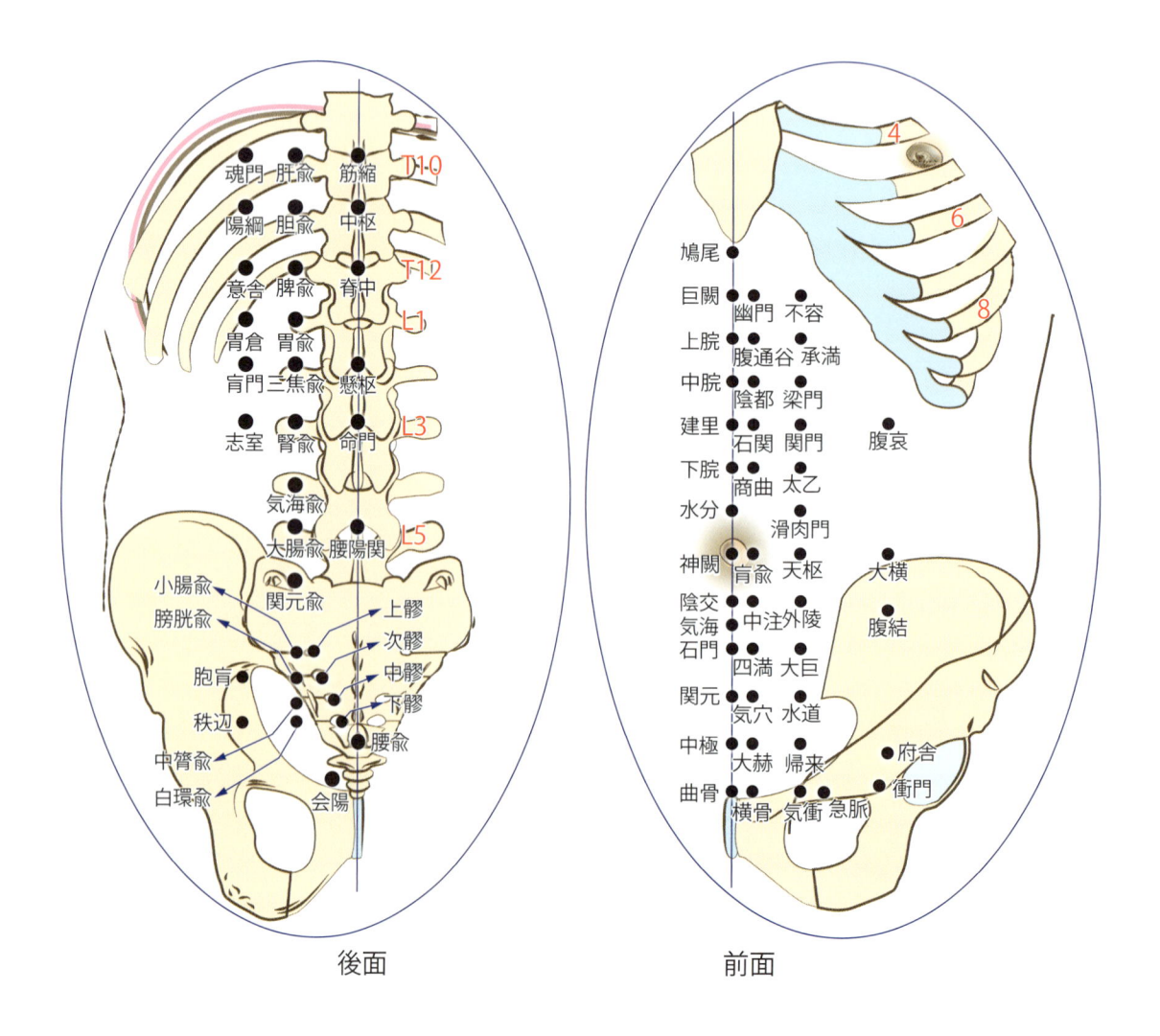

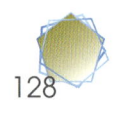

腹腔の自律神経

（図：腹腔の自律神経 — 腹腔神経節、迷走神経(X)、交感神経幹、腎神経叢、上腸間膜動脈神経節、下腸間膜動脈神経節、下下腹神経叢、上下腹神経叢、仙骨神経叢）

後面

魂門・肝兪・筋縮　T10
陽綱・胆兪・中枢
意舎・脾兪・脊中　T12
胃倉・胃兪　　　　L1
肓門・三焦兪・懸枢
志室・腎兪・命門　L3
　　　　気海兪
　　　　大腸兪・腰陽関　L5
小腸兪
膀胱兪・関元兪・上髎
胞肓　　　　　次髎
秩辺　　　　中髎
中膂兪　　　下髎
白環兪　　　腰兪
　　　　　　会陽

前面

鳩尾
巨闕
上脘　幽門　不容
中脘　腹通谷　承満
建里　陰都　梁門
下脘　石関　関門　腹哀
水分　商曲　太乙
神闕　滑肉門
陰交　肓兪　天枢　大横
気海　中注　外陵　腹結
石門　四満　大巨
関元　気穴　水道
中極　大赫　帰来　府舎
曲骨　横骨　気衝　急脈　衝門

3. 体幹部

9 — 胸部の経穴と肺・胸膜(1)

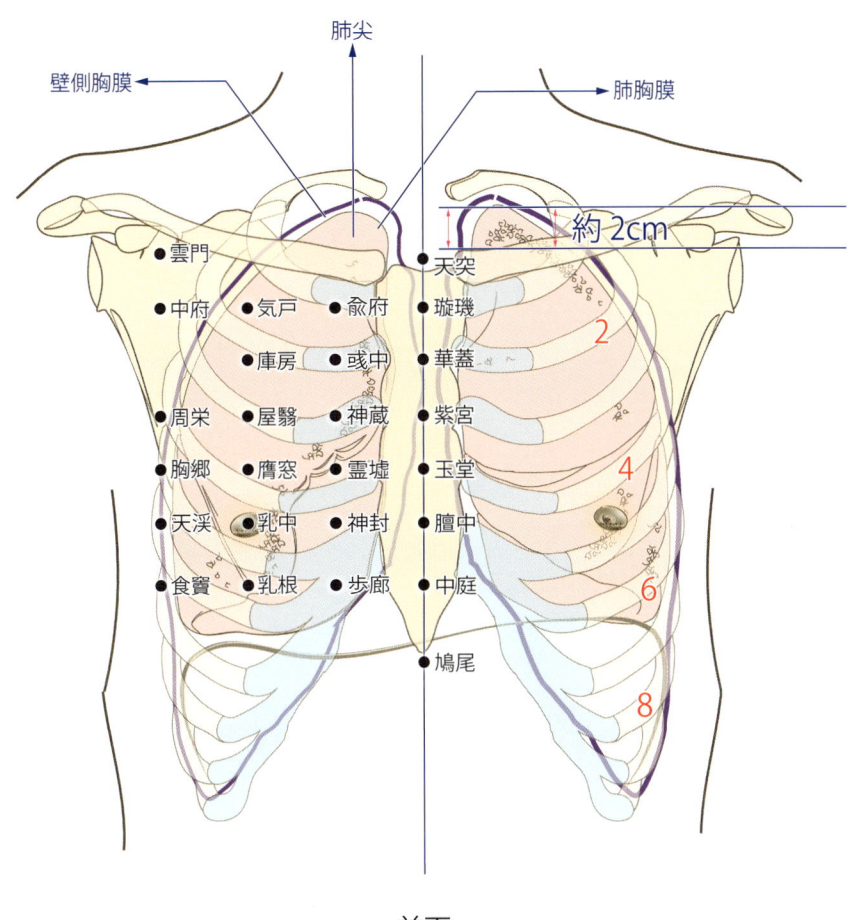

第3章 ▶ 経穴と局所解剖

前面

肺臓の体表投影

1 肺尖
　鎖骨内側1/3の上方約2横指(2-3cm)の高さにある.

2 肺前縁
　胸骨の後ろで胸鎖関節から胸骨角の中央へ，そこでいったん前中線に近づいてから，斜めに下行する.
※左肺前縁の第4肋軟骨の高さに心切痕が見られる.

3 肺下縁
　胸骨側縁で第6肋骨の高さ，鎖骨中央線で第7肋骨の高さ，中腋窩線で第8肋骨の高さを走る.
　背部肩甲線で第10肋骨の高さ，背部正中線で第11胸椎の高さを走る.

胸膜
　肺表面をおおう臓側胸膜(肺胸膜)と2胸壁内面をおおう壁側胸膜との二重構造である.
※肺下縁は平常呼吸で約1cm，深呼吸で約3-5cm上下に移動する.

胸膜の体表投影
　肺の縁とほぼ一致するが，胸膜の下縁は肺の下縁よりかなり下方にさがる.

3. 体幹部

9 ― 胸部の経穴と肺・胸膜(2)

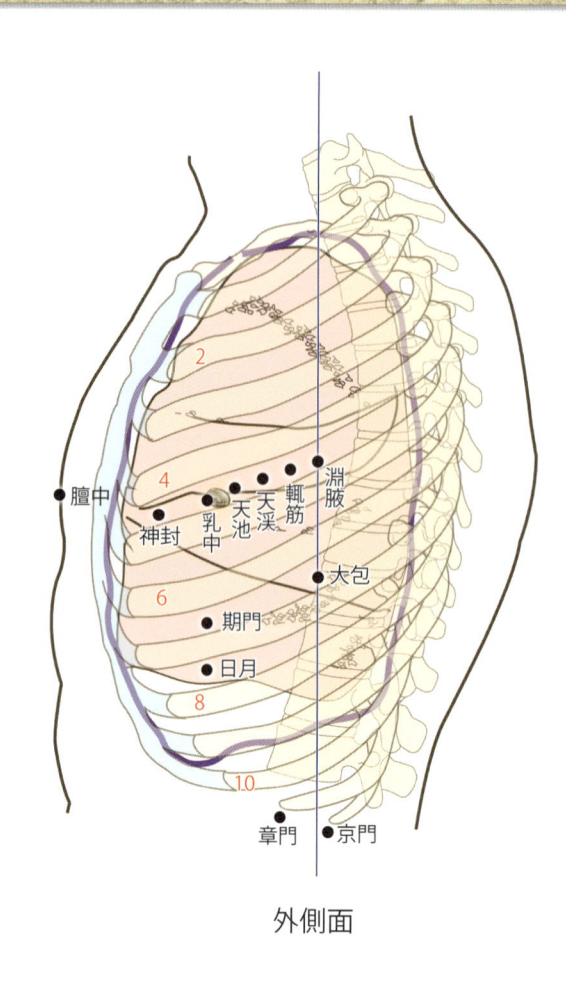

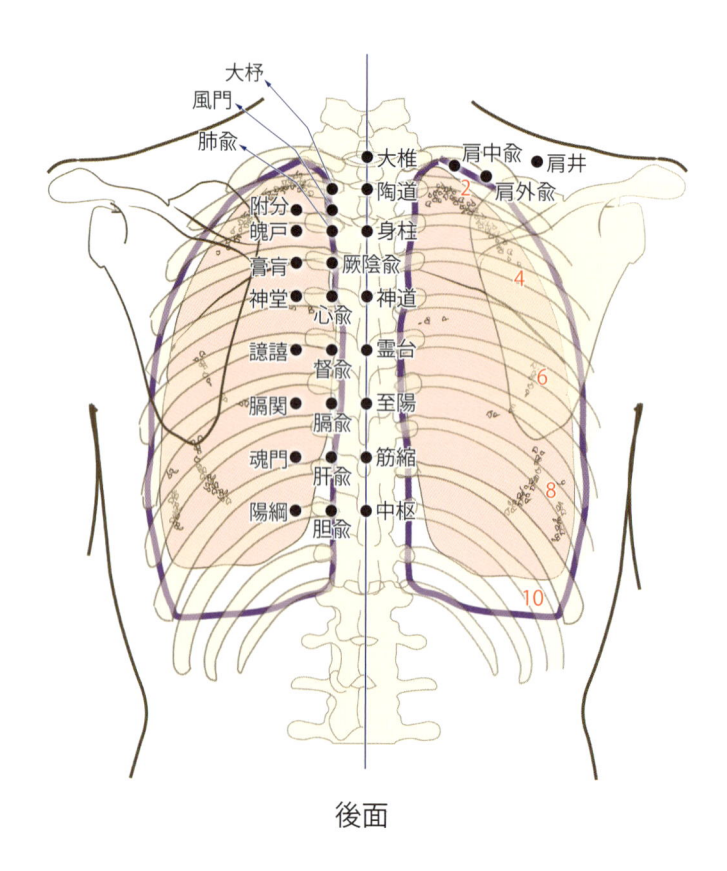

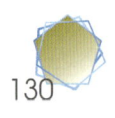

外側面

(経穴: 膻中、神封、乳中、天池、天渓、輒筋、淵腋、大包、期門、日月、章門、京門)

後面

(経穴: 大杼、風門、肺兪、大椎、肩中兪、肩井、陶道、肩外兪、附分、身柱、魄戸、厥陰兪、膏肓、神道、神堂、心兪、霊台、譩譆、督兪、至陽、膈関、膈兪、筋縮、魂門、肝兪、陽綱、胆兪、中枢)

3. 体幹部

10 — 胸部の経穴と呼吸器系の神経支配

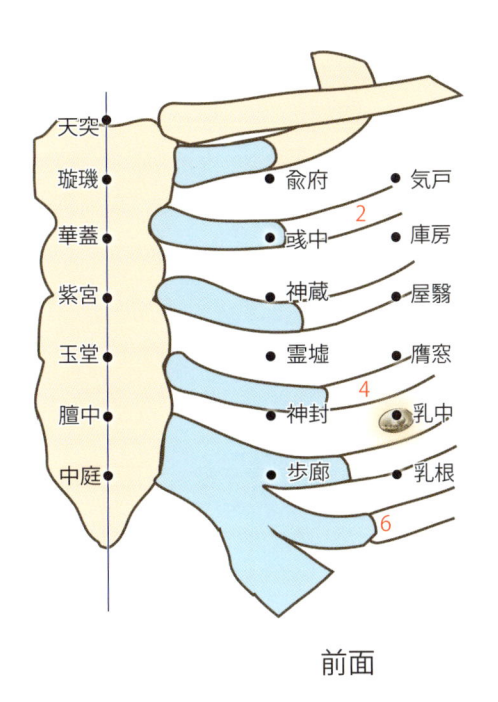

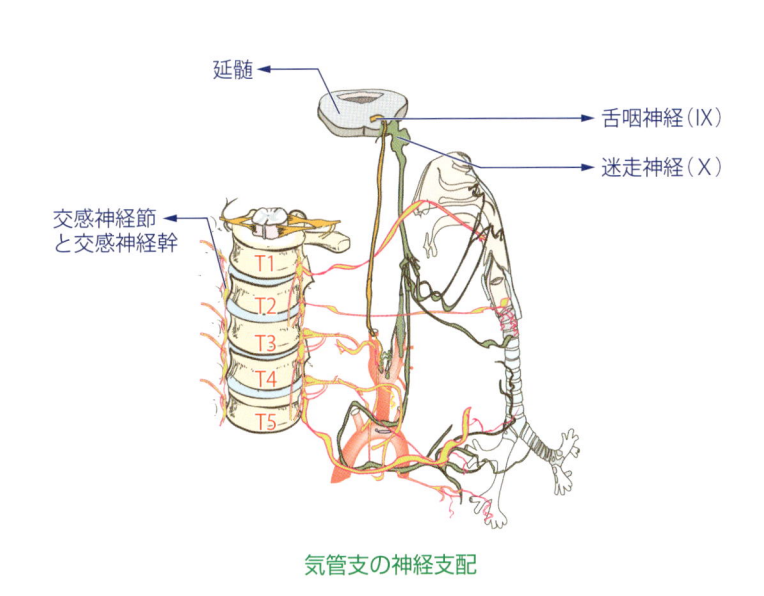

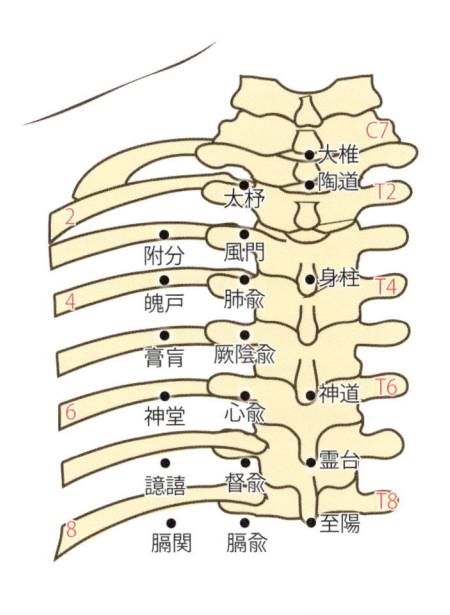

前面

気管支の神経支配

後面

横隔膜・気管支の神経支配

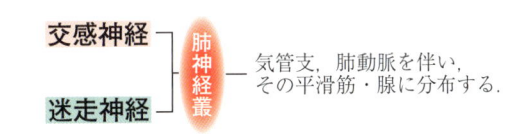

交感神経 ─┐
　　　　　├ 肺神経叢 ─ 気管支，肺動脈を伴い，
迷走神経 ─┘　　　　　　その平滑筋・腺に分布する．

肺神経叢
※肺の**知覚神経線維**は迷走神経とともに走る． ※**痛覚線維**は壁側胸膜だけに分布し，肺及び臓側胸膜(肺胸膜)にはない． 壁側胸膜には**知覚線維**が分布する． 肋骨胸膜・横隔胸膜の周辺部は**肋骨神経**に由来する． 縦隔胸膜と横隔胸膜の中央部は**横隔神経**に由来する．

131

3. 体幹部

11─胸部の経穴と横隔神経

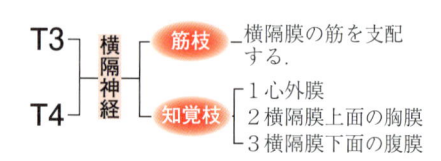

```
        ┌ 筋枝 ─ 横隔膜の筋を支配
T3 ┐横隔│      する．
   │神経│      ┌ 1 心外膜
T4 ┘    └ 知覚枝┤ 2 横隔膜上面の胸膜
                └ 3 横隔膜下面の腹膜
```

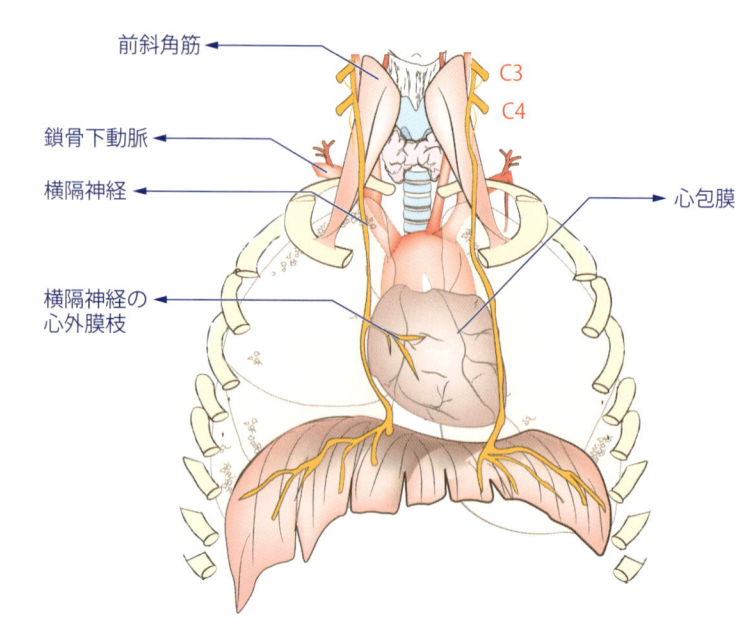

横隔神経

　主としてC4の線維からなり，C3，C5の線維も含まれる．
　この神経は前斜角筋の上を斜めに下行し鎖骨下動脈の前を走り，胸郭上口の中へ入って横隔膜に達する．
※知覚枝は横隔膜の上下にある胸膜と腹膜の痛覚を伝える．それが刺激されるとC4皮膚域（頸部の下部から肩部まで）に関連痛を生じる．

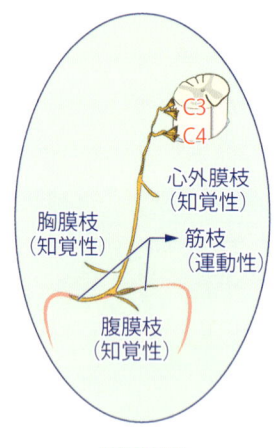

横隔神経の構成と支配臓器

横隔神経

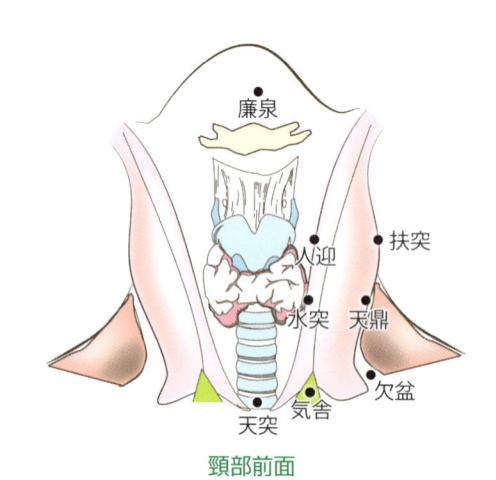

頸部前面

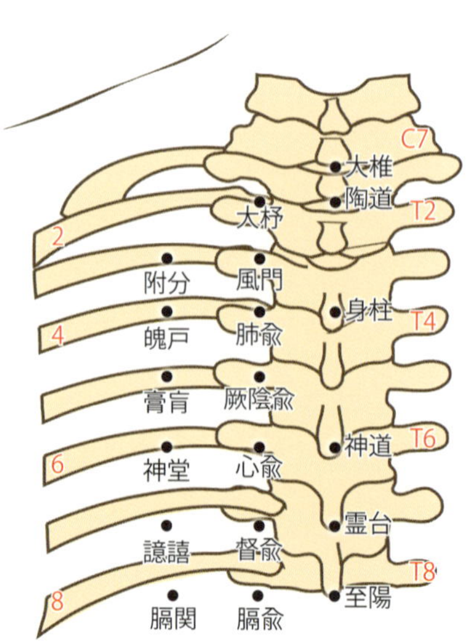

後面 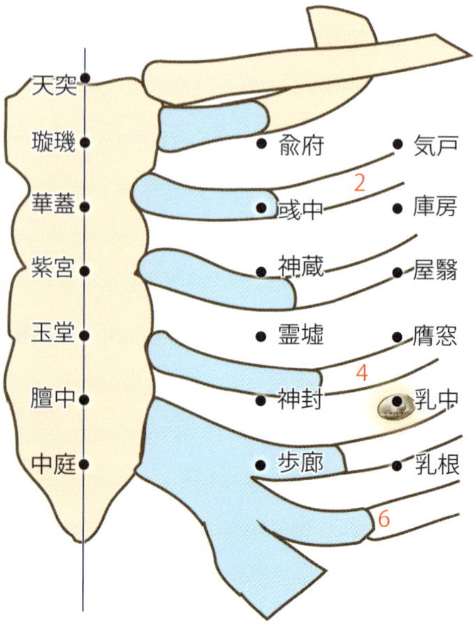　　　　　　　　　前面

3. 体幹部

12―胸部の経穴と心臓

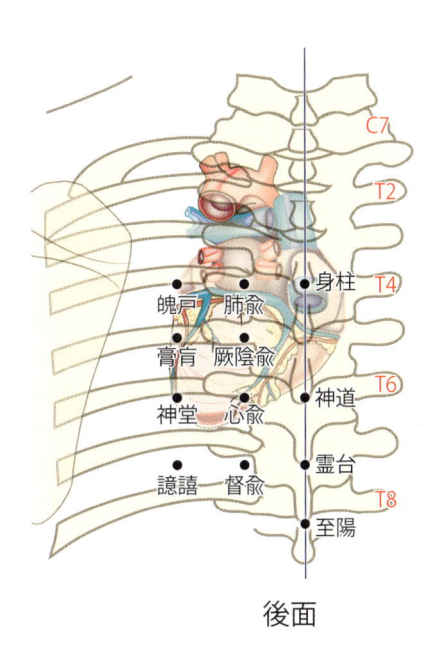

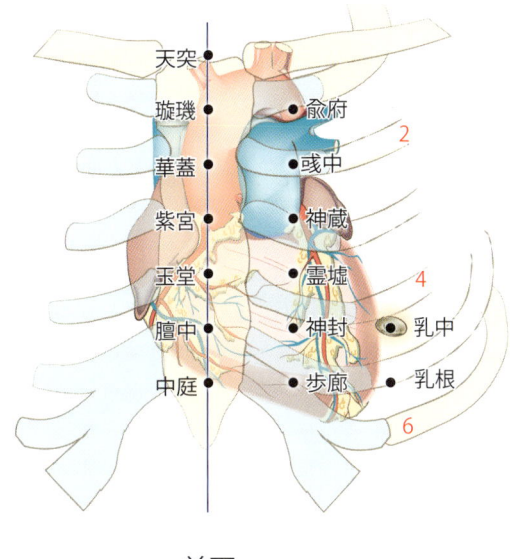

後面

前面

心臓の体表投影

　健康な成人にあっても，かなり差異がみられるが，標準として下記の通りである．
1 右側：第3肋骨と第6肋骨との間で，右胸骨縁から外に約2cm あたる．
2 左側：第3肋骨の高さで左胸骨縁より約2cm のところから第5肋間での鎖骨中線の内側の約2cm のところに至る．

※成人では，第5肋間のところが心尖の部位にあたる．
※心臓の関連痛：心臓の疼痛は胸骨の後ろに感じ，よく左肩部(小腸経)や左上肢(心経)へ放射される．これは，心臓の痛覚線維と横隔神経（C4）の知覚線維が，同じ脊髄の高さの知覚線維が分布する皮膚域に放射されることによると考えられる．

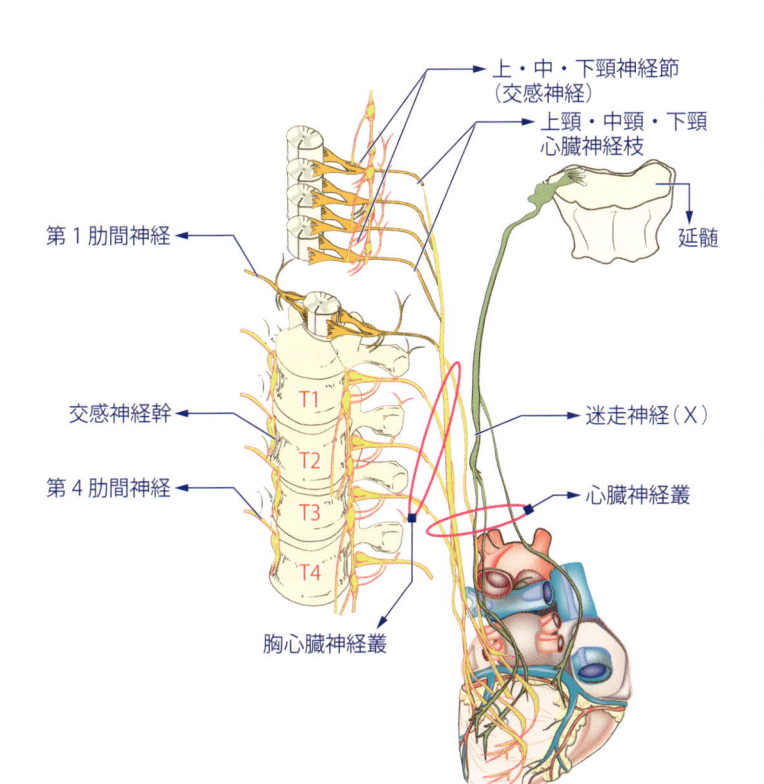

心臓の神経支配

　交感神経と迷走神経により支配される．

交感神経

1 上頸神経節：上頸心臓神経
2 中頸神経節：中頸心臓神経
3 下頸神経節：下頸心臓神経
4 T1-T4：胸心臓神経

迷走神経

1 上頸心臓枝　　　　　　　　　　
2 中頸心臓枝 ─ を心臓に送る．
3 下頸心臓枝

　上述の交感・迷走神経の枝は心底で心臓神経叢をつくる．
　※交感・迷走神経には，求心性の知覚線維がふくまれ，心臓の痛覚にもあずかる．
　※迷走神経の知覚線維は，主として心臓反射に関与する．

心臓の神経支配

133

3. 体幹部

13 — 腹部の経穴と腹腔の臓器

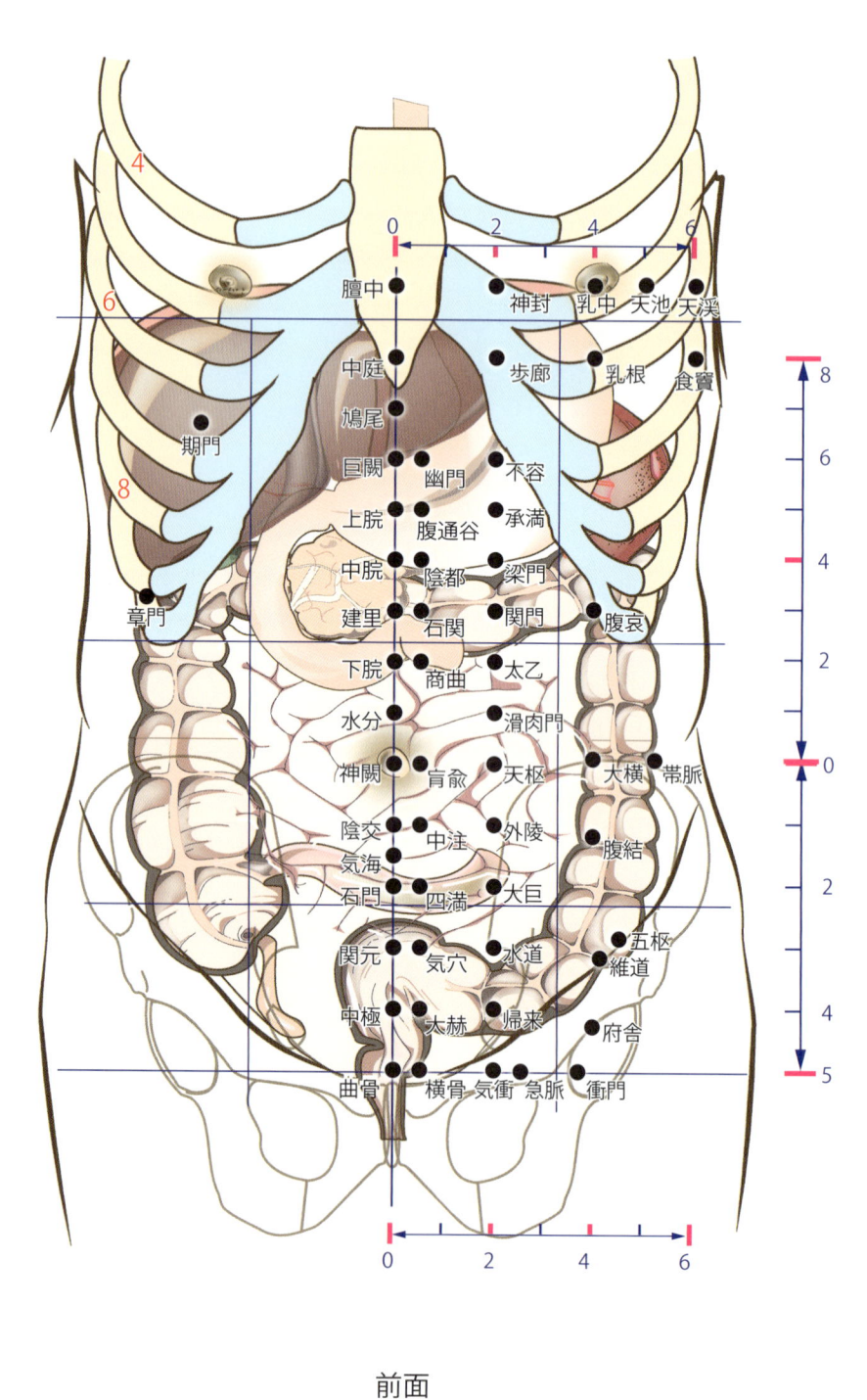

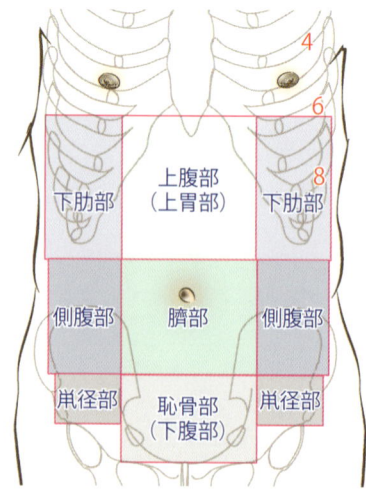

前面

腹部の体表区分

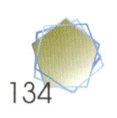

3. 体幹部

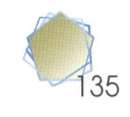

14 — 背部・腹部の経穴と胃

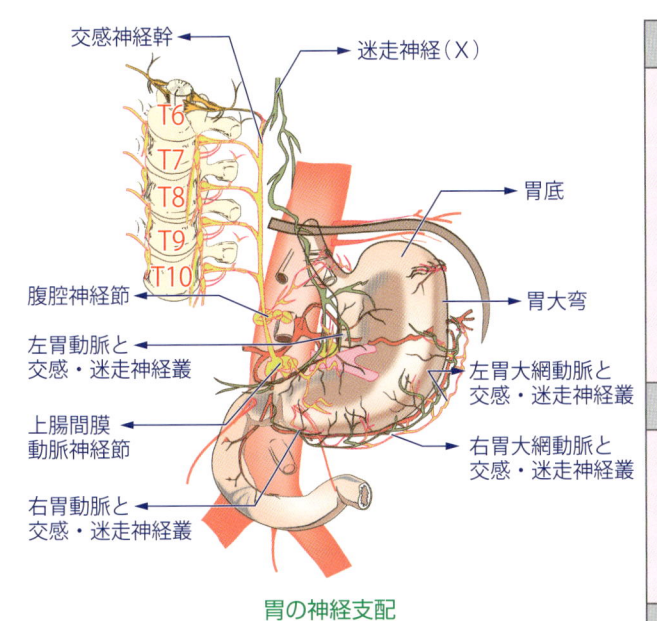

第3章 ▶ 経穴と局所解剖

胃の体表投影

胃は大部分が左の下肋部に，一部分が上腹部にある．
1 噴門口
　後面では第11胸椎の高さで，前面では正中線のやや左方で，第7肋軟骨の胸骨付着部より約2cm左側にある．
2 胃底
　左側の第5肋骨の高さで，横隔膜の左側の下面にある．
3 幽門
　後面では，第1腰椎の高さで，前面では，正中線の1-2cmの右側にある．
4 胃大弯
　空虚時に背臥位で臍より上方にあるが，充満時に直立位で臍の高さにまで達する．

胃の動脈

腹腔動脈
- 1 左胃動脈：食道下部と胃小弯側の胃右上部．
- 2 右胃動脈：胃の右下部．
- 3 短胃動脈：胃底．
- 4 左胃大網動脈：胃大弯．
- 5 右胃大網動脈：胃大弯．

胃の神経

交感神経と迷走神経により支配される．
交感神経
　T6-T10から起こり，腹腔神経節を経て動脈とともに胃に分布する．
迷走神経
　食道の前を行く前胃枝と食道の後を行く後胃枝とに分けられ，胃に分布する．

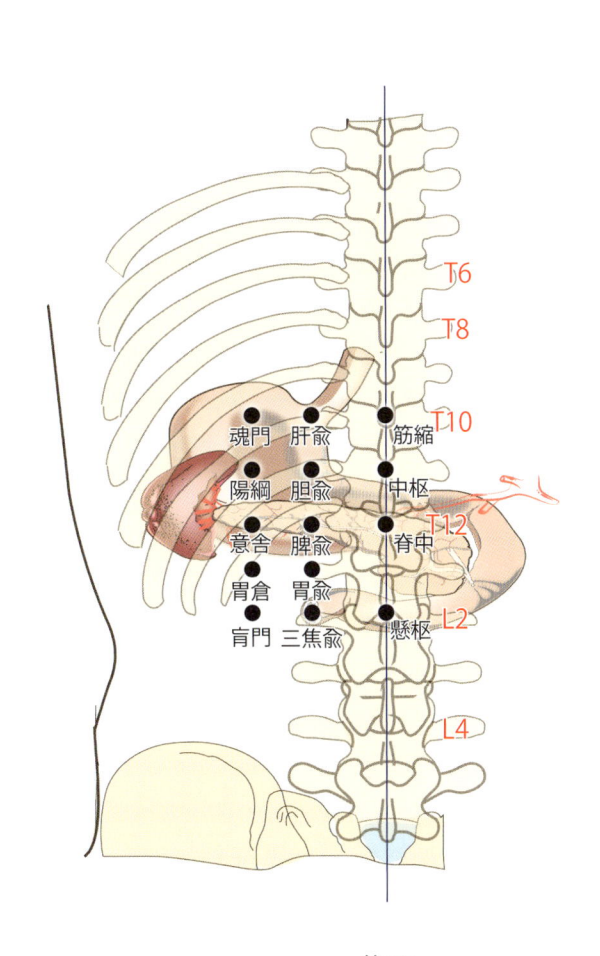

胃の神経支配

後面 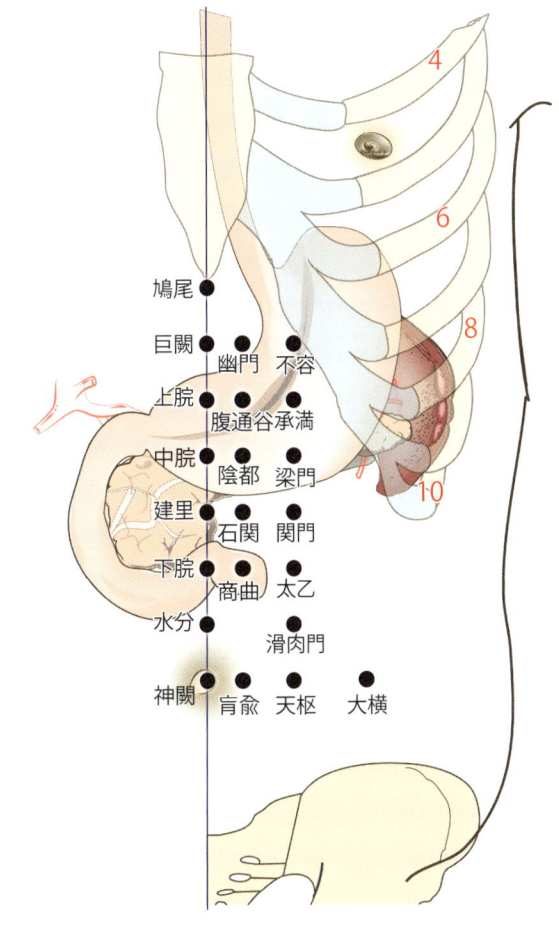　　前面

3. 体幹部

15 ─ 背部・腹部の経穴と小腸・大腸

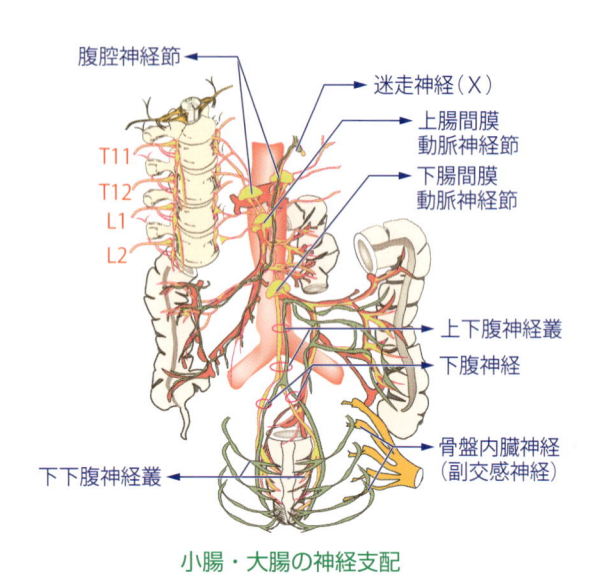

小腸・大腸の神経支配

小腸の動脈

1 十二指腸
上半部：胃十二指腸動脈が分布．
下半部：上腸間膜動脈が分布．

2 空腸・回腸

上腸間膜動脈 ─ 空腸動脈 ─ 空腸
　　　　　　 ─ 回腸動脈 ─ 回腸

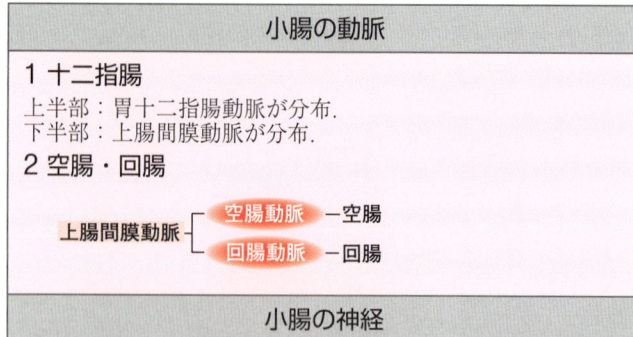

小腸の神経

● 交感神経と迷走神経により，支配される．

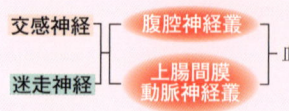

交感神経 ─ 腹腔神経叢
迷走神経 ─ 上腸間膜動脈神経叢
　　　　　　　　　　─ 血管とともに腸壁に分布する．

※迷走神経の求心性線維は腸管の反射運動・分泌に関与する．
※交感神経の求心性線維は痛覚に関与する．

大腸の動脈

● 上腸間膜動脈の枝と下腸間膜動脈の枝が分布する．

大腸の神経

● 交感神経と副交感神経（迷走神経・骨盤神経）により，支配される．

上腸間膜動脈神経叢
　上行結腸と横行結腸に分布する．
下腸間膜動脈神経叢
　下行結腸とS状結腸に分布する．
※交感神経の求心性線維は大腸の痛覚に関与する．

肛門の神経支配

自律神経と体性神経との二重支配を受ける．

1 自律神経
交感神経
　血管に分布し血管運動神経である．
副交感神経
　内肛門括約筋などの平滑筋を支配する．
※副交感神経にある求心性線維は排便反射に関与する．

2 体性神経
　外肛門括約筋や肛門あたりの皮膚は陰部神経（体性神経）により，支配される．排便と痛覚に関与する．

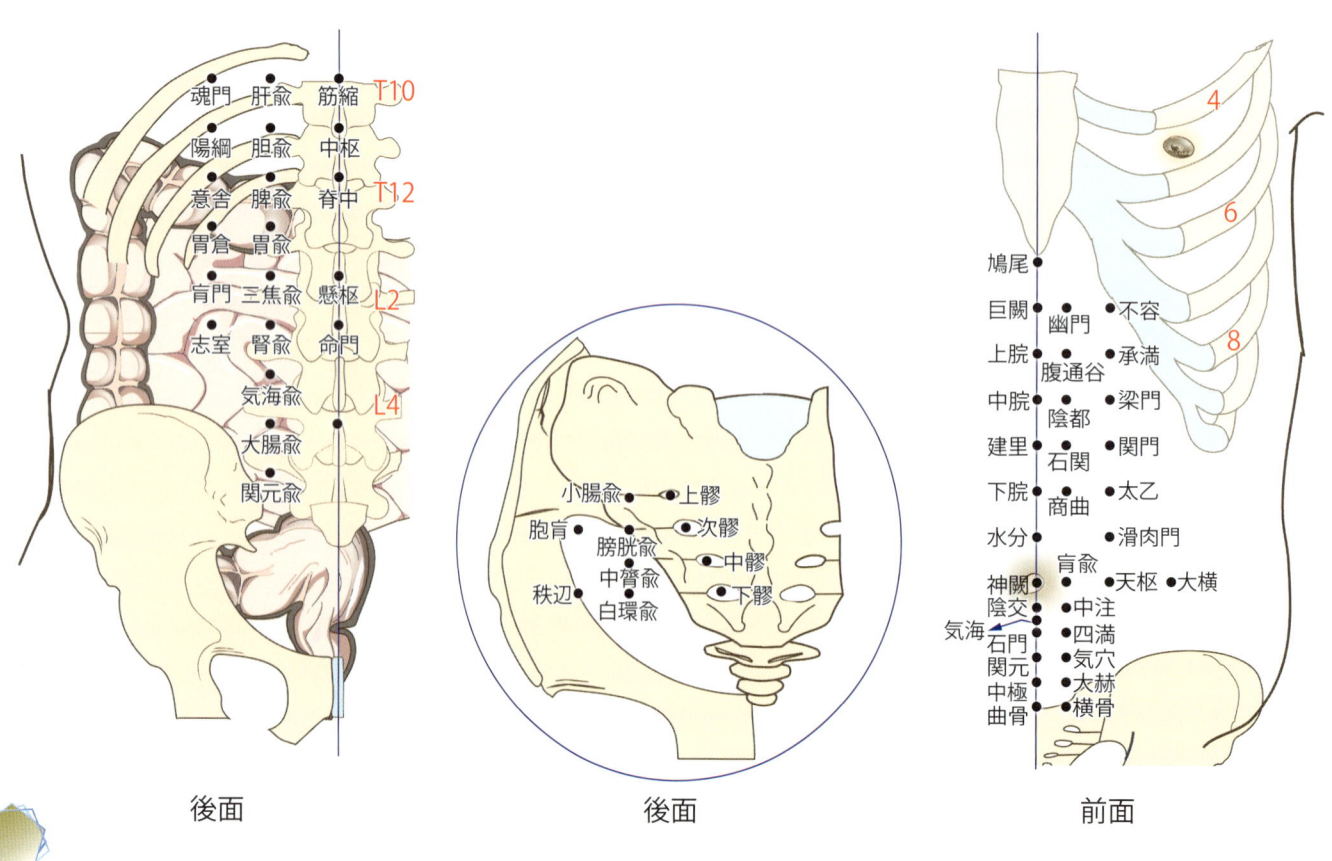

後面　　　　　　　後面　　　　　　　前面

3. 体幹部

16 — 背部・腹部の経穴と肝臓・胆嚢

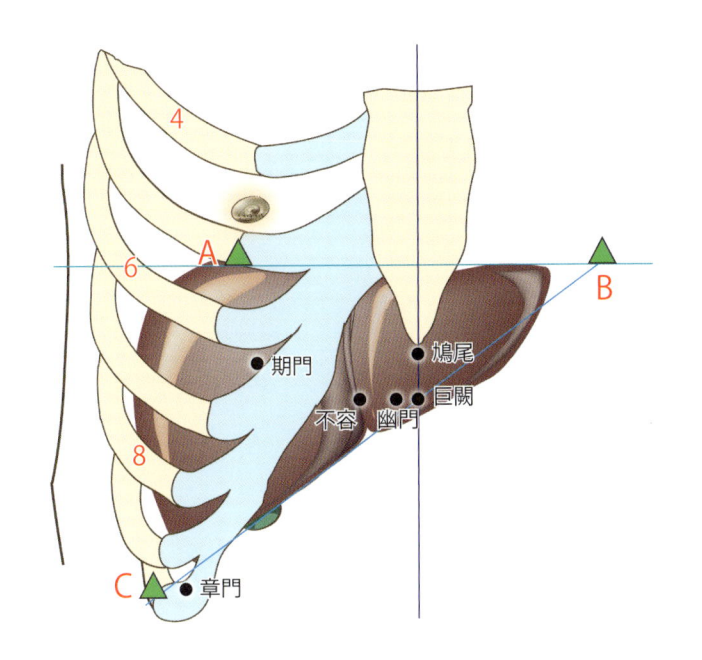

前面

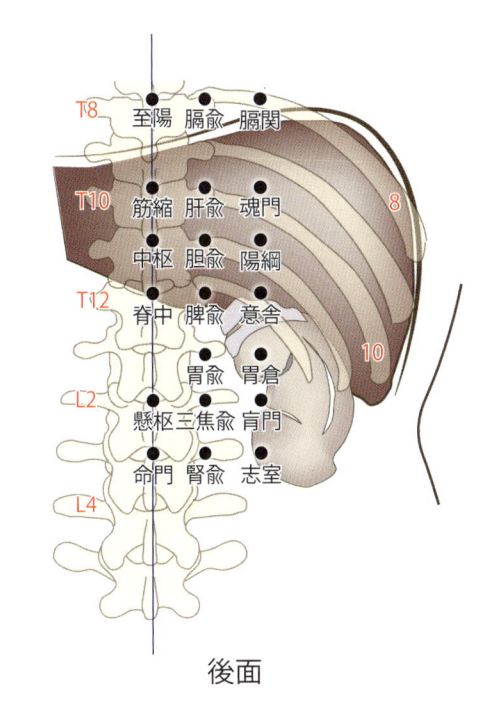

後面

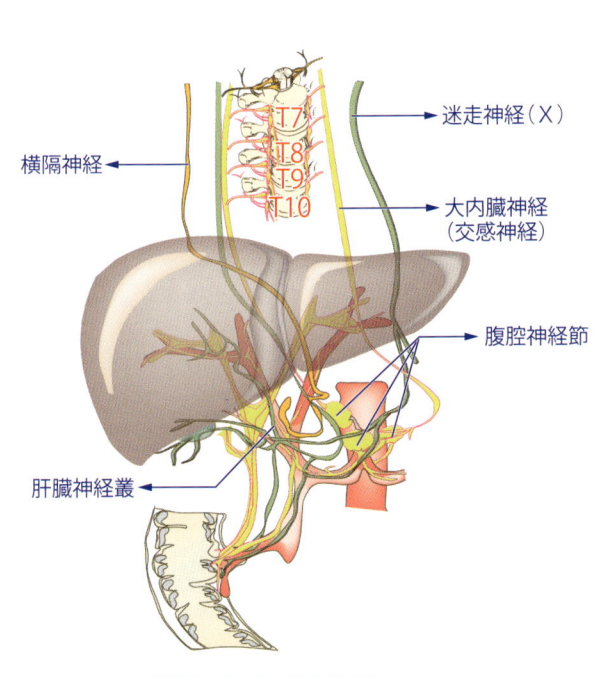

肝臓・胆嚢の神経支配

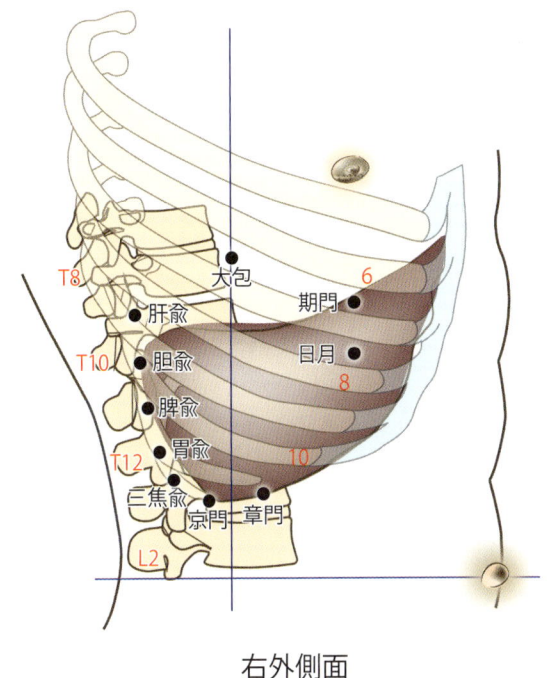

右外側面

肝臓・胆嚢の体表投影

肝臓の上縁と下縁
　右側の鎖骨中央線上と第5肋骨とが交わる点をA点とし，左側の第6肋軟骨で正中線から左側へ5cmの点をB点，右側の中腋窩線と第10肋骨が交わる点をC点とする．A点とB点を連なる線は肝臓の上縁にあたり，B点とC点を結ぶ線は肝臓の下縁にあたる（右肋骨弓の下縁）．

胆嚢の底
　すなわち胆嚢の下縁で，ほぼ右肋骨弓の下縁と右腹直筋の外側縁とが合するところにある．

肝臓・胆嚢の神経支配

交感神経 — 腹腔神経叢
肝臓神経叢 ┬ 1 肝門に入り，肝臓に分布する．
　　　　　└ 2 胆嚢とオッディ括約筋に分布する．
迷走神経 — 前迷走神経幹
　　　　　後迷走神経幹

　胆嚢の疾患は右肋下部・上胃部に痛みを感じ，背部，とくに右肩甲部に関連痛を生じる．

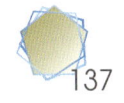

3. 体幹部

17―背部・腹部の経穴と腎臓・尿管

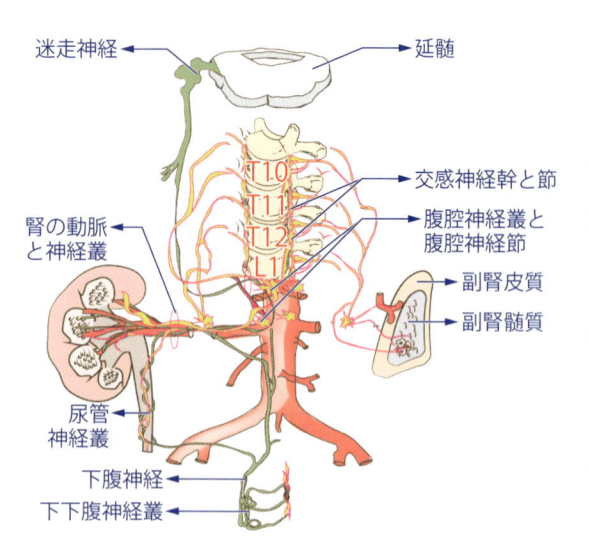

腎臓の神経支配

腎臓・尿管の体表投影

腎臓
T12-L3の高さにある．
腹臥位で腎門はL1-L2の棘突起の高さで正中線から約4cm外側にあり，下縁はヤコビー線上4cmで，正中線から約7cm外側にある．
第12肋骨はほぼ腎臓の上部1/3と下部2/3を斜めに走る．
※右腎は左腎より約2cmぐらい低くなる．

尿管
脊柱の両側を挟み，腎盂から膀胱までの長さ約25-30cmである．
体表投影は腹部では，腹直筋外側の半月線にあり，背部では，腰椎横突起先を結ぶ線上にある．
※尿管は，①腎盂の移行部，②総腸骨動脈の交叉部，③膀胱への入口部に，3つの狭窄部が見られる．

腎臓・尿管の神経支配

腎臓
交感神経
腹腔神経叢か腎神経叢となり，動脈とともに腎に入る．
迷走神経
腎神経叢に加わり，腎臓に分布する．

尿管
交感神経
腎神経叢，精巣（卵巣）動脈神経叢，尿管神経叢，腸骨動脈神経叢及び下腹神経叢等の枝からなる．
副交感神経
副交感神経は上部の迷走神経，下部の仙骨神経叢からなる．
腎臓・尿管の支配神経には求心性の神経線維も含む．

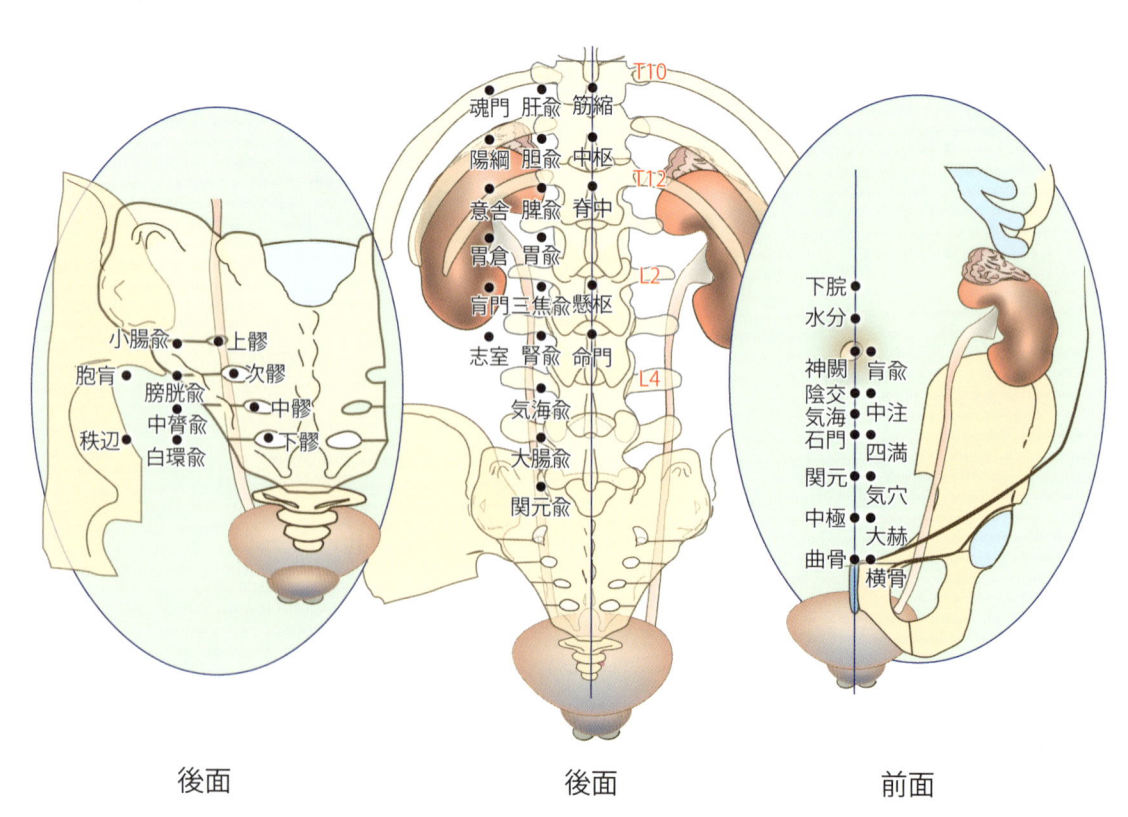

後面　　　　　　後面　　　　　　前面

腎臓・尿管・膀胱の体表投影

3. 体幹部

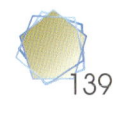

18―背部・腹部の経穴と男性生殖器

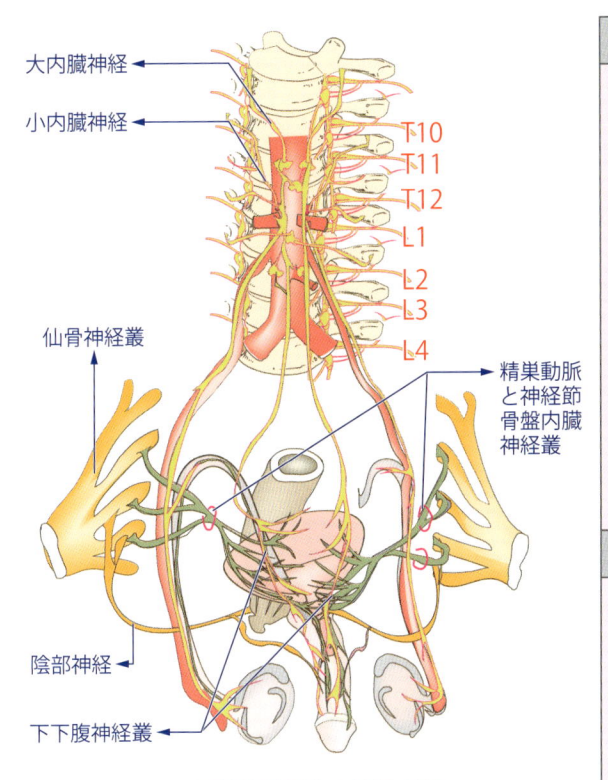

第3章 ▶ 経穴と局所解剖

男性生殖器の神経支配
交感神経 　T11-L2 の交感神経節に由来．3群に分けられる． **1 上位群** 　腎神経叢と腸間及び上腸骨動脈神経叢からの枝は合して，精巣動脈に沿って精巣にいたる． **2 中位群** 　上下腹神経叢と下腹神経の枝が合して，精巣上体や精巣膨大部に分布する． **3 下位群** 　下下腹神経叢からの枝で，前立腺，射精管や陰茎の血管などに分布する． **副交感神経** 　S2-S4 の仙髄から起こり，骨盤内臓神経を経て下下腹神経叢となり，その枝は男性生殖器を支配する． ※求心性の神経線維には**痛覚線維**が含まれ，睾丸痛という激痛を引き起こす．
男性外生殖器の神経支配
陰嚢 　前部：腸骨鼡径神経の**前陰嚢神経**と陰部大腿神経の陰部枝である． 　後部：会陰神経の**後陰嚢神経**と**後大腿皮神経**の会陰枝である． **陰茎** 　会陰神経が分布する． ※上記の神経は**体性神経**であるが，陰茎海綿体には**陰茎海綿体神経**という**自律神経線維**が海綿体の血管に分布し，陰茎の勃起にあずかる．

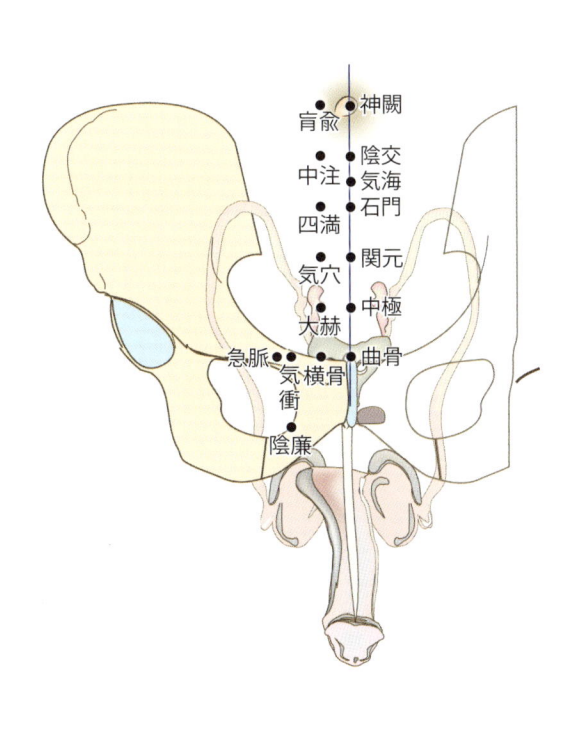

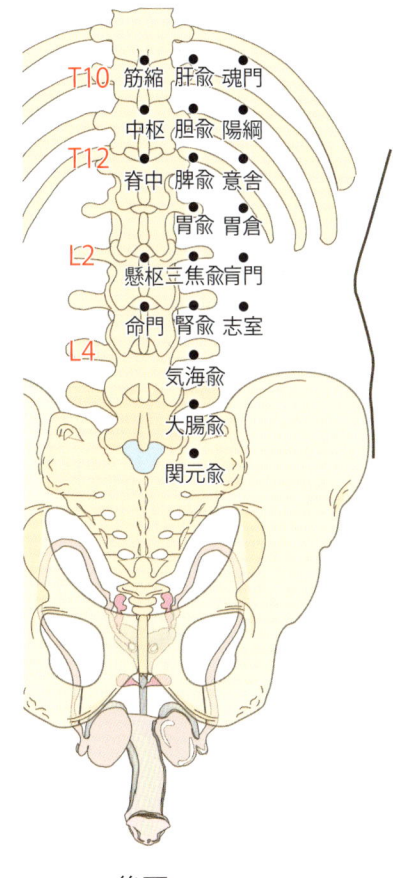

男性生殖器官の神経支配

前面　　　後面

精索・前立腺の体表投影

139

3. 体幹部

19 — 背部・腹部の経穴と女性生殖器

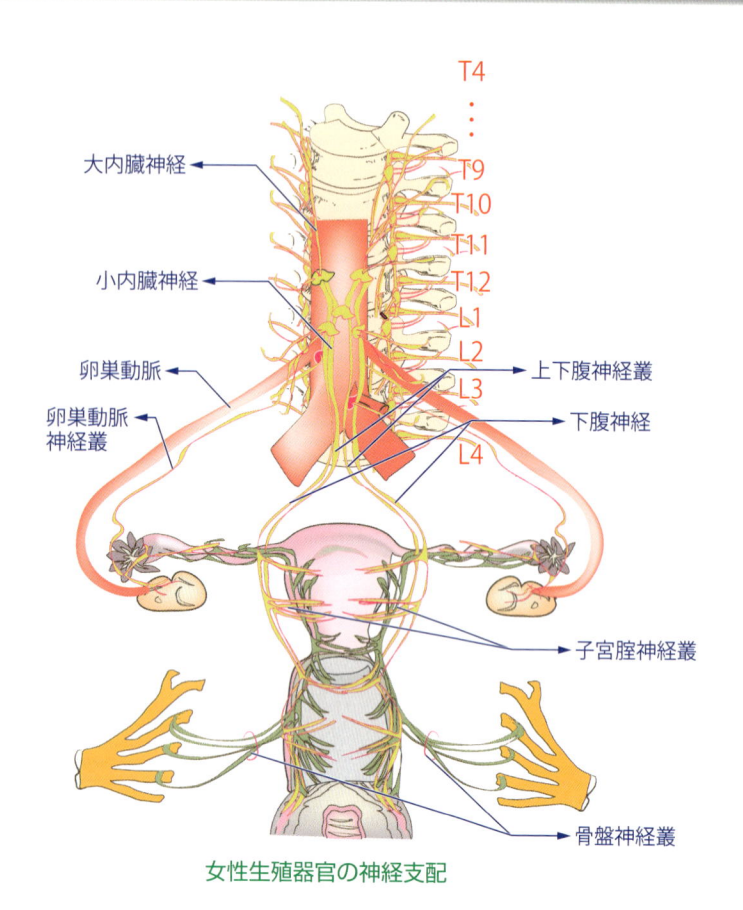

女性生殖器の神経支配

男性生殖器を支配する神経に同じ．

卵巣と卵管

腎神経叢と腸間及び上腸骨動脈神経叢からの枝は合して，卵巣動脈に沿って卵巣・卵管に分布する．

子宮

下下腹神経叢枝は，子宮腟神経叢となり，子宮に分布する．
※求心性の神経線維には痛覚線維が含まれ，子宮底・子宮体の**痛覚線維**はT10-T12に達するが，子宮頸の**痛覚線維**はS2-S3に達する．
※子宮腟の下端部は体性神経の**陰部神経**により，支配される．

女性外生殖器の神経支配

大陰唇・小陰唇・陰核

腸骨鼠径神経から前陰唇枝，陰部神経から後陰唇枝と陰核背神経となり，女性の外生殖器を支配する．
※女性の外生殖器は男性と同じように**体性神経**が支配するほかに，海綿体・前庭球には**子宮神経叢**から**陰核海綿体神経**という**自律神経線維**が分布する．その**副交感神経**は海綿体の小動脈を拡張し勃起に働く．

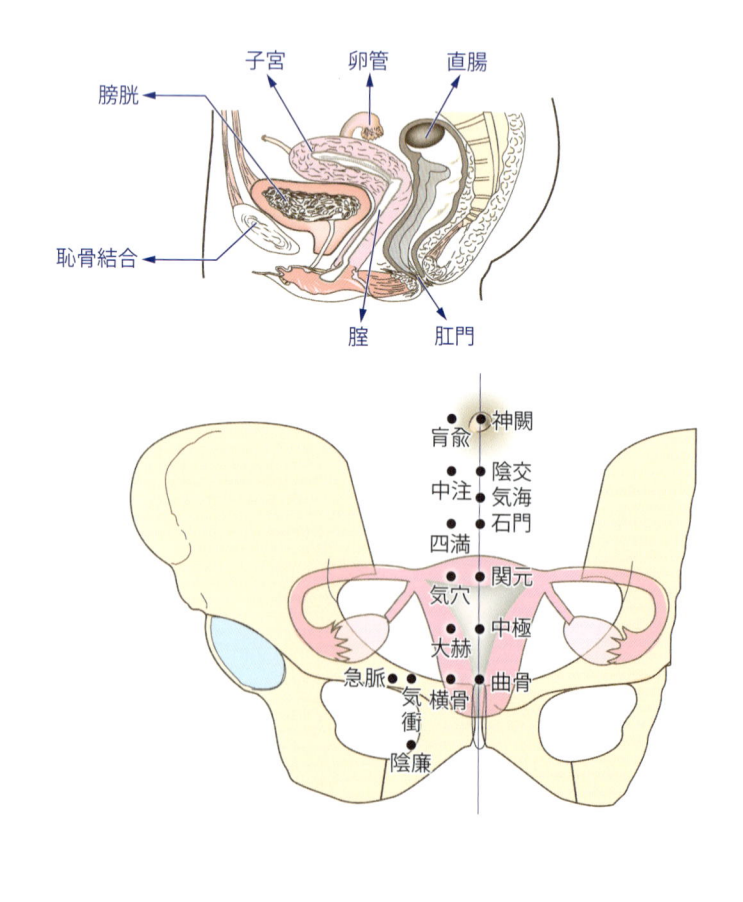

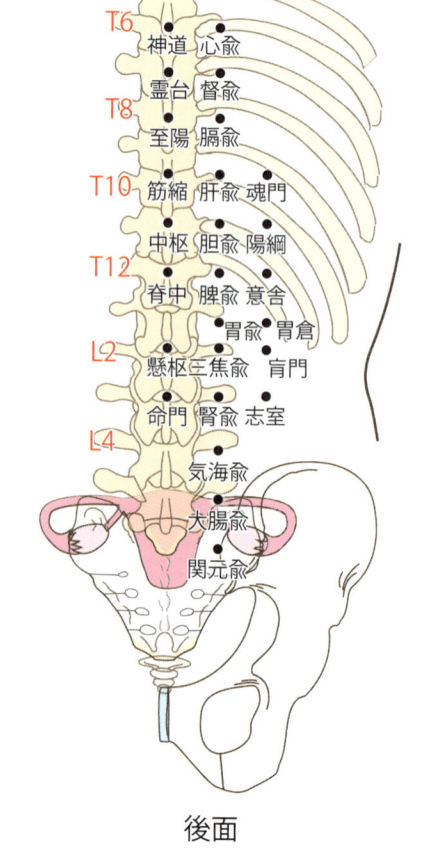

女性生殖器官の神経支配

前面　　　　　後面

子宮の体表投影

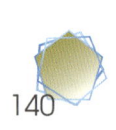

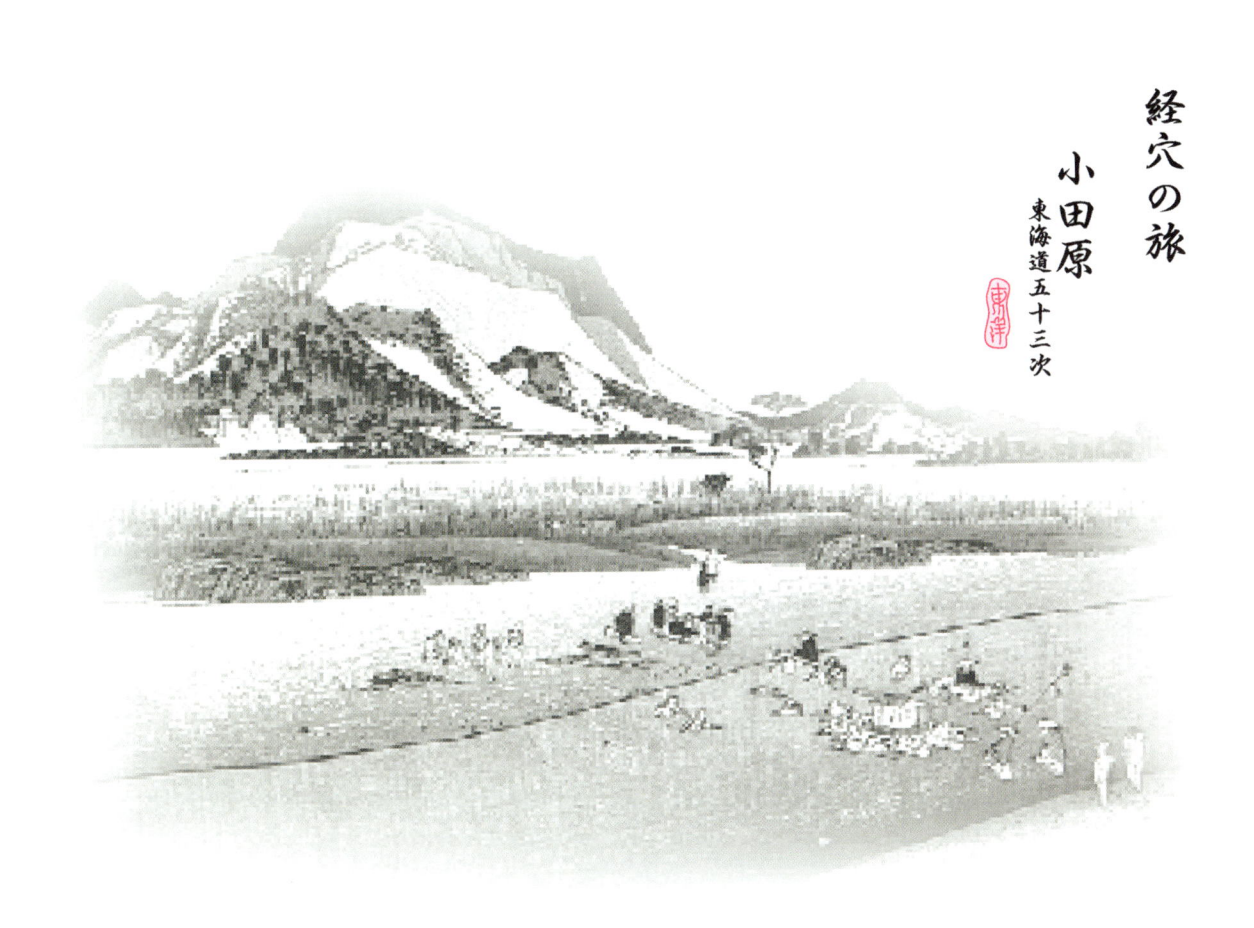

3-4

上　肢

経穴の旅
小田原
東海道五十三次

4. 上肢

1—上肢帯の経穴と腕神経叢(1)

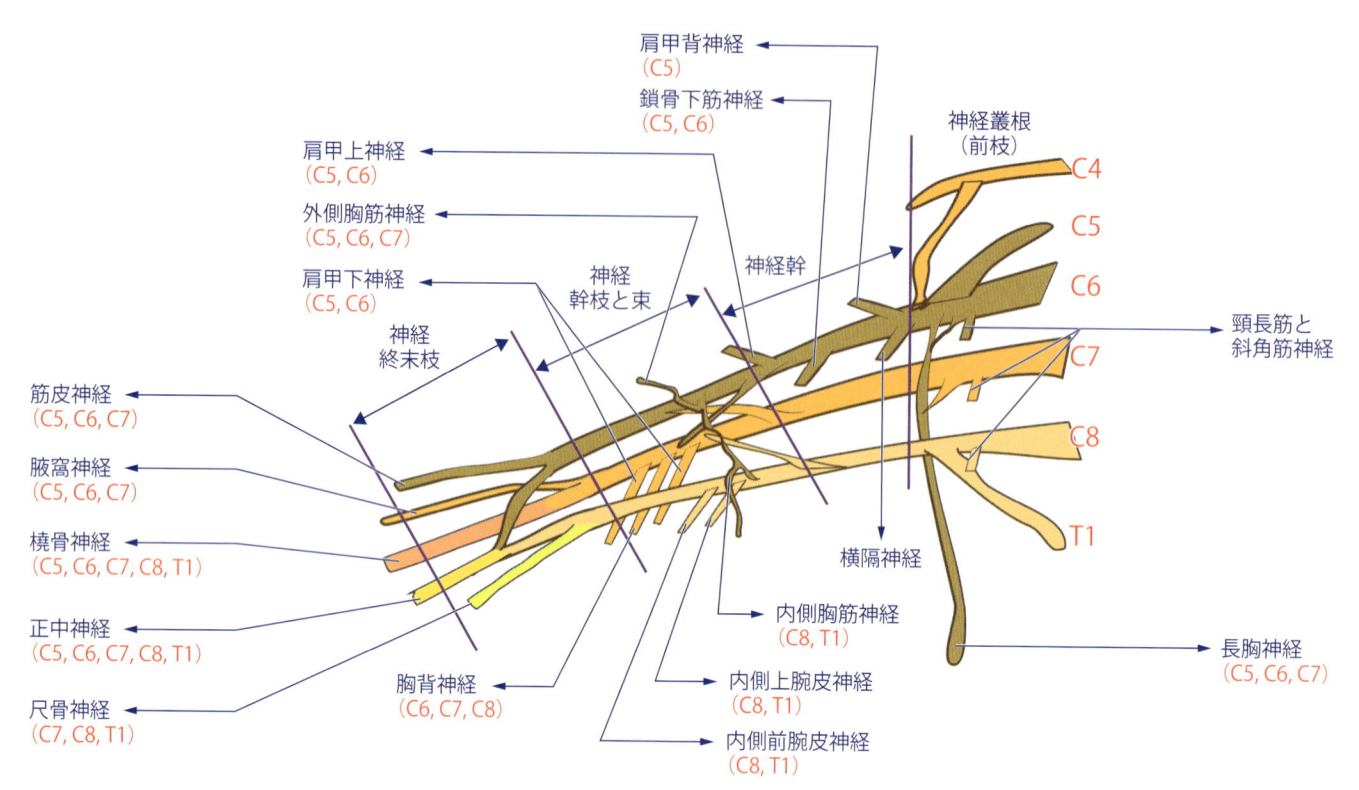

肩甲背神経（C5）
鎖骨下筋神経（C5, C6）
肩甲上神経（C5, C6）
外側胸筋神経（C5, C6, C7）
肩甲下神経（C5, C6）
神経幹枝と束
神経終末枝
筋皮神経（C5, C6, C7）
腋窩神経（C5, C6, C7）
橈骨神経（C5, C6, C7, C8, T1）
正中神経（C5, C6, C7, C8, T1）
尺骨神経（C7, C8, T1）
胸背神経（C6, C7, C8）
神経叢根（前枝）
神経幹
C4
C5
C6
C7
C8
T1
頸長筋と斜角筋神経
横隔神経
内側胸筋神経（C8, T1）
内側上腕皮神経（C8, T1）
内側前腕皮神経（C8, T1）
長胸神経（C5, C6, C7）

腕神経叢の根・幹・束・終末枝の構成と分岐

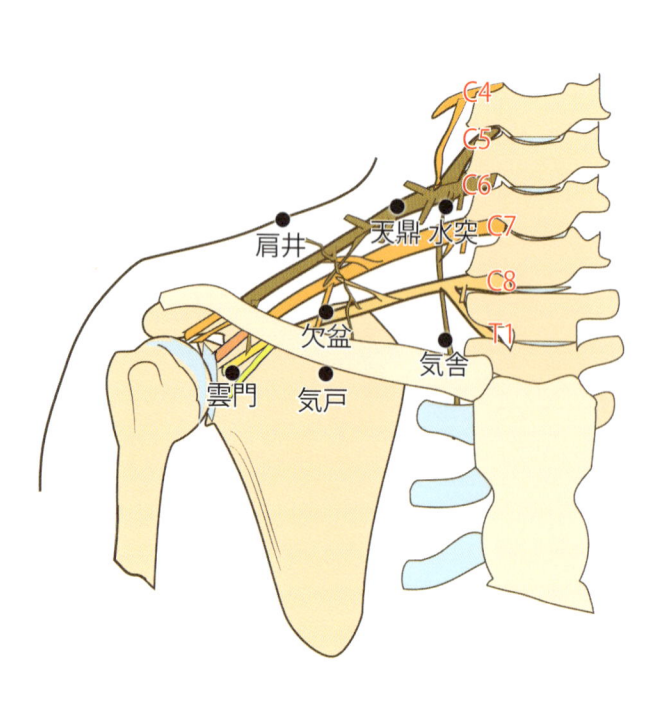

経穴：肩井　天鼎　水突　雲門　気戸　欠盆　気舎

前面

神経根	神経幹	神経束	終末枝
C5 C6	上神経幹	C5-C7 外側神経束	A
C7	中神経幹	C5-C8, T1 後神経束	B
C8 T1	下神経幹	C8, T1 内側神経束	C

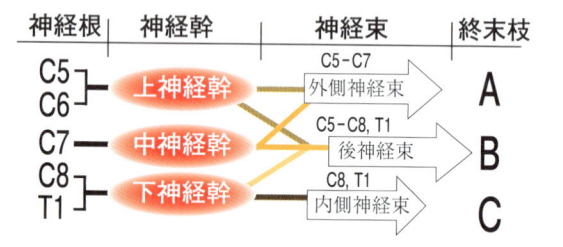

A, C　腋窩前壁・上腕，前腕の前側．
B　　　腋窩後壁・上腕，前腕の後側．

腕神経叢

Ⅰ 根・幹からの枝
1 肩甲背神経(C4, C5)：菱形筋．
2 長胸神経(C5-C7)：前鋸筋．
3 肩甲上神経(C5, C6)：棘上筋・棘下筋・斜角筋・鎖骨下筋．肩関節に知覚枝を送る．

Ⅱ 神経束からの枝
1 外側神経束
①外側胸筋神経：大胸筋・小胸筋．
2 内側神経束
①内側胸筋神経：大胸筋・小胸筋．
②内側上腕皮神経：上腕内側．
③内側前腕皮神経：前腕内側．
3 後側神経束
①肩甲下神経：肩甲下筋・大円筋．
②胸背神経：広背筋．

Ⅲ 終末の枝（上肢の重要な神経）
1 筋皮神経：外側神経束(C5-C7)と内側神経束(C5-C8, T1)．
2 正中神経：内側神経束と外側神経束(C5-C8, T1)．
3 尺骨神経：内側神経束(C7-C8, T1)．
4 橈骨神経：後側神経束(C5-C8, T1)．
5 腋窩神経：後神経束(C5-C7)．

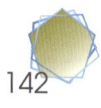

4. 上肢

1 — 上肢帯の経穴と腕神経叢(2)

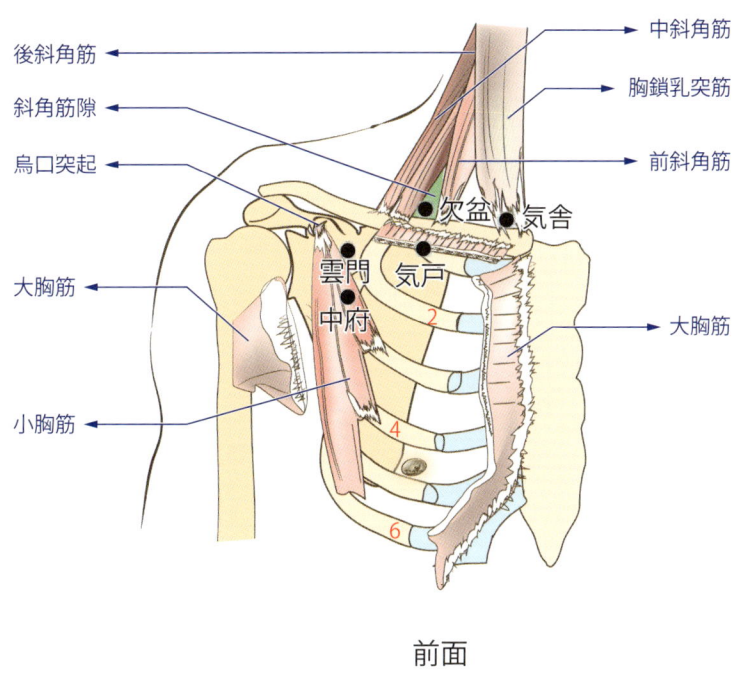

第3章 ▶ 経穴と局所解剖

斜角筋群と斜角筋隙

1 前斜角筋
- 起始：C2-C7 頸椎の横突起.
- 停止：第1肋骨.
- 支配神経：C2-C7 の前枝.

2 中斜角筋
- 起始：C2-C7 頸椎の横突起.
- 停止：第1肋骨.
- 支配神経：C2-C7 の前枝.

3 後斜角筋
- 起始：C2-C7 頸椎の横突起.
- 停止：第2肋骨.
- 支配神経：C2-C7 の前枝.

斜角筋隙
　前斜角筋と中斜角筋との間の隙間を斜角筋隙という．腕神経叢や鎖骨下動脈がそこをくぐって走る．

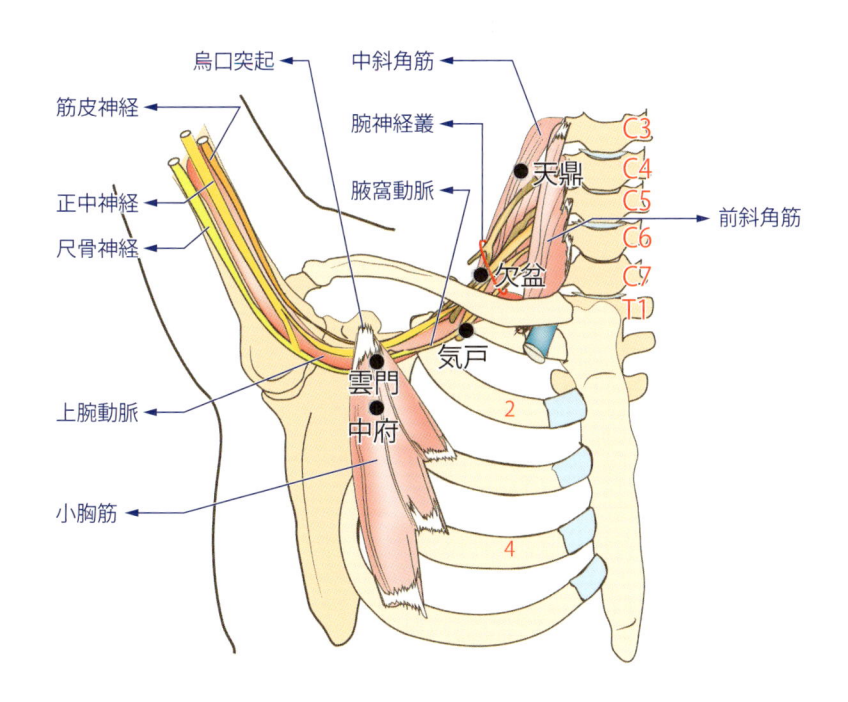

前面

斜角筋隙

大・小胸筋と腕神経叢

1 小胸筋
- 起始：第2-6肋骨の前端.
- 停止：肩甲骨の烏口突起.
- 支配神経：内側胸筋神経.

2 大胸筋
- 起始：①鎖骨の内側1/3. ②胸骨と上位肋軟骨. ③腹直筋鞘の上端.
- 停止：上腕骨の大結節稜.
- 支配神経：内側，外側胸筋神経.

大・小胸筋と上肢神経・血管
　小胸筋は大胸筋に覆われ，扁平な三角形をなす．
　上肢の腋窩動脈，静脈と腕神経叢が小胸筋の下をくぐって腋窩へ走る．

前面

腕神経叢と小胸筋

143

4. 上　肢

2——上肢帯の経穴と筋肉

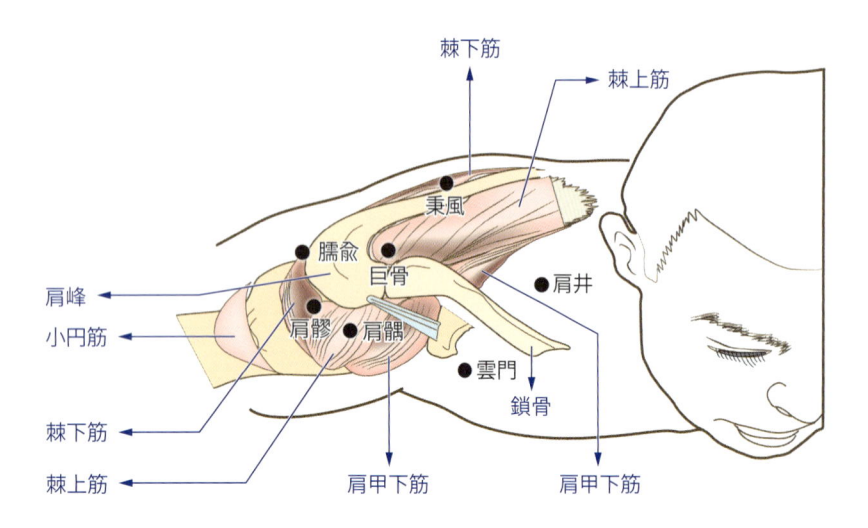

上方からみる

肩関節と回旋筋腱板

後面

肩甲骨後面と筋肉・支配神経

1 肩甲挙筋
　起始：C1-C6頸椎横突起．停止：肩甲骨上角．
　支配神経：肩甲背神経（C3・C4）．

2 菱形筋
　起始：C6-C7頸椎棘突起（小菱形筋）とT1-T6胸椎棘突起．停止：肩甲骨の内側縁．
　支配神経：肩甲背神経（C4・C5）．

3 棘上筋
　起始：肩甲骨の棘上窩．停止：上腕骨の大結節．
　支配神経：肩甲上神経（C5）．

4 棘下筋
　起始：肩甲骨の棘下窩．停止：上腕骨の大結節．
　支配神経：肩甲上神経（C5・C6）．

5 大円筋
　起始：肩甲骨の下角．停止：上腕骨の小結節．
　支配神経：肩甲下神経（C5・C6）．

6 小円筋
　起始：肩甲骨背側上半部の外側縁．停止：上腕骨の大結節．
　支配神経：腋窩神経（C5）．

7 回旋筋腱板

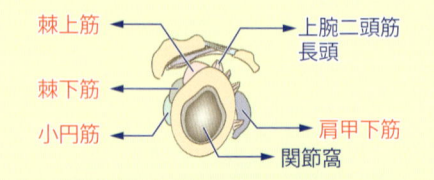

　棘上筋・棘下筋・小円筋及び肩甲下筋などの四つの筋群を回旋筋腱板という．これらの筋腱は肩関節の上部・中部と後部から，袖のように肩関節を包み，肩の関節包と癒合する．
　回旋筋腱板が肩関節の安定に重要な意義をもつ．

8 腋窩

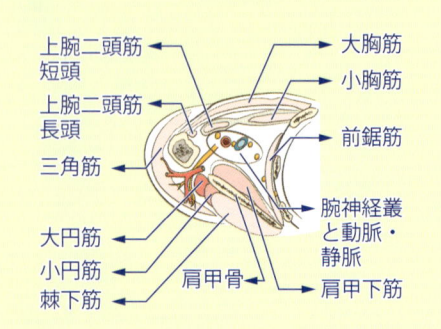

　腋窩は肩関節の下方にある錐体状の凹みである．
　前壁：大胸筋・小胸筋．
　後壁：広背筋・大円筋・肩甲下筋．
　内側壁：肋骨・前鋸筋．
　外側壁：上腕骨の上部．
　腋窩の頂と底：頂は鎖骨・肩甲骨と第1肋骨から，底は腋窩筋膜からなる．
　上肢への血管・神経は腋窩を通る．

4. 上　　肢

3 ── 上肢の経穴と体表解剖

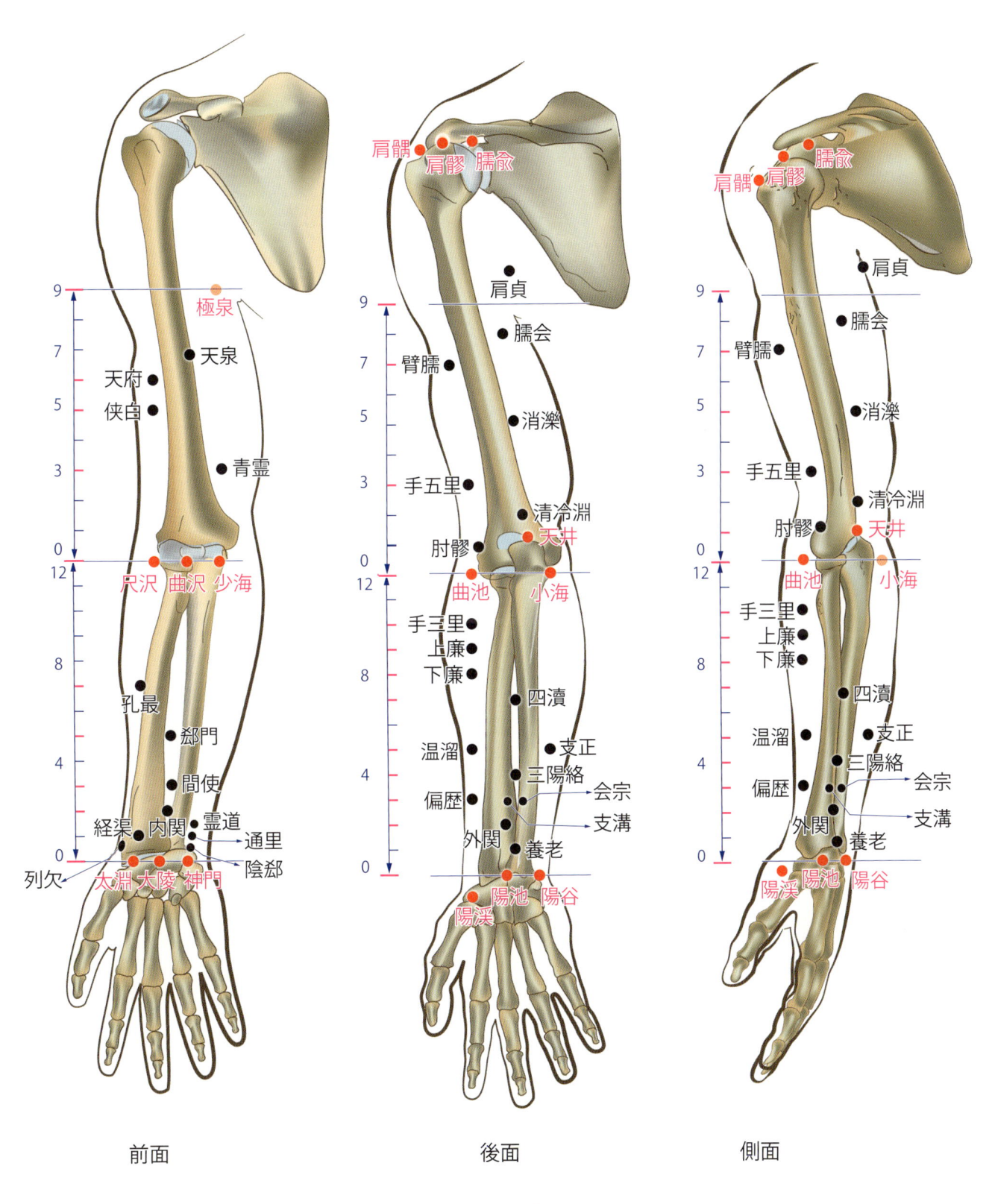

前面

極泉
天泉
天府
侠白
青霊
尺沢　曲沢　少海
孔最
郄門
間使
経渠　内関　霊道　通里
列欠　太淵　大陵　神門　陰郄

後面

肩髃　肩髎　臑兪
肩貞
臑会
臂臑
消濼
手五里
清冷淵
肘髎　天井
曲池　小海
手三里
上廉
下廉
四瀆
温溜　支正
三陽絡
偏歴　　会宗
外関　養老　支溝
陽渓　陽池　陽谷

側面

肩髃　肩髎　臑兪
肩貞
臑会
臂臑
消濼
手五里
清冷淵
肘髎　天井
曲池　小海
手三里
上廉
下廉
四瀆
温溜　支正
三陽絡
偏歴　　会宗
外関　養老　支溝
陽渓　陽池　陽谷

上肢と骨標識

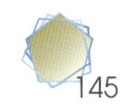

4. 上肢

4—上肢の経穴と筋肉（屈筋）

A 上腕の筋（屈筋）

1 上腕二頭筋
起始：長頭：肩甲骨の関節上結節．短頭：肩甲骨の烏口突起．
停止：橈骨前側の橈骨粗面．
支配神経：筋皮神経．
※肘部の尺側で上腕二頭筋の筋膜が触れる．その下に上腕動脈と正中神経が通る．

2 上腕筋
起始：上腕骨前側の下端．
停止：尺骨前側の尺骨粗面．
支配神経：筋皮神経と橈骨神経．

3 烏口腕筋
起始：烏口突起．
停止：上腕骨中部の内側縁．
支配神経：筋皮神経．

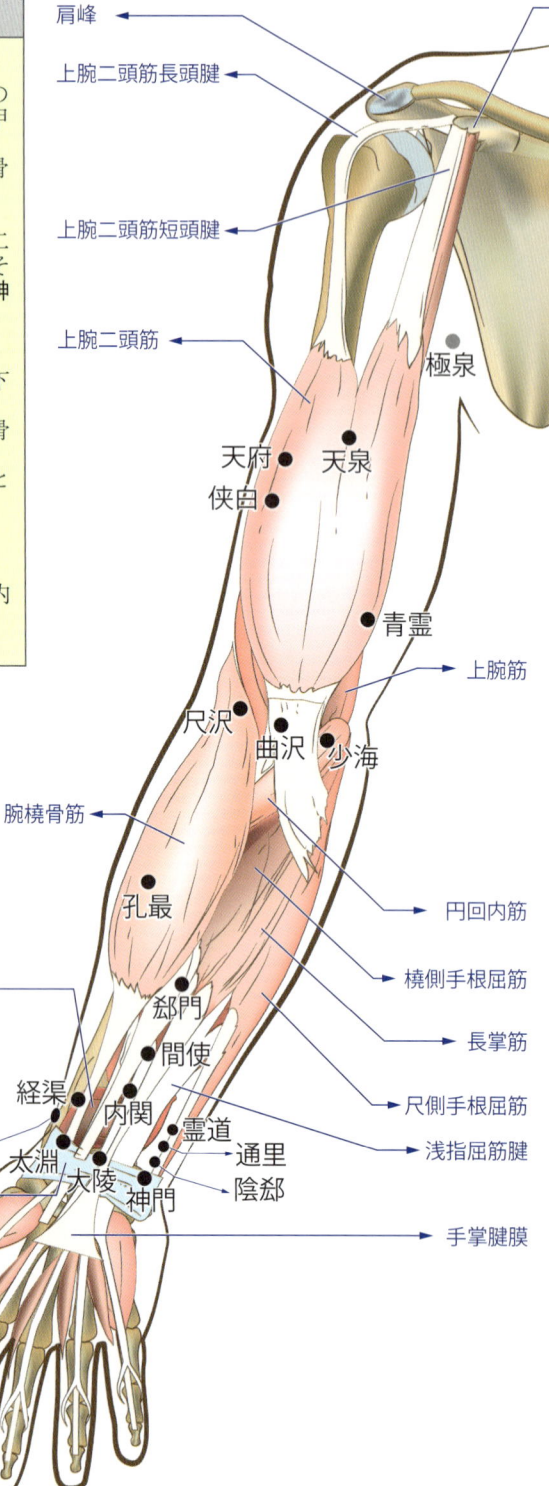

B 前腕の筋（屈筋）

●Ⅰ 正中神経（C7・C8・T1）支配の筋群

1 円回内筋（C6・C7）
起始：上腕骨内側上顆と尺骨鈎状突起．停止：橈骨中部の外側面．

2 橈側手根屈筋（C6・C7）
起始：上腕骨内側上顆．停止：第2中手骨底．

3 長掌筋（C7・C8・T1）
起始：上腕骨内側上顆．停止：手掌腱膜．

4 長母指屈筋（C8・T1）
起始：橈骨とその骨間膜．停止：母指末節骨底．

5 方形回内筋（C7・C8・T1）
起始：尺骨前側の下端．停止：橈骨前側の下端．

6 浅指屈筋（C7・C8・T1）
起始：上腕骨内側上顆・尺骨粗面と橈骨前側の上部．停止：第2-5中節骨底．

7 深指屈筋（C8・T1）
起始：尺骨とその骨間膜．停止：第2-5末節骨底．
※尺側は尺骨神経（C8・T1）による支配．

●Ⅱ 尺骨神経（C7・C8・T1）支配の筋

8 尺側手根屈筋
起始：上腕骨内側上顆・肘と尺骨中部後縁．停止：有鈎骨・第5中手骨底．

●Ⅲ 橈骨神経（C5-C7）支配の筋

9 腕橈骨筋
起始：上腕骨外側縁遠位部．
停止：橈骨茎状突起．
※腕橈骨筋が伸筋に分類されたが，機能上では，肘関節の強力な屈筋である．
※拳を握って手根関節を強く屈曲すると，手根部前面の正中線上で手掌筋が容易に触れ，その橈側で橈側手根屈筋を，尺側で尺側手根屈筋を確認できる．

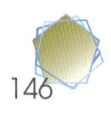

前面

4. 上肢

5 — 上肢の経穴と筋肉（伸筋）

A 上腕の筋（伸筋）

1 上腕三頭筋
- 起始：長頭：肩甲骨の関節下結節．外側頭：上腕骨背面で，橈骨神経溝の外上方．内側頭：上腕骨背面で，橈骨神経溝の内下方．
- 停止：尺骨の肘頭．
- 支配神経：橈骨神経（C6-C8）．

2 肘筋
- 起始：上腕骨外側顆後面・肘関節包．
- 停止：肘頭外側面．
- 支配神経：橈骨神経（C7-C8）．

※ 上腕の筋は上腕筋膜で包まれる．その筋膜が深層に向かって内側上腕筋間中隔と外側上腕筋間中隔を送り，上腕の前側の筋と後側の筋を分けている．
　筋間中隔の中を血管・神経などが通る．

B 前腕の筋（伸筋）

支配神経はすべて橈骨神経（C5-C8）である．

1 長橈側手根伸筋（C6-C8）
- 起始：上腕骨外側縁．
- 停止：第2中手骨底の背側．

2 短橈側手根伸筋（C6-C8）
- 起始：上腕骨外側上顆．
- 停止：第3中手骨底の背側．

3 総指伸筋（C7・C8）
- 起始：上腕骨外側上顆．
- 停止：第2-5指の背側腱膜．

4 小指伸筋（C7・C8）
- 起始：総指伸筋の分枝．
- 停止：小指の背側腱膜．

5 尺側手根伸筋（C6-C8）
- 起始：上腕骨外側上顆・尺骨背側上部．
- 停止：小指の中手骨底．

6 回外筋（C5・C6）
- 起始：上腕骨外側上顆・肘関節包と尺骨の回外筋稜．
- 停止：橈骨上部の背側．

7 長母指外転筋（C7・C8）
- 起始：橈骨・尺骨背側の中央とその骨間膜．
- 停止：母指の中手骨底．

8 短母指伸筋（C7・C8）
- 起始：橈骨の背側とその骨間膜．
- 停止：母指の基節骨底．

9 長母指伸筋（C7・C8）
- 起始：尺骨の背側とその骨間膜．
- 停止：母指の末節骨底．

10 示指伸筋（C7・C8）
- 起始：尺骨の背側とその骨間膜．
- 停止：第2指の背側腱膜．

後面

4. 上肢

6 ─ 外側面の経穴と筋肉

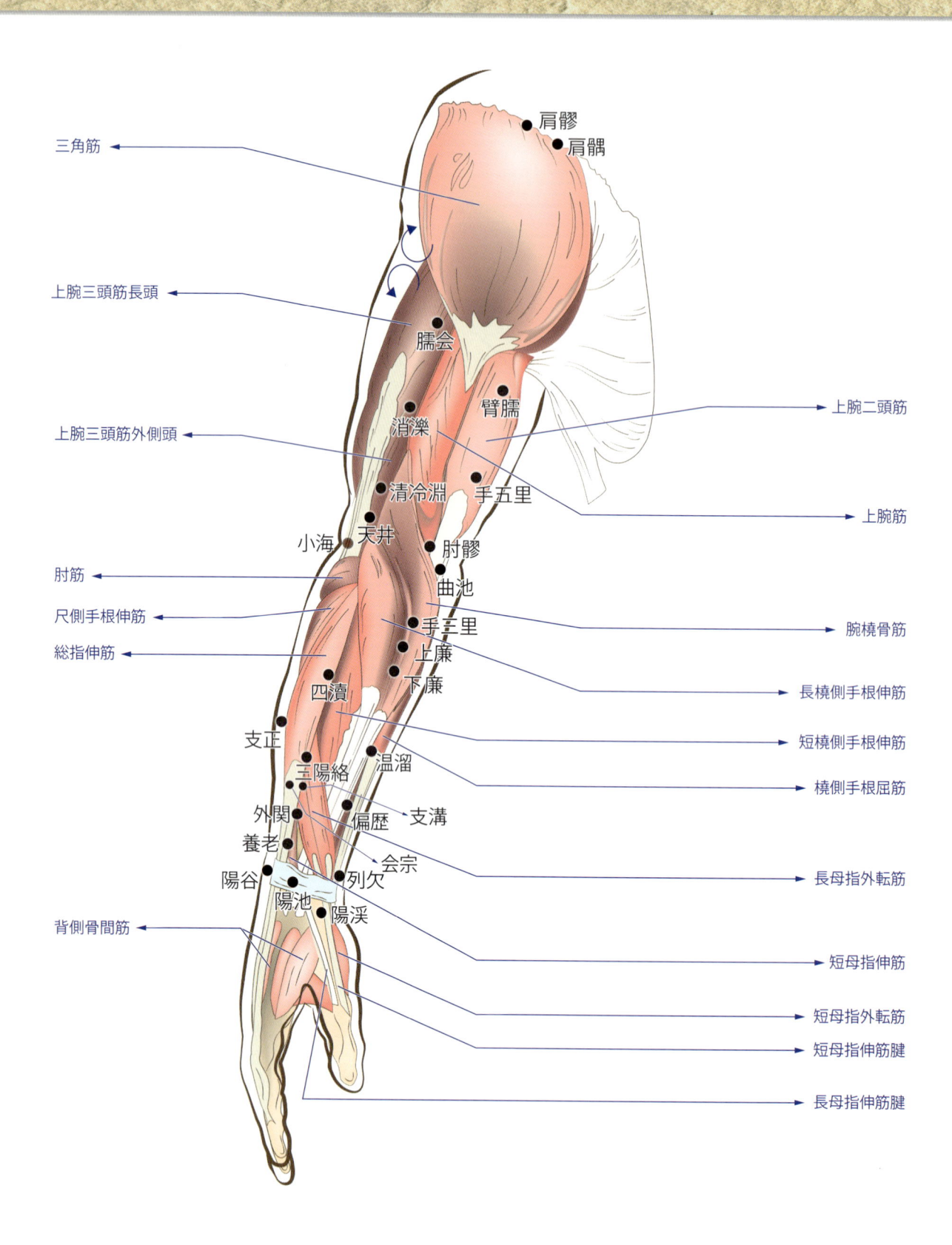

経穴: 肩髎、肩髃、臑会、臂臑、消濼、手五里、清冷淵、天井、小海、肘髎、曲池、手三里、上廉、下廉、四瀆、支正、三陽絡、温溜、外関、偏歴、支溝、養老、会宗、陽谷、列欠、陽池、陽渓

筋肉: 三角筋、上腕三頭筋長頭、上腕三頭筋外側頭、肘筋、尺側手根伸筋、総指伸筋、背側骨間筋、上腕二頭筋、上腕筋、腕橈骨筋、長橈側手根伸筋、短橈側手根伸筋、橈側手根屈筋、長母指外転筋、短母指伸筋、短母指外転筋、短母指伸筋腱、長母指伸筋腱

外側面

4. 上肢

7 — 上肢の経穴と動脈・静脈

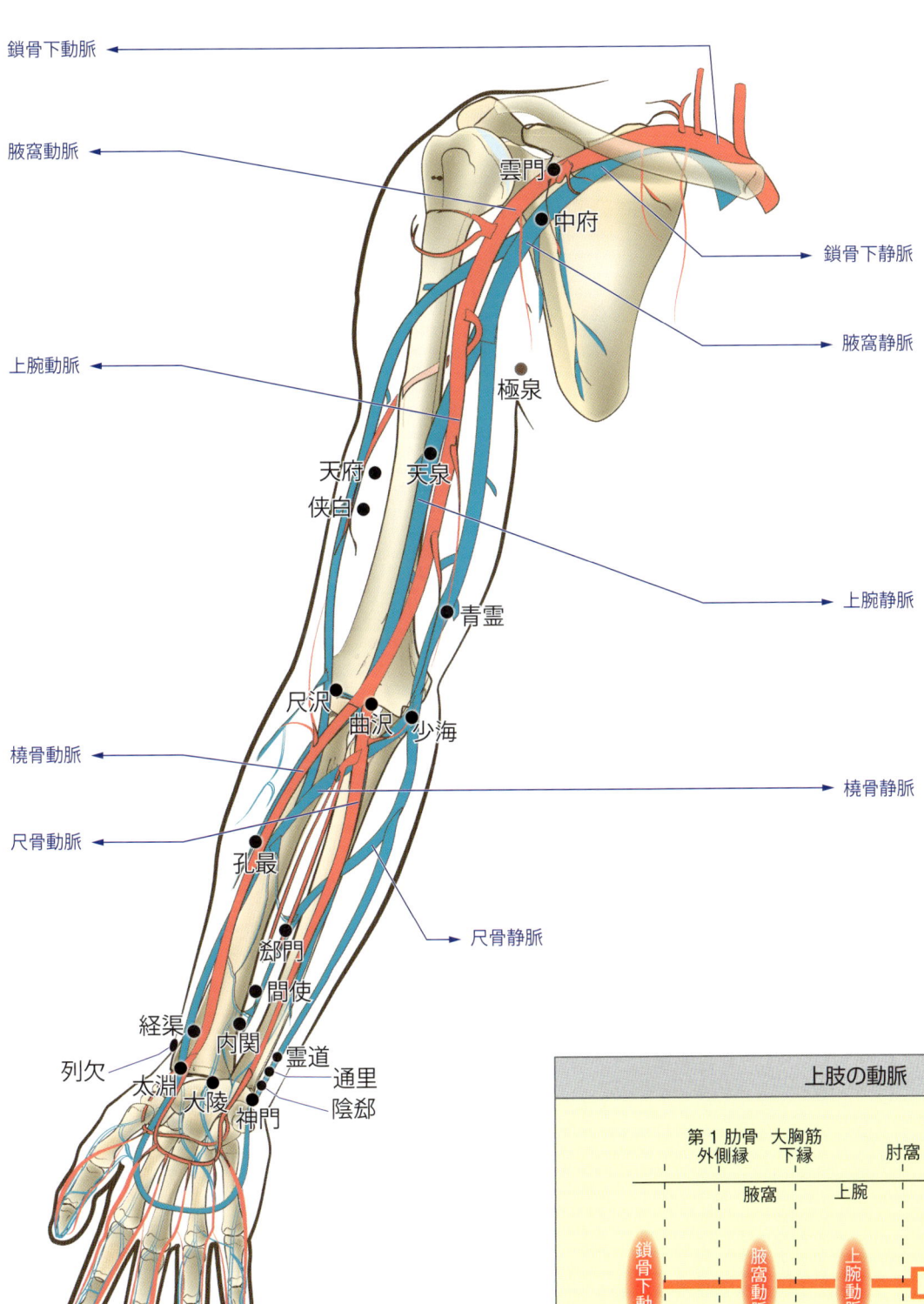

鎖骨下動脈
腋窩動脈
上腕動脈
橈骨動脈
尺骨動脈

雲門
中府
極泉
天府　天泉
侠白
青霊
尺沢　曲沢　少海
孔最
郄門
間使
経渠　内関
列欠　　　霊道
太淵　大陵　通里
　　　　神門　陰郄

鎖骨下静脈
腋窩静脈
上腕静脈
橈骨静脈
尺骨静脈

前面

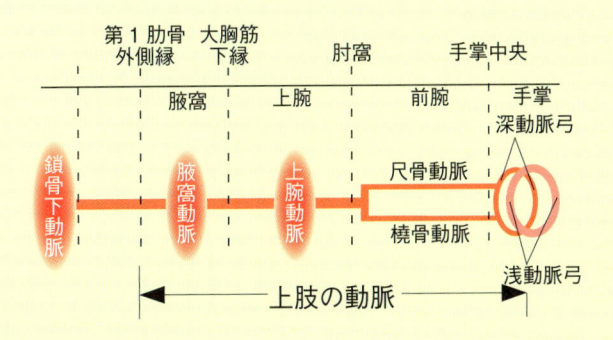

上肢の動脈

第1肋骨外側縁	大胸筋下縁		肘窩	手掌中央
	腋窩	上腕	前腕	手掌

鎖骨下動脈 — 腋窩動脈 — 上腕動脈 — 尺骨動脈／橈骨動脈 — 深動脈弓／浅動脈弓

← 上肢の動脈 →

上腕動脈の体表投影
　上肢を90度に外転させる体位で，鎖骨の中点と肘窩の中央を結ぶ線にほぼ一致する．

橈骨動脈と尺骨動脈の体表投影
　上肢を直角に外転させる体位で，肘窩中央の下方約2cmのところをA点とする．A点と橈骨茎状突起とを結ぶ線が**橈骨動脈**の投影で，A点と豆状骨の橈側縁とを結ぶ線が**尺骨動脈**の投影にあたる．
　※手根部では，橈側手根屈筋腱の橈側に**橈骨動脈**の拍動が触れる（脈診の部位）．

149

4. 上肢

8 — 上肢の経穴と神経

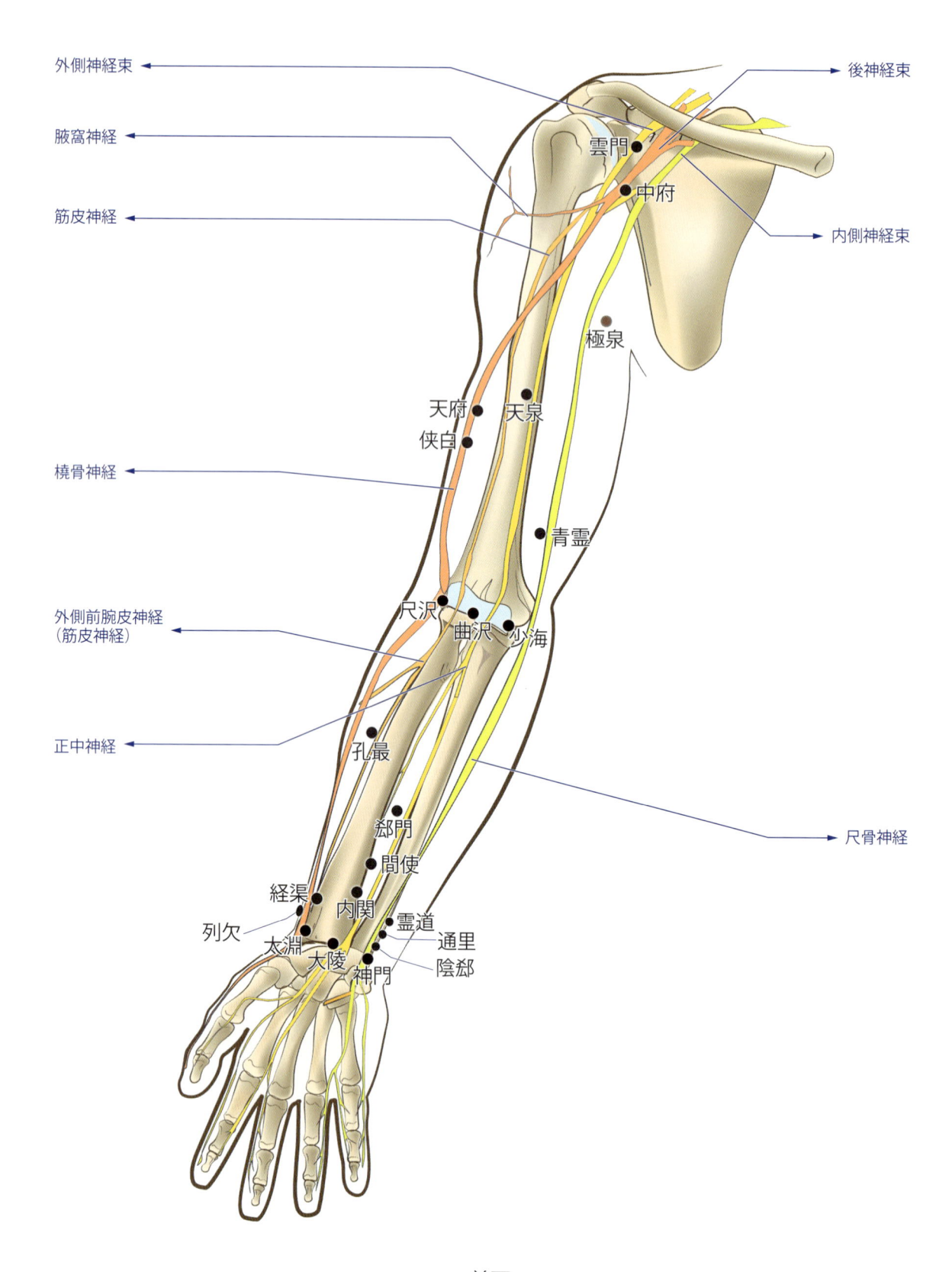

前面

上肢の前面と筋皮・橈骨・正中・尺骨神経

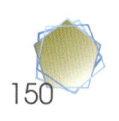

4. 上肢

9 ─ 上肢の経穴と肩甲・腋窩神経

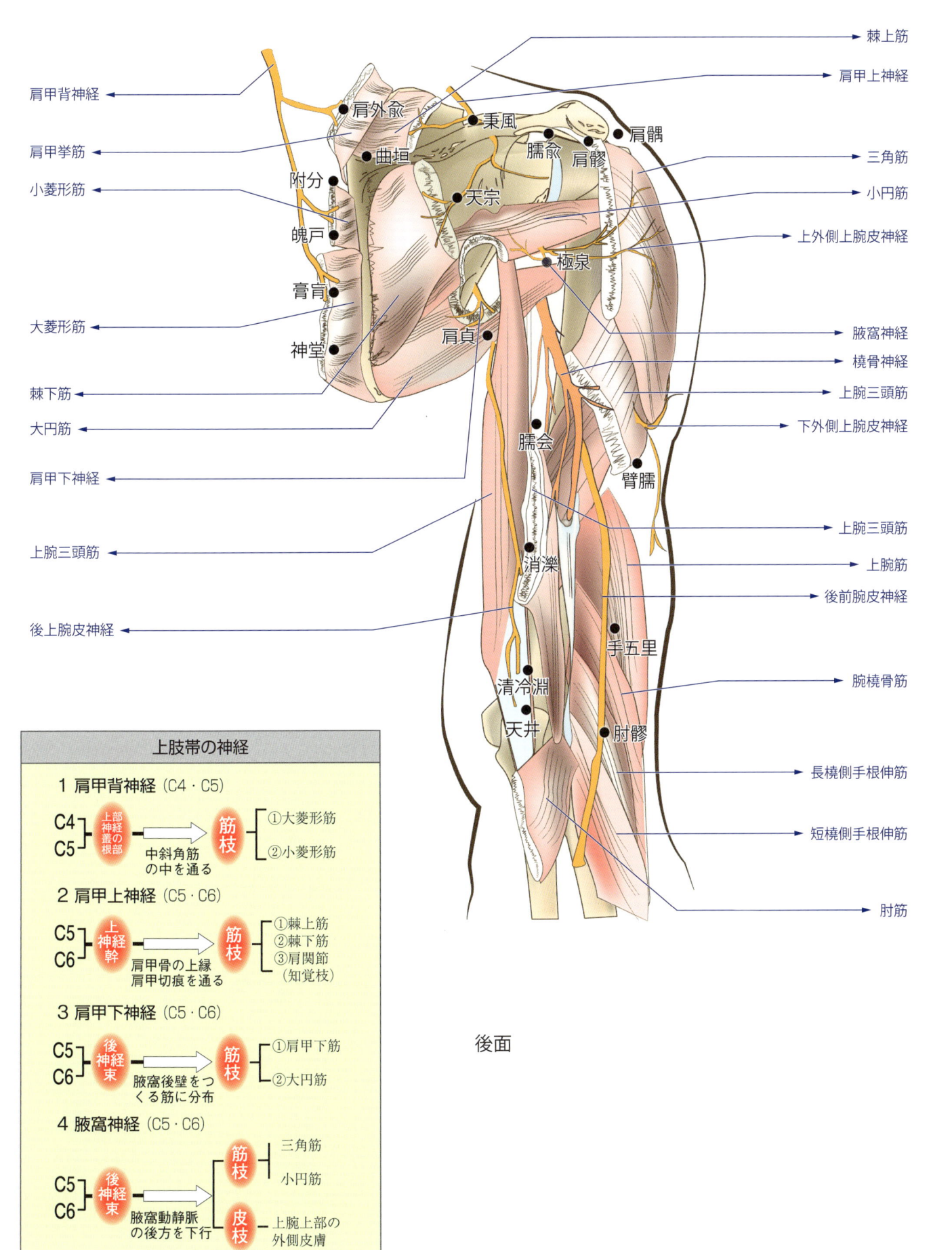

第3章 ▶ 経穴と局所解剖

経穴（図中ラベル）: 肩外兪、秉風、臑兪、肩髃、曲垣、附分、魄戸、膏肓、神堂、天宗、肩貞、極泉、臑会、臂臑、消濼、手五里、清冷淵、天井、肘髎

筋・神経（図中ラベル）:
- 棘上筋
- 肩甲上神経
- 三角筋
- 小円筋
- 上外側上腕皮神経
- 腋窩神経
- 橈骨神経
- 上腕三頭筋
- 下外側上腕皮神経
- 上腕三頭筋
- 上腕筋
- 後前腕皮神経
- 腕橈骨筋
- 長橈側手根伸筋
- 短橈側手根伸筋
- 肘筋

- 肩甲背神経
- 肩甲挙筋
- 小菱形筋
- 大菱形筋
- 棘下筋
- 大円筋
- 肩甲下神経
- 上腕三頭筋
- 後上腕皮神経

後面

上肢帯の神経

1 肩甲背神経（C4・C5）

C4・C5 上部神経叢の根部 → 中斜角筋の中を通る → 筋枝
- ①大菱形筋
- ②小菱形筋

2 肩甲上神経（C5・C6）

C5・C6 上神経幹 → 肩甲骨の上縁肩甲切痕を通る → 筋枝
- ①棘上筋
- ②棘下筋
- ③肩関節（知覚枝）

3 肩甲下神経（C5・C6）

C5・C6 後神経束 → 腋窩後壁をつくる筋に分布 → 筋枝
- ①肩甲下筋
- ②大円筋

4 腋窩神経（C5・C6）

C5・C6 後神経束 → 腋窩動静脈の後方を下行 →
- 筋枝：三角筋、小円筋
- 皮枝：上腕上部の外側皮膚

4. 上肢

10 ― 上肢の経穴と橈骨神経

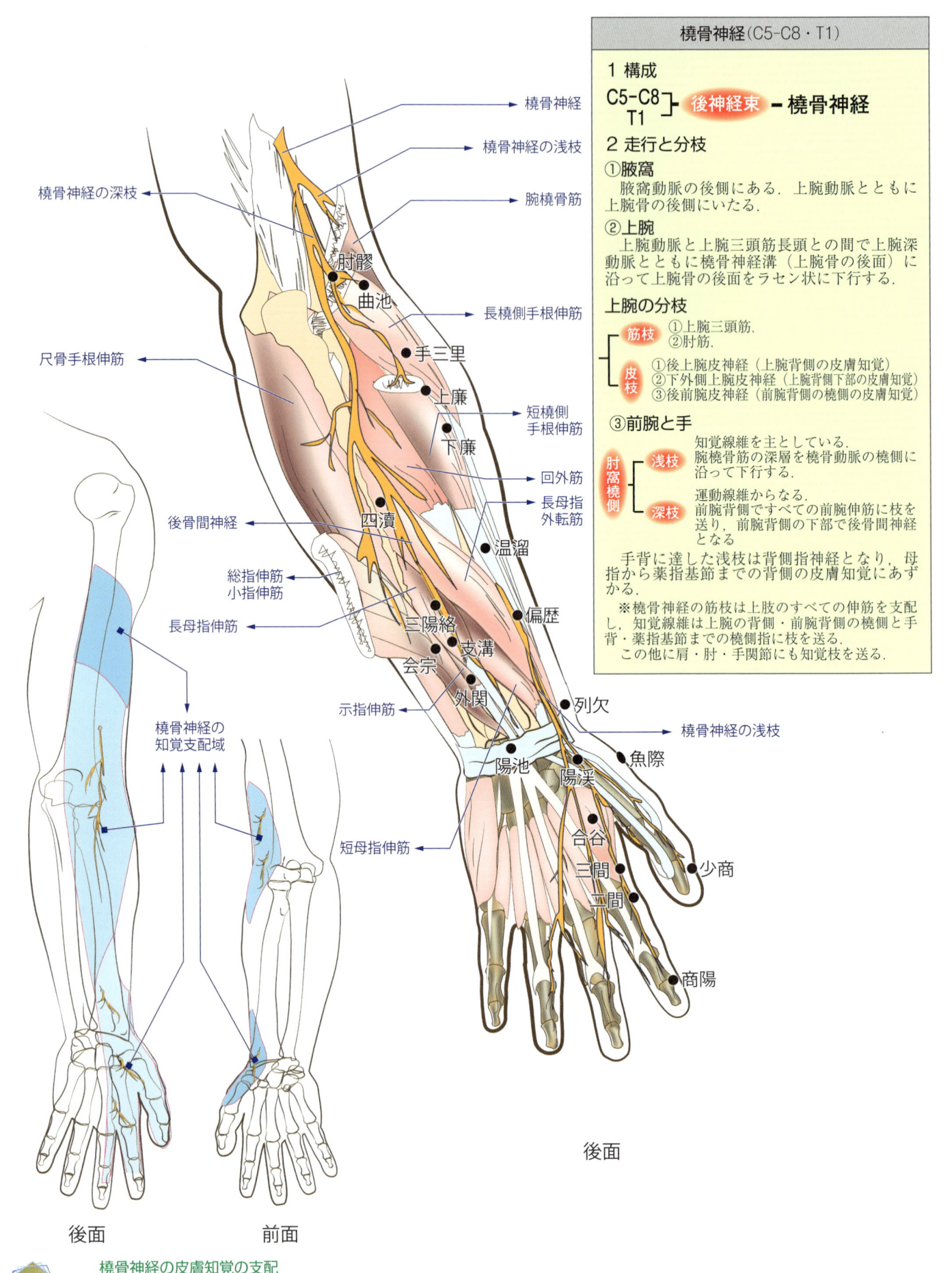

橈骨神経（C5-C8・T1）

1 構成

C5-C8, T1 ┐ 後神経束 ― 橈骨神経

2 走行と分枝

① 腋窩
腋窩動脈の後側にある．上腕動脈とともに上腕骨の後側にいたる．

② 上腕
上腕動脈と上腕三頭筋長頭との間で上腕深動脈とともに橈骨神経溝（上腕骨の後面）に沿って上腕骨の後面をラセン状に下行する．

上腕の分枝

筋枝 ┤ ① 上腕三頭筋．② 肘筋．

皮枝 ┤ ① 後上腕皮神経（上腕背側の皮膚知覚）
② 下外側上腕皮神経（上腕背側下部の皮膚知覚）
③ 後前腕皮神経（前腕背側の橈側の皮膚知覚）

③ 前腕と手

肘窩橈側 ┤
浅枝：知覚線維を主としている．腕橈骨筋の深層を橈骨動脈の橈側に沿って下行する．
深枝：運動線維からなる．前腕背側ですべての前腕伸筋に枝を送り，前腕背側の下部で後骨間神経となる

手背に達した浅枝は背側指神経となり，母指から薬指基節までの背側の皮膚知覚にあずかる．

※ 橈骨神経の筋枝は上肢のすべての伸筋を支配し，知覚線維は上腕の背側・前腕背側の橈側と手背・薬指基節までの橈側指に枝を送る．
この他に肩・肘・手関節にも知覚枝を送る．

ラベル（図中）:

橈骨神経 / 橈骨神経の浅枝 / 橈骨神経の深枝 / 腕橈骨筋 / 肘髎 / 曲池 / 長橈側手根伸筋 / 手三里 / 上廉 / 下廉 / 短橈側手根伸筋 / 尺骨手根伸筋 / 回外筋 / 長母指外転筋 / 後骨間神経 / 四瀆 / 温溜 / 総指伸筋・小指伸筋 / 三陽絡 / 支溝 / 会宗 / 外関 / 偏歴 / 長母指伸筋 / 示指伸筋 / 列欠 / 陽池 / 陽渓 / 橈骨神経の浅枝 / 魚際 / 短母指伸筋 / 合谷 / 三間 / 二間 / 少商 / 商陽

橈骨神経の知覚支配域

後面　前面

後面

橈骨神経の皮膚知覚の支配

4. 上肢

11 — 上肢の経穴と筋皮神経

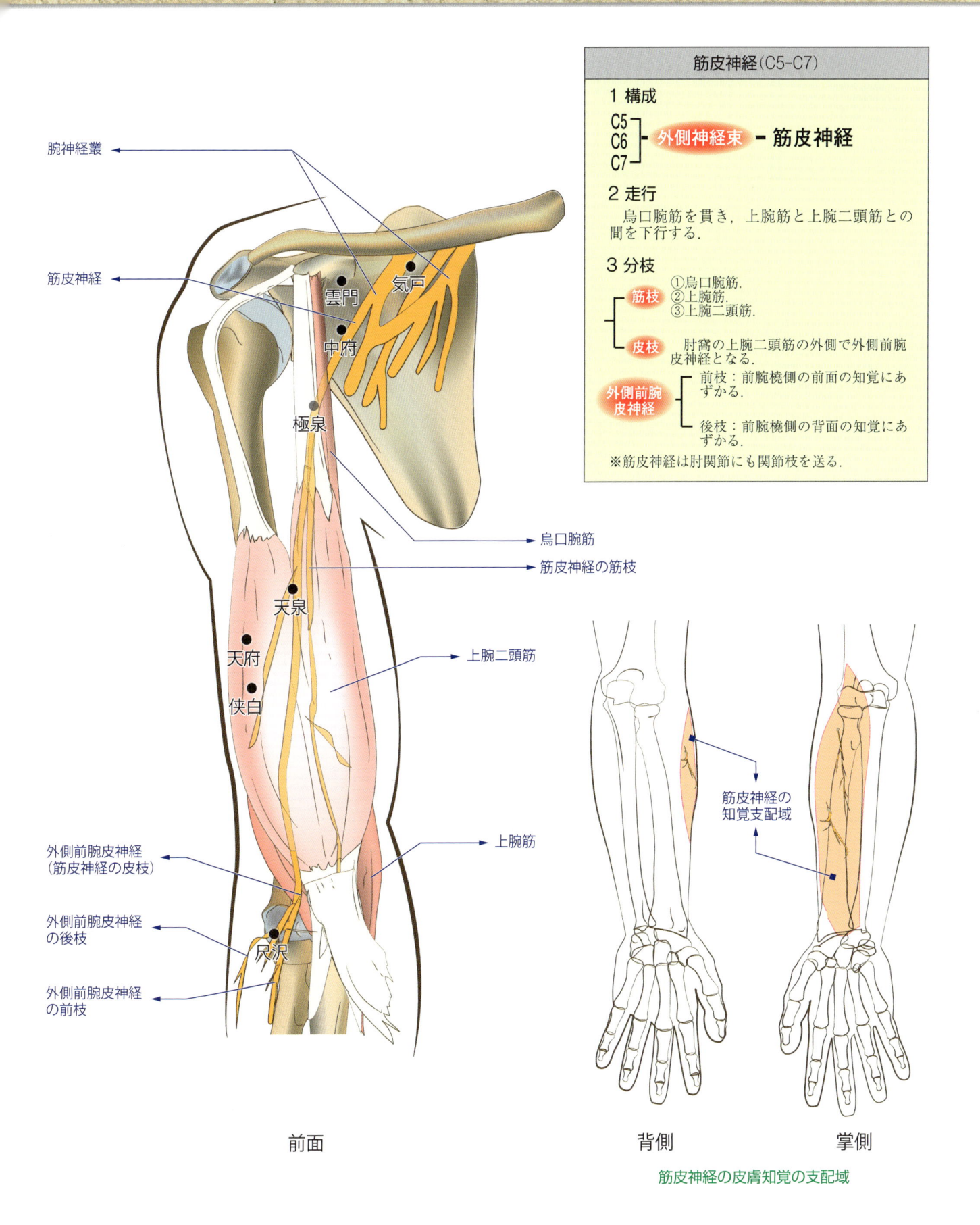

第3章 ▶ 経穴と局所解剖

筋皮神経（C5-C7）

1 構成

$\left.\begin{array}{l}C5\\C6\\C7\end{array}\right\}$ 外側神経束 ― 筋皮神経

2 走行
　烏口腕筋を貫き，上腕筋と上腕二頭筋との間を下行する．

3 分枝

- 筋枝
  - ①烏口腕筋．
  - ②上腕筋．
  - ③上腕二頭筋．
- 皮枝
  　肘窩の上腕二頭筋の外側で外側前腕皮神経となる．
- 外側前腕皮神経
  - 前枝：前腕橈側の前面の知覚にあずかる．
  - 後枝：前腕橈側の背面の知覚にあずかる．

※筋皮神経は肘関節にも関節枝を送る．

ラベル（前面図）:
腕神経叢／筋皮神経／雲門／気戸／中府／極泉／烏口腕筋／筋皮神経の筋枝／天泉／天府／侠白／上腕二頭筋／上腕筋／外側前腕皮神経（筋皮神経の皮枝）／外側前腕皮神経の後枝／尺沢／外側前腕皮神経の前枝

前面　　　背側　　　掌側

筋皮神経の知覚支配域

筋皮神経の皮膚知覚の支配域

153

4. 上肢

12 ― 上肢の経穴と正中神経

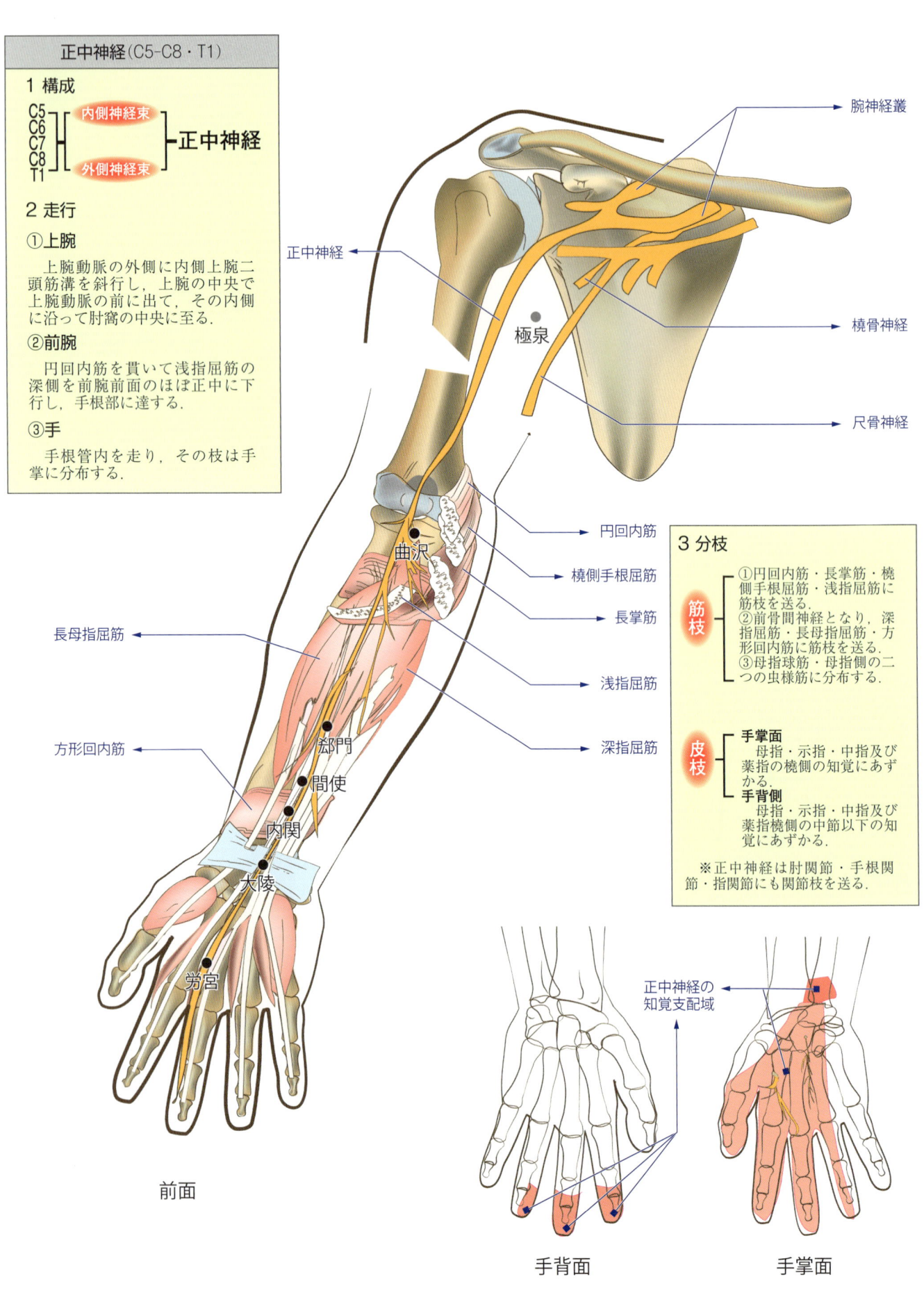

正中神経（C5-C8・T1）

1 構成

C5
C6 内側神経束
C7   ┐正中神経
C8 外側神経束
T1

2 走行

① 上腕
　上腕動脈の外側に内側上腕二頭筋溝を斜行し，上腕の中央で上腕動脈の前に出て，その内側に沿って肘窩の中央に至る．

② 前腕
　円回内筋を貫いて浅指屈筋の深側を前腕前面のほぼ正中に下行し，手根部に達する．

③ 手
　手根管内を走り，その枝は手掌に分布する．

3 分枝

筋枝
① 円回内筋・長掌筋・橈側手根屈筋・浅指屈筋に筋枝を送る．
② 前骨間神経となり，深指屈筋・長母指屈筋・方形回内筋に筋枝を送る．
③ 母指球筋・母指側の二つの虫様筋に分布する．

皮枝
手掌面
　母指・示指・中指及び薬指の橈側の知覚にあずかる．
手背側
　母指・示指・中指及び薬指橈側の中節以下の知覚にあずかる．

※ 正中神経は肘関節・手根関節・指関節にも関節枝を送る．

図中ラベル: 腕神経叢、正中神経、橈骨神経、尺骨神経、極泉、円回内筋、橈側手根屈筋、長掌筋、浅指屈筋、深指屈筋、長母指屈筋、方形回内筋、曲沢、郄門、間使、内関、大陵、労宮

前面　　手背面　　手掌面

正中神経の知覚支配域

正中神経の皮膚知覚の支配域

4. 上肢

13 — 上肢の経穴と尺骨神経

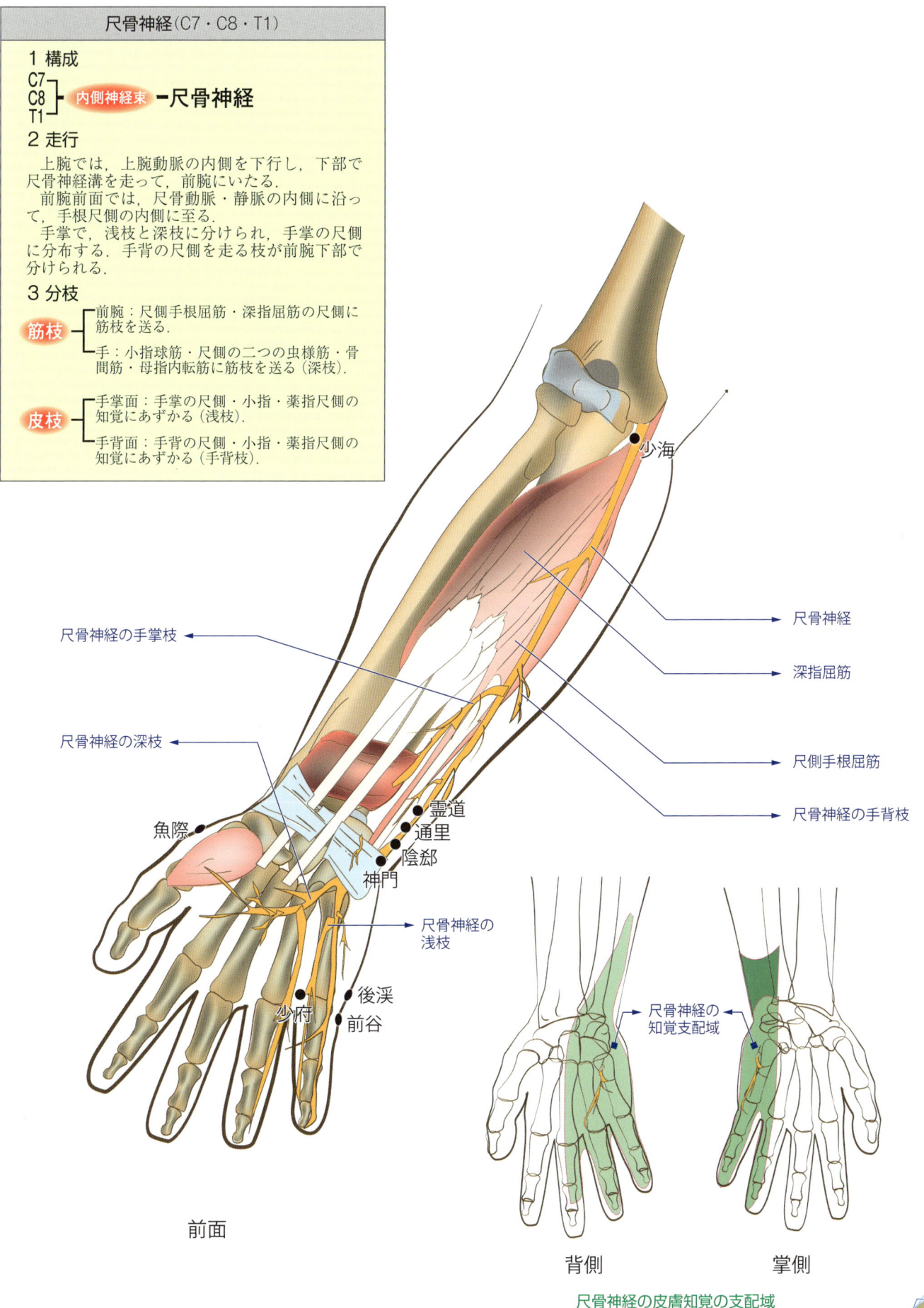

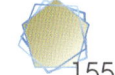

尺骨神経（C7・C8・T1）

1 構成

C7
C8 内側神経束 — 尺骨神経
T1

2 走行

　上腕では，上腕動脈の内側を下行し，下部で尺骨神経溝を走って，前腕にいたる．
　前腕前面では，尺骨動脈・静脈の内側に沿って，手根尺側の内側に至る．
　手掌で，浅枝と深枝に分けられ，手掌の尺側に分布する．手背の尺側を走る枝が前腕下部で分けられる．

3 分枝

- 筋枝
  - 前腕：尺側手根屈筋・深指屈筋の尺側に筋枝を送る．
  - 手：小指球筋・尺側の二つの虫様筋・骨間筋・母指内転筋に筋枝を送る（深枝）．

- 皮枝
  - 手掌面：手掌の尺側・小指・薬指尺側の知覚にあずかる（浅枝）．
  - 手背面：手背の尺側・小指・薬指尺側の知覚にあずかる（手背枝）．

前面

背側　掌側

尺骨神経の皮膚知覚の支配域

4. 上肢

14 — 上肢の経穴と皮神経

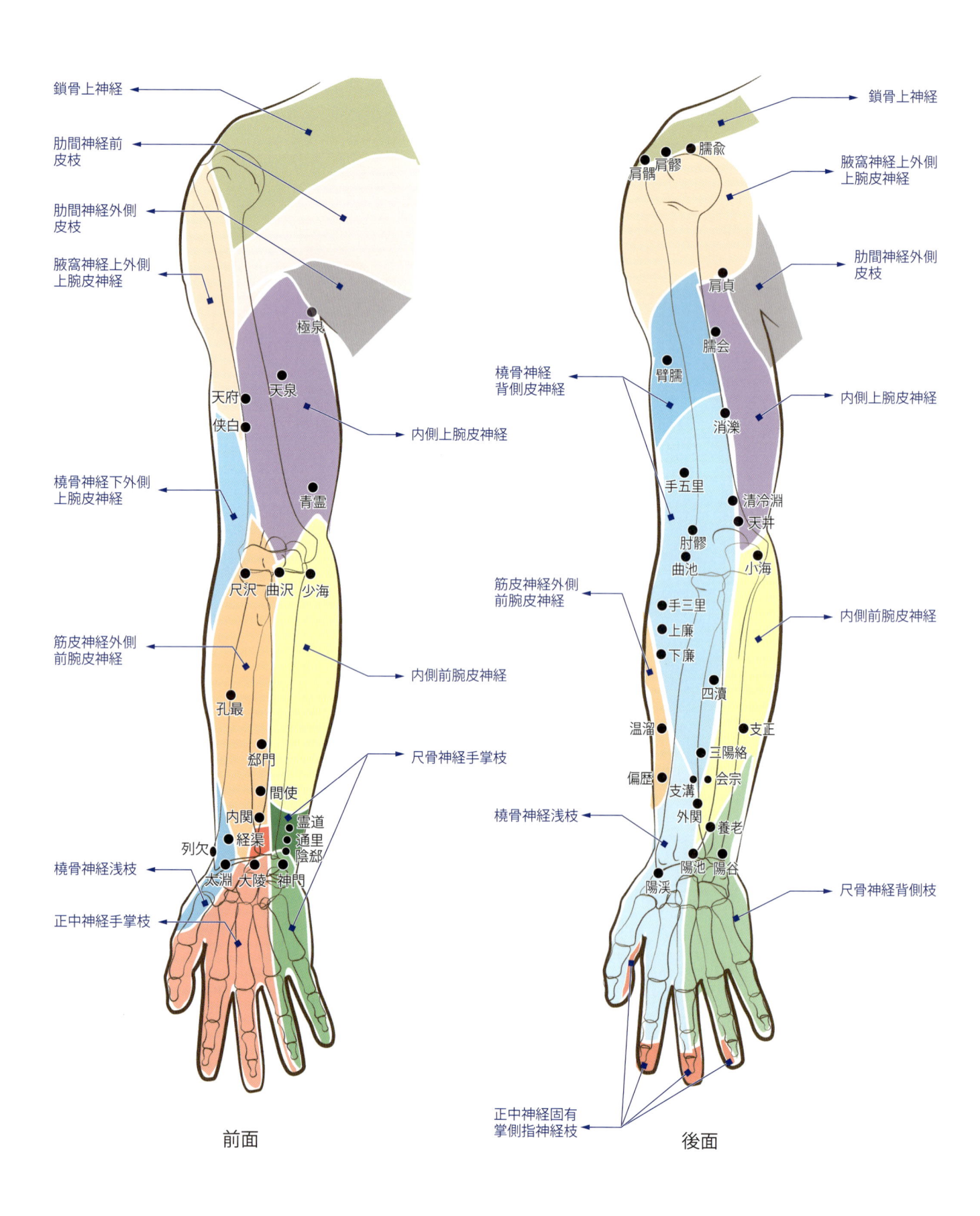

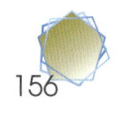

前面／後面の図

前面側ラベル：
- 鎖骨上神経
- 肋間神経前皮枝
- 肋間神経外側皮枝
- 腋窩神経上外側上腕皮神経
- 内側上腕皮神経
- 橈骨神経下外側上腕皮神経
- 筋皮神経外側前腕皮神経
- 内側前腕皮神経
- 尺骨神経手掌枝
- 橈骨神経浅枝
- 正中神経手掌枝

前面経穴：極泉、天府、天泉、侠白、青霊、尺沢、曲沢、少海、孔最、郄門、間使、内関、霊道、列欠、経渠、通里、陰郄、太淵、大陵、神門

後面側ラベル：
- 鎖骨上神経
- 腋窩神経上外側上腕皮神経
- 肋間神経外側皮枝
- 内側上腕皮神経
- 橈骨神経背側皮神経
- 筋皮神経外側前腕皮神経
- 内側前腕皮神経
- 橈骨神経浅枝
- 尺骨神経背側枝
- 正中神経固有掌側指神経枝

後面経穴：臑兪、肩髃、肩髎、肩貞、臑会、臂臑、消濼、手五里、清冷淵、天井、肘髎、曲池、小海、手三里、上廉、下廉、四瀆、温溜、支正、三陽絡、偏歴、会宗、支溝、外関、養老、陽池、陽谷、陽渓

前面　　　後面

上肢と筋皮・橈骨・正中・尺骨神経など

156

4. 上肢

15 — 上肢の経穴とデルマトーム

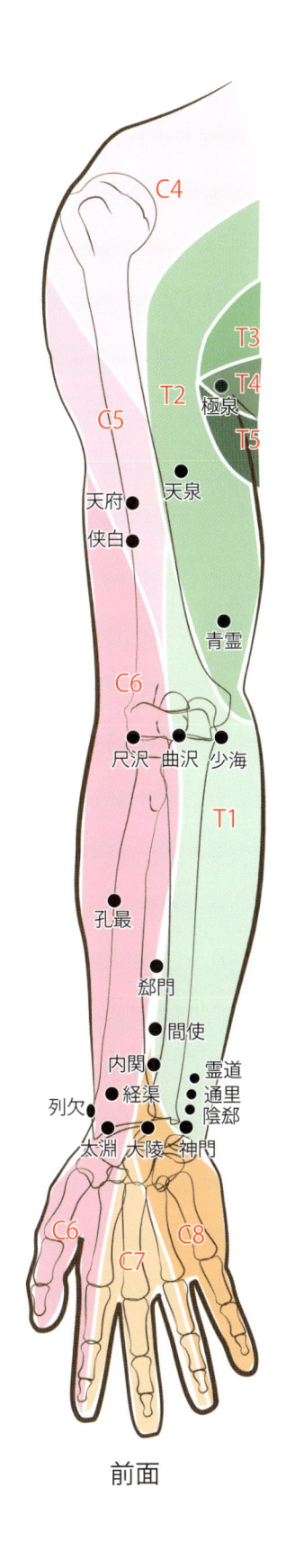

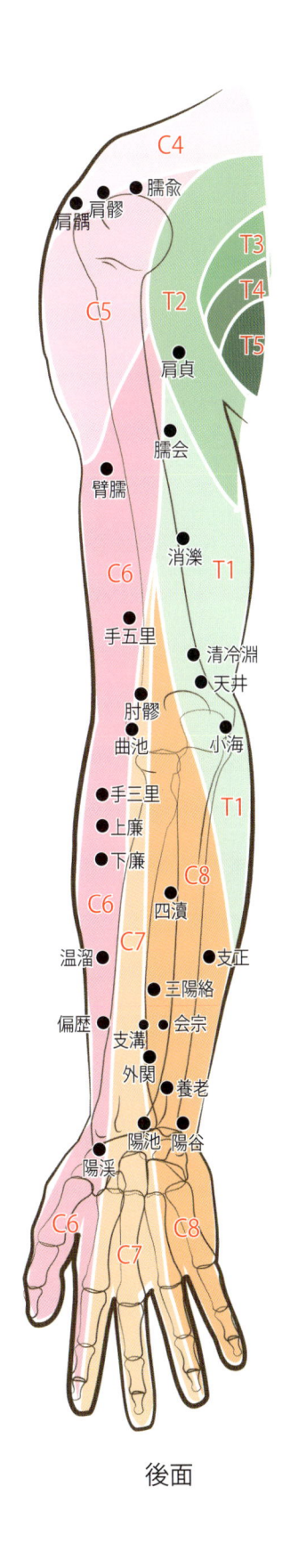

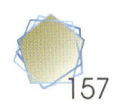

第3章 ▶ 経穴と局所解剖

前面

後面

上肢とデルマトーム

4. 上肢

16 — 手の経穴と体表解剖

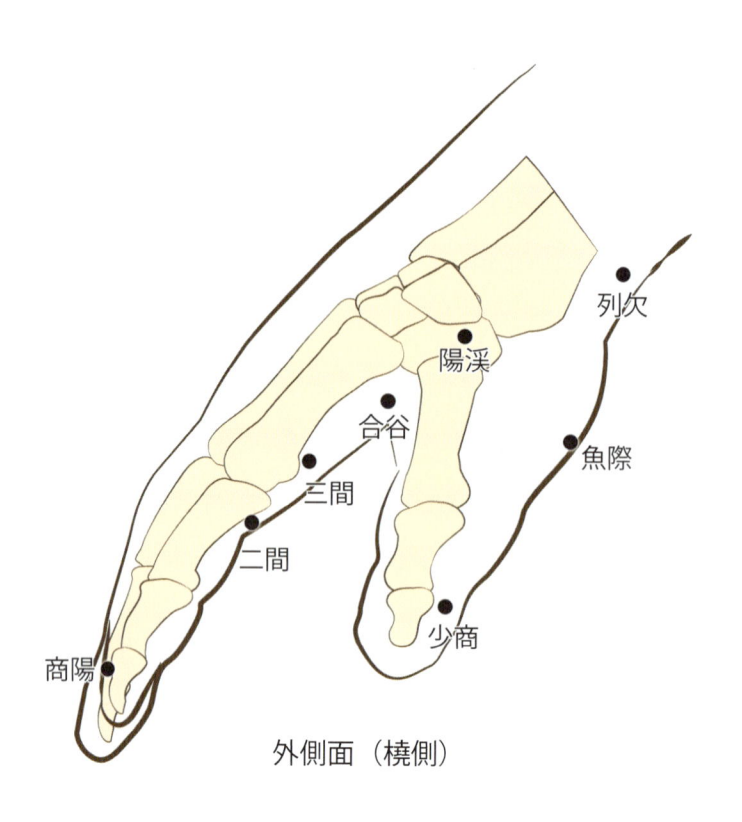

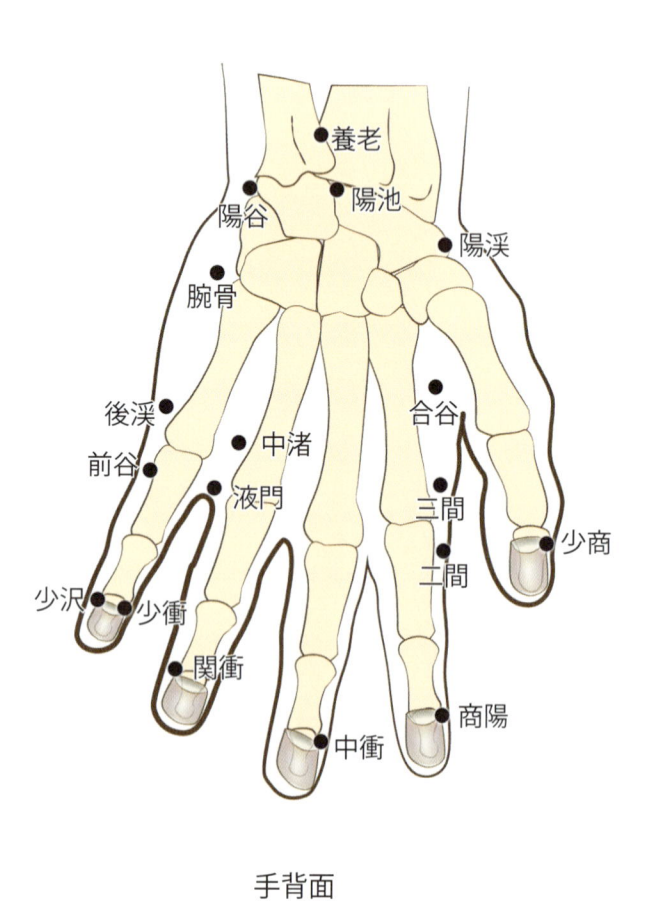

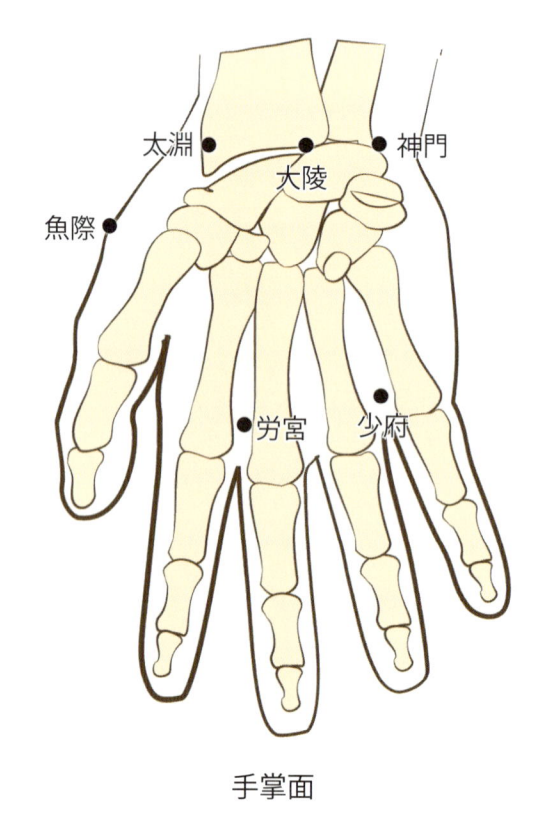

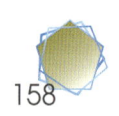

外側面（橈側）

手背面

手掌面

手の骨標識

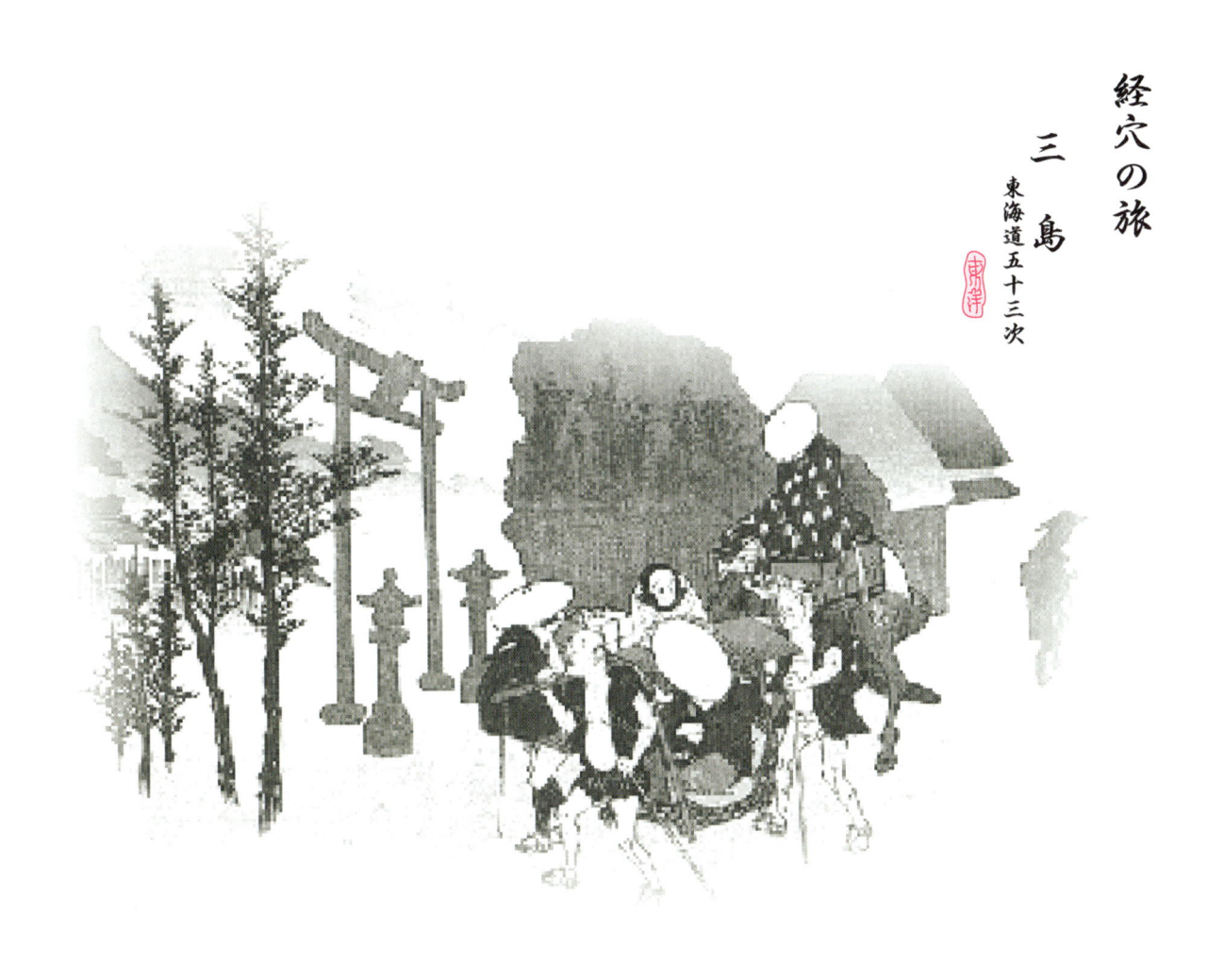

3-5

下 肢

経穴の旅

三 島
東海道五十三次

5. 下　肢

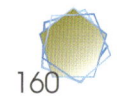

1 ― 下肢前面の経穴と体表解剖

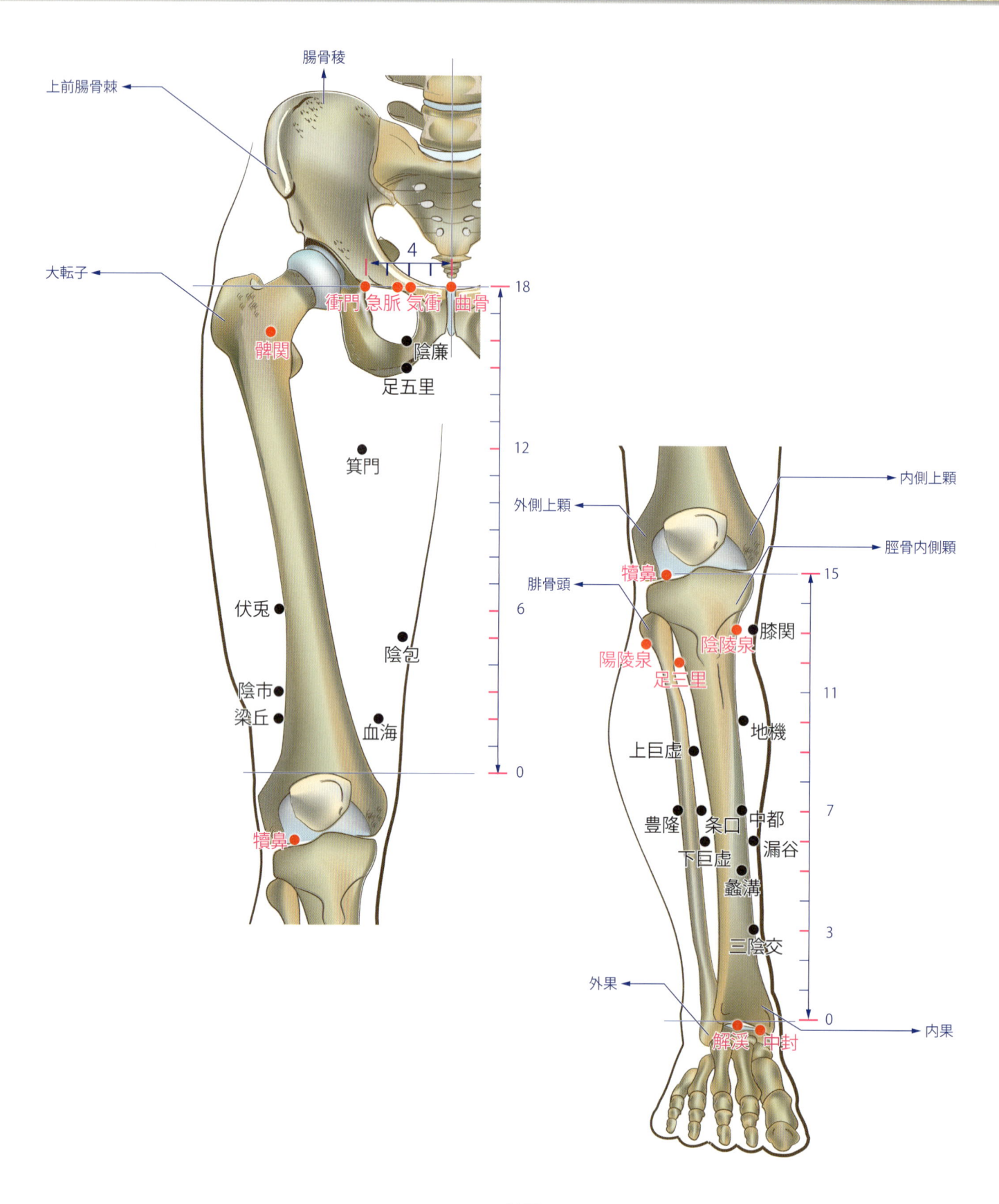

前面

下肢の骨標識（1）

5. 下　肢

2 ── 下肢前面の経穴と筋肉（伸筋）

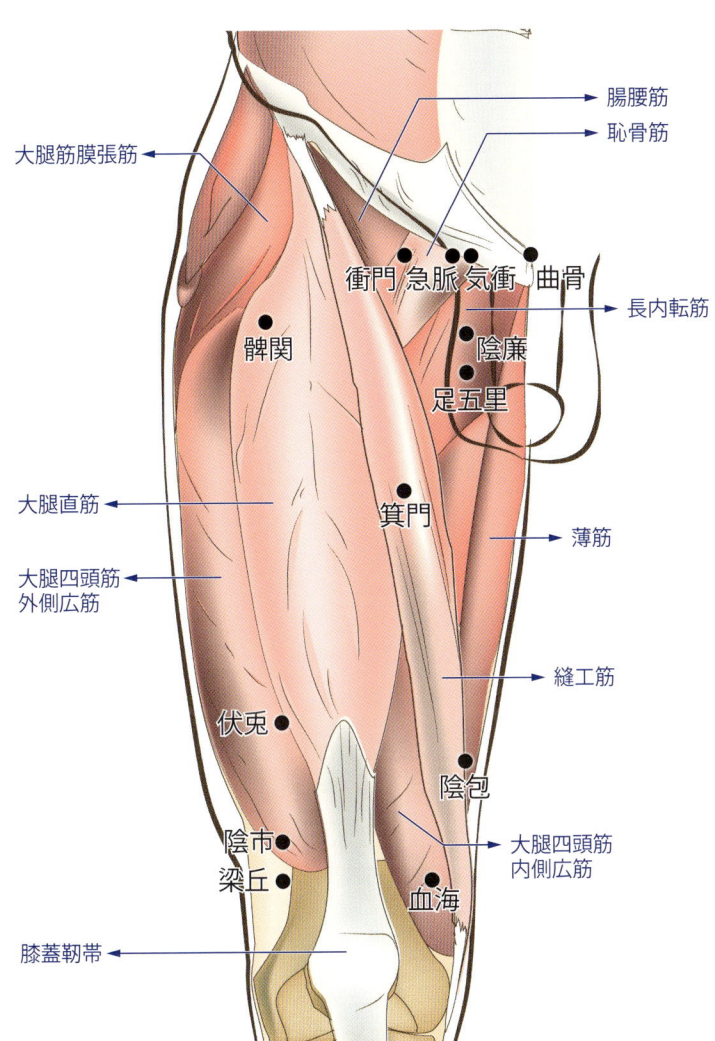

大腿の筋（伸筋）

1 縫工筋
　　起始：上前腸骨棘．停止：脛骨粗面内側．
　　支配神経：大腿神経．
2 大腿四頭筋
　①大腿直筋
　　起始：下前腸骨棘・寛骨臼上縁．停止：膝蓋骨上縁・膝蓋靭帯・脛骨粗面．支配神経：大腿神経．
　②内側広筋
　　起始：大腿骨粗線内側唇．停止：大腿直筋腱の両側・膝蓋骨上縁．支配神経：大腿神経．
　③中間広筋
　　起始：大腿骨の前面．停止：大腿直筋腱の後両側・膝蓋骨．
　　支配神経：大腿神経．
　④外側広筋
　　起始：大腿骨粗線の外側唇．停止：大腿直筋腱の両側・膝蓋骨上縁．支配神経：大腿神経．
3 膝関節筋
　　起始：中間広筋の中部．停止：膝関節包．
　　支配神経：大腿神経．

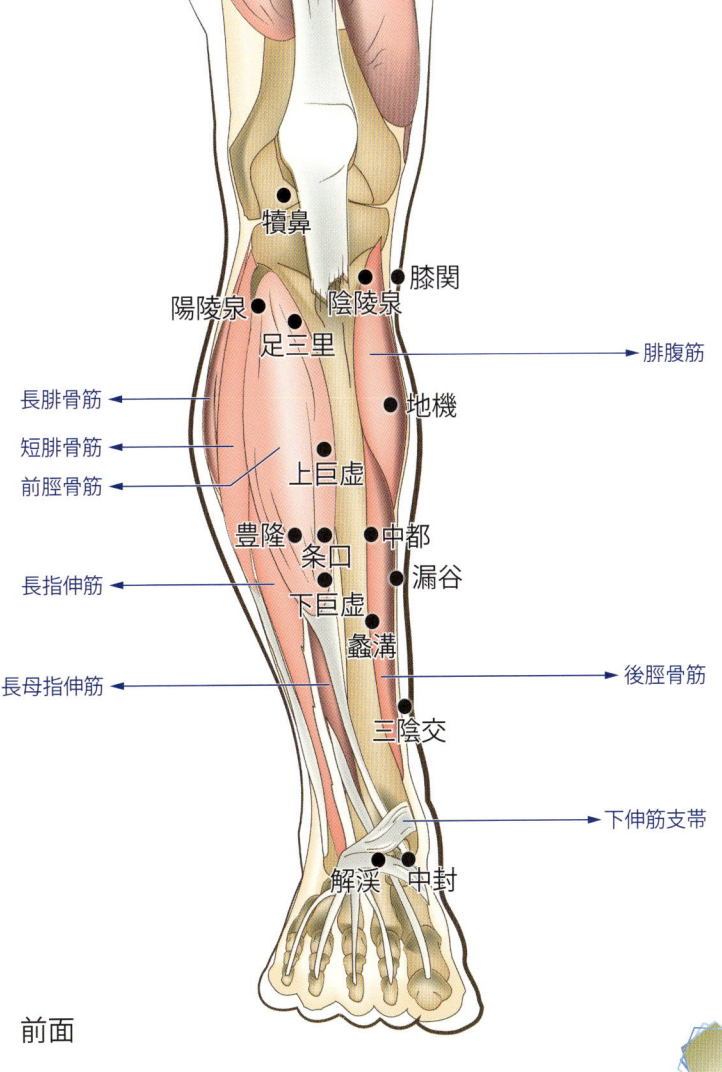

図中ラベル（上図・前面）：腸腰筋、恥骨筋、大腿筋膜張筋、衝門、急脈、気衝、曲骨、長内転筋、髀関、陰廉、足五里、大腿直筋、大腿四頭筋外側広筋、箕門、薄筋、縫工筋、伏兎、陰包、陰市、梁丘、大腿四頭筋内側広筋、血海、膝蓋靭帯、犢鼻

下腿の筋（伸筋）

1 前脛骨筋
　　起始：脛骨外側面・下腿骨間膜．停止：第1中足骨底・内側楔状骨の足底面．支配神経：深腓骨神経．
2 長母指伸筋
　　起始：腓骨中央前面・下腿骨間膜．停止：母指末節骨底．
　　支配神経：深腓骨神経．
3 長指伸筋
　　起始：腓骨前面の上部・下腿骨間膜．停止：指背腱膜となって外側4本の指の中節骨と末節骨．
　　支配神経：深腓骨神経．
4 第3腓骨筋
　　起始：長指伸筋の分束．停止：第5中足骨底．
　　支配神経：深腓骨神経．

図中ラベル（下図）：犢鼻、膝関、陽陵泉、陰陵泉、足三里、長腓骨筋、短腓骨筋、前脛骨筋、地機、上巨虚、腓腹筋、豊隆、中都、条口、漏谷、長指伸筋、下巨虚、蠡溝、長母指伸筋、後脛骨筋、三陰交、下伸筋支帯、解渓、中封

前面

5. 下肢

3 ― 下肢後面の経穴と体表解剖

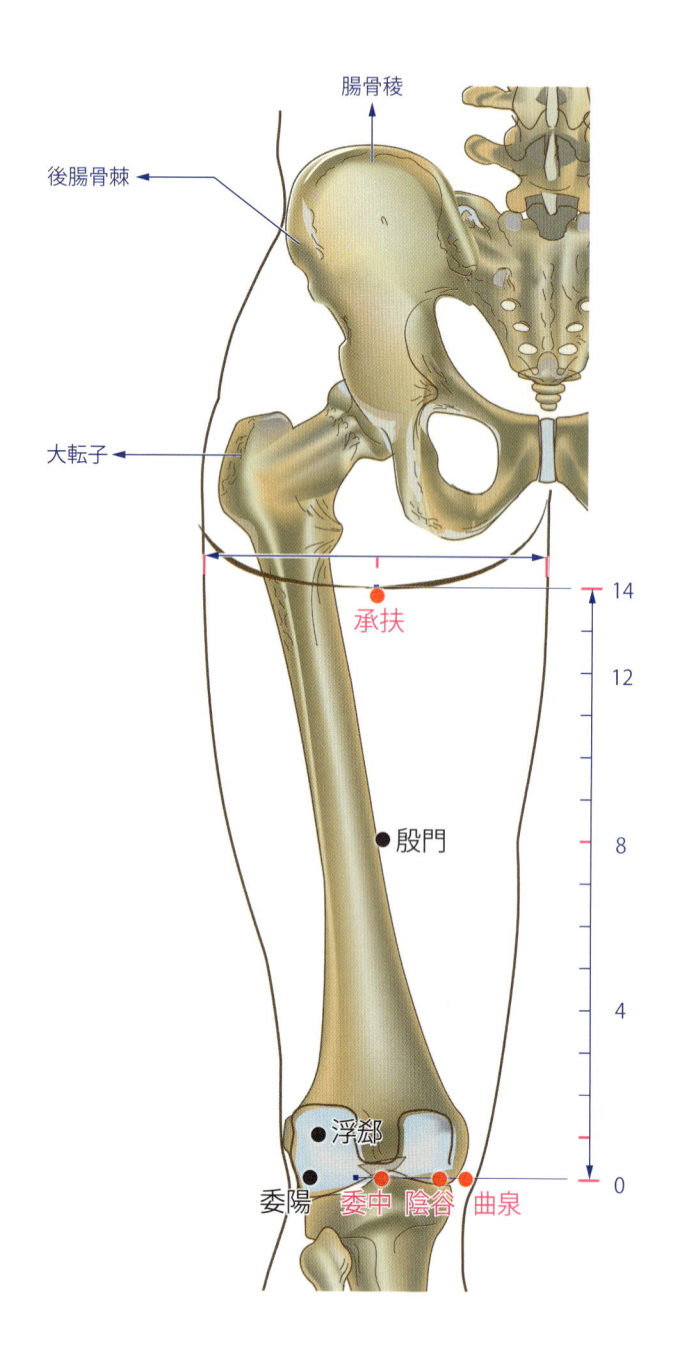

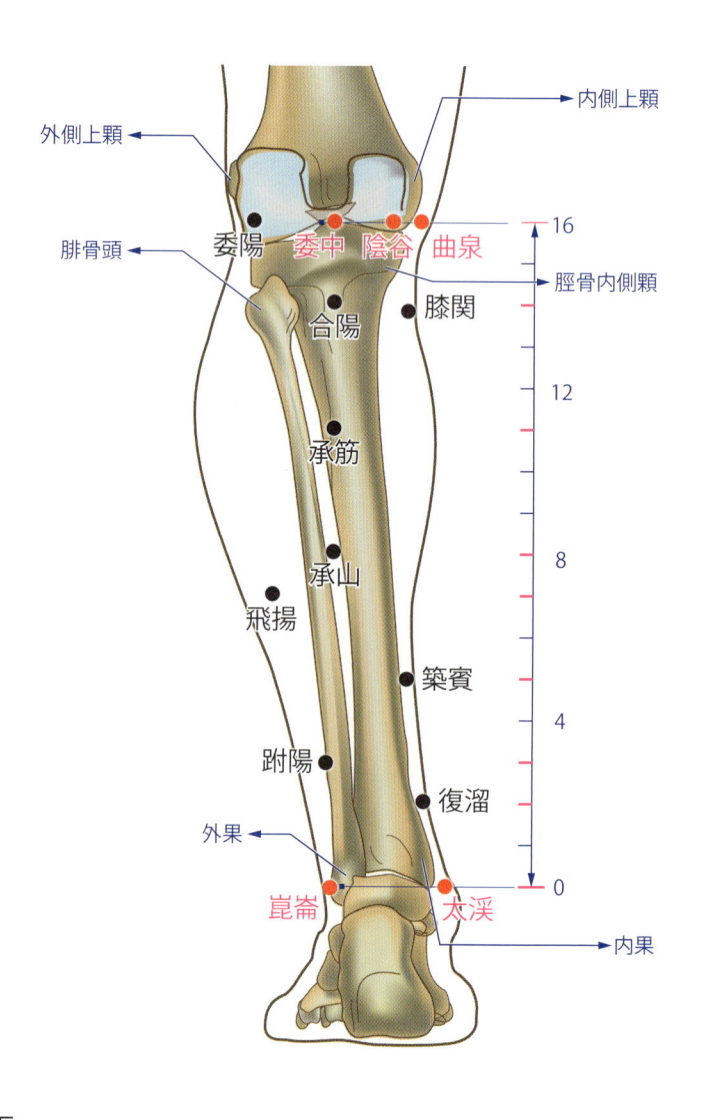

後面

下肢の骨標識（2）

5. 下肢

4 ― 下肢後面の経穴と筋肉（屈筋）

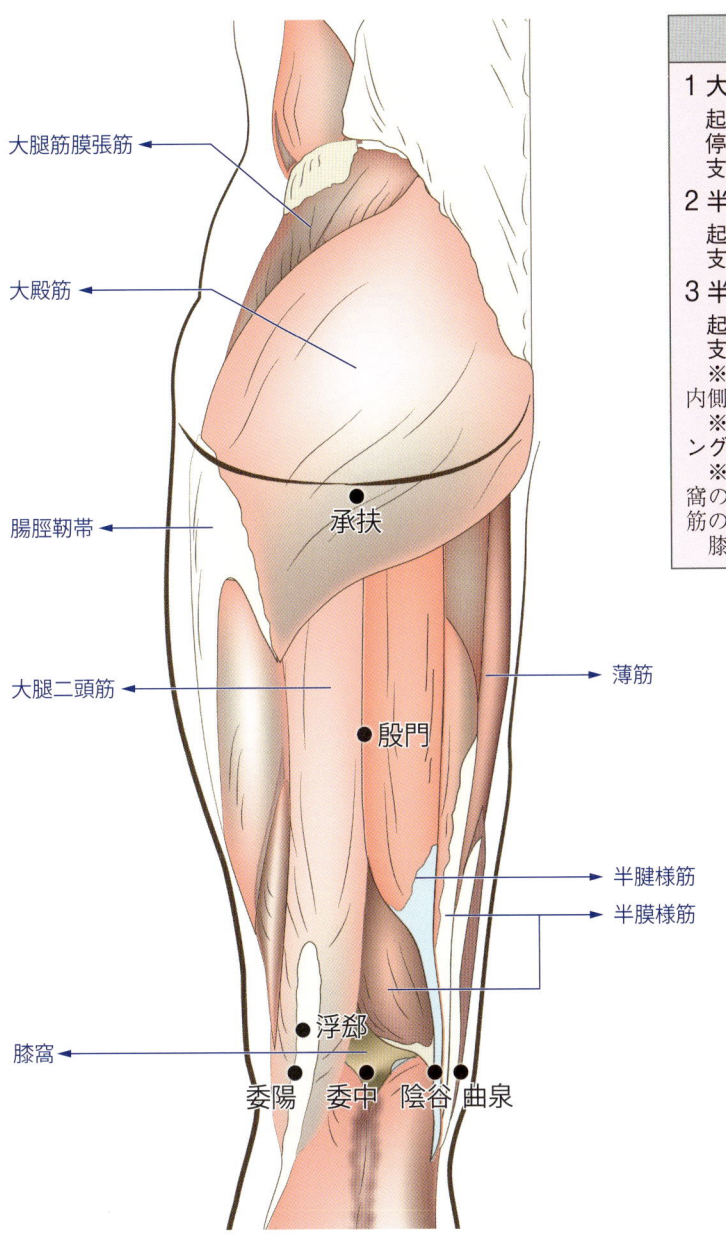

大腿の筋（屈筋）

1 大腿二頭筋
　起始：長頭：坐骨結節．短頭：大腿骨粗線．
　停止：腓骨頭の外側．
　支配神経：長頭：脛骨神経．短頭：総腓骨神経．

2 半腱様筋
　起始：坐骨結節．停止：脛骨粗面内側部．
　支配神経：脛骨神経．

3 半膜様筋
　起始：坐骨結節．停止：脛骨内側顆．
　支配神経：脛骨神経．
　※半腱様筋・縫工筋と薄筋の三つの筋腱がみな，脛骨粗面の内側部に付着する構造を鵞足という．
　※大腿二頭筋・半腱様筋・半膜様筋の三つの筋をハムストリング筋という．
　※膝窩：膝関節の後面にある菱形の陥凹部を膝窩という．膝窩の上部は外側が大腿二頭筋の腱で，内側は半腱様筋・半膜様筋の腱で，下部は腓腹筋の内・外側頭により，両側より囲まれる．膝窩には重要な血管・神経が通る．

下腿の筋（屈筋）

1 下腿三頭筋
　①腓腹筋
　　起始：内側頭：大腿骨内側上顆．
　　　　　外側頭：大腿骨外側上顆．
　　停止：踵骨腱となる．
　　支配神経：脛骨神経．
　②ヒラメ筋
　　起始：脛骨と腓骨の後面．
　　停止：踵骨腱に合する．
　　支配神経：脛骨神経．

2 膝窩筋
　起始：大腿骨の外側上顆．
　停止：脛骨後面上部．
　支配神経：脛骨神経．

3 後脛骨筋
　起始：下腿骨間膜後面．
　停止：舟状骨・内側楔状骨．
　支配神経：脛骨神経．

4 長指屈筋
　起始：脛骨中央の後面．
　停止：第2-5指の末節骨底．
　支配神経：脛骨神経．

5 長母指屈筋
　起始：腓骨の後面．
　停止：母指の末節骨底．
　支配神経：脛骨神経．

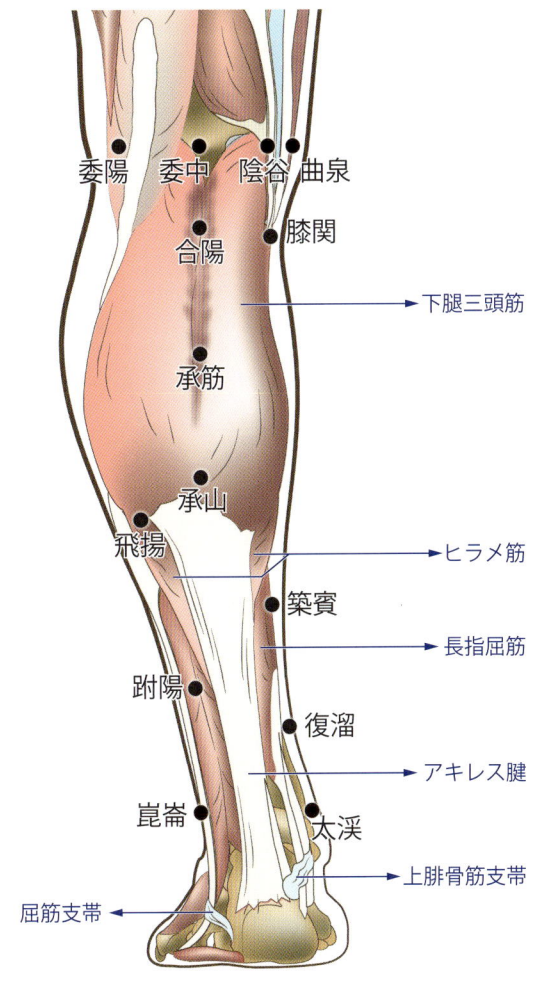

後面

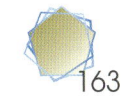

5. 下　肢

5 ― 下肢外側面の経穴と体表解剖

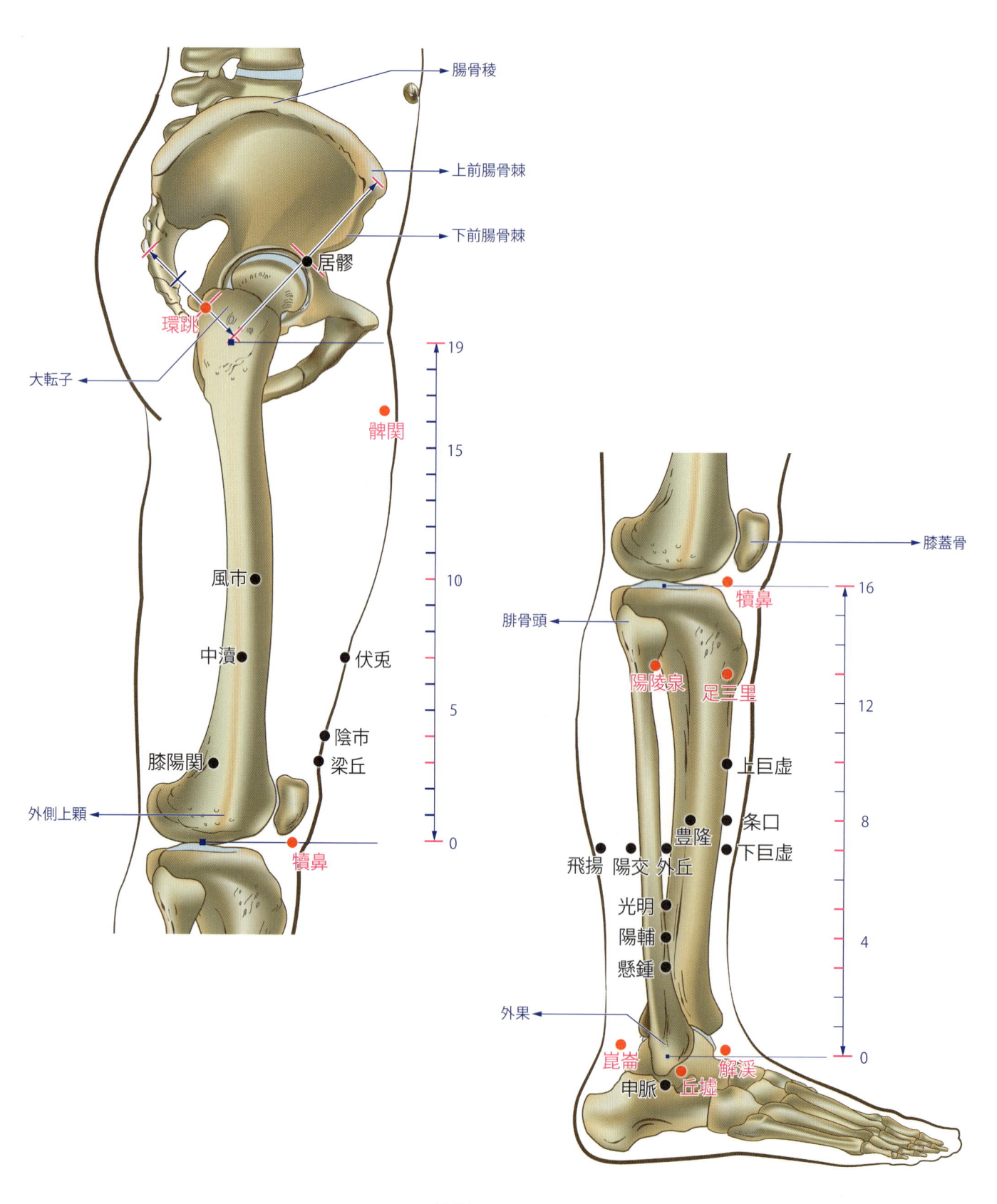

下肢の骨標識（3）

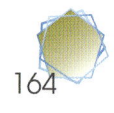

腸骨稜
上前腸骨棘
下前腸骨棘
居髎
環跳
大転子
髀関
風市
中瀆
伏兎
陰市
梁丘
膝陽関
外側上顆
犢鼻

膝蓋骨
犢鼻
腓骨頭
陽陵泉　足三里
上巨虚
条口
豊隆　下巨虚
飛揚　陽交　外丘
光明
陽輔
懸鍾
外果
崑崙　解渓
申脈　丘墟

外側面

164

第3章 ▶ 経穴と局所解剖

5. 下　肢

6 ― 下肢外側面の経穴と筋肉

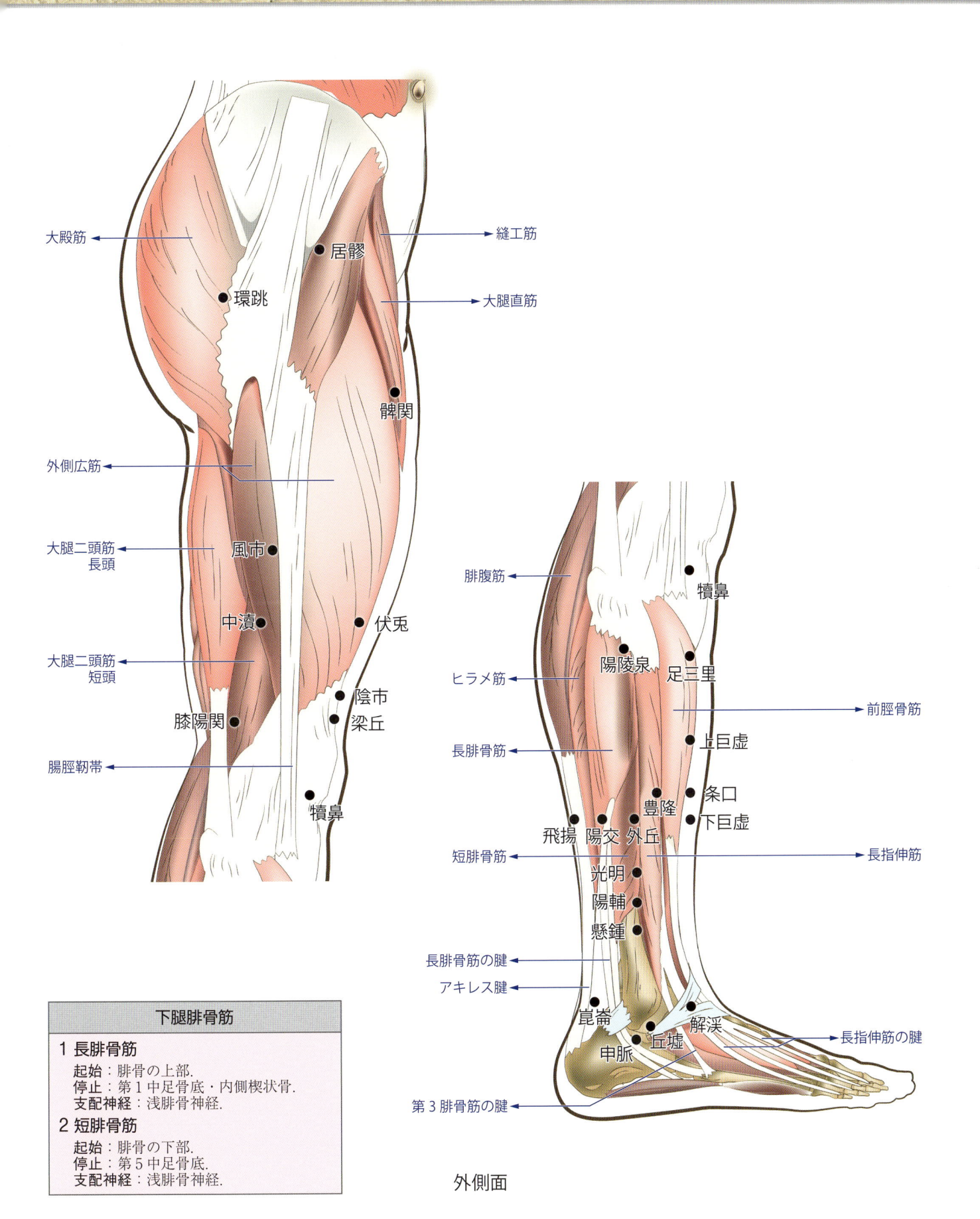

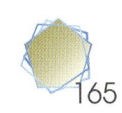

大殿筋
居髎
環跳
縫工筋
大腿直筋
髀関
外側広筋
大腿二頭筋長頭
風市
中瀆
大腿二頭筋短頭
伏兎
陰市
梁丘
膝陽関
腸脛靭帯
犢鼻

腓腹筋
犢鼻
陽陵泉
足三里
ヒラメ筋
前脛骨筋
上巨虚
長腓骨筋
条口
豊隆
下巨虚
飛揚　陽交　外丘
短腓骨筋
長指伸筋
光明
陽輔
懸鍾
長腓骨筋の腱
アキレス腱
崑崙
解渓
申脈　丘墟
長指伸筋の腱
第3腓骨筋の腱

外側面

下腿腓骨筋

1 長腓骨筋
起始：腓骨の上部.
停止：第1中足骨底・内側楔状骨.
支配神経：浅腓骨神経.

2 短腓骨筋
起始：腓骨の下部.
停止：第5中足骨底.
支配神経：浅腓骨神経.

5. 下肢

7―下肢の経穴と動脈・静脈

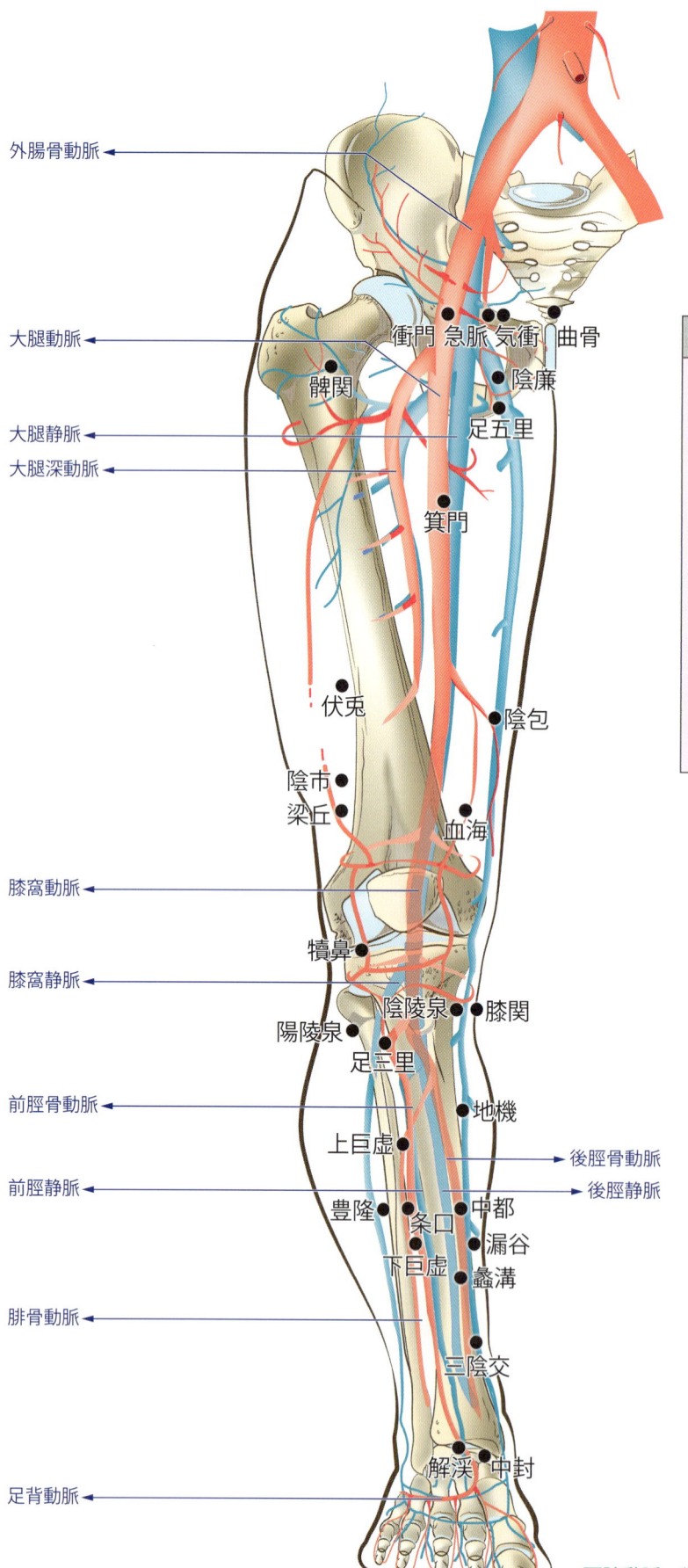

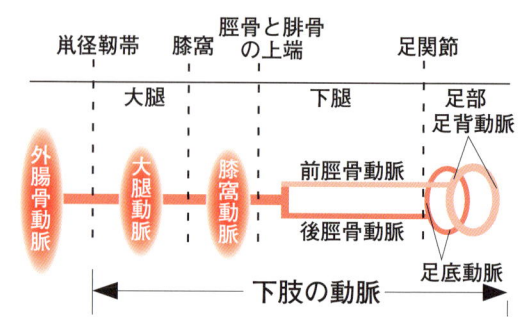

下肢の動脈

大腿動脈の体表投影
　大腿動脈の体表投影は鼠径靱帯の中点と大腿骨内側上顆の上端とを結ぶ線にほぼ一致する．

前脛骨動脈の体表投影
　腓骨頭と脛骨粗面とを結ぶ線の中点をA点とし，内果と外果を結ぶ線の中点をB点とする．前脛骨動脈の体表投影はA点とB点とを結ぶ線にほぼ一致する．

後脛骨動脈の体表投影
　膝窩下縁の中点をA点とし，内果，アキレス腱の内側縁を結ぶ線の中点をB点とする．後脛骨動脈の体表投影はA点とB点を結ぶ線にほぼ一致する．
　※上前腸骨棘と恥骨結合とを結ぶ線の中央の下方に大腿動脈の拍動が触診される．
　※下腿下部の前脛骨筋腱と長母指筋との間で，前脛骨動脈の拍動が触診される．
　※内果の後下方で，後脛骨動脈の拍動が触診される．

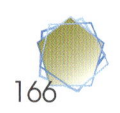

下肢動脈・静脈の体表投影

前面

5. 下　　肢

8 ― 腰・仙骨神経叢

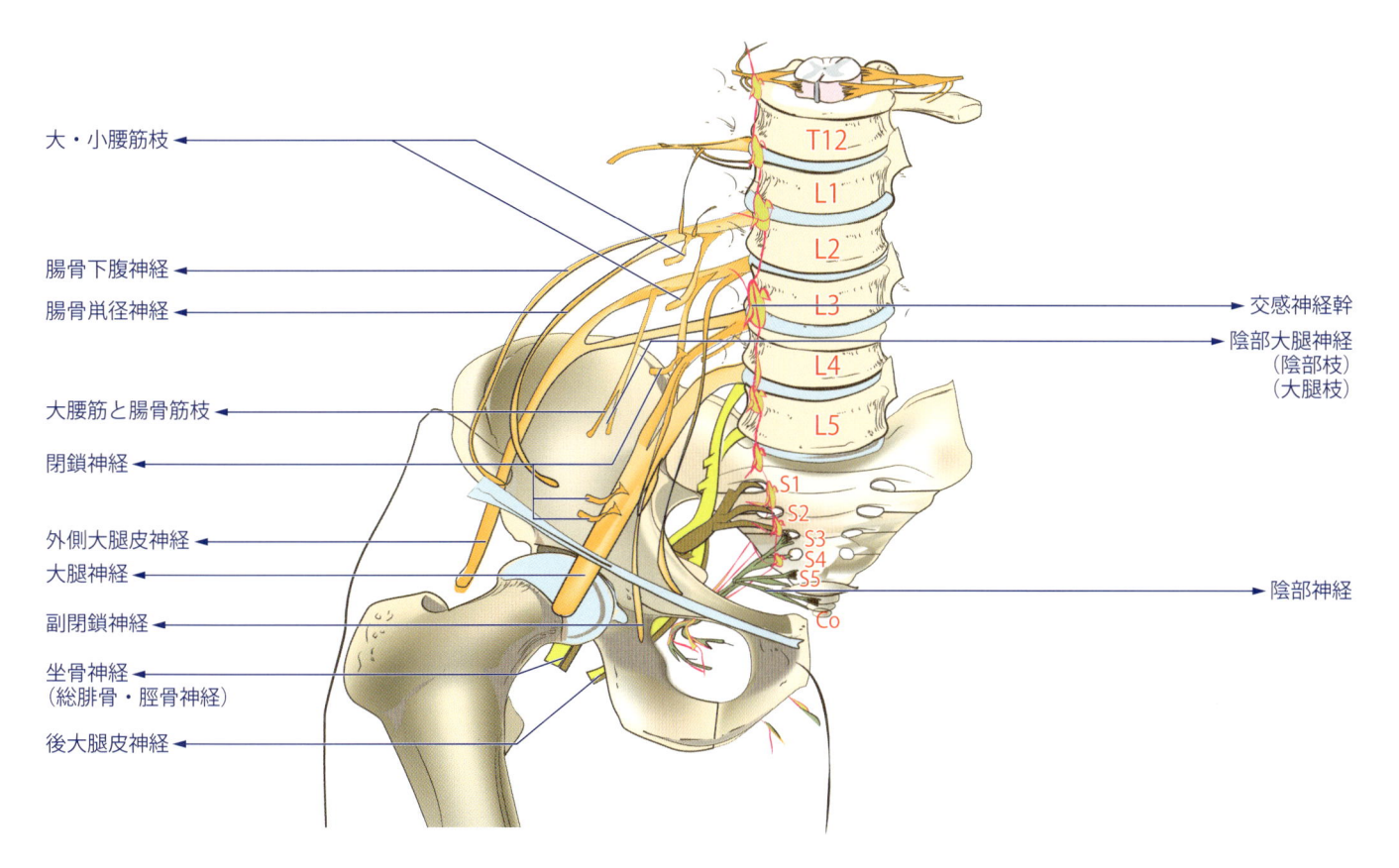

左側ラベル（上から）:
- 大・小腰筋枝
- 腸骨下腹神経
- 腸骨鼠径神経
- 大腰筋と腸骨筋枝
- 閉鎖神経
- 外側大腿皮神経
- 大腿神経
- 副閉鎖神経
- 坐骨神経（総腓骨・脛骨神経）
- 後大腿皮神経

右側ラベル:
- 交感神経幹
- 陰部大腿神経（陰部枝）（大腿枝）
- 陰部神経

脊椎ラベル: T12, L1, L2, L3, L4, L5, S1, S2, S3, S4, S5, Co

腰・仙骨神経叢

腰・仙骨神経叢

1 腰神経叢(T12-L4)
T12-L4の前枝からなり，主として下肢の前面・内側面に分布する．

L1, L2, L3, L4

① 腸骨下腹神経．
② 腸骨鼠径神経．
③ 陰部大腿神経．
④ 外側大腿皮神経．
⑤ 大腿神経．
⑥ 閉鎖神経．

2 腰仙骨神経幹(L4-L5)
L4-L5の前枝からの束で，仙骨神経叢の一部となる．

3 仙骨神経叢(L4-L5・S1-S4)
腰仙骨神経幹とS1-S4の前枝で作られる．骨盤の後壁を大坐骨孔へ斜めに下行し，下肢の後側（背側）に分布する．

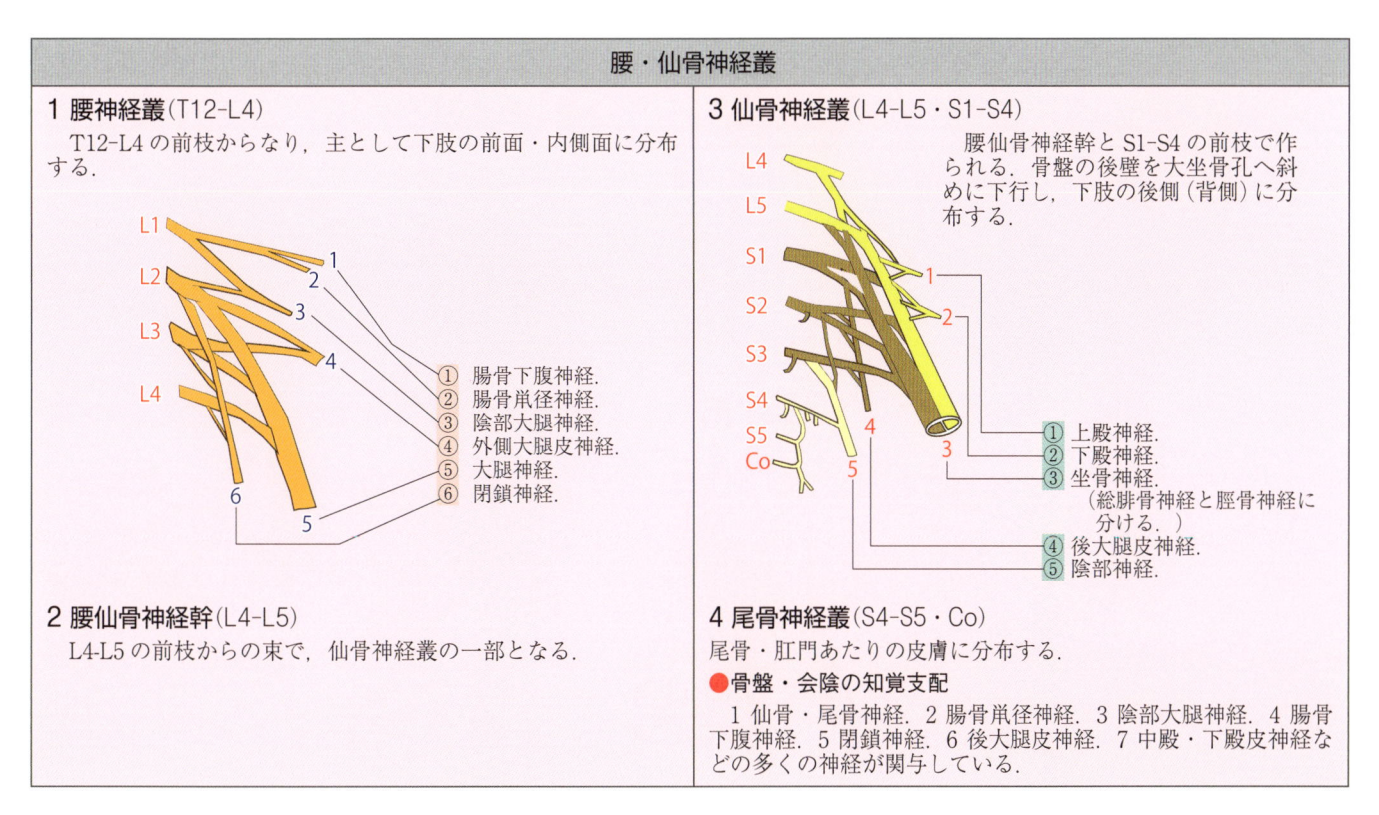

L4, L5, S1, S2, S3, S4, S5, Co

① 上殿神経．
② 下殿神経．
③ 坐骨神経．（総腓骨神経と脛骨神経に分ける．）
④ 後大腿皮神経．
⑤ 陰部神経．

4 尾骨神経叢(S4-S5・Co)
尾骨・肛門あたりの皮膚に分布する．

●骨盤・会陰の知覚支配
1 仙骨・尾骨神経．2 腸骨鼠径神経．3 陰部大腿神経．4 腸骨下腹神経．5 閉鎖神経．6 後大腿皮神経．7 中殿・下殿皮神経などの多くの神経が関与している．

5. 下肢

9 — 大腿の経穴と大腿神経・外側大腿皮神経

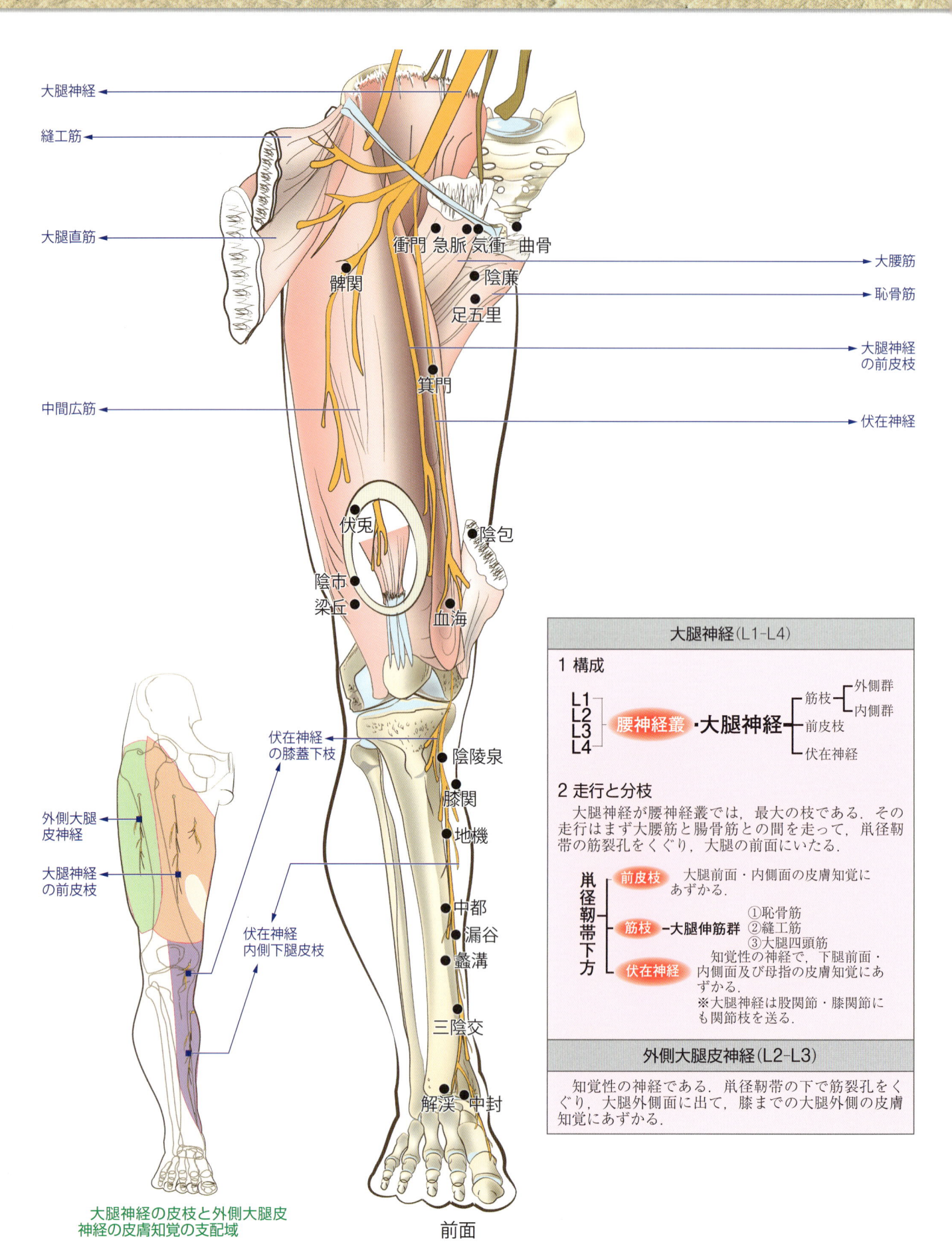

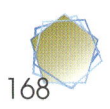

主な筋・経穴ラベル（前面図）：
大腿神経／縫工筋／大腿直筋／中間広筋
衝門・急脈・気衝・曲骨
髀関・陰廉・足五里
箕門
伏兎・陰包
陰市・梁丘・血海
大腰筋／恥骨筋／大腿神経の前皮枝／伏在神経
伏在神経の膝蓋下枝／伏在神経内側下腿皮枝
陰陵泉・膝関・地機・中都・漏谷・蠡溝・三陰交・解渓・中封

皮膚知覚支配域図：
外側大腿皮神経
大腿神経の前皮枝

大腿神経の皮枝と外側大腿皮神経の皮膚知覚の支配域

前面

大腿神経・外側大腿皮神経

大腿神経（L1-L4）

1 構成

$$\left.\begin{array}{l}L1\\L2\\L3\\L4\end{array}\right\} \text{腰神経叢} \cdot \text{大腿神経} \left\{\begin{array}{l}\text{筋枝}\left\{\begin{array}{l}\text{外側群}\\\text{内側群}\end{array}\right.\\\text{前皮枝}\\\text{伏在神経}\end{array}\right.$$

2 走行と分枝

　大腿神経が腰神経叢では，最大の枝である．その走行はまず大腰筋と腸骨筋との間を走って，鼡径靱帯の筋裂孔をくぐり，大腿の前面にいたる．

鼡径靱帯下方
- **前皮枝**：大腿前面・内側面の皮膚知覚にあずかる．
- **筋枝**—大腿伸筋群 ①恥骨筋 ②縫工筋 ③大腿四頭筋
- **伏在神経**：知覚性の神経で，下腿前面・内側面及び母指の皮膚知覚にあずかる．

※大腿神経は股関節・膝関節にも関節枝を送る．

外側大腿皮神経（L2-L3）

　知覚性の神経である．鼡径靱帯の下で筋裂孔をくぐり，大腿外側面に出て，膝までの大腿外側の皮膚知覚にあずかる．

5. 下　肢

10 ── 大腿の経穴と閉鎖神経

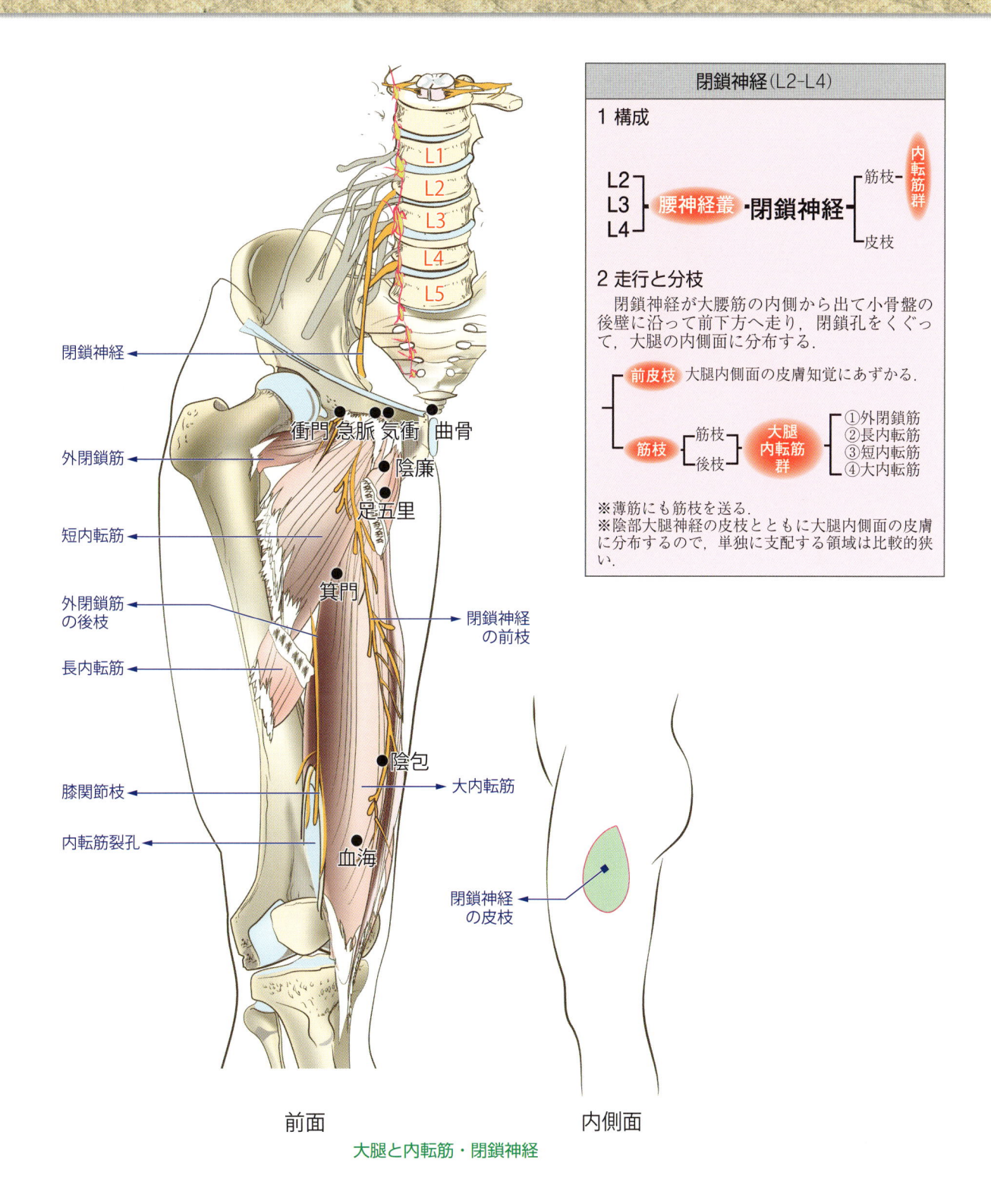

閉鎖神経（L2-L4）

1 構成

L2　　　　　　　　　　　　　　　　筋枝 ─┐内
L3 ─ 腰神経叢 ・ 閉鎖神経 ─┤　　　　　　 転
L4 　　　　　　　　　　　　　　　　皮枝 ─┘群

2 走行と分枝

閉鎖神経が大腰筋の内側から出て小骨盤の後壁に沿って前下方へ走り，閉鎖孔をくぐって，大腿の内側面に分布する．

- 前皮枝：大腿内側面の皮膚知覚にあずかる．
- 筋枝 ┬ 筋枝 ─┐大腿　①外閉鎖筋
　　　 └ 後枝 ─┤内転　②長内転筋
　　　　　　　　　　　筋群　③短内転筋
　　　　　　　　　　　　　　 ④大内転筋

※薄筋にも筋枝を送る．
※陰部大腿神経の皮枝とともに大腿内側面の皮膚に分布するので，単独に支配する領域は比較的狭い．

図中ラベル： 閉鎖神経／外閉鎖筋／短内転筋／外閉鎖筋の後枝／長内転筋／膝関節枝／内転筋裂孔／衝門・急脈・気衝・曲骨／陰廉／足五里／箕門／閉鎖神経の前枝／陰包／大内転筋／血海／閉鎖神経の皮枝

前面　　　　　　　　内側面

大腿と内転筋・閉鎖神経

大腿の筋（内転筋）

すべて閉鎖神経の支配を受ける．

1 恥骨筋
- 起始：恥骨上枝．
- 停止：恥骨筋線．

2 薄筋
- 起始：恥骨下枝．
- 停止：脛骨粗面内側部．

3 長内転筋
- 起始：恥骨結節の下．
- 停止：大腿骨粗線の内側唇の中部．

4 短内転筋
- 起始：恥骨下枝．
- 停止：大腿骨粗線の内側唇の上部．

5 大内転筋
- 起始：坐骨枝と坐骨結節．
- 停止：大腿骨粗線の内側唇．

6 外閉鎖筋
- 起始：閉鎖膜の外側．
- 停止：転子窩．

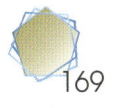

5. 下肢

11 — 内側面の経穴と神経

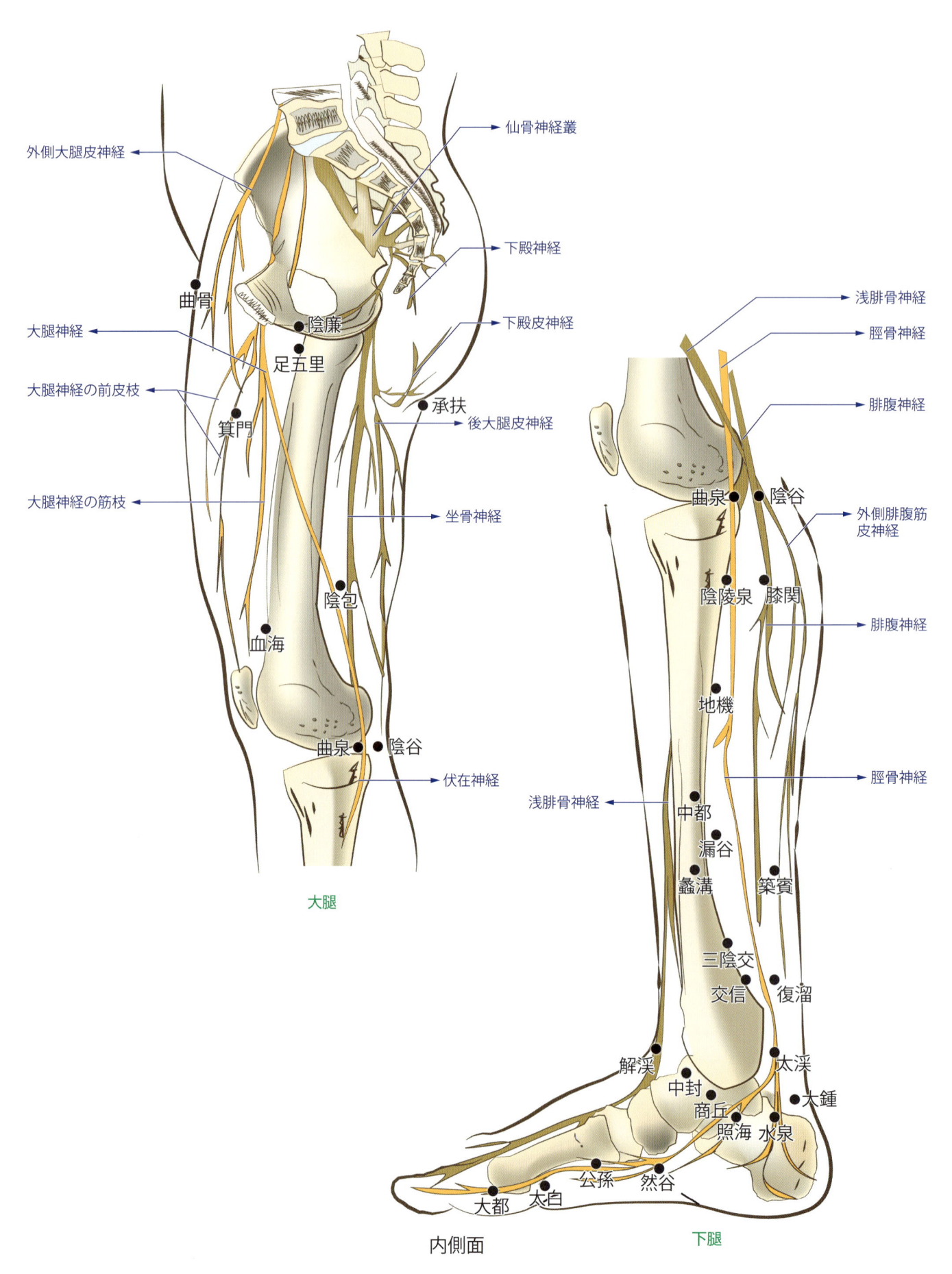

大腿

内側面

下腿

大腿神経・脛骨・総腓骨神経

5. 下　肢

12 ― 後面の経穴と坐骨・脛骨・総腓骨神経

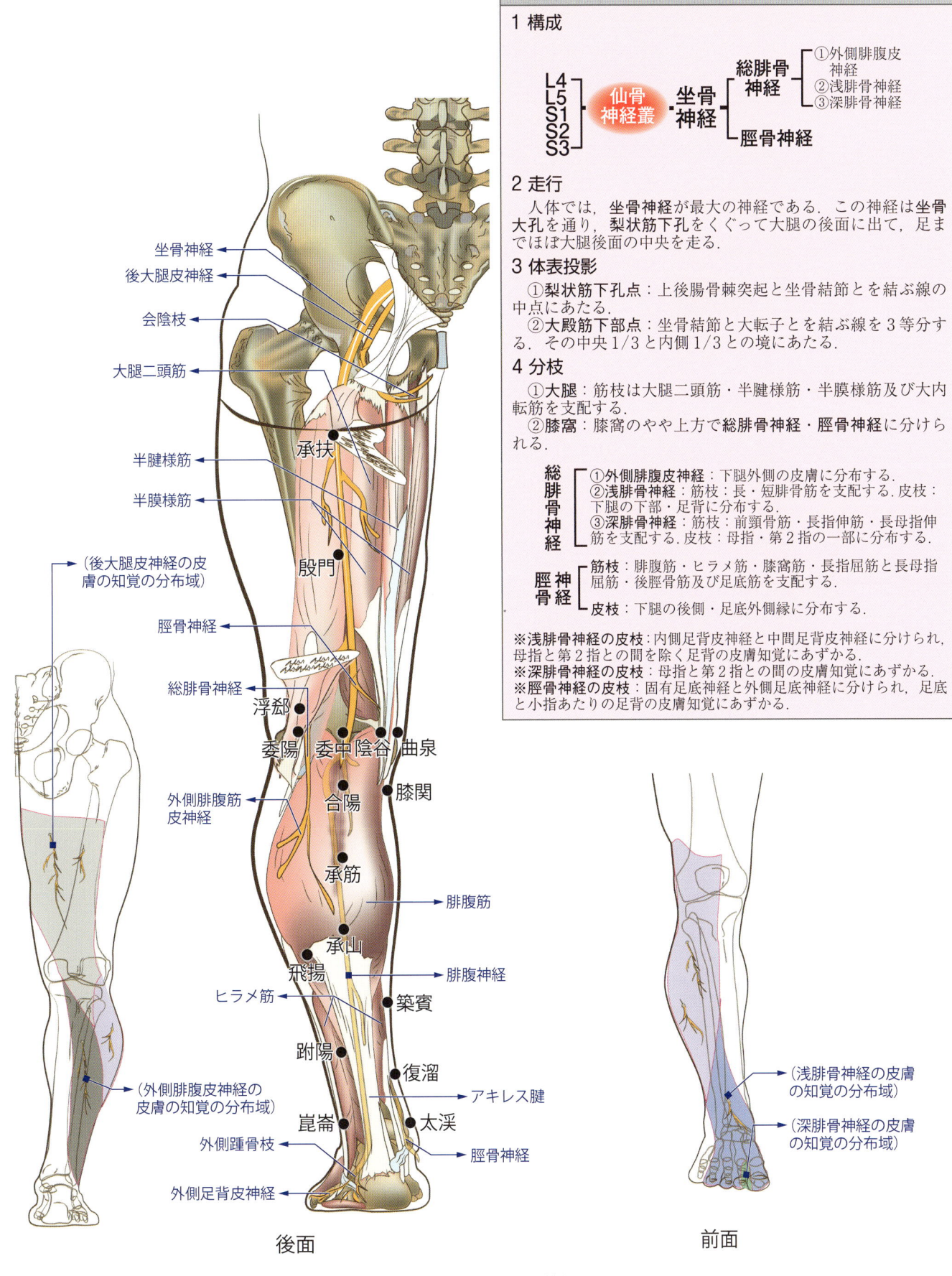

第3章 ▶ 経穴と局所解剖

坐骨神経（L4-L5・S1-S3）

1 構成

```
L4 ─┐
L5  │  仙骨        ┌ 総腓骨 ┬ ①外側腓腹皮神経
S1  ├─ 神経叢 ─ 坐骨 ─┤  神経 ├ ②浅腓骨神経
S2  │              神経  │      └ ③深腓骨神経
S3 ─┘                    └ 脛骨神経
```

2 走行

　人体では，坐骨神経が最大の神経である．この神経は坐骨大孔を通り，梨状筋下孔をくぐって大腿の後面に出て，足までほぼ大腿後面の中央を走る．

3 体表投影

　①梨状筋下孔点：上後腸骨棘突起と坐骨結節とを結ぶ線の中点にあたる．
　②大殿筋下部点：坐骨結節と大転子とを結ぶ線を3等分する．その中央1/3と内側1/3との境にあたる．

4 分枝

　①大腿：筋枝は大腿二頭筋・半腱様筋・半膜様筋及び大内転筋を支配する．
　②膝窩：膝窩のやや上方で総腓骨神経・脛骨神経に分けられる．

総腓骨神経
- ①外側腓腹皮神経：下腿外側の皮膚に分布する．
- ②浅腓骨神経：筋枝：長・短腓骨筋を支配する．皮枝：下腿の下部・足背に分布する．
- ③深腓骨神経：筋枝：前脛骨筋・長指伸筋・長母指伸筋を支配する．皮枝：母指・第2指の一部に分布する．

脛骨神経
- 筋枝：腓腹筋・ヒラメ筋・膝窩筋・長指屈筋と長母指屈筋・後脛骨筋及び足底筋を支配する．
- 皮枝：下腿の後側・足底外側縁に分布する．

※浅腓骨神経の皮枝：内側足背皮神経と中間足背皮神経に分けられ，母指と第2指との間を除く足背の皮膚知覚にあずかる．
※深腓骨神経の皮枝：母指と第2指との間の皮膚知覚にあずかる．
※脛骨神経の皮枝：固有足底神経と外側足底神経に分けられ，足底と小指あたりの足背の皮膚知覚にあずかる．

坐骨・脛骨・総腓骨神経

5. 下肢

13 — 下腿の経穴と脛骨・総腓骨神経

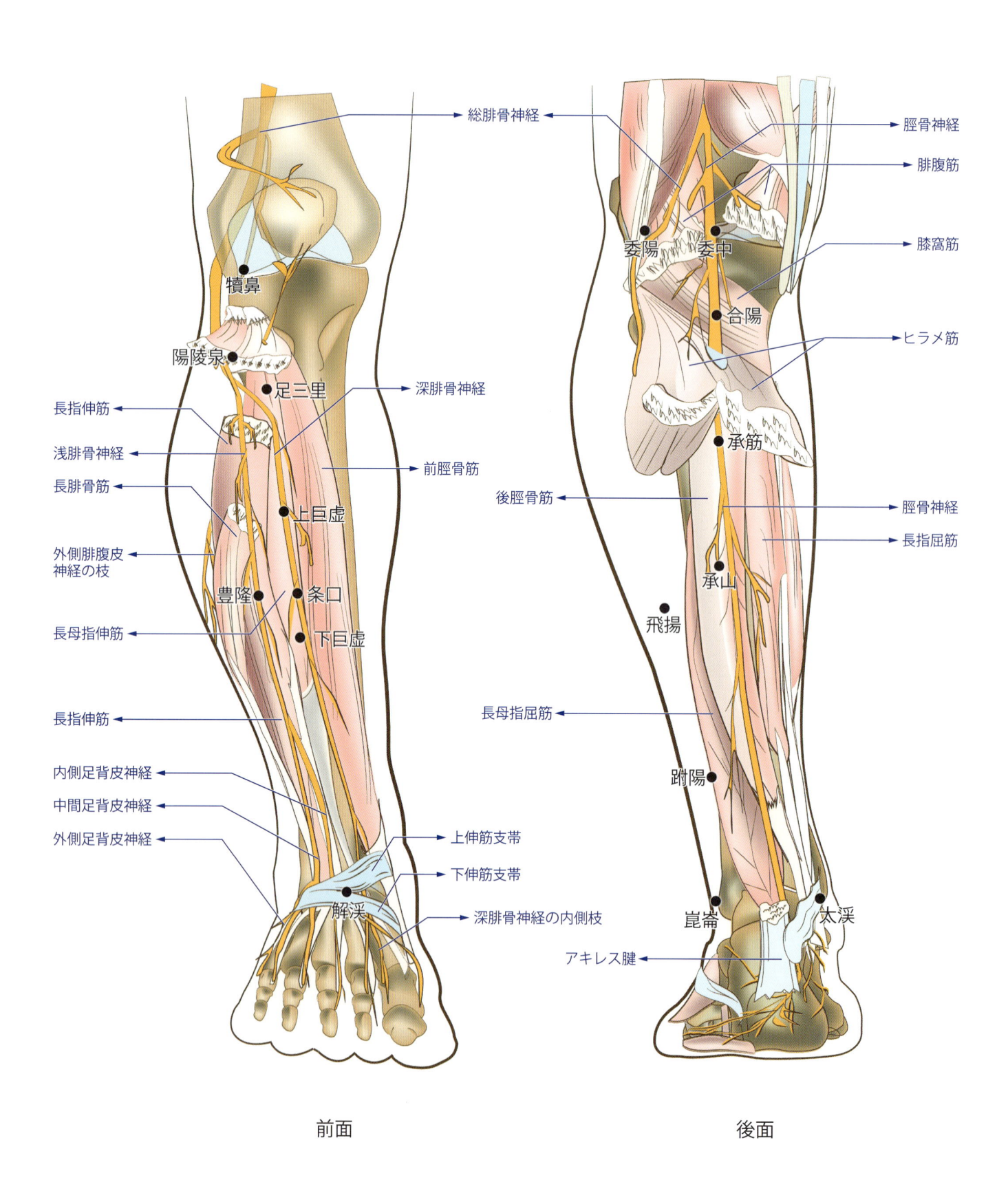

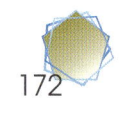

前面 / 後面

下腿と脛骨・総腓骨神経

5. 下肢

第3章 ▶ 経穴と局所解剖

14 ― 下肢の経穴と皮神経

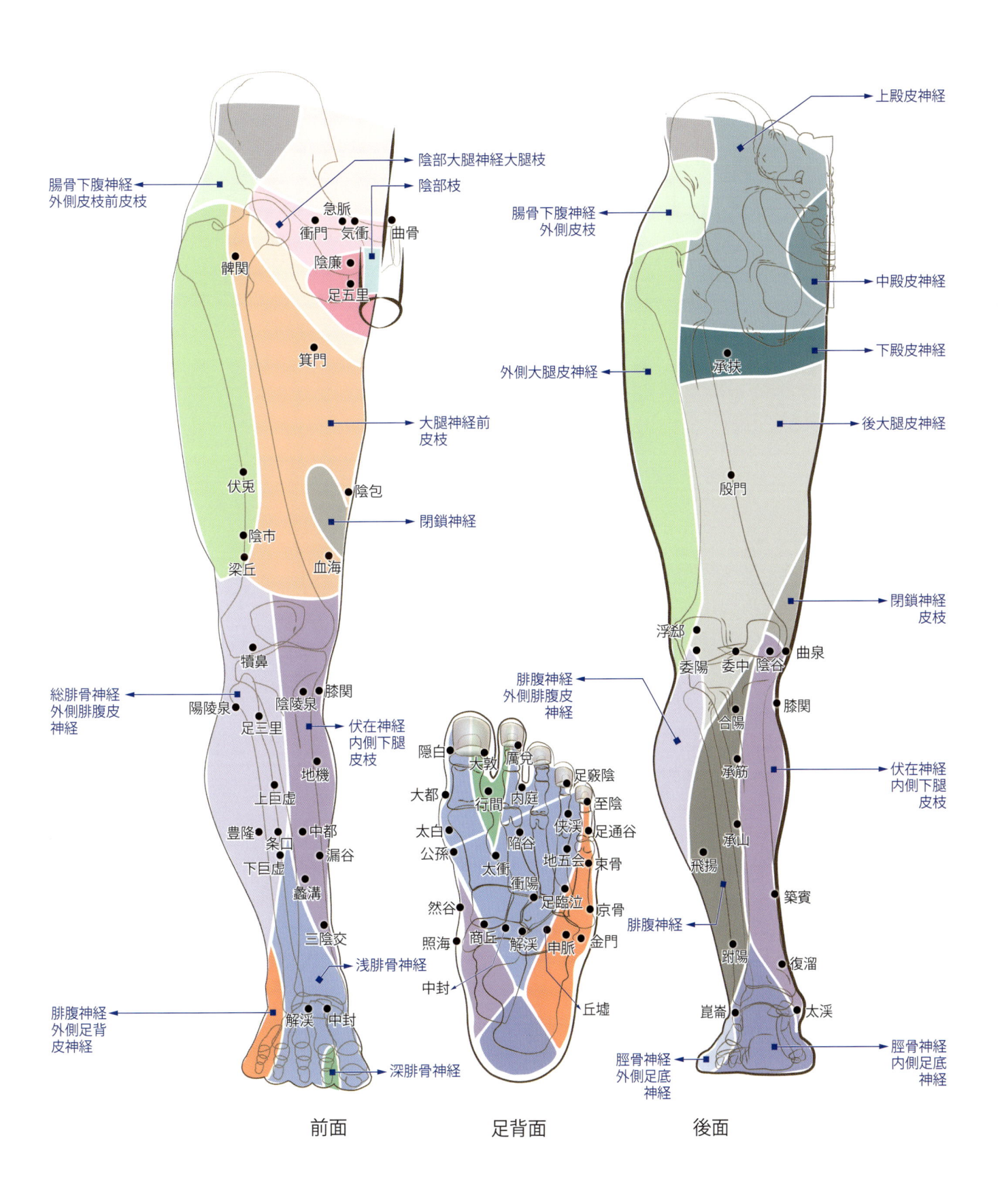

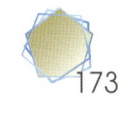

前面　　　　　足背面　　　　　後面

下肢と皮神経の知覚の支配域

5. 下　肢
15 ― 下肢の経穴とデルマトーム

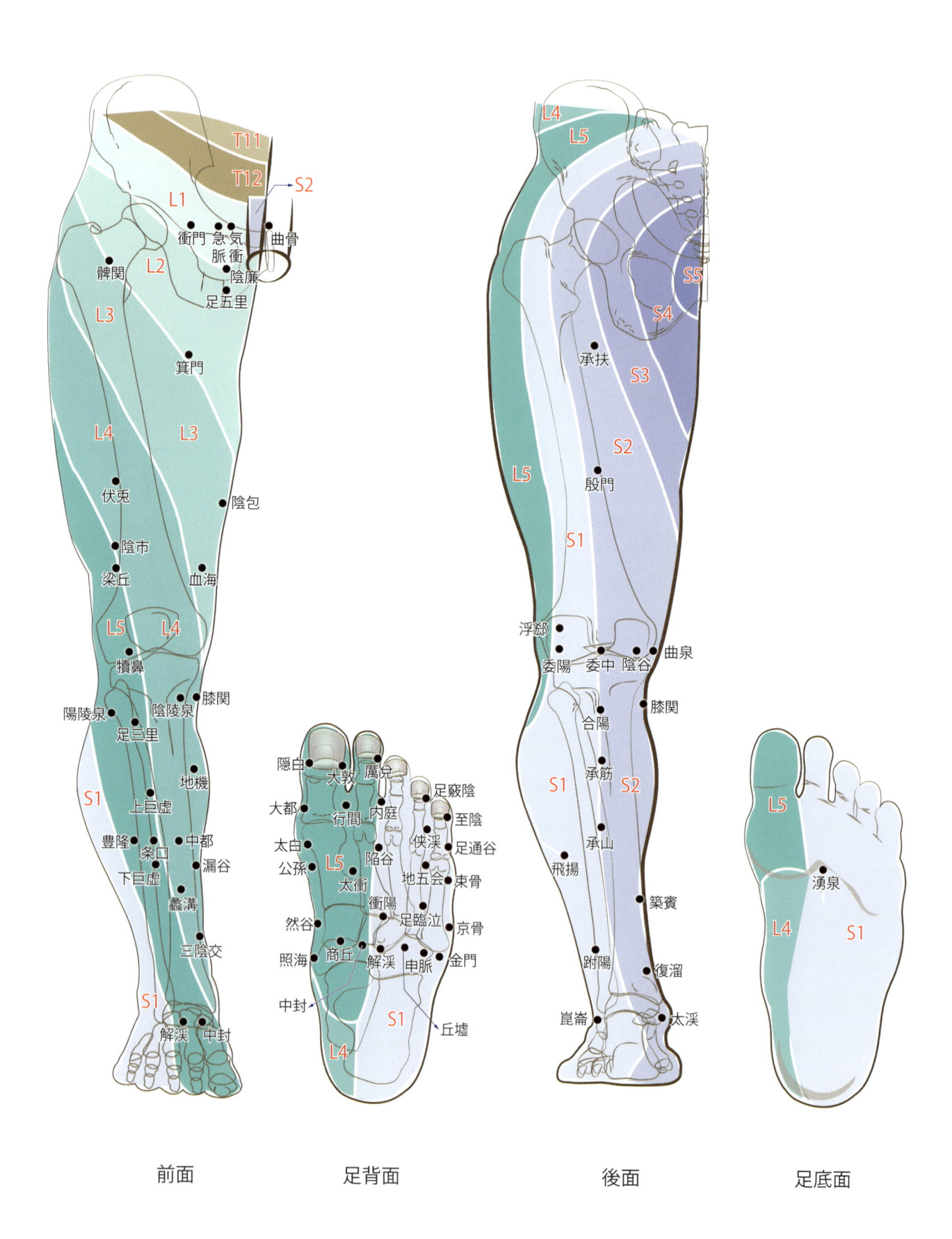

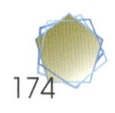

前面　　足背面　　後面　　足底面

下肢とデルマトーム

5. 下　肢

16 — 足の経穴と体表解剖

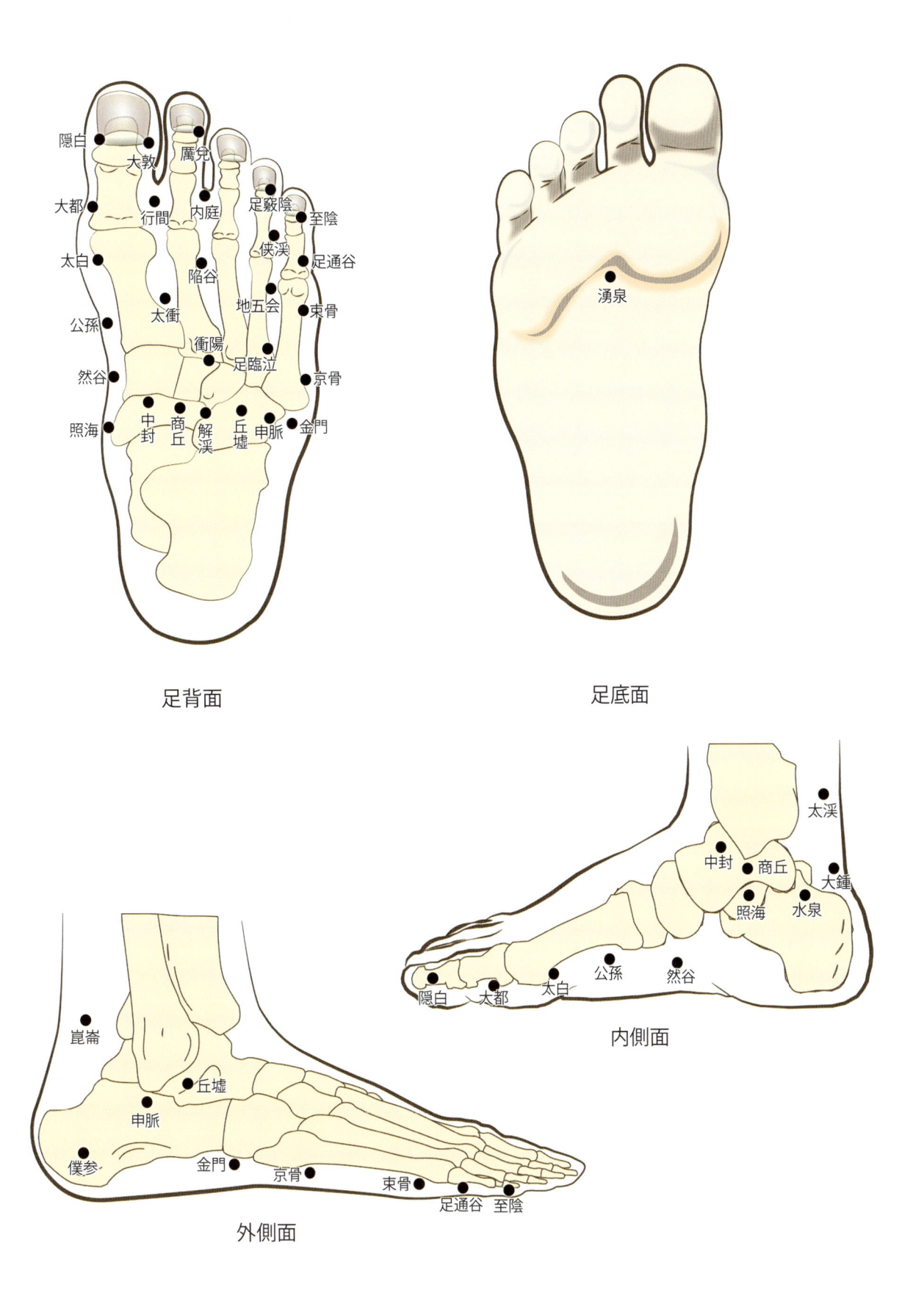

足背面

足底面

外側面

内側面

足の骨標識

第4章

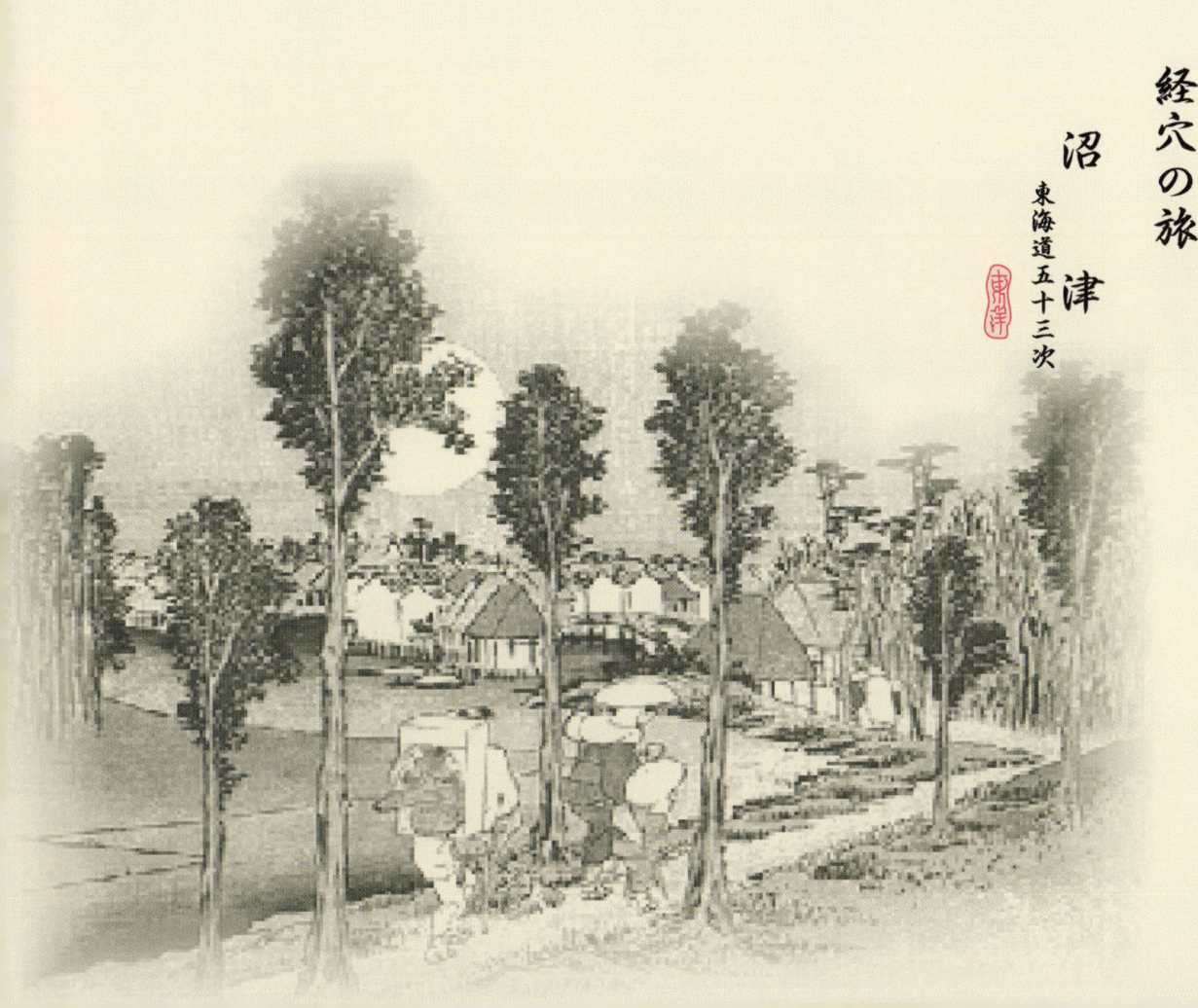

要穴

経穴の旅
沼津
東海道五十三次

4-1

原穴・絡穴・郄穴・五兪穴

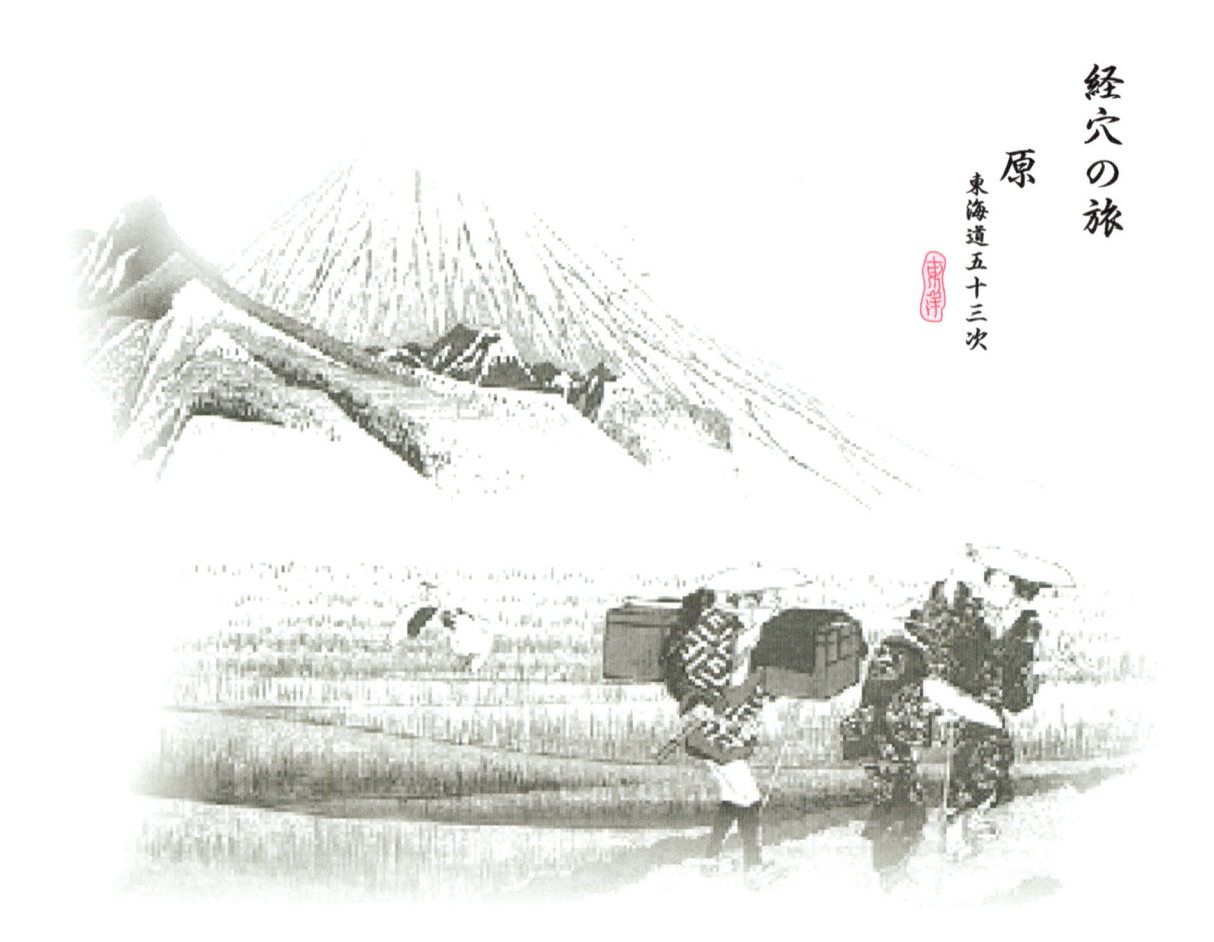

経穴の旅

原

東海道五十三次

1. 原穴・絡穴・郄穴・五兪穴

1—十二原穴

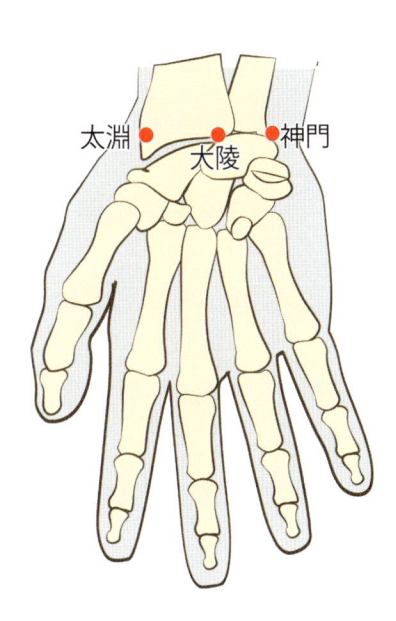

手掌面

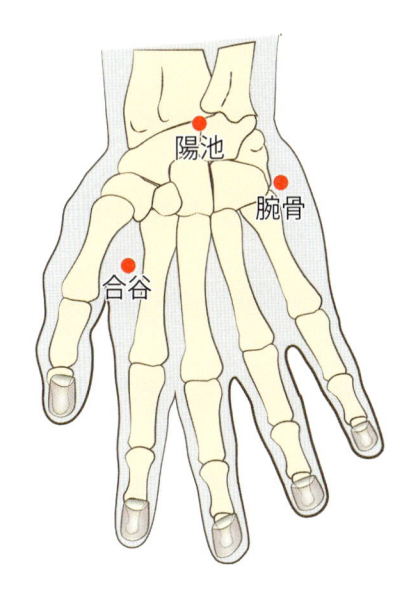

手背面

十二原穴

十二原穴とは，臓腑の原気が通過，あるいは留まる部位．

【部位】
手経脈の原穴は手関節の周囲，足経脈の原穴は足関節の周囲にある．

【由来】
《霊枢・九鍼十二原編》には，「五臓の病を十二原穴に求める」と記載がある．十二原穴に関する最初の論述である．

【内容】

	陰　経		陽　経		
手三陰経	太陰肺経	太淵	合谷	陽明大腸経	手三陽経
	厥陰心包経	大陵	陽池	少陽三焦経	
	少陰心経	神門	腕骨	太陽小腸経	
足三陰経	太陰脾経	太白	衝陽	陽明胃経	足三陽経
	厥陰肝経	太衝	丘墟	少陽胆経	
	少陰腎経	太渓	京骨	太陽膀胱経	

【臨床応用】
1　証の反応点と触診点：五臓六腑の証，特に五臓の証は各々の原穴に診られる．
2　五臓の証は原穴に刺鍼し，その気血・臓腑の虚実を整える．
3　「原絡配穴法」：表裏関係をもつ陰経と陽経の気血を疏通する．

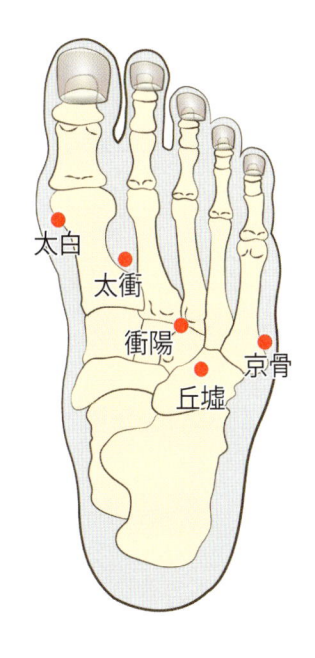

足背面

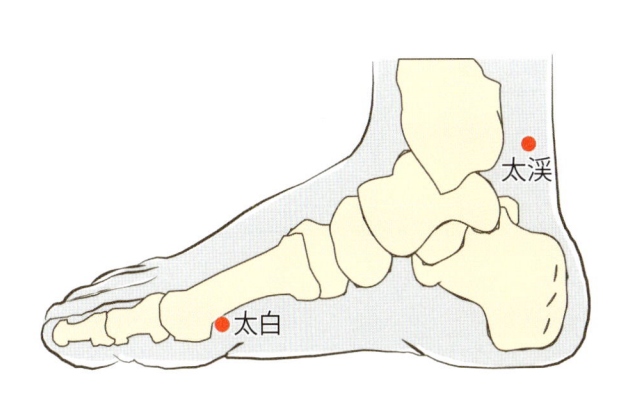

内側面

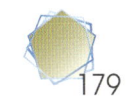

1. 原穴・絡穴・郄穴・五兪穴

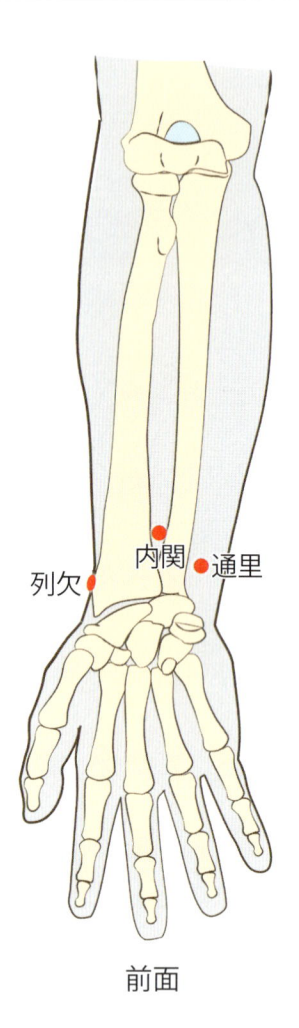

2 ― 十五絡穴

十五絡穴

十五絡穴とは，十二経脈からそれぞれ一つの絡穴（絡脈）と，任脈の鳩尾・督脈の長強，及び脾の大包を加えて十五絡穴とする．

【部位】
原穴の近くにあることが多い．

【由来】
《霊枢・経脈編》に最初の記載がある．

【内容】

	陰経			陽経	
手三陰経	太陰肺経	列欠	偏歴	陽明大腸経	手三陽経
	厥陰心包経	内関	外関	少陽三焦経	
	少陰心経	通里	支正	太陽小腸経	
足三陰経	太陰脾経	公孫	豊隆	陽明胃経	足三陽経
	厥陰肝経	蠡溝	光明	少陽胆経	
	少陰腎経	大鍾	飛揚	太陽膀胱経	

督脈：長強，任脈：鳩尾，脾の大絡：大包

【臨床応用】
1　表裏経脈の病証の治療ができる．
　例：列欠は肺経の絡穴で，肺の証の咳嗽を治療すると共に大腸経の歯痛にも用いられる．
2　絡脈の証の治療ができる．
3　原絡配穴法：表裏関係をもつ陰経と陽経の気血を疏通する．
4　慢性病症によく用いられる．

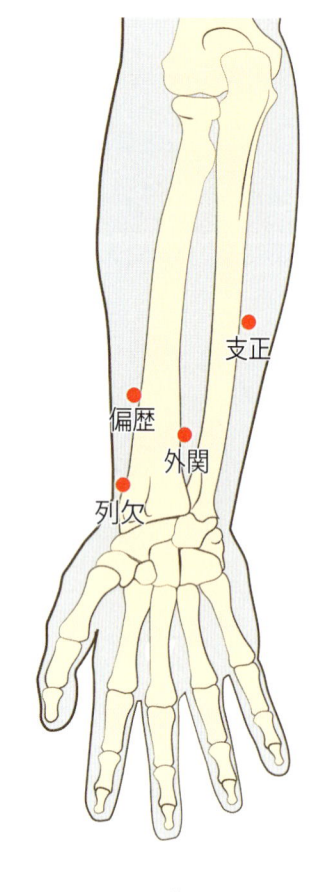

前面

後面

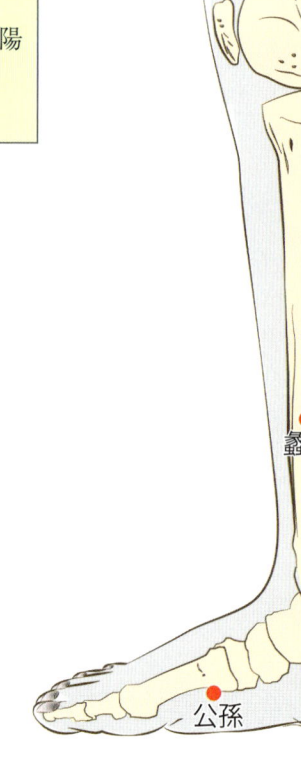

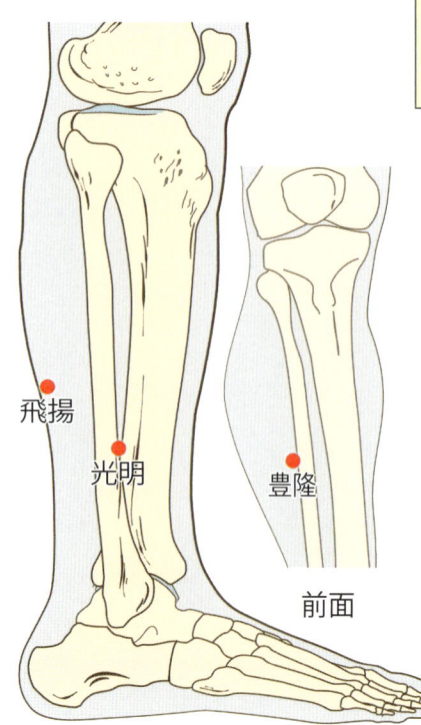

外側面

前面

内側面

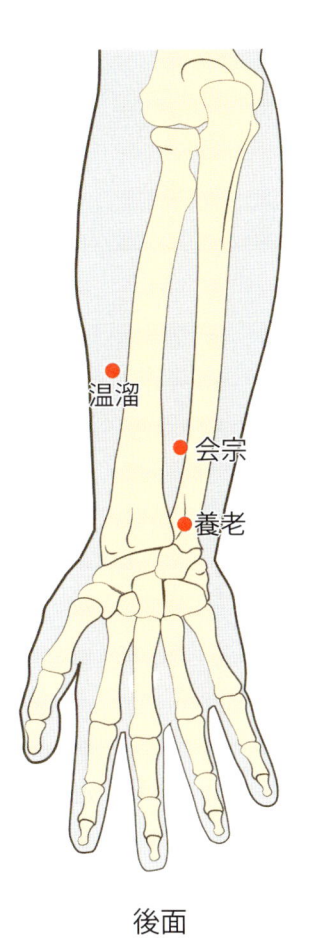

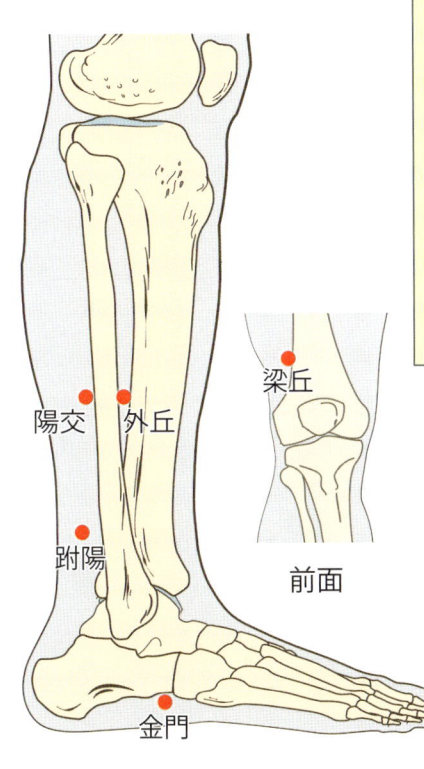

1. 原穴・絡穴・郄穴・五兪穴

3 — 十六郄穴

十六郄穴

十六郄穴とは，十二経脈それぞれ一つの郄穴と，陰蹻脈と陽蹻脈，陰維脈と陽維脈の4穴を加えたものである．

郄とは，骨や筋肉の隙間を意味する．古典では，経脈が深く走る部位に郄穴を配置する．

【部位】
肘関節・膝関節の近くにあることが多い．

【由来】
《鍼灸甲乙経》に最初の記載がある．

【内容】

	陰　経			陽　経	
手三陰経	太陰肺経	孔最	温溜	陽明大腸経	手三陽経
	厥陰心包経	郄門	会宗	少陽三焦経	
	少陰心経	陰郄	養老	太陽小腸経	
足三陰経	太陰脾経	地機	梁丘	陽明胃経	足三陽経
	厥陰肝経	中都	外丘	少陽胆経	
	少陰腎経	水泉	金門	太陽膀胱経	

陰蹻脈：交信，陽蹻脈：跗陽
陰維脈：築賓，陽維脈：陽交

【臨床応用】
1　急性の病証．
2　疼痛の病証．
3　陰経の郄穴は出血の病証治療に用いる．例：孔最は喀血に，陰郄は吐血，鼻血に，中都は崩漏に，地機と交信は生理不順によく応用する．
4　陽経の郄穴は疼痛や筋肉の腫れに用いる．
5　急性疾患では，圧痛点として敏感に反応し，切経診察に役立つ．

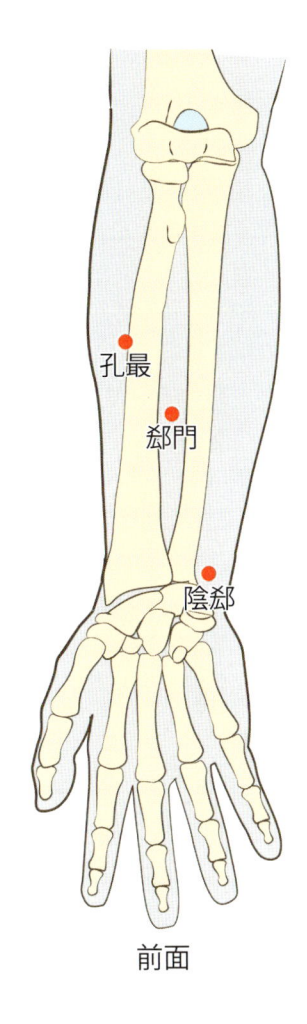

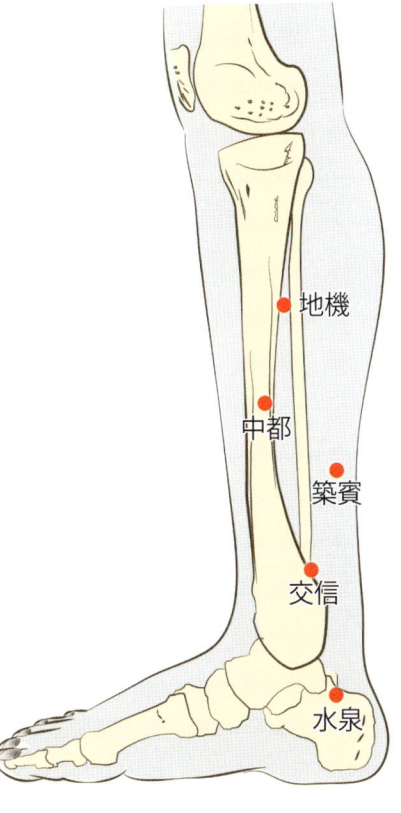

後面：温溜，会宗，養老
前面：孔最，郄門，陰郄
外側面：陽交，外丘，跗陽，金門
前面：梁丘
内側面：地機，中都，築賓，交信，水泉

1. 原穴・絡穴・郄穴・五兪穴

4 ― 五兪穴 (1) (手の陰経と陽経)

五兪穴

十二経脈では，手足の指先から肘，膝に向かい，五行の相生関係により，井・栄・兪・経・合穴の五兪穴をさす．

陰経の「木・火・土・金・水」の順序に対して，陽経は陰経との相克関係により，「金・水・木・火・土」の順序に配列する．

【由来】《霊枢・九鍼十二原編》が最初に記載した．

【気血の流注と五兪穴】
　五臓六腑，経脈の気血は五兪穴に出るところを井とし，溜るところを栄とし，注ぐところを兪（腧）とし，行くところを経とし，入るところを合とする．

【臨床応用】
1　五兪穴の主治　井穴は心下満を，栄穴は身熱を，兪穴は体重節痛を，経穴は喘咳寒熱を，合穴は逆気して瀉す，を主る．
2　母子補瀉法の配穴　《難経・69難》では，五行の相生理論により五臓証に対して配穴する．

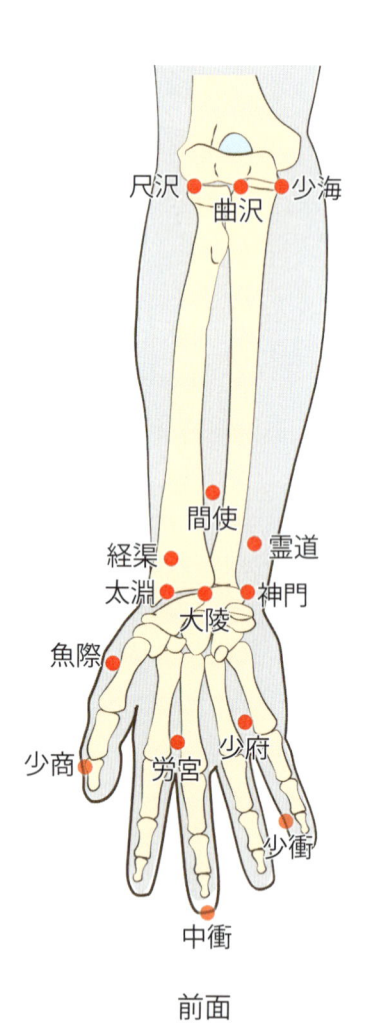

手の三陰三陽経

	陰　経					陽　経				
	井木	栄火	兪土	経金	合水	合土	経火	兪木	栄水	井金	
肺経	少商	魚際	太淵	経渠	尺沢	曲池	陽渓	三間	二間	商陽	大腸経
心包	中衝	労宮	大陵	間使	曲沢	天井	支溝	中渚	液門	関衝	三焦経
心経	少衝	少府	神門	霊道	少海	小海	陽谷	後渓	前谷	少沢	小腸経

前面

後面

《難経・69難》母子相生の補瀉法

五臓	虚証：母を補う		実証：子を瀉す	
	自経の母穴	母経の母穴	自経の子穴	子経の子穴
肝木	曲泉(合水穴)	陰谷(腎・合水穴)	行間(栄火穴)	少府(心・栄火穴)
心火	少衝(井木穴)	大敦(肝・井木穴)	神門(兪土穴)	太白(脾・兪土穴)
脾土	大都(栄火穴)	少府(心・栄火穴)	商丘(経金穴)	経渠(肺・経金穴)
肺金	太淵(兪土穴)	太白(脾・兪土穴)	尺沢(合水穴)	陰谷(腎・合水穴)
腎水	復溜(経金穴)	経渠(肺・経金穴)	湧泉(井木穴)	大敦(肝・井木穴)

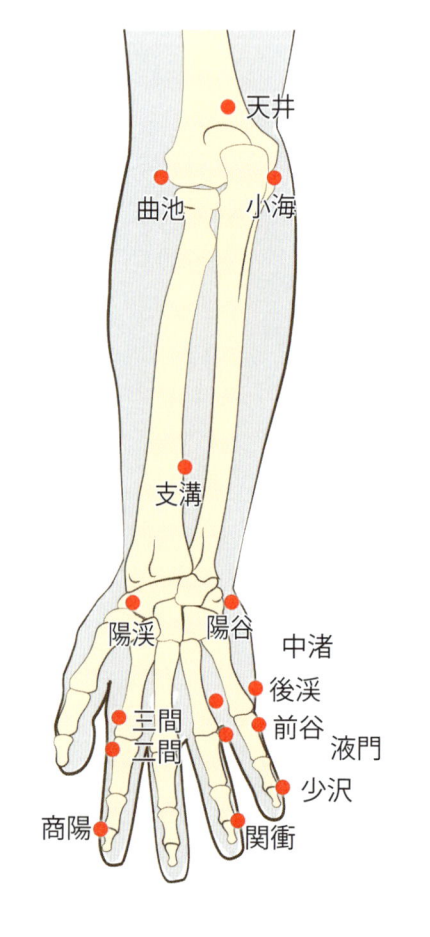

1. 原穴・絡穴・郄穴・五兪穴

第4章 ▶ 要 穴

4 ― 五兪穴(2)(足の陰経と陽経)

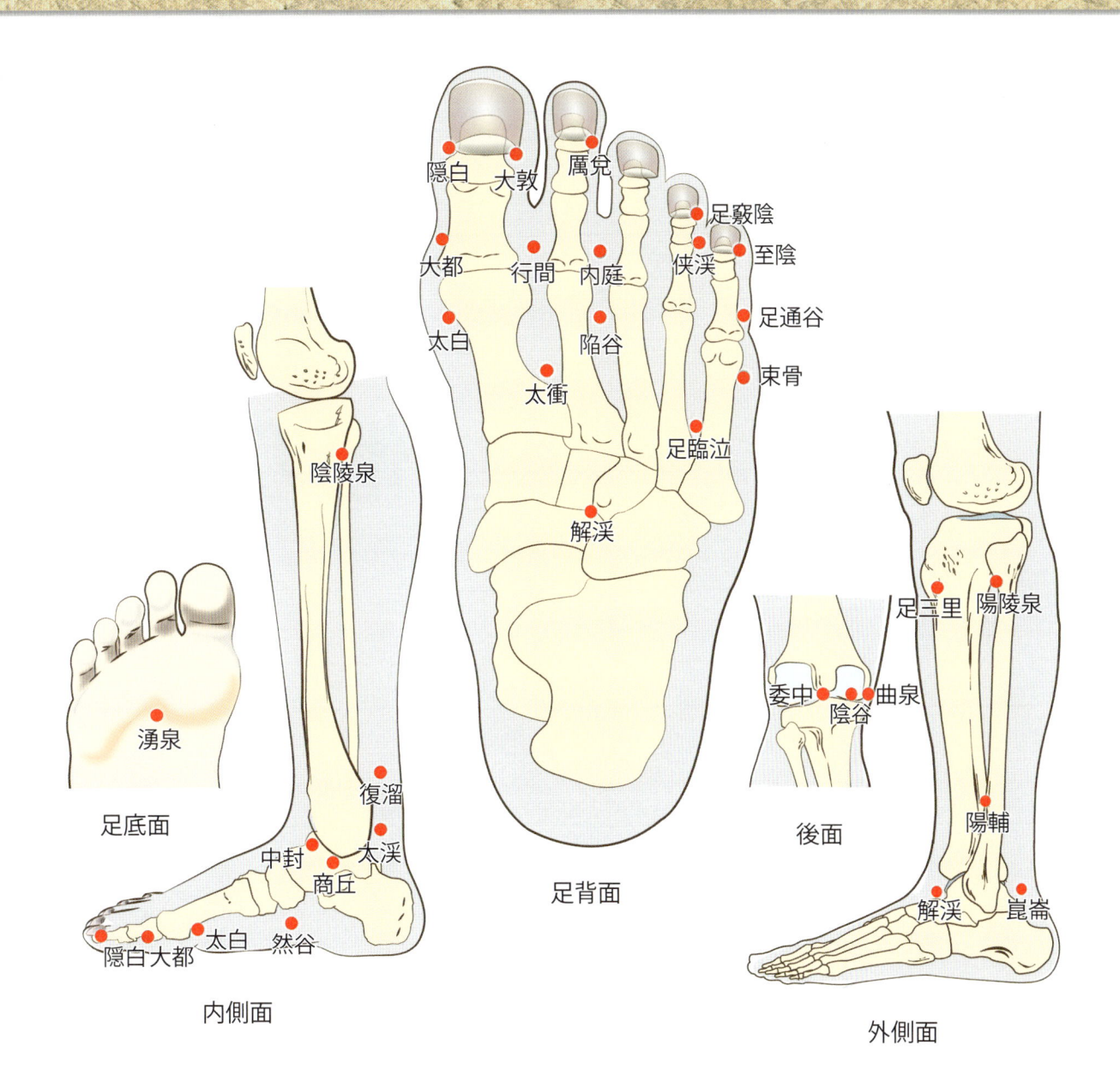

足底面

内側面

足背面

後面

外側面

足の三陰三陽経

陰 経						陽 経					
	井木	栄火	兪土	経金	合水	合土	経火	兪木	栄水	井金	
脾経	隠白	大都	太白	商丘	陰陵泉	足三里	解渓	陥谷	内庭	厲兌	胃経
肝経	大敦	行間	太衝	中封	曲泉	陽陵泉	陽輔	足臨泣	侠渓	足竅陰	胆経
腎経	湧泉	然谷	太渓	復溜	陰谷	委中	崑崙	束骨	足通谷	至陰	膀胱経

【臨床応用】

1 井穴	①知熱感度診断法（赤羽幸兵衛氏）．②刺絡療法．③急性病証の救急穴．
2 栄穴	発熱病証．
3 兪穴	関節痛と五臓病証．
4 経穴	喘息と咳嗽，脾虚による湿証．
5 合穴	吐き気と嘔吐，下痢などの六腑病証．

4-2

他の要穴

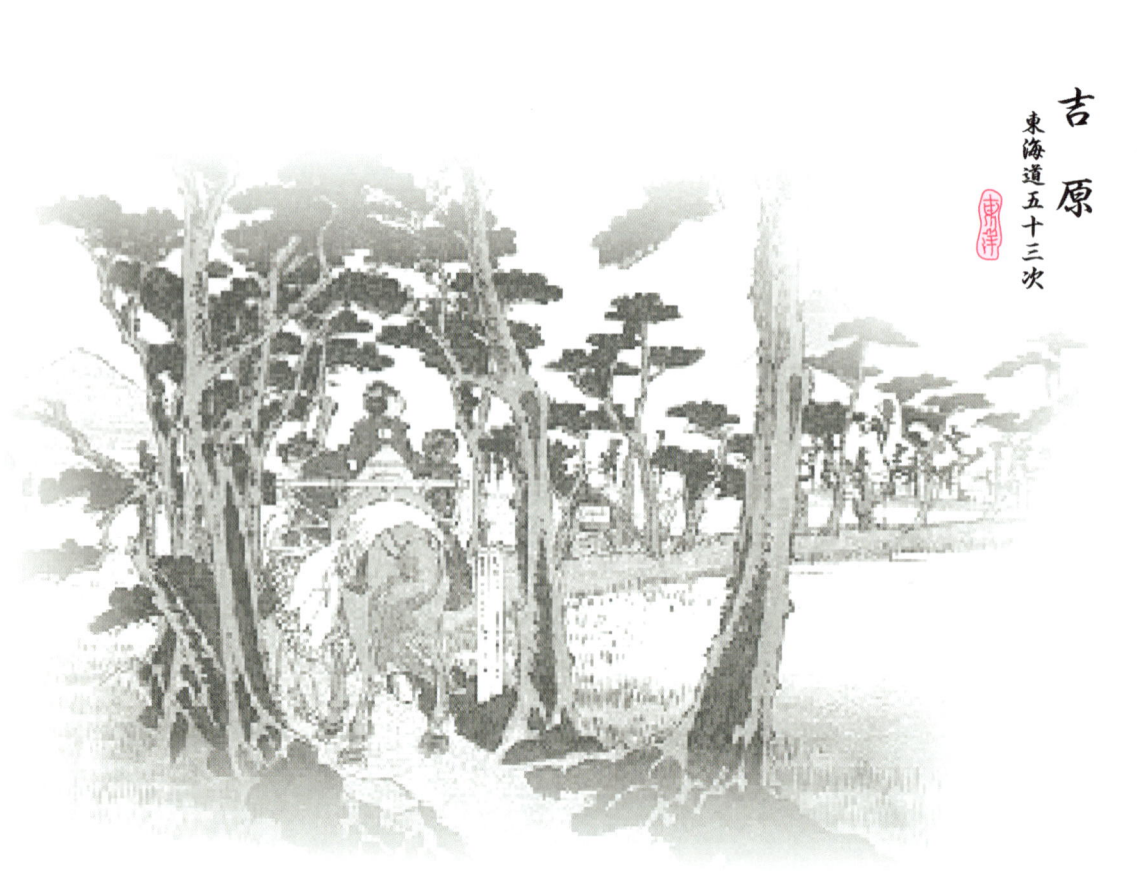

経穴の旅
吉原
東海道五十三次

2. 他の要穴

第4章▶要　穴

1 ― 募穴と兪穴

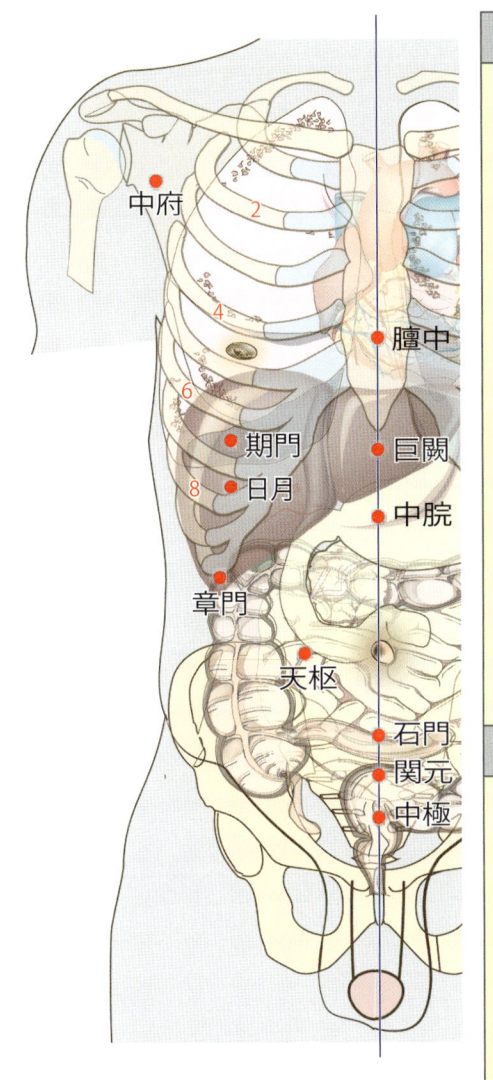

募穴

募穴とは臓腑の気が胸腹部にあつまる経穴をさす．

五臓六腑の気が敏感に反応する胸腹部の経穴を募穴とする．必ず自経にあるとは限らない．任脈にあるのは単穴で，十二経脈にあるのは「対」となる．

【由来】
《素問・奇病論編》に最初に記載されたが，経穴名がなかった．《脈経》や《鍼灸甲乙経》がその経穴名を追加した．

【臨床応用】
1　診察点　病邪が臓腑を侵したら，募穴に異常な反応が診られる．
2　配穴法　陽の病（腑の証）によく応用する．兪募配穴は古典鍼灸処方の一つである．

兪穴

五臓六腑の気が敏感に反応する背部の経穴を兪穴とする．兪穴は膀胱経の第1枝に配置している．

【由来】
《霊枢・背兪編》に五臓に関する兪穴の名称や部位が記載されたが，《脈経》や《鍼灸甲乙経》により，六腑の兪穴が追加された．

【臨床応用】
1　診察点　病邪が臓腑を侵したら，兪穴に異常な反応が診られる．
2　配穴法　陰の病（臓の証）によく応用する．兪募配穴は古典鍼灸処方の一つである．

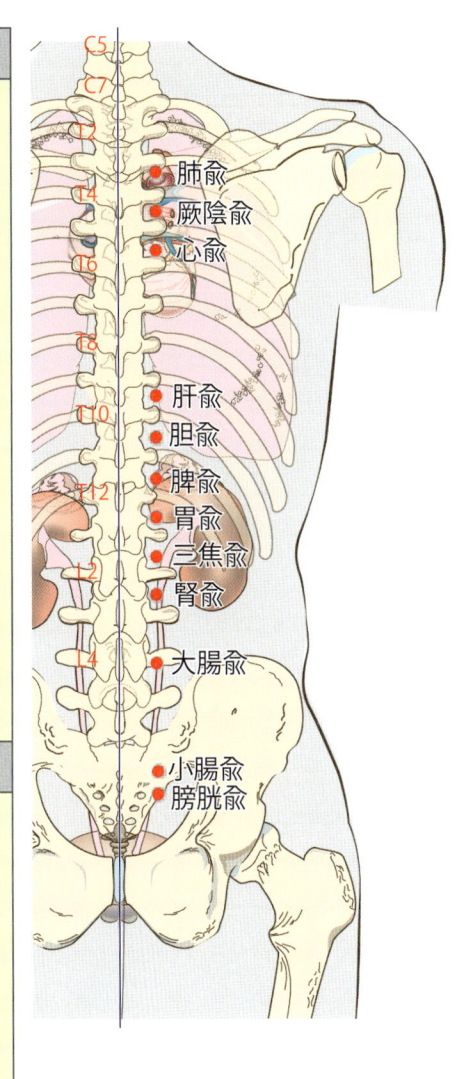

前面

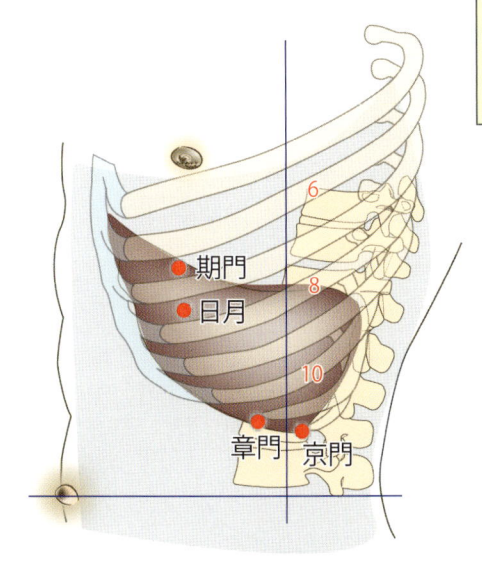

外側面

募　穴

後面

兪　穴

【募穴の内容】

★★★ 肺経：1 経穴 胃経：1 経穴 肝経：2 経穴 胆経：2 経穴 任脈：6 経穴	肺	中府(肺経)	心包	膻中(任脈)	心	巨闕(任脈)
	大腸	天枢(胃経)	三焦	石門(任脈)	小腸	関元(任脈)
	脾	章門(肝経)	肝	期門(肝経)	腎	京門(胆経)
	胃	中脘(任脈)	胆	日月(胆経)	膀胱	中極(任脈)

【兪穴の内容】

★★★ 臓器の体表投影で膀胱経の背部第1枝にある	肺	肺兪	心包	厥陰兪	心	心兪
	大腸	大腸兪	三焦	三焦兪	小腸	小腸兪
	脾	脾兪	肝	肝兪	腎	腎兪
	胃	胃兪	胆	胆兪	膀胱	膀胱兪

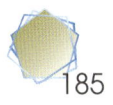

2. 他の要穴

2 ― 八会穴

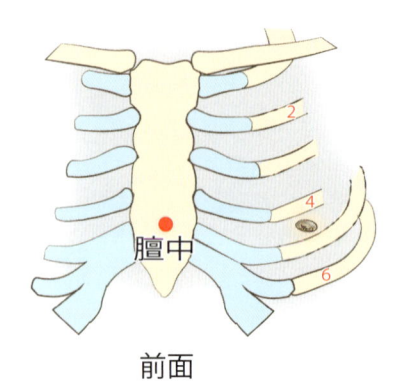

前面

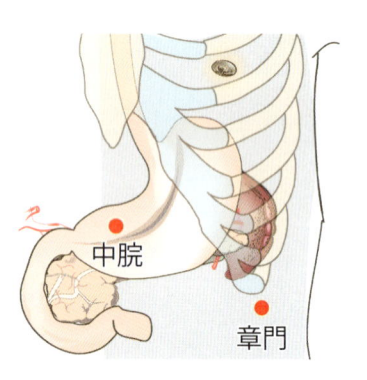

膻中

前面

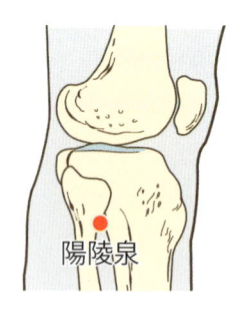

中脘　章門

外側面

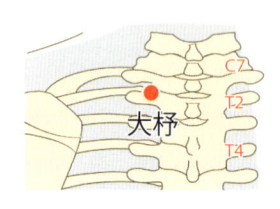

陽陵泉

後面

大杼

八会穴

八会穴とは，臓・腑・気・血・筋・脈・骨・髄などの気がある特定的な経穴に集まることをさす．この八つの経穴は臓腑，気血，筋脈，骨髄に対して，特別な治療作用をもつ．

【由来】
《難経・45難》に最初に記載された．

【内容】

陰		陽	
臓	章門	中脘	腑
血	膈兪	膻中	気
脈	太淵	陽陵泉	筋
髄	懸鍾 （※絶骨）	大杼	骨

【臨床応用】
東洋医学の臓腑，気血，筋脈，骨髄などの理論に基づいてそれぞれの証に特別な治療作用をもつ．
単独で用いてもよいが，組合せて配穴すれば，治療効果があがる．
例えば，中脘と章門：臓腑の証に効く．陽陵泉・大杼と絶骨は筋・骨・髄の証に効く．
※教科書では，髄会は懸鍾となったが，古典では絶骨を用いる

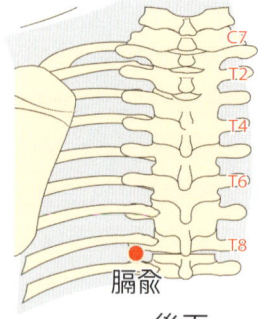

後面

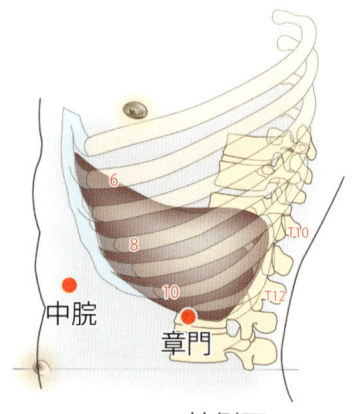

膈兪

外側面

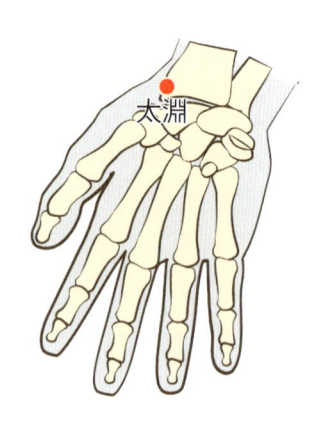

中脘　章門

手掌面

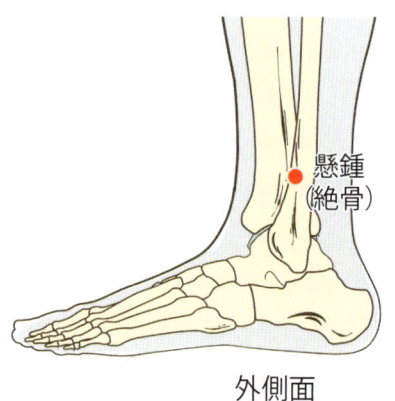

太淵

外側面

懸鍾（絶骨）

186

2. 他の要穴

3 — 八脈交穴会（八総穴）

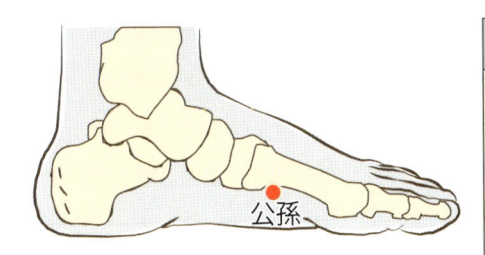

八脈交会穴

八脈交会穴を八総穴，流注八穴，八脈八穴ともいう．四肢部にある十二経脈の八つの経穴が奇経八脈に通じる意味である．

ここでいう「通じる」とはその経穴の治療作用により奇経八脈の証を治療できることを意味する．

【由来】
竇漢卿氏の《鍼経指南》に最初に記載された．

【内容】

奇経	足経脈	主治	手経脈	奇経
衝脈	公孫	胃・心胸	内関	陰維脈
帯脈	足臨泣	外眼角・耳後・頬・頸・肩	外関	陽維脈
陽蹻脈	申脈	内眼角・耳・項・肩甲骨	後渓	督脈
陰蹻脈	照海	胸・肺・横隔膜	列欠	任脈

【臨床応用】
古典では200種類の病証を治療できると記載した．

現代臨床では公孫と内関，足臨泣と外関，申脈と後渓，照海と列欠を上下配穴法として，複雑な病証に用いられる．

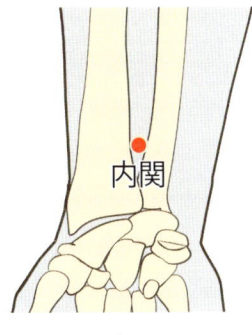

公孫　内側面

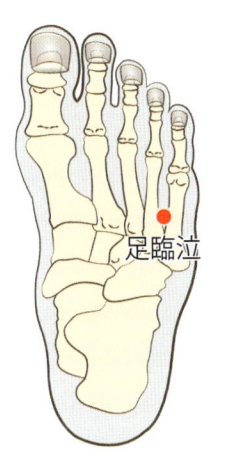

足臨泣　足背面

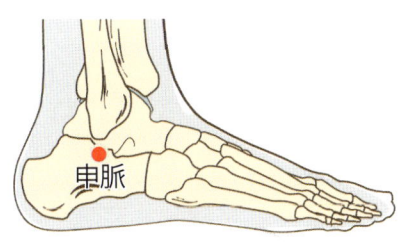

申脈　外側面

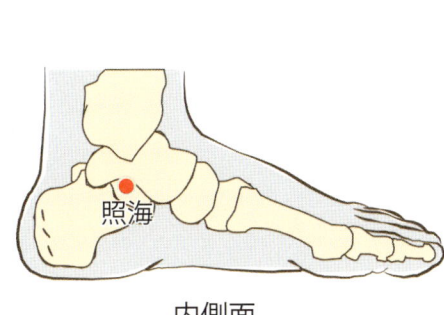

照海　内側面

内関　前面

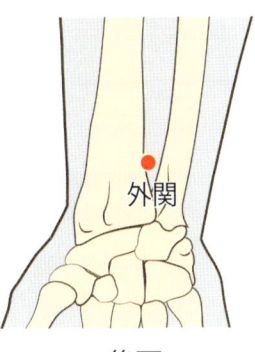

外関　後面

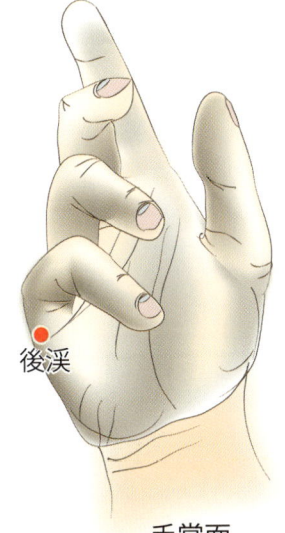

後渓　手掌面

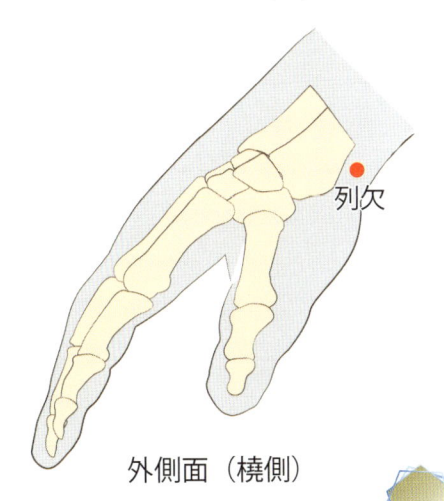

列欠　外側面（橈側）

2. 他の要穴

4 — 四総穴と下合穴

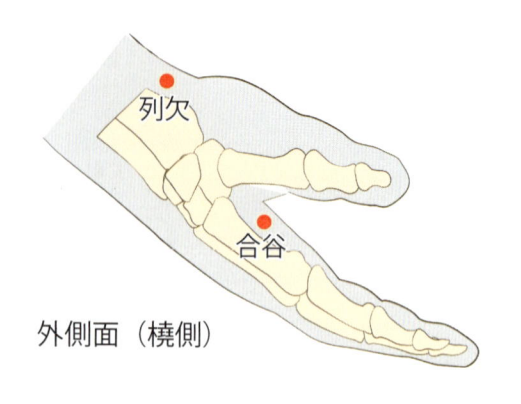

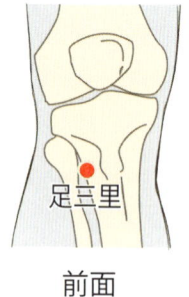

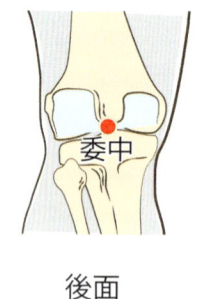

外側面（橈側）

前面　　後面

四総穴

四総穴

四総穴とは足三里・委中・列欠・合谷の四つの経穴をさす．身体のある部位に特別な治療効果をあげる．

【由来】
《鍼灸聚英》に最初に記載された．

【内容】

経穴	治療部位
合谷	顔面部の病証
列欠	頭部・項部の病証
足三里	腹部の病証
委中	腰背部の病証

【臨床応用】
遠隔取穴法として用いる．

下合穴

下合穴とは，胃・大腸・小腸・膀胱・胆・三焦などの六腑が下肢の足三陽経に合する経穴をさす．六腑の証に特別な治療効果がある．

【由来】
《霊枢・邪気臓腑病形篇》に最初に記載された．

【内容】

	経脈	六腑	下合穴
手	陽明経	大腸	上巨虚
	少陽経	三焦	委陽
	太陽経	小腸	下巨虚
足	陽明経	胃	足三里
	少陽経	胆	陽陵泉
	太陽経	膀胱	委中

【臨床応用】
六腑の証に，診察点や治療の要穴として用いる．

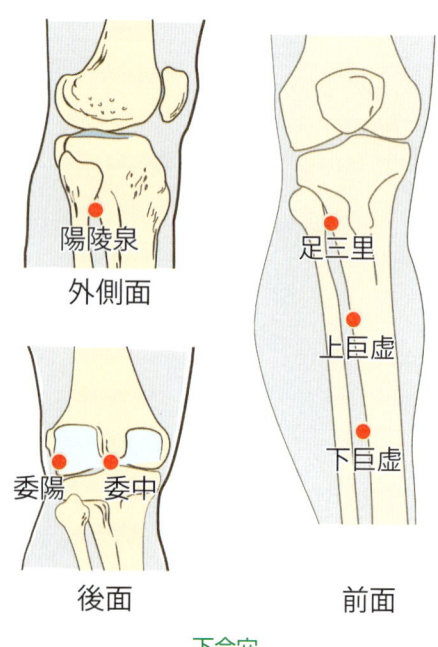

外側面

後面　　前面

下合穴

第5章

奇穴

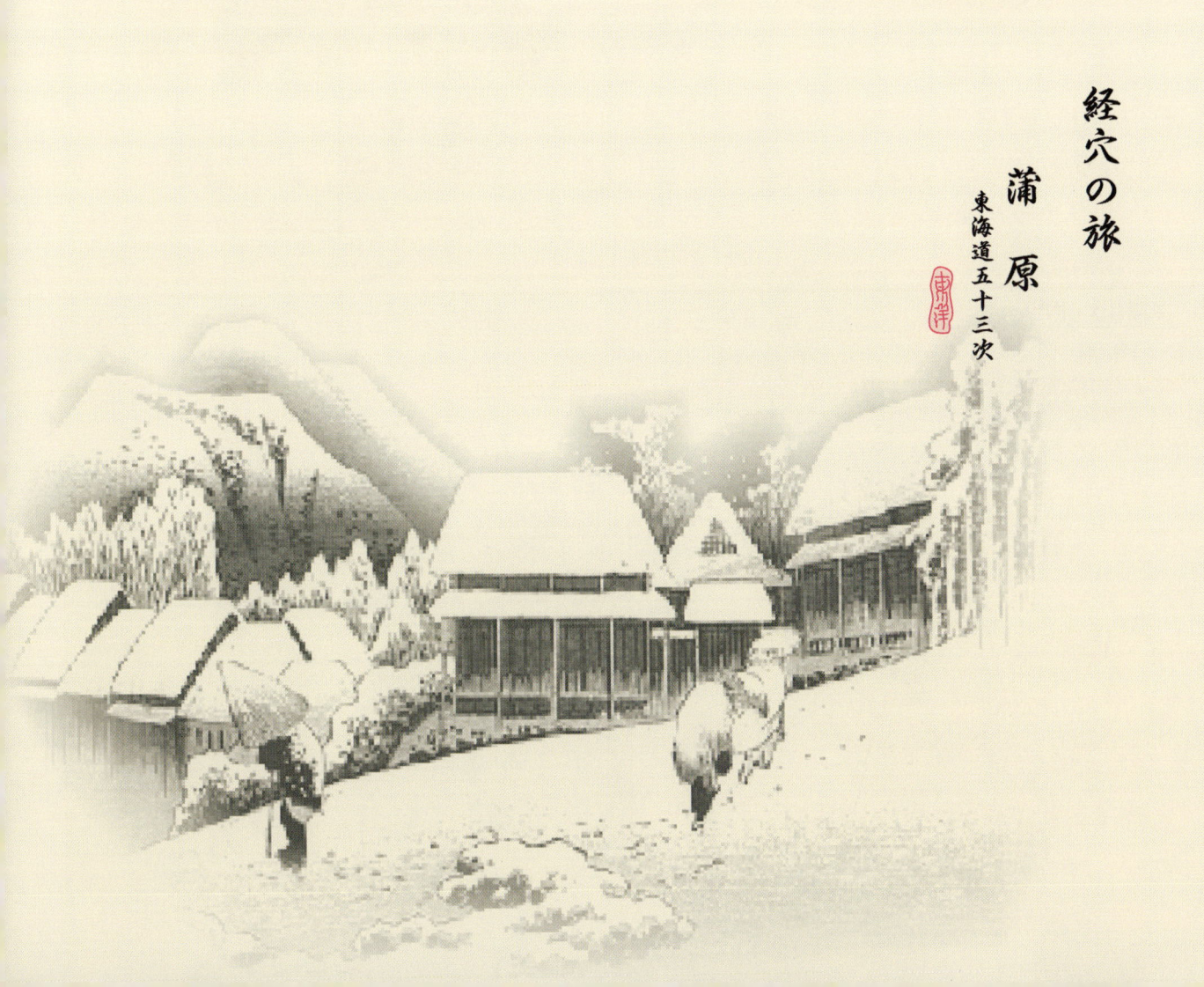

経穴の旅
蒲原
東海道五十三次

1 ─ 頭頸部の奇穴 (1)

● : 奇穴　　● : 経穴 (正穴)

1　四神聡 (Ex-HN1)
部位：頭部，百会を中心に前後左右それぞれ1寸の部に4穴を取る．
主治：頭痛，めまい，てんかん，中風．

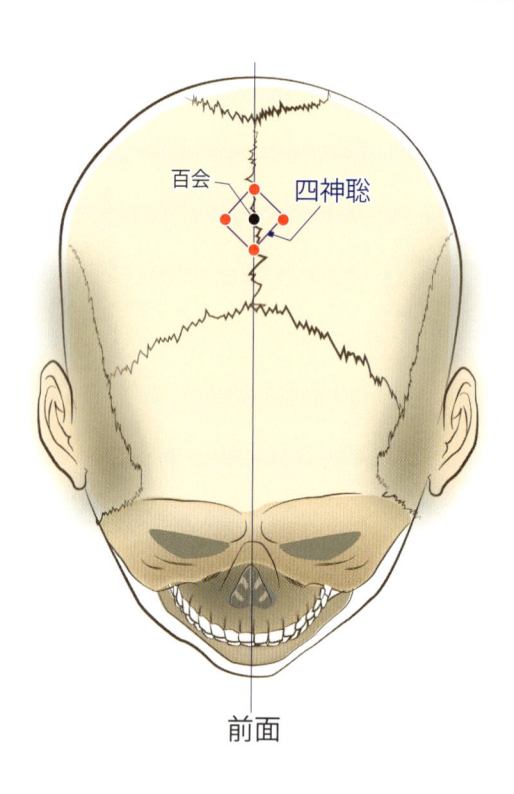

2　印堂 (Ex-HN3)
部位：顔面部，眉間中央の陥凹部に取る．
主治：頭痛，頭重，鼻疾患，不眠，不眠症．

3　魚腰 (Ex-HN4)
部位：顔面部，瞳孔の直上，眉毛の中央部に取る．
主治：三叉神経痛，顔面神経麻痺，眼疾患．

4　球後 (Ex-HN7)
部位：顔面部，外眼角と内眼角を結んで，外方から1/4の垂線上で眼窩下縁に取る．
主治：視神経炎，視神経萎縮，近視．

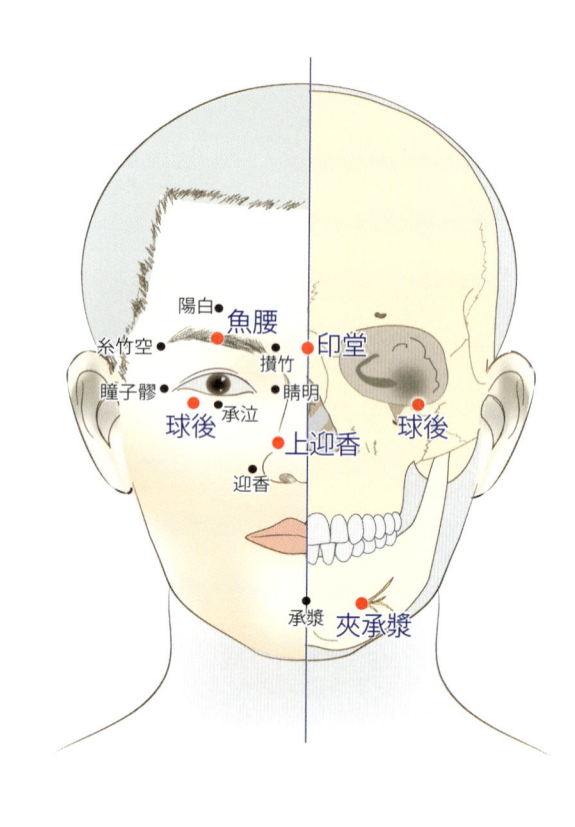

前面

5　太陽 (Ex-HN5)
部位：顔面部，眉毛の外端と外眼角との中央から後方1寸の陥凹部に取る．
主治：頭痛，高血圧，眼疾患，顔面神経麻痺．

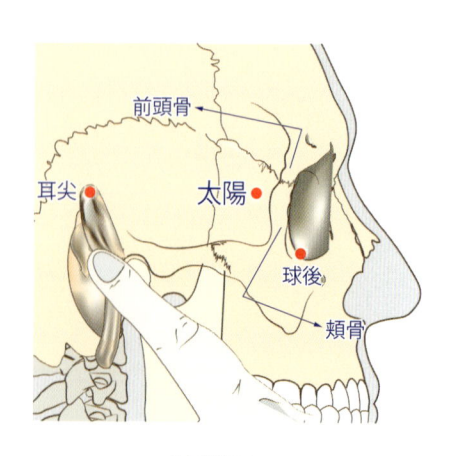

外側面

6　上迎香 (Ex-HN8)
部位：顔面部，鼻翼軟骨と鼻甲との境に取る．
主治：鼻疾患．

7　夾承漿 (UEx-HN27)
部位：顔面部，承漿の外方1寸に取る．オトガイ孔部，下顎神経 (三叉神経第3枝) の枝が出るところにあたる．
主治：歯根炎，下歯痛，顔面神経麻痺，三叉神経 (第3枝) 痛．

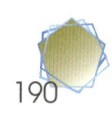

1 — 頭頸部の奇穴(2)

● :奇穴　● :経穴（正穴）

8　耳尖(Ex-HN6)
部位：側頭部，耳介上方で，耳を前に折り曲げたときの耳尖に取る．
主治：頭痛，眼疾患．

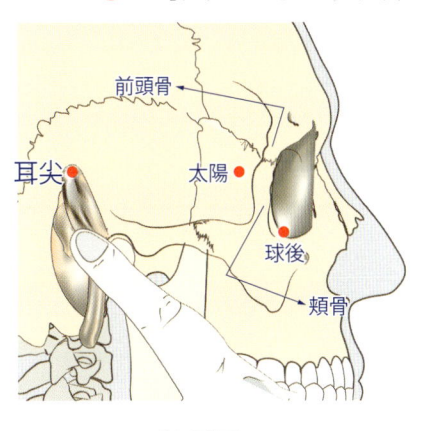

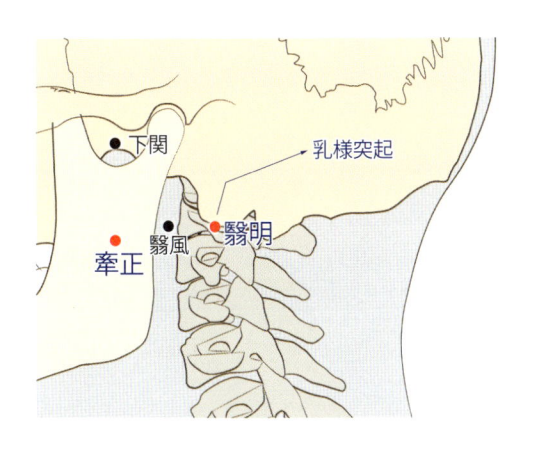

外側面

9　翳明(Ex-HN14)
部位：側頭部，翳風の後方1寸，乳様突起の下縁に取る．
主治：眼疾患，耳下腺炎，めまい，耳鳴，不眠症．

10　牽正
部位：顔面部，下関から下方に引いた垂線と，耳垂下縁を通る水平線との交点に取る．
主治：顔面神経麻痺，耳下腺炎，口腔潰瘍．

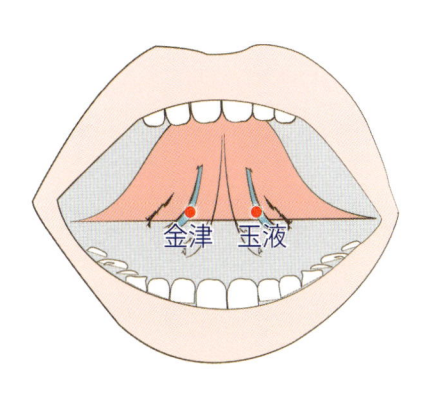

外側面

11　金津(Ex-HN12)・玉液(Ex-HN13)
部位：顔面部，口腔内で舌小帯の左右の静脈上に取り，左側を金津，右側を玉液という．
主治：失語症，口腔びらん．

12　頸百労(Ex-HN15)
部位：頸部，大椎の上2寸，後正中線の外方1寸に取る．
主治：頸疾患．

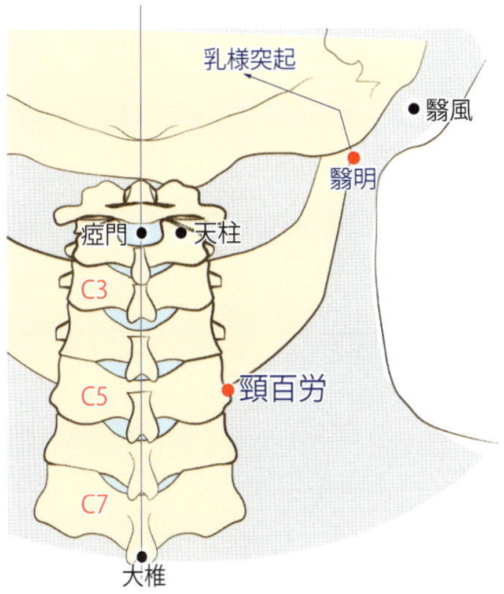

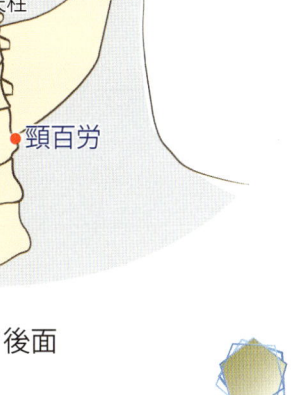

前面　　後面

2 ― 体幹部の奇穴(1)

● :奇穴　● :経穴(正穴)

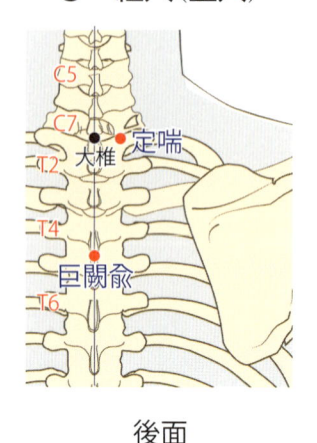

後面

13　定喘(Ex-B1)　別名:治喘
部位:上背部,大椎の外方5分に取る.
主治:咳嗽,喘息,じん麻疹,上肢麻痺.

14　巨闕兪
部位:上背部,後正中線上,第4胸椎棘突起の直下に取る.
主治:心臓疾患,呼吸器疾患.

15　接脊(UEx-B4)　別名:接骨
部位:腰部,後正中線上,第12胸椎棘突起の直下に取る.
主治:脊椎及び脊髄の疾患,小児の腹部疾患.

16　胃脘下兪(Ex-B3)
部位:上背部,第8胸椎棘突起の外方1.5寸に取る.
主治:胃痛,腹痛,肋間神経痛.

17　痞根(Ex-B4)
部位:腰部,第1腰痛棘突起の外方3.5寸に取る.
主治:胃痛,腰痛,下痢.

18　腰眼(Ex-B7)
部位:腰部,第4腰椎棘突起の外方3.5寸に取る.
主治:腰痛,泌尿器・生殖器疾患.

19　下極兪
部位:腰部,第3腰椎棘突起の直下に取る.
主治:腰痛,下痢,腹部疾患,下腹部の冷え,生殖器疾患.

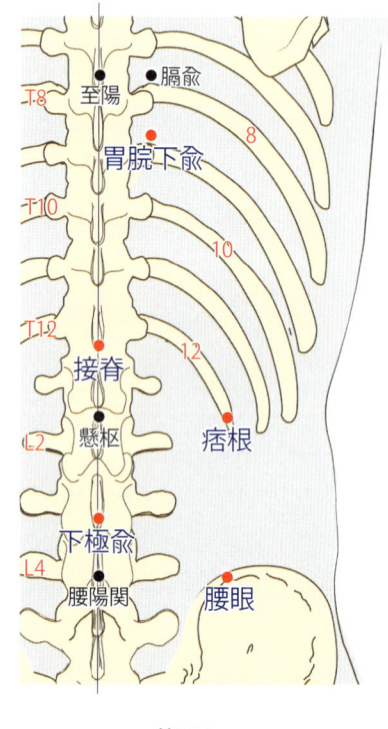

後面

前面

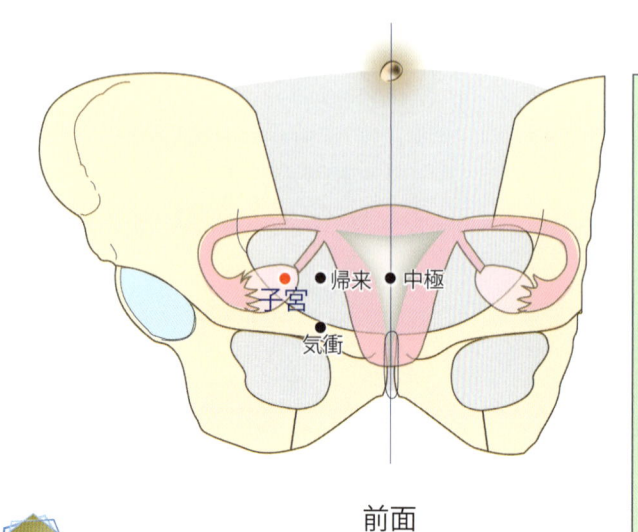

20　十七椎(Ex-B8)　別名:上仙
部位:腰部,第5腰椎棘突起の直下に取る.
主治:腰痛,下肢麻痺,月経痛.

21　子宮(Ex-CA1)
部位:下腹部,神闕の下方4寸で,中極の外方3寸に取る.
主治:婦人疾患,不妊症.

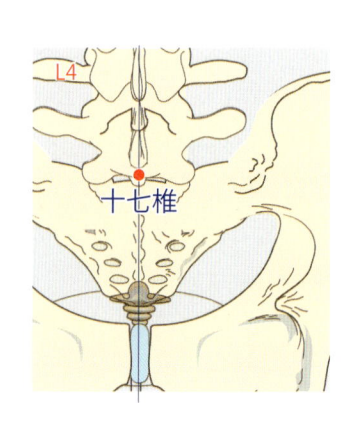

前面

2 ─ 体幹部の奇穴 (2)

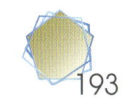

● : 奇穴　　● : 経穴 (正穴)

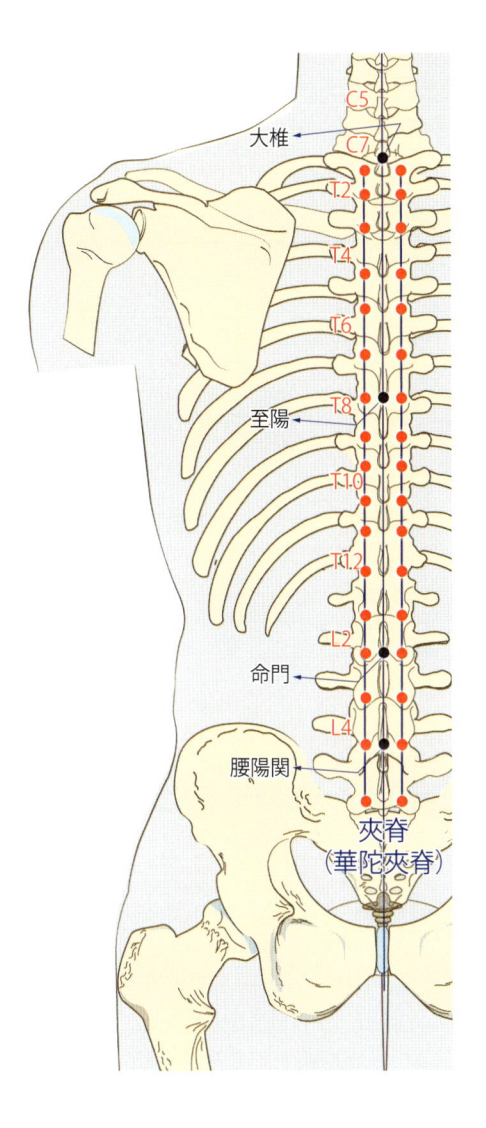

22　夾脊 (Ex-B2)　別名：華佗夾脊

部位：背部，第1胸椎棘突起から第5腰椎棘突起まで，それぞれの棘突起下縁と同じ高さで後正中線の左右外方5分に取る．左右各17穴，計34穴．
主治：胸腹部の慢性疾患．

23　小児筋差の灸

部位：上背部，男児は左肝兪と右脾兪，女児は右肝兪と左脾兪．
主治：小児疾患 (特に消化不良)．

24　胃の六つ灸

部位：上背部，膈兪，肝兪，脾兪の左右6穴．
主治：胃疾患．

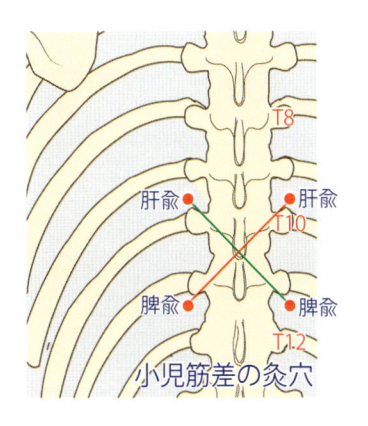

後面

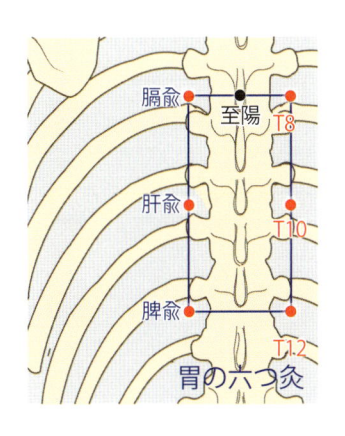

小児筋差の灸穴
後面

胃の六つ灸
後面

3 ― 上肢の奇穴

● :奇穴　　● :経穴（正穴）

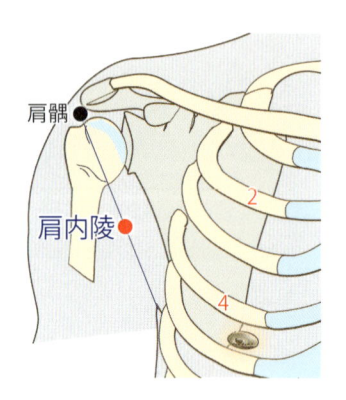

前面

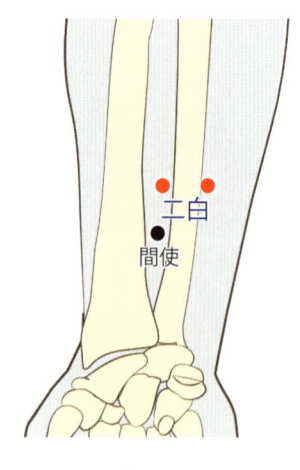

25　肩内陵　別名:肩前
部位：上肢を下垂し，肩髃と腋窩横紋前端との中点に取る．
主治：肩関節疾患，上肢運動障害．

26　二白(Ex-UE2)
部位：前腕前面，手関節横紋の上方4寸，橈側手根屈筋腱の両側に取る．
主治：前腕痛，痔．

前面

27　腰痛点(Ex-UE7)
部位：手背，第2，3中手骨底間の陥凹部と第4，5中手骨底間の陥凹部の2点に取る．
主治：ぎっくり腰．

28　落枕(Ex-UE8)　別名:外労宮
部位：手背，第2，3中手指節関節の間の近位陥凹部に取る．
主治：寝違え．

手背面

29　四縫(Ex-UE10)
部位：手掌面，示指，中指，薬指，小指の掌側，近位指節間関節横紋の中央に取る．
主治：小児消化不良，下痢．

30　八邪(Ex-UE9)
部位：手背，手を軽く握り，各中手指節関節の間の背側に取る．
主治：手の運動麻痺，歯痛，頭痛．

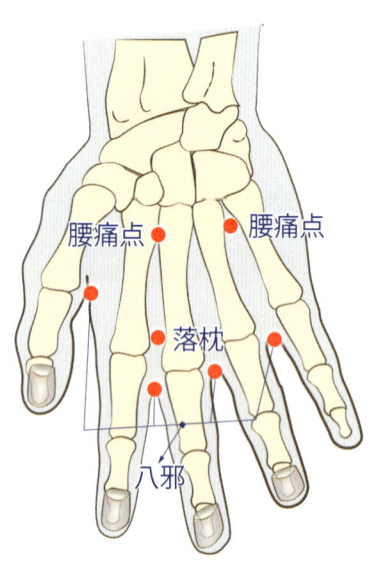

手掌面

31　十宣(Ex-UE11)
部位：両手十指の先端中央に取る．
主治：救急穴．

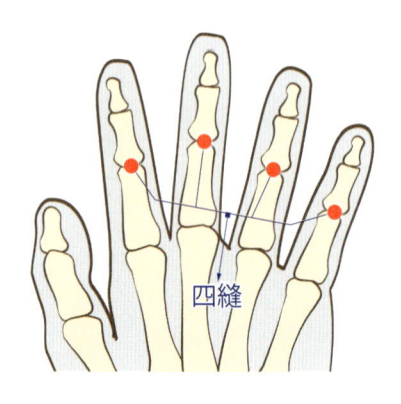

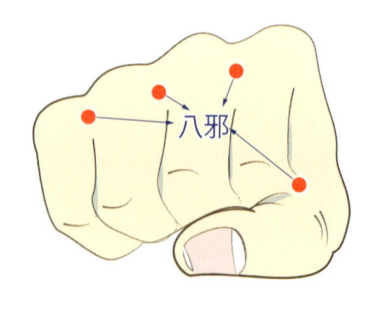

手背面

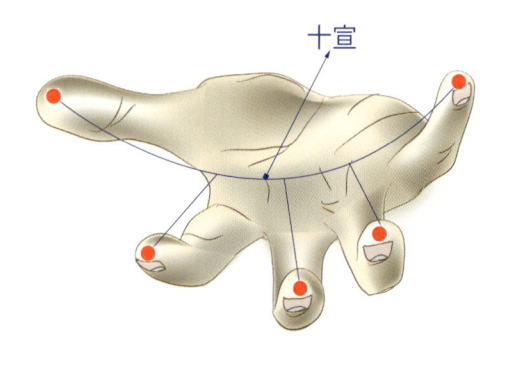

手掌面

第5章 ▶ 奇　穴

4 ― 下肢の奇穴

● : 奇穴　　● : 経穴（正穴）

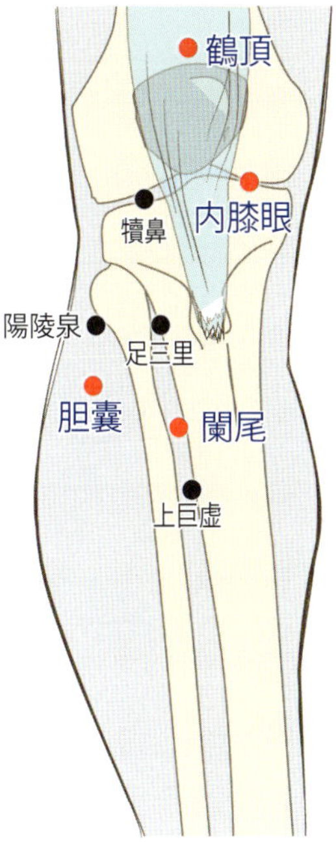

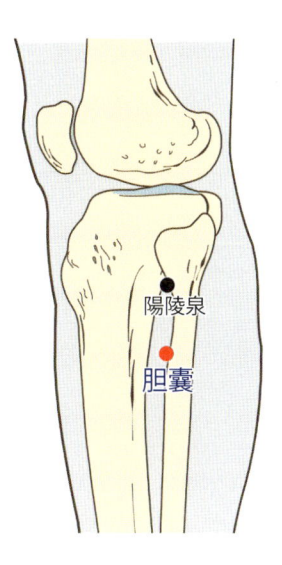

32　鶴頂(Ex-LE2)　別名：膝頂
部位：膝蓋骨底上際中央の陥凹部に取る．
主治：膝関節疾患，下肢麻痺．

33　内膝眼(Ex-LE4)
部位：膝前面，膝蓋靱帯内方の陥凹部に取る．
主治：膝関節疾患．

34　胆嚢(Ex-LE6)　別名：胆嚢点
部位：陽陵泉の下方1寸に取る．
主治：胆嚢疾患．

35　蘭尾(Ex-LE7)
部位：足三里の下2寸に取る．
主治：虫垂炎，胃痛．

36　八風(Ex-LE10)
部位：足背，各中足指節関節の間に取る．
主治：足痛，足知覚異常，頭痛．

37　裏内庭
部位：足底部，第2中足指節関節のやや後方に取る．
主治：食中毒，食あたり，腹痛，嘔吐，下痢．

38　失眠
部位：足底部，踵の中央に取る．
主治：不眠症，下肢の冷え・むくみ．

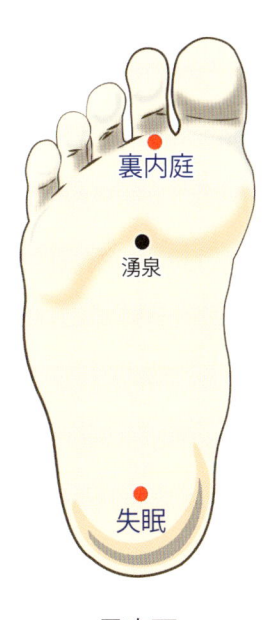

前面　　外側面　　足底面 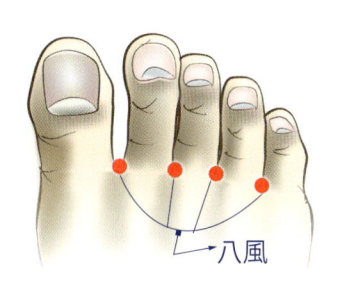　　足背面

古典配穴法

39　中風七穴
部位：説1　百会，曲鬢，肩井，風市，足三里，懸鍾，曲池．
　　　説2　百会，風池，大椎，肩井，足三里，間使，曲池．
主治：片麻痺，言語障害．

40　脚気八処の穴
部位：風市，伏兎，外膝眼，犢鼻，足三里，上巨虚，下巨虚，懸鍾の8穴．
主治：脚気．

第6章

耳穴・頭鍼

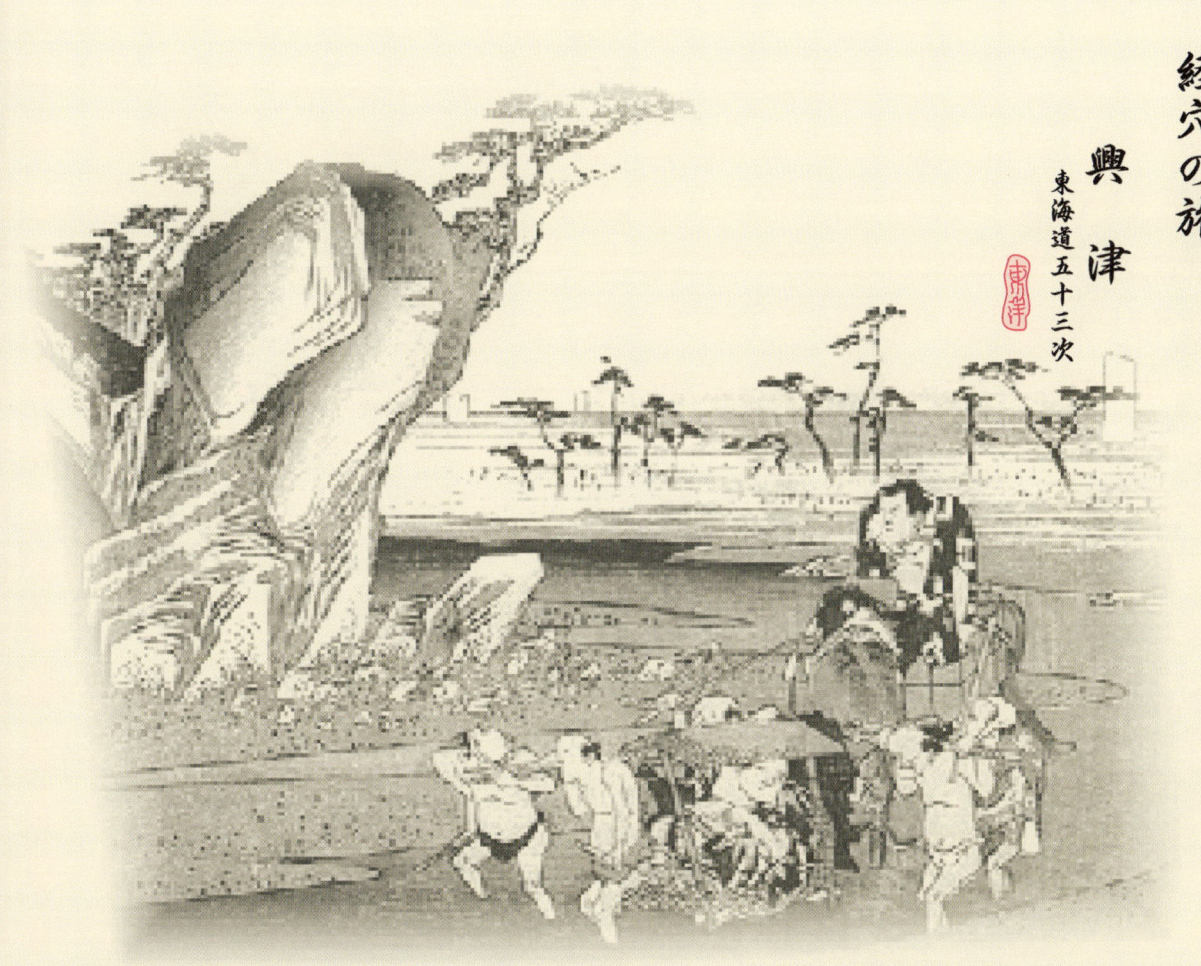

経穴の旅
興　津
東海道五十三次

6-1

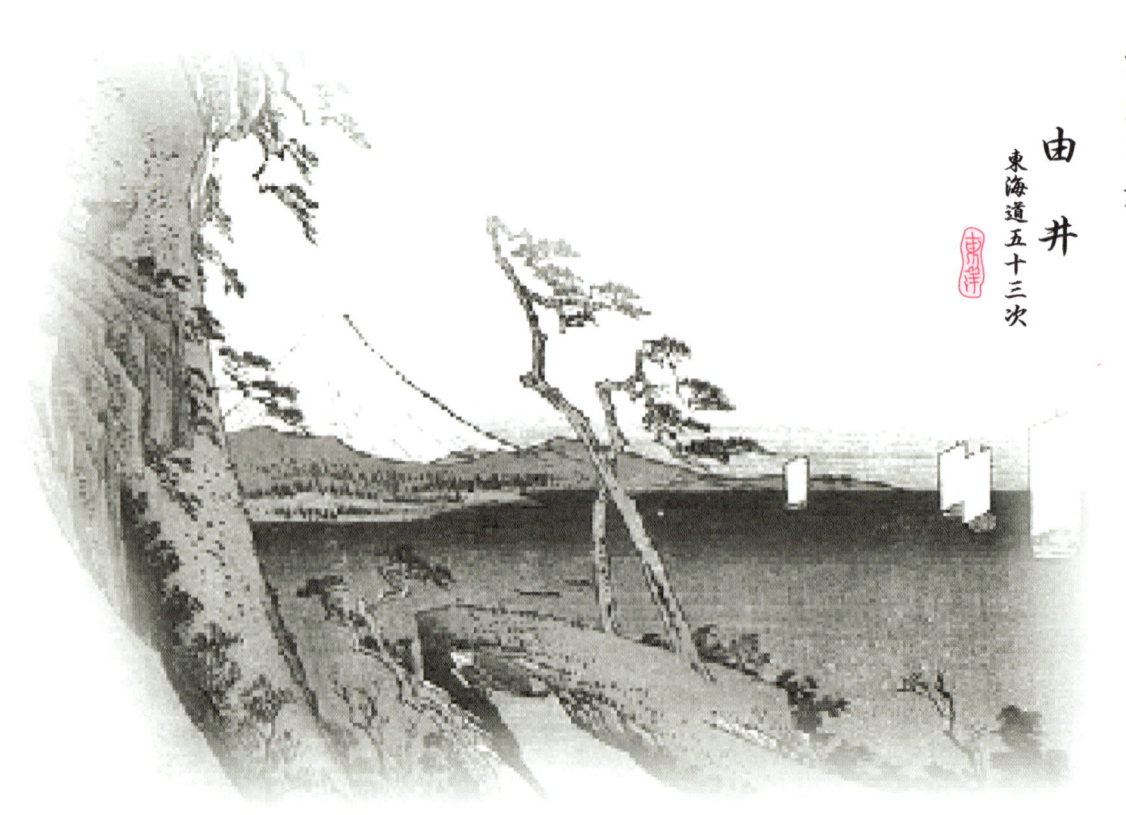

耳　鍼

経穴の旅
由　井
東海道五十三次

1. 耳　　鍼

1 ─ 耳介の体表解剖 (1)

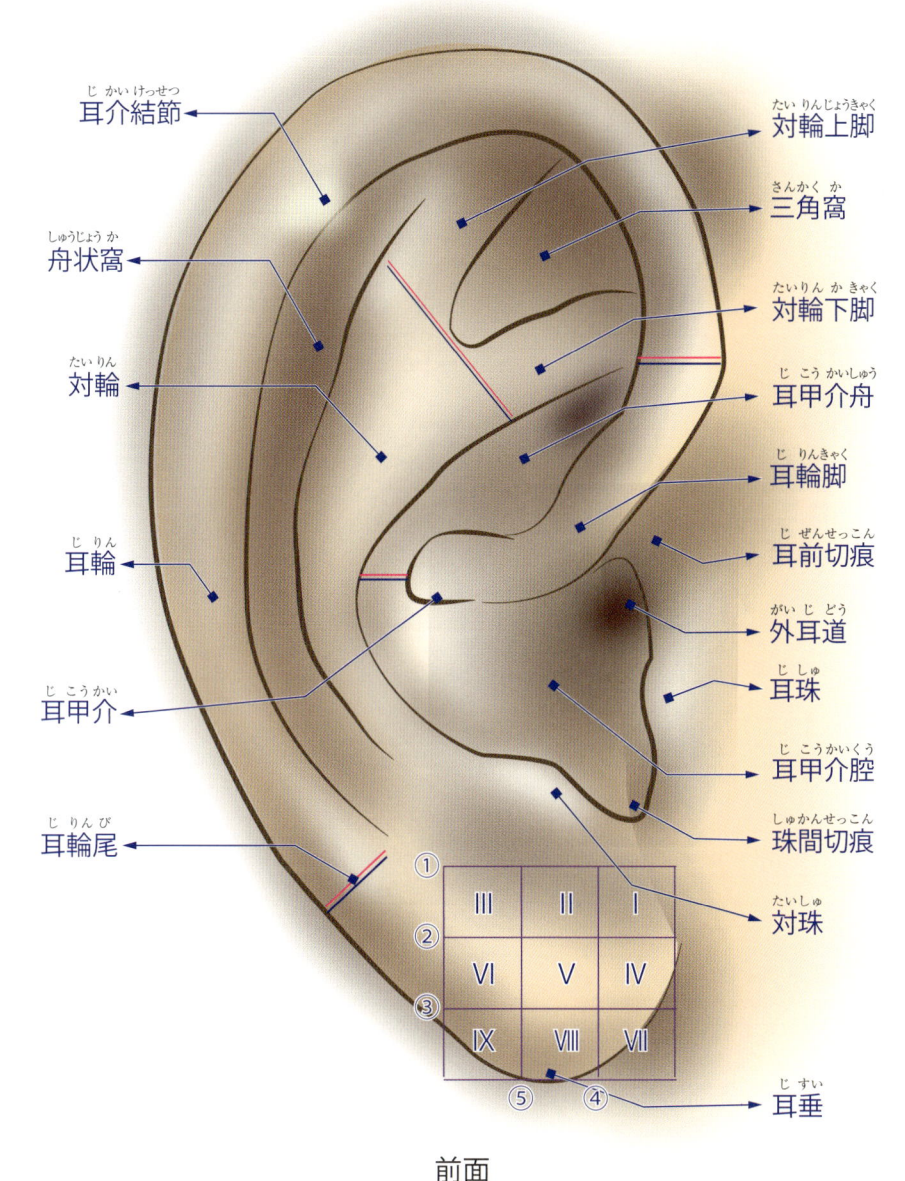

前面

- 耳介結節
- 舟状窩
- 対輪
- 耳輪
- 耳甲介
- 耳輪尾
- 対輪上脚
- 三角窩
- 対輪下脚
- 耳甲介舟
- 耳輪脚
- 耳前切痕
- 外耳道
- 耳珠
- 耳甲介腔
- 珠間切痕
- 対珠
- 耳垂

1 耳輪
耳介のＣ状の輪郭をつくる部分.
①耳輪脚：耳輪の前端が耳甲介（外耳道の凹み）横行突起の部分.
②耳介結節：耳輪後上方の突起の部分.
③耳輪尾：耳輪と耳垂の境の部分.

2 対輪
耳輪の内側で，耳輪と平行に走る隆起の部分.
①舟状窩：耳輪と対輪との間にある凹み.
②対輪上脚と下脚：二つに分岐する対輪上端の上と下の部分.

3 三角窩
対輪上脚と下脚の間にある凹み.

4 耳甲介舟と耳甲介腔
対輪の内側にある深く陥凹するところを耳甲介という．それが耳輪脚で二つの凹みに分けられ，上部を耳甲介舟，下部を耳甲介腔という．

5 耳珠
外耳道の前をビョウブのように仕切る隆起の部分を耳珠という．
①対珠：対輪の下端で突出する部分を対珠という．
②耳前切痕と珠間切痕：耳珠上縁と耳輪脚との間に耳前切痕，耳珠下縁と対珠との間に珠間切痕がみられる．

6 耳垂
耳介の下端で，軟骨がなく脂肪組織に富む部分を耳垂（みみたぶ）という．

後面

- 耳舟隆起
- 三角窩隆起
- 対輪溝
- 耳甲介舟隆起
- 耳迷根
- 耳甲介腔隆起
- 耳輪背面
- 耳垂背面

耳垂の9区分法
①珠間切痕を通る水平線を引く．②と③：①との平行線で，かつ耳垂を縦に3等分する．④と⑤：①との垂直線で，かつ耳垂を縦に3等分する．これらの水平線と垂直線により，耳垂を9区分する．

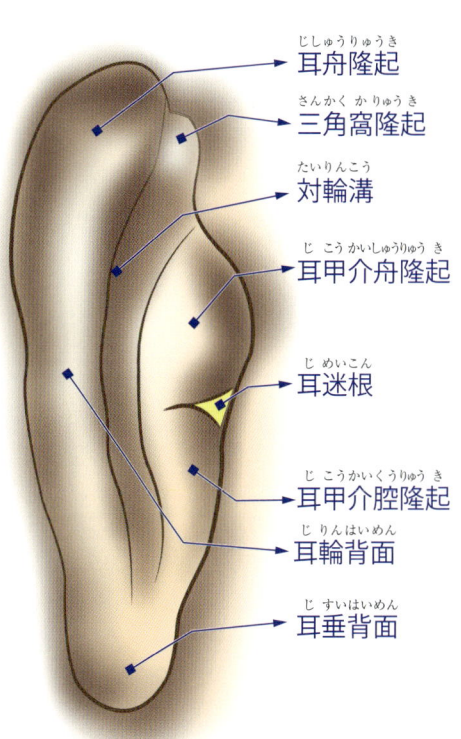

1. 耳 鍼

1─耳介の体表解剖(2)

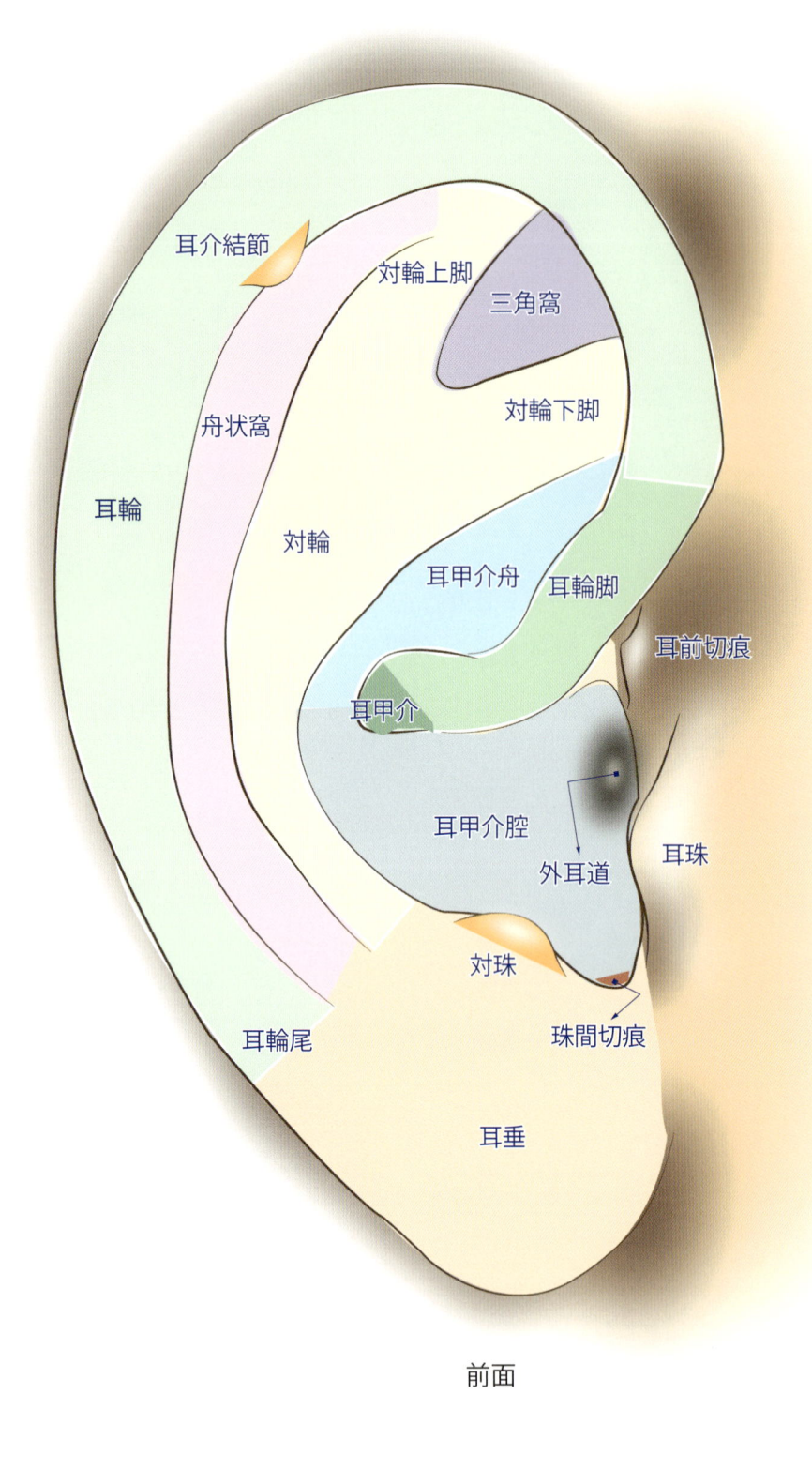

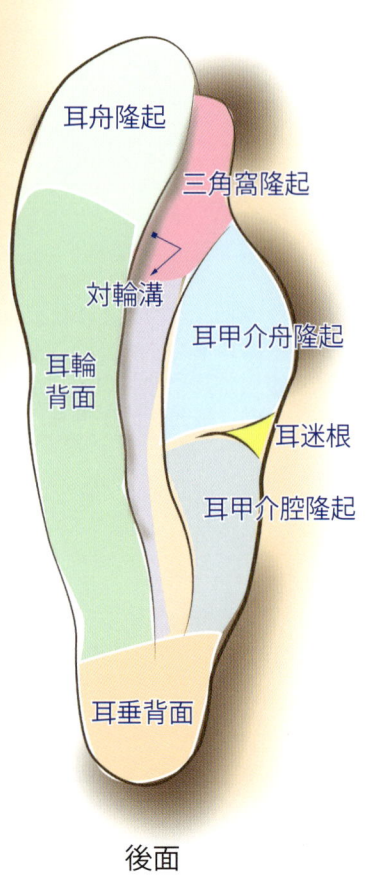

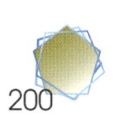

耳介結節
対輪上脚
三角窩
舟状窩
対輪下脚
耳輪
対輪
耳甲介舟
耳輪脚
耳前切痕
耳甲介
耳甲介腔
外耳道
耳珠
対珠
耳輪尾
珠間切痕
耳垂

前面

耳舟隆起
三角窩隆起
対輪溝
耳甲介舟隆起
耳輪背面
耳迷根
耳甲介腔隆起
耳垂背面

後面

1. 耳鍼

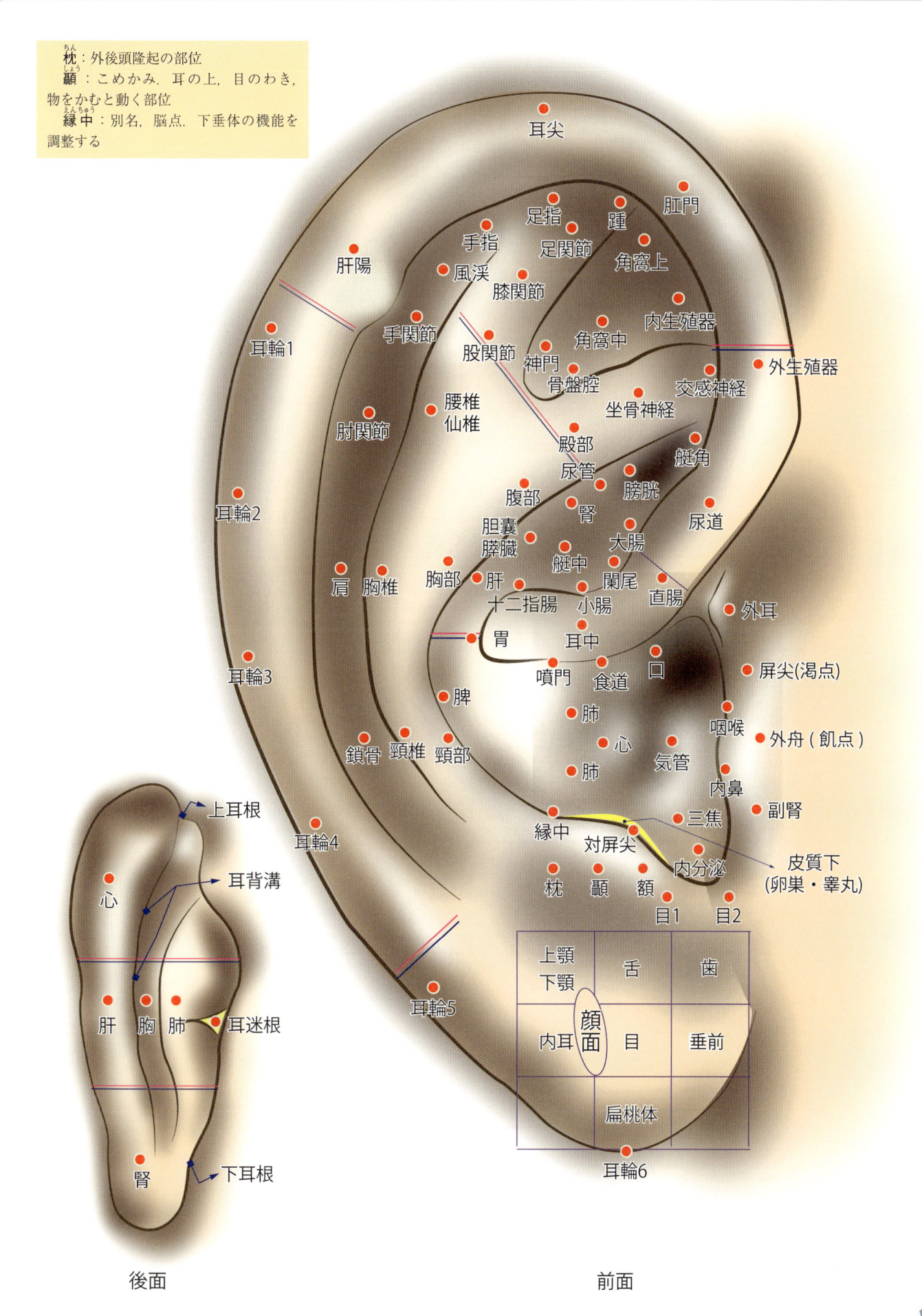

2 — 耳穴(1)

第6章 ▶ 耳穴・頭鍼

枕（ちんしょう）：外後頭隆起の部位
顬（こめかみ）：こめかみ，耳の上，目のわき，物をかむと動く部位
縁中（えんちゅう）：別名，脳点．下垂体の機能を調整する

耳尖　足指　踵　肛門　手指　足関節　角窩上　肝陽　風渓　膝関節　内生殖器　耳輪1　手関節　角窩中　外生殖器　股関節　神門　骨盤腔　交感神経　肘関節　腰椎仙椎　坐骨神経　耳輪2　殿部　艇角　尿管　膀胱　腹部　腎　尿道　胆嚢膵臓　艇中　大腸　肩　胸椎　胸部　肝　闌尾　直腸　十二指腸　小腸　外耳　耳輪3　胃　耳中　屏尖（渇点）　噴門　食道　口　脾　肺　咽喉　外舟（飢点）　鎖骨　頸椎　頸部　心　気管　内鼻　副腎　三焦　皮質下（卵巣・睾丸）　耳輪4　縁中　対屏尖　内分泌　枕　顬　額　目1　目2　上顎下顎　舌　歯　内耳　顔面　目　垂前　耳輪5　扁桃体　耳輪6

後面：上耳根　耳背溝　心　肝　胸　肺　耳迷根　腎　下耳根

前面

201

1. 耳 鍼

2 — 耳 穴 (2)

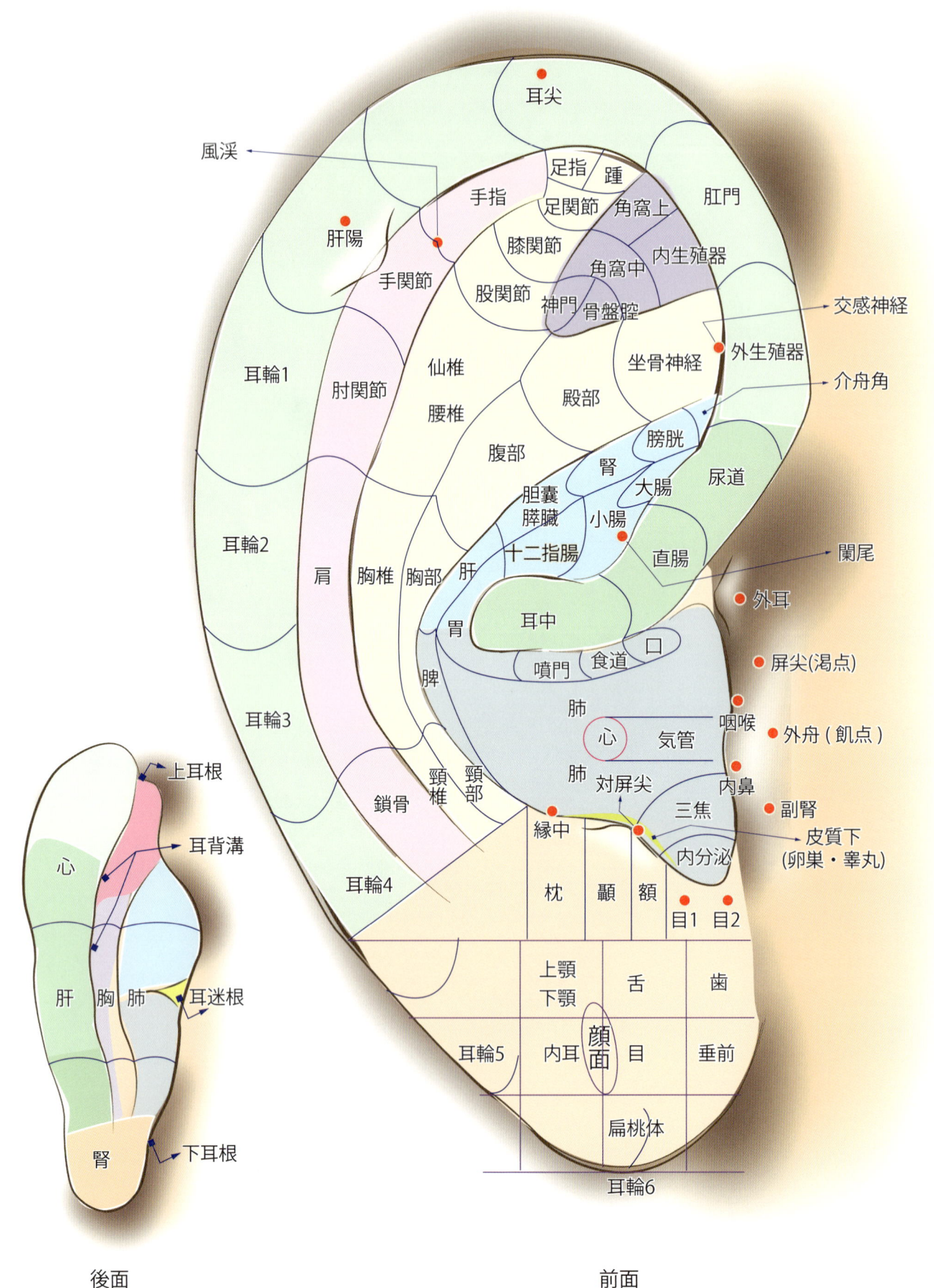

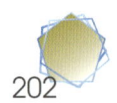

耳尖 / 風渓 / 足指 / 踵 / 手指 / 足関節 / 角窩上 / 肛門 / 膝関節 / 角窩中 / 内生殖器 / 肝陽 / 手関節 / 股関節 / 神門 / 骨盤腔 / 交感神経 / 耳輪1 / 肘関節 / 仙椎 / 腰椎 / 坐骨神経 / 外生殖器 / 介舟角 / 殿部 / 膀胱 / 腹部 / 腎 / 尿道 / 胆嚢 膵臓 / 小腸 / 大腸 / 耳輪2 / 肩 / 胸椎 / 胸部 / 肝 / 十二指腸 / 直腸 / 闌尾 / 胃 / 耳中 / 外耳 / 脾 / 噴門 / 食道 / 口 / 屏尖(渇点) / 耳輪3 / 肺 / 咽喉 / 外舟(飢点) / 心 / 気管 / 内鼻 / 頸部 / 頸椎 / 肺 / 対屏尖 / 三焦 / 副腎 / 鎖骨 / 縁中 / 内分泌 / 皮質下 (卵巣・睾丸) / 耳輪4 / 枕 / 顳 / 額 / 目1 / 目2 / 上顎 下顎 / 舌 / 歯 / 耳輪5 / 内耳 / 顔面 / 目 / 垂前 / 扁桃体 / 耳輪6

後面: 上耳根 / 耳背溝 / 心 / 肝 / 胸 / 肺 / 耳迷根 / 腎 / 下耳根

前面

6-2

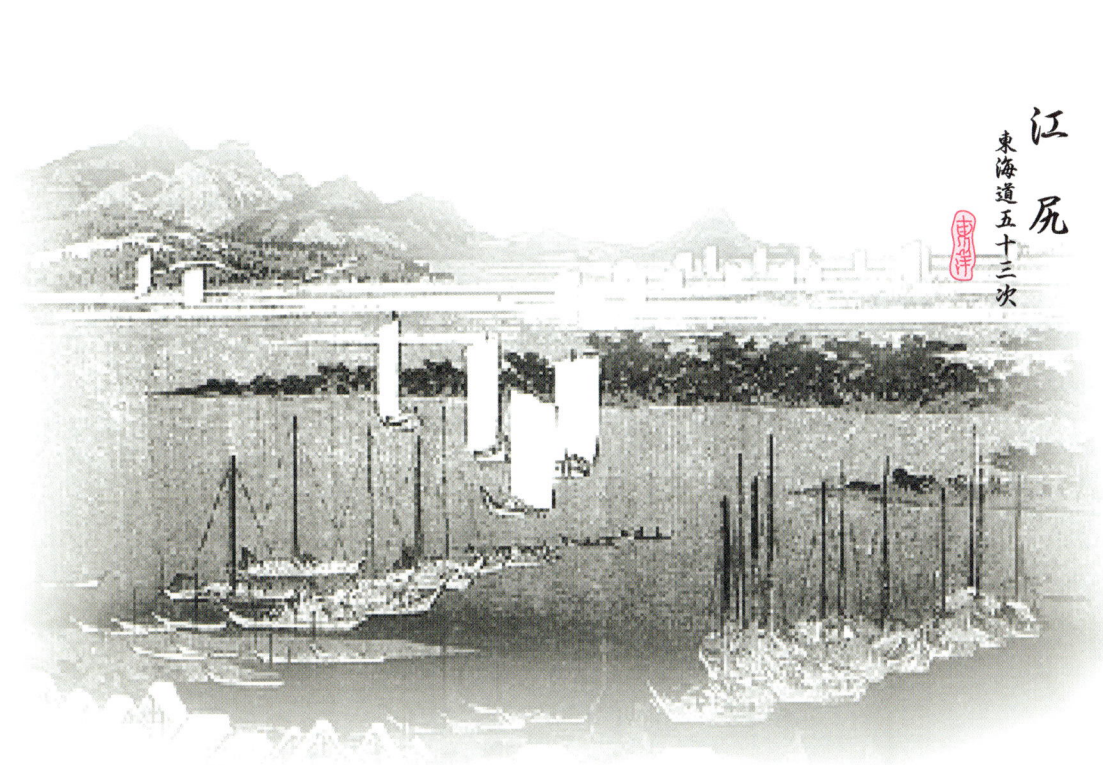

頭 鍼

経穴の旅
江尻
東海道五十三次

2. 頭鍼

1 ─ 前頭区

前面

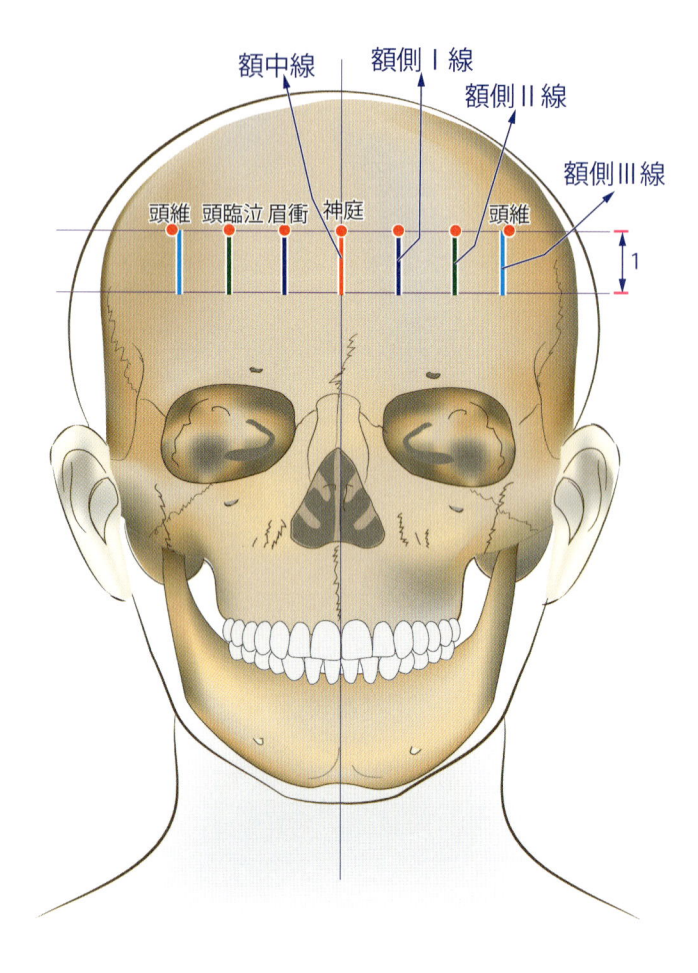

部位	頭鍼名称	取穴法	主治
額区	額中線 （MS1 額中線）	前正中線上，神庭（督脈）を基点にし下方へ1寸の垂直線．	てんかん・精神病・鼻病

部位	頭鍼名称	取穴法	主治
額区	額側Ⅰ線 （MS2 額旁Ⅰ線）	内眼角の直上，眉衝（膀胱経）を基点にし下方へ1寸の垂直線．	胸痛・心悸・喘息・ゲップ
額区	額側Ⅱ線 （MS3 額旁Ⅱ線）	瞳孔の直上，頭臨泣（胆経）を基点にし下方へ1寸の垂直線．	急慢性胃炎・胃十二指腸潰瘍・肝胆疾患
額区	額側Ⅲ線 （MS4 額旁Ⅲ線）	頭維（胃経）内側の0.75寸を基点にし下方へ1寸の垂直線．	生殖器の疾患・性機能障害・頻尿

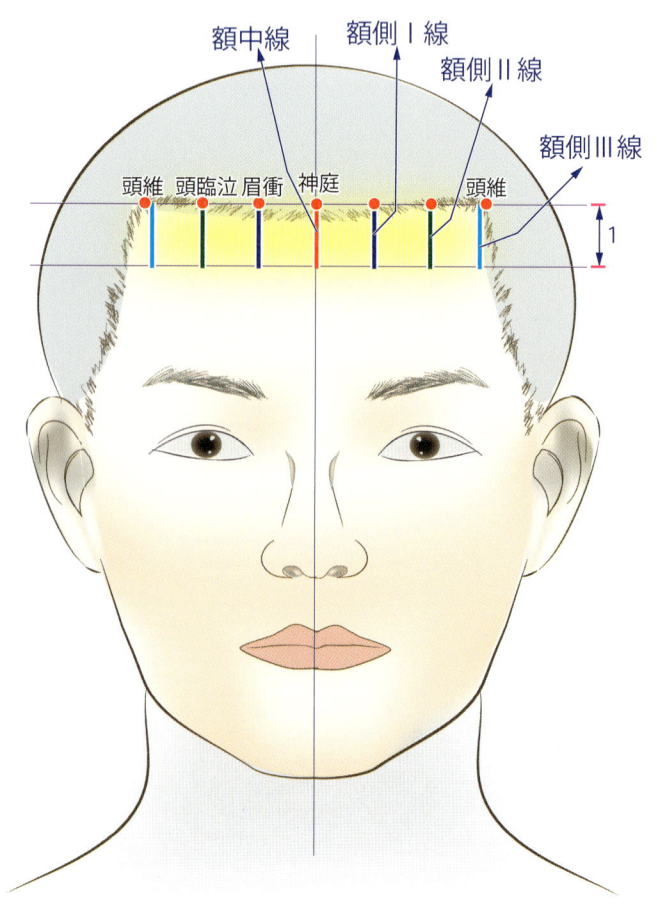

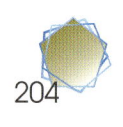

前面

2. 頭　　鍼

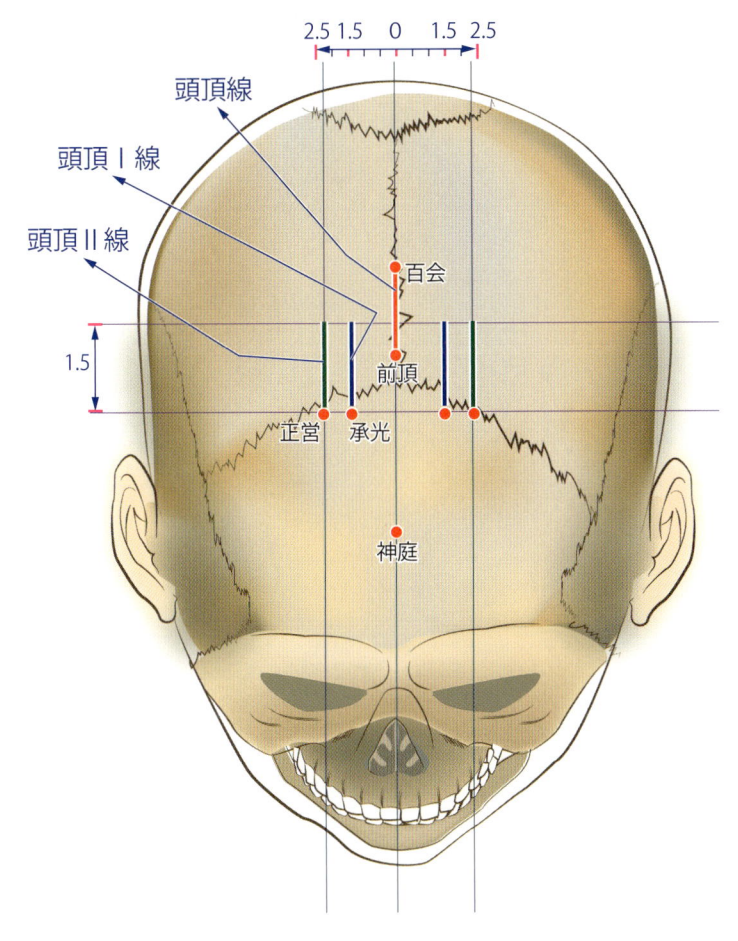

2 ― 頭頂区

部位	頭鍼名称	取穴法	主治
頭頂区	頭頂線 （MS5 頂中線）	正中線上，百会（督脈）から前頂（督脈）までの直線．	下肢の疾患（痙性麻痺・弛緩性麻痺・疼痛）・多尿症・小児夜尿症・高血圧・頭痛．

部位	頭鍼名称	取穴法	主治
頭頂区	頭頂Ⅰ線 （MS8 頂旁Ⅰ線）	正中線外側1.5寸，通天（膀胱経）から後方へ1.5寸の直線．	腰・下肢の疾患（痙性麻痺・弛緩性麻痺・疼痛・筋萎縮等）．
頭頂区	頭頂Ⅱ線 （MS9 頂旁Ⅱ線）	正中線外側2.25寸，正営（胆経）から承霊（胆経）まで1.5寸の直線．	肩・上肢の疾患（痙性麻痺・弛緩性麻痺・疼痛・筋萎縮等）．

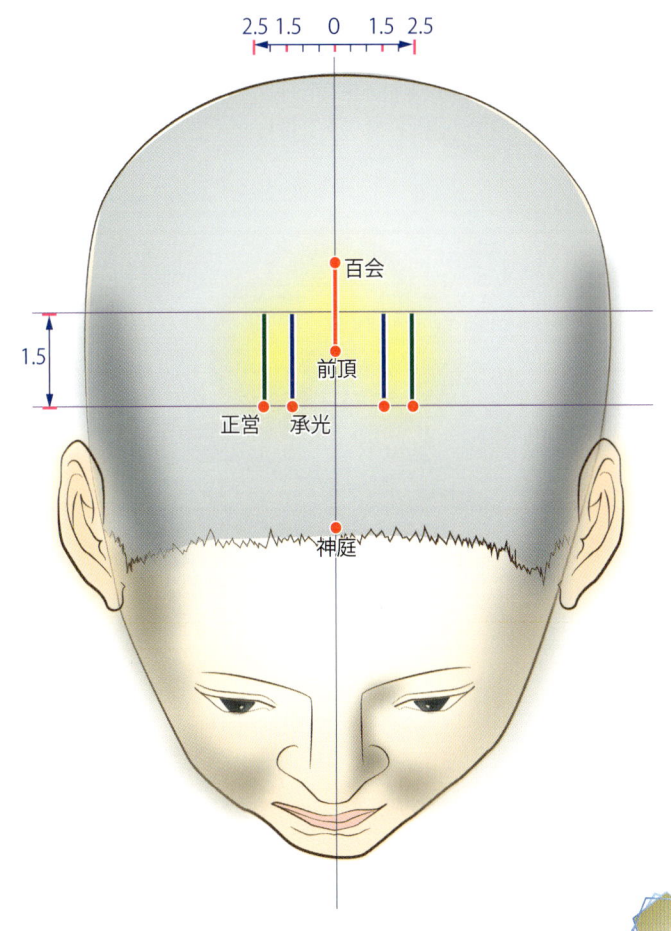

2. 頭鍼

3 ─ 側頭区

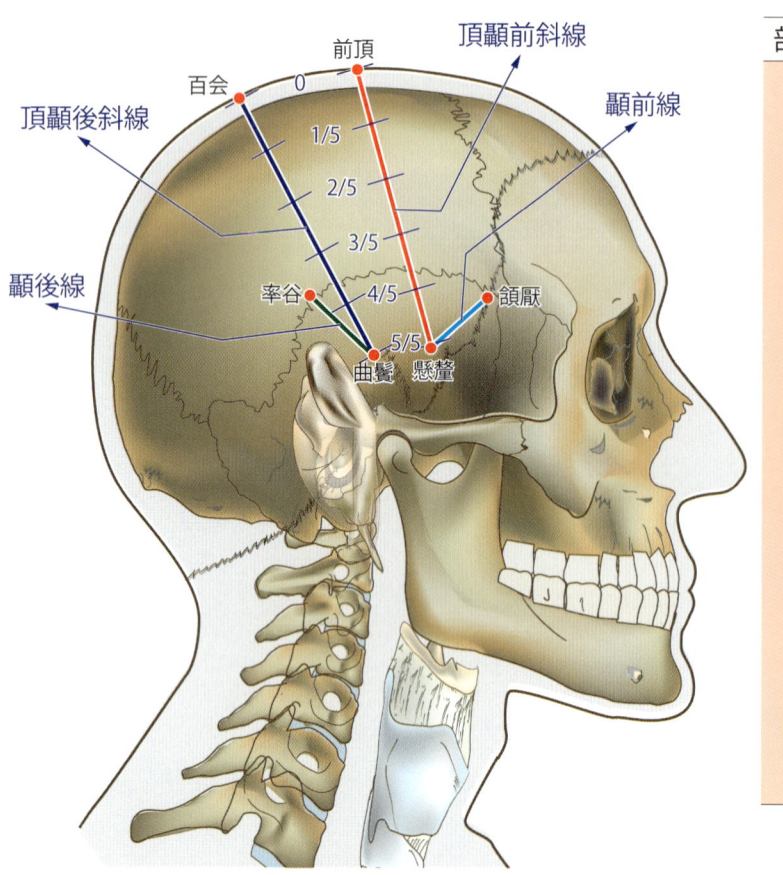

部位	頭鍼名称	取穴法	主治
側頭区	頂顳前斜線 （ちょうしょうぜんしゃせん） （MS6 側頭前斜線）	頭頂部と側頭部，前頂（督脈）から懸釐（胆経）までの斜線，さらにそれを5等分とする．	中枢性の運動野異常の疾患． ①上1/5区域は反対側の下肢と体幹部の麻痺． ②中2/5区域は反対側の上肢麻痺． ③下2/5区域は核上性顔面麻痺・運動性失語症・脳動脈硬化．
側頭区	頂顳後斜線 （ちょうしょうこうしゃせん） （MS7 側頭後斜線）	頭頂部と側頭部，百会（督脈）から曲鬢（胆経）までの斜線，さらにそれを5等分とする．	中枢性の感覚野異常の疾患． ①上1/5区域は反対側の下肢と体幹部の感覚異常． ②中2/5区域は反対側の上肢感覚異常． ③下2/5区域は頭顔部の感覚異常．

外側面

※顳：こめかみ

部位	頭鍼名称	取穴法	主治
側頭区	顳前線 （しょうぜんせん） （MS10 側頭前線）	側頭部，頷厭（胆経）と懸釐（胆経）との斜線．	片頭痛・核下性顔面神経麻痺・運動性失語症．
側頭区	顳後線 （しょうこうせん） （MS11 側頭後線）	側頭部，率谷（胆経）と曲鬢（胆経）との斜線．	片頭痛・耳鳴・聴力低下・めまい．

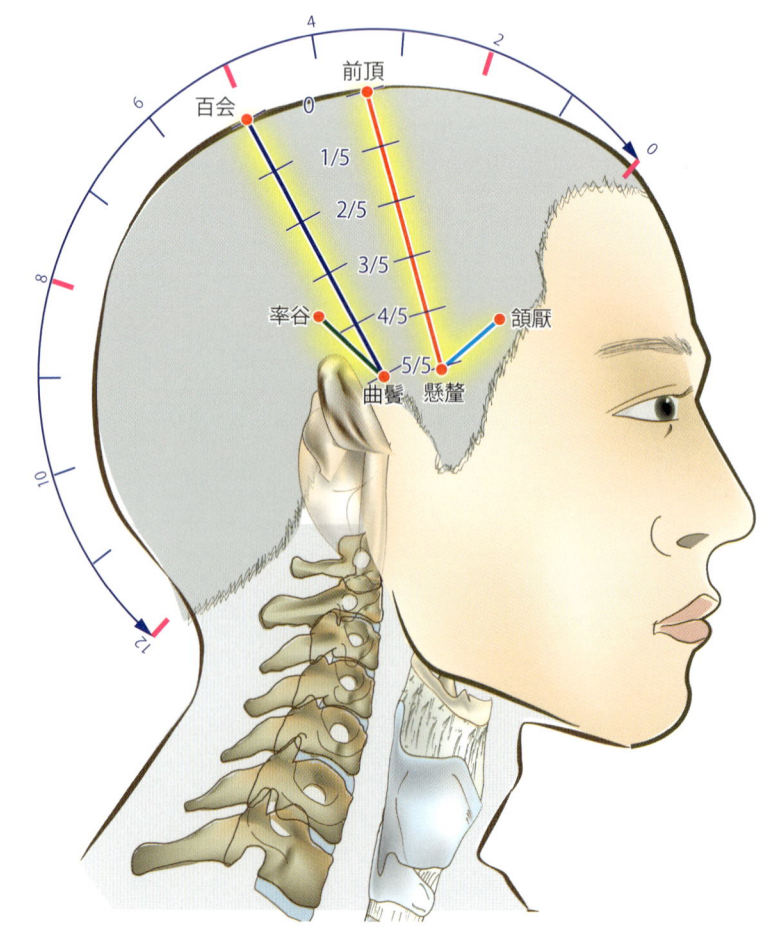

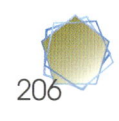

外側面

2. 頭　鍼

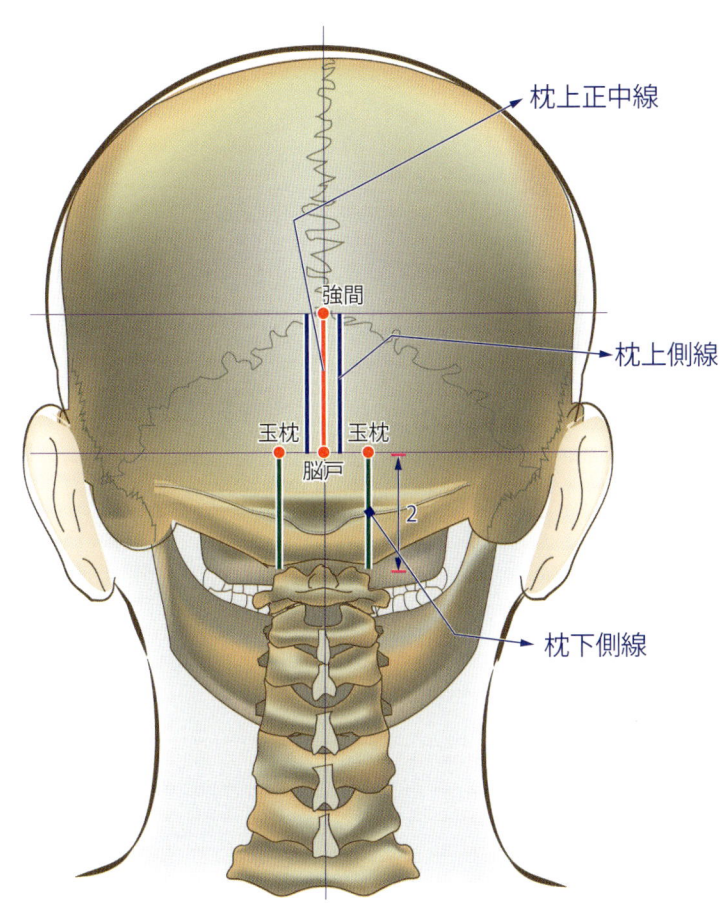

4 ― 後頭区

第6章 ▶ 耳穴・頭鍼

部位	頭鍼名称	取穴法	主治
後頭区	枕上正中線 （MS12 枕上正中線）	後頭部後正中線上，強間（督脈）から脳戸（督脈）までの直線．	眼の疾患．
	枕上側線 （MS13 枕上旁線）	後頭部，外後頭隆起にある脳戸（督脈）から外方0.5寸，後正中線との平行線．	中枢性視力障害・白内障・仮性近視．
	枕下側線 （MS14 枕下旁線）	後頭部，玉枕（膀胱経）から下へ2寸垂直線．	小脳障害による運動の協調性の異常・後頭痛．

後面

※枕：外後頭隆起の部位．

臨床：各種の脳疾患と頑固な疼痛

1 各種脳疾患
　例：脳卒中後遺症の片麻痺・脳萎縮・失語症・尿崩症・仮性ベル麻痺・舞踏病・めまい・耳鳴・てんかん・小児発育障害・錐体外路障害等．

2 疼痛
　例：頑固な頭痛・脱毛症・高血圧・精神病・うつ・不眠・四肢関節と脊椎疼痛の病症．

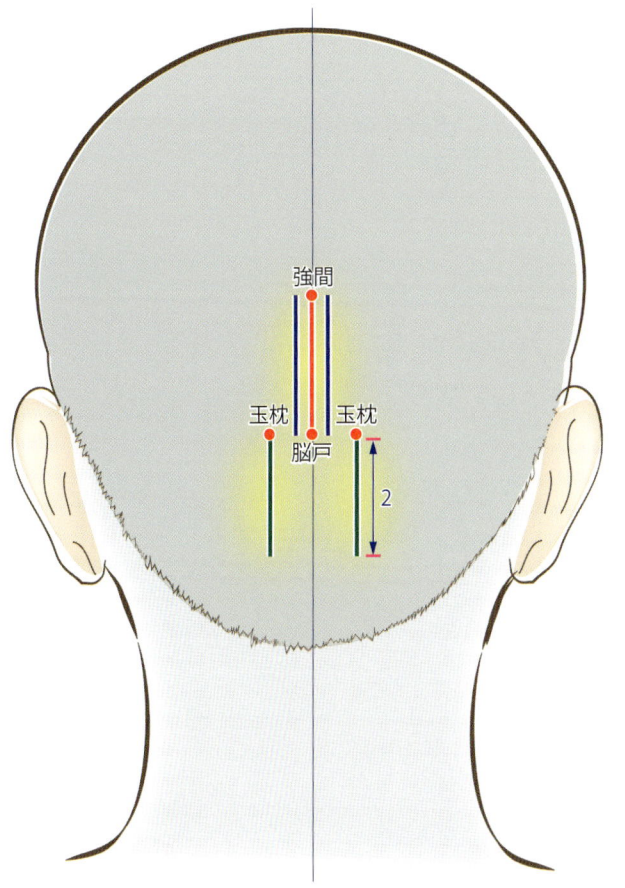

後面

207

付表・索引

付表1. 筋肉と相関の経穴
付表2. 神経と相関の経穴
付表3. 体表の動脈拍動部と相関の経穴
付表4. 要穴表

· ·

索引1. WHO/WPRO標準経穴・奇穴
索引2. 解剖用語・その他一般用語

付表1　筋肉と相関の経穴

一　頭（顔面）部の筋群と相関の経穴

筋　名			支配神経	作　用	相関の経穴	参照ページ
浅頭筋「表情筋」	眼の周囲	眼輪筋	顔面神経	眼裂を閉じる．涙嚢を広げ涙の流入を助ける	攅竹・魚腰・瞳子髎・糸竹空・承泣・四白	☞ p96
		鼻根筋		眉間の皮膚を下方に引く・鼻根部に横シワをつくる	印堂	☞ p96,102
	口の周囲	口輪筋		口裂を閉じて，口唇を前方に突き出す	巨髎・地倉・禾髎・承漿・水溝	☞ p96,102
		上唇挙筋		上唇・口角を外上方に引き，広げる	巨髎・下関	☞ p96,102
		大・小頬骨筋			巨髎・顴髎・下関	☞ p96,102
		口角挙筋			巨髎	
		笑筋		口角を外方に引く	頬車	☞ p96
		口角下制筋		下唇を内下方に引く	地倉・大迎	☞ p96,102
		下唇下制筋		下唇を外下方に引く		☞ p96,102
		オトガイ筋		オトガイの皮膚を引き下げ下唇を前方に突き出す	承漿	☞ p96
		頬筋		咀嚼作用．ラッパを吹くや乳を吸う時に働く	地倉	☞ p102
	前頭筋			眉を引き上げ，額にシワをつくる	攅竹・眉衝・曲差・本神・陽白・頭臨泣	☞ p96,102
深頭筋「咀嚼筋」	咬筋		下顎神経	強大な筋で下顎骨を引き上げ，歯を咬み合わせる	大迎・頬車・下関・顴髎	☞ p102
	側頭筋			下顎骨を引き上げる．下顎骨を後方に引く	頭維・顴髎・瞳子髎・上関・角孫・和髎・頷厭-曲鬢・率谷・天衝	☞ p96,102
	外側翼突筋			下顎骨を前方に引く	下関	

二　頸部の筋群と相関の経穴

筋　名			支配神経	作　用	相関の経穴	参照ページ
側頸筋	胸鎖乳突筋		運動性：副神経 知覚性：頸神経	頭を側屈（一側），前屈・後屈する（両側）	完骨・天窓・天容・天鼎・扶突・水突・気舎	☞ p99,102, 111,112, 113,114, 118
前頸筋	舌骨上筋	顎二腹筋	前腹：下顎神経 後腹：顔面神経	下顎を後下方に引く 舌骨を引き上げる	天容	☞ p111
		茎突舌骨筋	顔面神経		天窓・天容	
		顎舌骨筋	下顎神経	舌骨を前上方に引く	廉泉・外金津・外玉液	☞ p111
		オトガイ舌骨筋	舌下神経	舌骨を前上方に引く	廉泉・外金津・外玉液	
	舌骨下筋	胸骨舌骨筋	頸神経ワナ（C1-C3）	舌骨を下方に引く	天鼎・扶突・人迎・水突	☞ p115
		肩甲舌骨筋				☞ p111,113
		胸骨甲状筋				
		甲状舌骨筋				
後頸筋	斜角筋	前斜角筋	頸神経叢（C1-C7）	第1・2肋骨を上方に引き上げる．吸気の補助筋．前斜筋と中斜筋との間に斜角筋間隙をつくり，鎖骨下動脈や腕神経叢がそこを通る	天鼎・扶突・水突・気舎・欠盆・気戸	☞ p102,113, 143
		中斜角筋				
		後斜角筋				

三 固有背筋と相関の経穴

筋名		支配神経	作用	相関の経穴	参照ページ
後頭下筋	大後頭直筋	後頭下神経（C1の後枝）	頭を後屈し，直立位に保つ．片側だけが収縮すると，頭は側屈，回旋を行う	天柱・風池・完骨・瘂門	☞ p99,112
	小後頭直筋				
	上頭斜筋				
	下頭斜筋				
板状筋	頭板状筋	大後頭神経（C2）と脊髄神経の後枝（C3-C5）	頭が前屈しないように働く	完骨・風池	☞ p99,112
	頸板状筋			天柱・風池・瘂門	
脊柱起立筋	腸肋筋	脊髄神経の後枝	脊柱を伸展させ，前屈しないように3筋は共調して働く	膀胱経の背部の第1枝と第2枝の各経穴	☞ p123
	最長筋				
	棘筋				

四 固有胸筋と相関の経穴

筋名		支配神経	作用	相関の経穴	参照ページ
吸気筋	外肋間筋	肋間神経	肋骨を引き上げて胸郭を広げ吸気に働く	腎経・胃経・脾経の胸部にある各経穴	☞ p120
	肋骨挙筋	脊髄神経の後枝			
	横隔膜	横隔神経	腹式呼吸の主力筋	膈兪・膈関・巨闕・鳩尾	☞ p131
呼気筋	内肋間筋	肋間神経	肋骨を引き下げて胸郭を狭め呼気に働く	腎経・胃経・脾経の胸部にある各経穴	☞ p120
	最内肋間筋				
	肋下筋				
	胸横筋				

五 腹部の筋群と相関の経穴

筋名		支配神経		作用	相関の経穴	参照ページ
前腹筋	腹直筋	肋間神経（T7-12）		体幹を前屈させる	任脈・腎経・胃経・脾経の腹部にある各経穴	☞ p120
	錐体筋	肋間神経（T12）と腸骨下腹神経				
側腹筋	外腹斜筋	肋間神経（T5-12)	腸骨下腹神経	脊柱を前屈させる	横骨・人赫・帰来・気衝・衝門・府舎・腹結・帯脈・五枢・維道	☞ p121
	内腹斜筋	肋間神経（T10-12）		体幹を回し側屈させる		
	腹横筋	肋間神経（T5-12）		腹圧を高める		☞ p120,121
後腹筋	腰方形筋	腰神経叢		腰椎の後屈に働くが，片側だけが腰椎を側屈させる	腎兪・志室・三焦兪・肓門・胃兪・胃倉・痞根	☞ p121

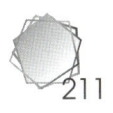

六 上肢帯（背部）の筋群と相関の経穴

筋　名	支配神経	作　用	相関の経穴	参照ページ
三角筋	腋窩神経	全体：上腕の強力な外転筋 前部：上腕の屈曲（前方挙上） 後部：上腕の伸展（後方挙上）	臂臑・肩髃・臑兪・臑会・肩髎	☞ p123,148,151
僧帽筋	運動枝：副神経 知覚枝：頸神経叢 （C2・C3・C4）	肩甲骨を動かし固定する 上部：肩甲骨と鎖骨の挙上 中部：肩甲骨を内方に引き込む 下部：肩甲骨を下方に回転する	天柱・巨骨・肩井・天髎・肩外兪・肩中兪・秉風・曲垣・天宗・膀胱経の第1枝の大杼から肝兪まで・第2枝の附分から神堂まで	☞ p102,112,113,115,118,123
広背筋	胸背神経	上腕の主な内転筋の一つ 上腕を後方に引き（伸展）内転かつ内旋する．上肢を背部に回す	肩貞・膀胱経の第1枝の肝兪から三焦兪まで・第2枝の膈関から志室まで	☞ p123
肩甲挙筋	肩甲背神経 頸神経（C3・C4）	肩甲骨の上角を上方に引き上げる（肩甲骨の挙上）．肩甲骨を固定するとき，頸椎の側屈	天髎・肩外兪・肩中兪・附分	
小菱形筋 大菱形筋	肩甲背神経	肩甲挙筋とともに肩甲骨を上内方に引く	大椎・陶道・身柱・大杼・風門・肺兪・厥陰兪・心兪・附分・魄戸・膏肓・譩譆	☞ p144,151
棘上筋	肩甲上神経	上腕の外転	巨骨・秉風・曲垣	
棘下筋	肩甲上神経	上腕の外旋	天宗・臑兪	☞ p123,144,151
小円筋	腋窩神経	上腕の外旋	肩貞	☞ p144,151
大円筋	肩甲下神経	上腕の内旋・内転	肩貞	☞ p123,144,151

七 上肢帯（胸部）の筋群と相関の経穴

筋　名	支配神経	作　用	相関の経穴	参照ページ
前鋸筋	長胸神経	肩甲骨を前に引く 肩甲骨の下角を前に引いて肩甲骨を回す	淵腋・輒筋・大包	☞ p120,144
鎖骨下筋	鎖骨下筋神経	鎖骨を内下方にひきつけ，胸鎖関節の脱臼を防ぐ 鎖骨下を走る血管を保護する	気戸・兪府	
大胸筋	内側胸筋神経 外側胸筋神経	上腕の屈曲・内転・内旋	中府・雲門・気戸・庫房・屋翳・膺窓・乳中・乳根・歩廊・神封・霊墟・神蔵・彧中・兪府・食竇・天渓・胸郷・周栄・天池	☞ p143,144
小胸筋	内側胸筋神経	肩甲骨を前下方に引く．上肢の血管と神経が小胸筋の深側を腋窩に向かって走る	中府・庫房・屋翳・膺窓・乳中	
烏口腕筋	筋皮神経	上腕の屈曲・内転	雲門・天泉	☞ p146,153

八 上腕の屈筋群と相関の経穴

筋　名	支配神経	作　用	相関の経穴	参照ページ
上腕二頭筋	筋皮神経	前腕の屈曲・回外	天府・侠白・尺沢・臂臑・天泉・曲沢	☞ p146,148,153
上腕筋		前腕の屈曲	尺沢・曲沢	

付表 ▶ 1．筋肉と相関の経穴

九　上腕の伸筋群と相関の経穴

筋　名	支配神経	作　用	相関の経穴	参照ページ
上腕三頭筋	橈骨神経	前腕の伸展	肘髎・手五里・天井・清冷淵・臑会	p147,148, 151,152
肘筋		前腕の伸展	曲池・肘髎	

十　前腕の屈筋群と相関の経穴

	筋　名	支配神経	作　用	相関の経穴	参照ページ
浅層	円回内筋	正中神経	前腕の回内・屈曲	少海・郄門・孔最	p146,154
	橈側手根屈筋		手関節の屈曲・外転（橈側）	少海・郄門・間使 内関・大陵	p146,154
	長掌筋		手関節の屈曲	少海・郄門・間使 内関・大陵・労宮	p146,154
	尺側手根屈筋	尺骨神経	手関節の屈曲・内転（尺屈）	小海・支正・霊道 通里・陰郄・神門	p146,155
中層	浅指屈筋	正中神経	第2-第5指の中節の屈曲	少海・郄門・間使 内関・大陵・二間 三間・前谷・後渓	p146,154
深層	深指屈筋	橈側半部：正中神経 尺側半部：尺骨神経	第2-第5指の末節の屈曲	間使・郄門・内関 大陵・二間・三間 前谷・後渓	p146,154, 155
	長母指屈筋	正中神経	母指の末節の屈曲	郄門・間使・内関 孔最・経渠・魚際	p146,154
	方形回内筋		前腕の強力な回内筋	霊道・通里・陰郄 間使・内関・経渠	p146,154
	腕橈骨筋	橈骨神経	伸筋群に含まれるが，肘関節の強力な屈筋である	肘髎・曲池・孔最 列欠・経渠	p146,148, 152

十一　前腕の伸筋群と相関の経穴

	筋　名	支配神経	作　用	相関の経穴	参照ページ
浅層	長橈側手根伸筋	橈骨神経	手関節の(伸展)，背屈・外転（橈屈）	肘髎・曲池・手三里・上廉・下廉・温溜・偏歴	p147,148 151,152
	短橈側手根伸筋				
	総指伸筋		第2-第5指の中手指節関節に作用し，その指を背屈する	陽池・外関・支溝・三陽絡・四瀆・肘髎・曲池・手三里・上廉	p147,148 152
	小指伸筋		小指の伸展（背屈）	陽池・外関・支溝・会宗・三陽絡・四瀆・曲池	p147,152
	尺側手根伸筋		手関節の(伸展)背屈・内転（尺屈）	陽谷・養老・支正・会宗・曲池	p147,148 152
深層	回外筋	橈骨神経	前腕の回外	肘髎・曲池・手三里	p147,152
	長母指外転筋		母指の回外	温溜・偏歴・列欠	p147,148 152
	短母指伸筋		母指の基節の伸展	陽渓・偏歴・列欠	
	長母指伸筋		母指の末節の伸展	陽渓・偏歴・三陽絡・少商	
	示指伸筋		第2指の伸展	三陽絡・会宗・支溝・外関・商陽	p147,152

十二 母指球筋と相関の経穴

筋　名	支配神経	作　用	相関の経穴	参照ページ
短母指外転筋	正中神経	母指の外転	魚際	☞ p154
母指対立筋		母指の対立運動		
短母指屈筋		母指の基節の屈曲		
母指内転筋	尺骨神経	母指の内転	魚際・労宮	

十三 小指球筋と相関の経穴

筋　名	支配神経	作　用	相関の経穴	参照ページ
短掌筋	尺骨神経	小指尺側の皮膚を緊張させ把握を強める	腕骨・陽谷	☞ p155
小指外転筋		小指の外転	前谷・後渓・腕骨・陽谷	
短小指屈筋		小指の基節の屈曲		
小指対立筋		小指が母指と向かい合うよう，手掌をくぼませる	腕骨・陽谷	

十四 中手筋と相関の経穴

筋　名	支配神経	作　用	相関の経穴	参照ページ
虫様筋	第2-第3指：正中神経	第2-第5指の基節の屈曲・中節と末節の伸展	労宮・二間・三間	☞ p155
	第4-第5指：尺骨神経		少府・中渚	
掌側骨間筋	尺骨神経	指の内転：各指を第3指（手の中軸）に向かって近づける	少府・労宮	
背部骨間筋		指の外転：各指を第3指（手の中軸）から遠ざける	合谷・中渚・腰痛点・落枕	

十五 下肢帯の筋群と相関の経穴

筋　名			支配神経	作　用	相関の経穴	参照ページ
内寛骨筋	腸腰筋	腸骨筋	大腿神経	股関節の屈曲（大腿の前方挙上）下肢を固定すると上半身を前に曲げる	衝門・維道・腰眼・痞根	☞ p161,168
		大腰筋				
外寛骨筋	大殿筋		下殿神経	大腿の伸展・直立姿勢の保持	膀胱兪・中膂兪・白環兪・胞肓・秩辺・環跳・承扶	☞ p163,165
	中殿筋		上殿神経	大腿の外転	居髎・環跳	
	小殿筋					
	大腿筋膜張筋			大腿の屈曲・下腿の伸展	居髎・環跳・風市・中瀆・膝陽関・髀関	☞ p163
回旋筋群	梨状筋		仙骨神経叢	大腿の外旋・股関節の保護	環跳	
	内閉鎖筋					
	双子筋					
	大腿方形筋				環跳	

十六 大腿の伸筋群と相関の経穴

筋　名		支配神経	作　用	相関の経穴	参照ページ
縫工筋		大腿神経	大腿の屈曲・外転・外旋，下腿の屈曲・内転	髀関・箕門・陰包・曲泉	☞ p161,165
大腿四頭筋	大腿直筋		下腿の伸展	髀関・伏兎・陰市・梁丘・血海・箕門・風市・中瀆・鶴頂	☞ p161,165,169
	外側広筋				☞ p161,165
	中間広筋				☞ p161,169
	内側広筋				☞ p161
膝関節筋			膝関節包を上方に引く	鶴頂	☞ p161

十七 大腿の屈筋群と相関の経穴

筋　名		支配神経	作　用	相関の経穴	参照ページ
大腿二頭筋	長頭	脛骨神経	股関節の伸展（大腿の後方挙上）・下腿の屈曲	承扶・殷門・浮郄・委陽・中瀆・風市・膝陽関	☞ p165
	短頭	総腓骨神経	下腿の屈曲・外旋		
半腱様筋		脛骨神経	股関節の伸展・下腿の屈曲と内旋	承扶・殷門・浮郄・陰谷・陰陵泉・曲泉	☞ p171
半膜様筋					

十八 大腿の内転筋群と相関の経穴

筋　名	支配神経	作　用	相関の経穴	参照ページ
恥骨筋	閉鎖神経	大腿の屈曲・内転	衝門・急脈・足五里	☞ p161,169
長内転筋		大腿の内転	陰廉・足五里・陰包・箕門	☞ p169
短内転筋				
大内転筋				
薄筋		股関節の屈曲・下腿の屈曲と内旋	陰包・曲泉・膝関	☞ p163,169
外閉鎖筋		大腿の外旋・内転	急脈	☞ p169

十九 下腿の伸筋群と相関の経穴

筋　名	支配神経	作　用	相関の経穴	参照ページ
前脛骨筋	深腓骨神経	足の背屈・内反	足三里から解渓まで	
長母指伸筋		母指の伸展・足の背屈	豊隆・下巨虚・商丘	☞ p161
長指伸筋		第2‐第5指の伸展・足の背屈	豊隆・外丘・丘墟	
第3腓骨筋		足の外反・背屈	光明・陽輔・懸鍾	☞ p161,165

⼆⼗ 下腿の屈筋群と相関の経穴

筋　名			支配神経	作　用	相関の経穴	参照ページ
下腿三頭筋	腓腹筋	内側頭	脛骨神経	足の底屈・膝関節の屈曲	合陽・承筋・承山・飛揚・跗陽・陰陵泉・地機・崑崙	☞ p161,163, 171,172
		外側頭				
	ヒラメ筋					☞ p163,171, 172
足底筋				下腿三頭筋の補助	委陽・合陽・承筋	☞ p161,172
膝窩筋				膝関節の屈曲・脛骨の内旋	委陽・合陽・承筋	
後脛骨筋				足の底屈・内反	復溜・交信・築賓・三陰交・漏谷・太渓・然谷	
長指屈筋				足の底屈・足指の屈曲	合陽・承筋・承山	☞ p163,172
長母指屈筋				母指の屈曲・足の底屈	漏谷・地機・陰陵泉	☞ p163,172

⼆⼗⼀ 下腿の腓骨筋群と相関の経穴

筋　名	支配神経	作　用	相関の経穴	参照ページ
長腓骨筋	浅腓骨神経	足の外反・底屈	陽陵泉・陽交・外丘・光明・陽輔・懸鍾・崑崙	☞ p161,165
短腓骨筋				

⼆⼗⼆ 足の筋と相関の経穴

筋　名	支配神経	作　用	相関の経穴	参照ページ
母指外転筋	内側足底神経	母指の外転・底屈	太白・公孫・然谷	
短指屈筋		第2-第5指の中節の屈曲	湧泉	
小指外転筋	外側足底神経	小指の外転	金門・京骨・束骨	
虫様筋	第2指：内側足底神経	第2-第5指の中節を屈曲し，中節と末節を伸ばす	陥谷・太衝	
	第3-第5指：外側足底神経		足臨泣・地五里	
足底方形筋	内側足底神経	長指屈筋を助け，指を屈曲する		
短母指屈筋		母指の基節の屈曲	太白・公孫	
母指内転筋	外側足底神経	母指の内転		
短小指屈筋		小指の内転		
短母指伸筋	深腓骨神経	母指を伸ばす	太衝	
短指伸筋		足指を伸ばす	解渓・衝陽・陥谷	
背側骨間筋	外側足底神経	足指の外転・基節の底屈	太衝・衝陽・足臨泣・地五会	
底側骨間筋		足指の内転・基節の底屈		

付表2　神経と相関の経穴

一　脳神経と相関の経穴

神経の名称	支配の領域	相関の経穴	参照ページ
動眼神経（混）	筋枝：上眼瞼挙筋・上直筋・内側直筋・下直筋・下斜筋 副交感神経線維：瞳孔括約筋・毛様体筋などの平滑筋	晴明・瞳子髎・承泣・攅竹・球後	☞ p126
滑車神経（運）	上斜筋	晴明・攅竹・球後	☞ p105,190
三叉神経（混） 眼神経（Ⅰ）	咀嚼筋の運動／顔面の感覚　眼球の強膜，角膜と結膜・涙腺・前頭部皮膚・鼻腔粘膜	素髎・晴明・曲差・頭維・本神・陽白・頭臨泣	☞ p105
三叉神経（混） 上顎神経（Ⅱ）	上顎部・側頭部・頬部の皮膚・鼻腔，口腔後部の粘膜・上歯	水溝・迎香・禾髎・承泣・四白・巨髎・上関	☞ p105
三叉神経（混） 下顎神経（Ⅲ）	感覚枝：下顎部・側頭部の皮膚・口腔と舌の粘膜・下歯 運動枝：咀嚼筋と顎二腹筋の前腹	地倉・下関・承漿・大迎・頬車	
外転神経（運）	外側直筋	瞳子髎	
顔面神経（混）	運動性：顔面（表情筋）を支配する 感覚性：舌の前2/3の味覚にあずかる 副交感：涙腺・顎下腺・舌下腺	翳風・和髎・聴宮・下関・頬車・大迎・地倉・迎香・率谷・天牖・完骨・天容	☞ p108,126
内耳神経（知）	前庭神経と蝸牛神経からなる 平衡感覚と聴覚をつかさどる	翳風・聴宮・聴会・耳門	
舌咽神経（混）	感覚性：舌の後1/3の味覚・頸動脈洞，頸動脈小体の知覚にあずかる 副交感：耳下腺 運動性：咽頭の筋	翳風・天容・人迎	☞ p126
迷走神経（混）	副交感：頸部及び胸部・腹部の内臓の知覚にあずかる 感覚性：咽頭・喉頭の粘膜と耳介後面下腺 運動性：反回神経はその代表で，咽頭・喉頭の筋を支配し，嚥下，発声，構音に働く	翳風・天牖・天鼎・水突・気舎	☞ p113,126
副神経（運）	胸鎖乳突筋・僧帽筋	翳風・天容・天窓・天鼎	☞ p113,118
舌下神経（運）	舌筋	廉泉・金津・玉液	☞ p113,191

二　頸神経・頸神経叢と相関の経穴

神経の名称	起始	支配の領域	相関の経穴	参照ページ
頸神経　後頭下神経	C1の後枝	筋枝：深頸筋	天柱・風府・風池	
頸神経　大後頭神経	C2の後枝	筋枝：深頸筋 皮枝：後頭部と頭頂部の皮膚	風府・百会・承霊・脳空・絡却・玉枕・天柱	☞ p109
頸神経　第3後頭神経	C3の後枝	筋枝：深頸筋 皮枝：後頭部の皮膚	脳戸・玉枕・天柱	
頸神経叢　皮枝　小後頭神経	C2・C3	耳の後部と後頭部の皮膚	天牖・天衝・浮白・頭竅陰・完骨・風池	☞ p109,115
頸神経叢　皮枝　大耳介神経	C3・C4	耳の後部・外側部と前部の皮膚	翳風・瘈脈・顱息・天窓・天容	☞ p109,115
頸神経叢　皮枝　頸横神経	C2・C3	前頸部・側頸部の皮膚	天鼎・水突・扶突・天窓	☞ p115
頸神経叢　皮枝　鎖骨上神経	C3・C4	頸下部・胸上部の皮膚	天鼎・水突・扶突・天窓	☞ p115
頸神経叢　筋枝　頸神経ワナ	C1-C3	舌骨下筋	天容・天窓・扶突・天鼎	
頸神経叢　筋枝　横隔神経	C3-C5	筋枝：横隔膜 皮枝：横隔膜上下の胸膜・腹膜及び縦隔胸膜	天鼎・水突・気舎	☞ p115,132

三 腕神経叢と相関の経穴

	神経の名称	起始	支配の領域	相関の経穴	参照ページ
根・幹の枝	肩甲背神経	C4・C5	筋枝：菱形筋	大椎・陶道・身柱・風門・肺兪-心兪・魄戸-神堂	☞ p142,151
	長胸神経	C5-C7	筋枝：前鋸筋	淵腋・輒筋	☞ p142
	肩甲上神経	C5・C6	筋枝：棘上筋・棘下筋・斜角筋・鎖骨下筋・頸長筋 皮枝：三角筋と上腕上半部外側皮膚	秉風・曲垣・巨骨・天宗・肩髃・肩髎・臂臑	☞ p142,151
束の枝	外側胸筋神経 内側胸筋神経	C5-C8・T1	筋枝：大胸筋・小胸筋 皮枝：前腕前面・腋窩前壁・肩関節の周囲	中府・雲門・歩廊-兪府・気戸-乳根・食竇-周栄	☞ p142
	内側上腕皮神経	C8・T1	皮枝：上腕内側から背面の皮膚	天府・俠白・青霊・天泉・手五里・臂臑	☞ p142
	内側前腕皮神経	C8・T1	皮枝：前腕内側から背面の皮膚	少海・霊道・通里・陰郄	
	肩甲下神経	C5・C6	筋枝：肩甲下筋・大円筋	肩貞	☞ P142,151
	胸背神経	C5-C8	筋枝：広背筋	肩貞・督兪-関元兪	☞ P123,142
束の終枝	腋窩神経	C5-C7	筋枝：三角筋・小円筋 皮枝：三角筋後縁と上腕上部の外側皮膚	臂臑・臑会・臑兪・肩貞	☞ P142,151
	筋皮神経	C5-C7	筋枝：上腕のすべての屈筋 皮枝：前腕前面の橈側皮膚	天府・俠白・尺沢・青霊・天泉・曲沢	☞ P153
	橈骨神経	C5-C8・T1	筋枝：上腕と前腕のすべての伸筋 皮枝：上腕の後側・下部の外側と前腕後前面・手背と指背の橈側皮膚	孔最-経渠・温溜-手三里・曲池-手五里・天井-臑会・陽池-四瀆・陽谷・養老	☞ P152
	正中神経	C5-C8・T1	筋枝：前腕の屈筋の大部分・母指球筋・母指側の第1・2虫様筋 皮枝：掌側の母指・示指・中指及び薬指の半分と（上記の）指の背側の中節・末節の皮膚	天泉-曲沢-大陵	☞ P154
	尺骨神経	C7・C8・T1	筋枝：前腕の屈筋の一部（尺側手根屈筋・深指屈筋の尺側）と小指球筋群・尺側虫様筋・骨間筋母指内転筋 皮枝：前腕下部の尺側と手掌・手背の尺側の皮膚	小海・霊道・通里・陰郄・神門・支正・少府	☞ P155

四 腰神経叢と相関の経穴

神経の名称	起始	支配の領域	相関の経穴	参照ページ
腸骨下腹神経	T12・L1	筋枝：前腹筋 皮枝：下腹部と殿部の皮膚	胃経・腎経・脾経の下腹部の各経穴・環跳	☞ p167
腸骨鼠径神経	T12・L1・L2	筋枝：側腹筋 皮枝：大腿上内側部・恥骨部・陰嚢	足五里・陰廉・急脈・箕門・衝門・帰来・気衝	☞ p167
陰部大腿神経	T12・L1・L2	筋枝：精巣挙筋 皮枝：大腿上内側部と陰嚢	足五里・陰廉・急脈・箕門・衝門・帰来・気衝	☞ p167
外側大腿皮神経	L1-L3	皮枝：大腿外側部の皮膚	風市	
大腿神経	L1-L4	筋枝：大腿伸筋群 皮枝：伏在神経となり下腿と足背の内側面の皮膚知覚にあずかる	髀関・伏兎・陰市・梁丘・箕門・血海・鶴頂・三陰交・漏谷・地機・築賓	☞ p168
閉鎖神経	L2-L4	筋枝：大腿内転筋群 皮枝：大腿内側の皮膚	陰包・足五里・陰廉・急脈・箕門・血海	☞ P169

五 仙骨神経叢と相関の経穴

神経の名称	起始	支配の領域	相関の経穴	参照ページ
上殿神経	L4-L5・S5	筋枝：中殿筋・小殿筋・大腿筋膜張筋 皮枝：殿部の皮膚	環跳・承扶・風市	☞ p167
下殿神経	L5・S1-S3	大殿筋とその皮膚に分布する	小腸兪-承扶・胞肓・秩辺	☞ p167,170
坐骨神経	L1-L2・S1-S4	筋枝：大腿屈筋群 皮枝：下腿の皮膚	環跳・承扶・殷門・浮郄・委陽	☞ p167,171
脛骨神経	坐骨神経の枝	筋枝：下腿屈筋群 皮枝：下腿後面・足底及び足背の外側	合陽・承筋・承山・飛揚・湧泉・金門・京骨・束骨	☞ p167,170,171
深腓骨神経	坐骨神経の枝	筋枝：下腿伸筋群 皮枝：足背の母指側	足三里・上巨虚・条口・下巨虚・解渓	
浅腓骨神経	坐骨神経の枝	筋枝：腓骨筋群 皮枝：下腿下部と足背	陽陵泉・陽交・外丘・光明・懸鍾・丘墟	

付表3　体表の動脈拍動部と相関の経穴

名称	触診部位	相関の経穴	参照ページ
浅側頭動脈	外耳道の前，頬骨弓の上	聴宮・聴会・角孫・頭維・和髎	
顔面動脈	下顎骨の下縁	大迎・地倉	☞ p103
後頭動脈	外後頭隆起の上，僧帽筋と胸鎖乳突筋との間	天柱	
総頸動脈	頸動脈三角	人迎	☞ p103
上腕動脈	肘窩の上腕二頭筋腱の尺側	曲沢	☞ p149
橈骨動脈	手根関節前面の橈側	太淵・経渠	
大腿動脈	上前腸骨棘と恥骨結合とを結ぶ線の中点，その2-3cmの下方	衝門・気衝	☞ p166
膝窩動脈	膝窩の中央	委中	
後脛骨動脈	内果とアキレス腱との間	太渓	
足背動脈	足背で長母指伸筋腱と長指伸筋腱との間	衝陽・太衝	

付表4　要穴表

一　陰経の原穴・絡穴・五兪穴・募穴・兪穴

名称		手の三陰経脈			足の三陰経脈			参照ページ
		肺経	心包経	心経	脾経	肝経	腎経	
原穴		太淵	大陵	神門	太白	太衝	太渓	☞p179
絡穴		列欠	内関	通里	公孫	蠡溝	大鍾	☞p180
郄穴		孔最	郄門	陰郄	地機	中都	水泉	☞p181
五兪穴	井木穴	少商	中衝	少衝	隠白	大敦	湧泉	☞p182,183
	栄火穴	魚際	労宮	少府	大都	行間	然谷	
	兪土穴	太淵	大陵	神門	太白	太衝	太渓	
	経金穴	経渠	間使	霊道	商丘	中封	復溜	
	合水穴	尺沢	曲沢	少海	陰陵泉	曲泉	陰谷	
腹面	募穴	中府(自)	膻中(任)	巨闕(任)	章門(他)	期門(自)	京門(他)	☞p185
背面	兪穴	肺兪	厥陰兪	心兪	脾兪	肝兪	腎兪	

二　陽経の原穴・絡穴・五兪穴・募穴・兪穴

名称		手の三陽経脈			足の三陽経脈			参照ページ
		大腸経	三焦経	小腸経	胃経	胆経	膀胱経	
原穴		合谷	陽池	腕骨	衝陽	丘墟	京骨	☞p179
絡穴		偏歴	外関	支正	豊隆	光明	飛揚	☞p180
郄穴		温溜	会宗	養老	梁丘	外丘	金門	☞p181
五兪穴	井金穴	商陽	関衝	少沢	厲兌	足竅陰	至陰	☞p182,183
	栄水穴	二間	液門	前谷	内庭	俠渓	足通谷	
	兪木穴	三間	中渚	後渓	陥谷	足臨泣	束骨	
	経火穴	陽渓	支溝	陽谷	解渓	陽輔	崑崙	
	合土穴	曲池	天井	小海	足三里	陽陵泉	委中	
腹面	募穴	天枢(他)	石門(任)	関元(任)	中脘(任)	日月(自)	中極(任)	☞p185
背面	兪穴	大腸兪	三焦兪	小腸兪	胃兪	胆兪	膀胱兪	

【補遺】

1　十五絡穴説と十六絡穴説：上記の十二絡穴に，長強（督脈），鳩尾（任脈），および脾経の大包（脾の大絡という）を加えて十五絡穴となる．さらに胃の大絡である虚里（心尖拍動部にある）を加算すると十六絡穴となる．

2　十六郄穴説：上記の十二郄穴に奇経の郄穴である交信（陰蹻脈），跗陽（陽蹻脈），築賓（陰維脈），陽交（陽維脈）等の4経穴を加えて十六郄穴となる．

3　他とは他の経脈にある経穴，自とは自身の経脈にある経穴，任とは任脈にある経穴の意味である．募穴の中では他の経穴数が3個，自が3個，任が6個である．

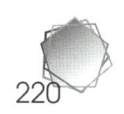

三 八会穴・四総穴・八総穴・下合穴

	名称	経穴	主治		名称	経脈と経穴	主治	参照ページ
八会穴	臓会	章門	五臓の証	八総穴		衝脈・公孫 ⇔ 陰維脈・内関	胃腸疾患と神経症と心臓疾患（古典：胃・心・胸の証という）	☞ p186,187
	腑会	中脘	六腑の証			帯脈・足臨泣 ⇔ 陽維脈・外関	顔面部，側頭部と頸部の疾患（古典：外眼角・耳後・頸部・肩の証という）	
	気会	膻中	気の証					
	血会	膈兪	血の証					
	脈会	太淵	脈の証			督脈・後渓 ⇔ 陽蹻脈・申脈	顔面部，側頭部と肩甲骨周囲の疾患（古典：内眼角・耳後・項部・肩甲骨の証という）	
	筋会	陽陵泉	筋の証					
	骨会	大杼	骨の証			任脈・列欠 ⇔ 陰蹻脈・照海	胸部，呼吸器系の疾患（古典：胸・肺の証という）	
	髄会	絶骨	髄の証					

	経穴	主治部位		経穴	関連の腑と主治	参照ページ
四総穴	列欠	頭頸部の証（古典：頭項という）	下合穴	上巨虚	大腸	便秘と下痢	☞ p188
	合谷	顔面部の証（古典：面目「面口」という）		委陽	三焦	頻尿と排尿痛	
	委中	腰背部の証（古典：腰背という）		下巨虚	小腸	消化不良	
	足三里	腹部の証（古典：肚腹という）		足三里	胃	消化不良	
				陽陵泉	胆	肝胆疾患の疼痛	
				委中	膀胱	頻尿と排尿痛	

【補遺】
1 絶骨は懸鍾の別名称である．古典では絶骨を用いる．

索　引

WHO/WPRO 標準経穴・奇穴

あ

瘂門（あもん，GV15）……………… 27, 29
足竅陰（あしきょういん，GB44）
　………………………………… 82, 85, 183
足五里（あしごり，LR10）…… 88, 89, 90
足三里（あしさんり，ST36）
　…………………………………… 43, 183, 188
足通谷（あしつうこく，BL66）
　………………………………… 60, 64, 183
足臨泣（あしりんきゅう，GB41）
　………………………………… 82, 85, 183, 187
頭竅陰（あたまきょういん，GB11）
　………………………………………… 80, 83
頭臨泣（あたまりんきゅう，GB15）
　………………………………………… 80, 83

い

胃脘下兪（いかんかゆ，Ex-B3）……… 192
譩譆（いき，BL45）………………… 59, 63
意舎（いしゃ，BL49）……………… 59, 63
胃倉（いそう，BL50）……………… 59, 63
委中（いちゅう，BL40）
　………………………………… 60, 64, 183, 188
維道（いどう，GB28）………… 81, 82, 84
胃の六つ灸（いのむつきゅう）……… 193
胃兪（いゆ，BL21）………………… 59, 62, 185
委陽（いよう，BL39）……………… 60, 64, 188
彧中（いくちゅう，KI26）………… 67, 70
陰郄（いんげき，HT6）…………… 52, 53, 181
陰交（いんこう，CV7）……………… 23, 24
陰谷（いんこく，KI10）
　………………………………… 68, 69, 182, 183
陰市（いんし，ST33）……………… 40, 43
陰都（いんと，KI19）……………… 67, 70
印堂（いんどう，Ex-HN3）………… 190
隠白（いんぱく，SP1）…………… 47, 48, 183
陰包（いんぽう，LR9）……………… 89, 90
殷門（いんもん，BL37）…………… 60, 64
陰陵泉（いんりょうせん，SP9）
　…………………………………… 47, 48, 183
陰廉（いんれん，LR11）…………… 88, 89, 90

う

裏内庭（うらないてい）……………… 195
雲門（うんもん，LU2）……………… 32, 33

え

会陰（えいん，CV1）………………… 23, 24
会宗（えそう，TE7）………………… 76, 77, 181
会陽（えよう，BL35）……………… 59, 60, 62
翳風（えいふう，TE17）…………… 76, 78
翳明（えいめい，Ex-HN14）……… 191
液門（えきもん，TE2）…………… 76, 77, 182
淵腋（えんえき，GB22）…………… 81, 84

お

横骨（おうこつ，KI11）………… 67, 68, 70
屋翳（おくえい，ST15）…………… 39, 42
温溜（おんる，LI7）……………… 35, 36, 181

か

華蓋（かがい，CV20）……………… 23, 25
華佗夾脊（かだきょうせき）………… 193
禾髎（かりょう，LI19）…………… 35, 37
外関（がいかん，TE5）… 76, 77, 180, 187
外丘（がいきゅう，GB36）……… 82, 85, 181
解渓（かいけい，ST41）………… 40, 43, 183
外陵（がいりょう，ST26）………… 39, 42
外労宮（がいろうきゅう）…………… 194
膈関（かくかん，BL46）…………… 59, 63
角孫（かくそん，TE20）…………… 76, 78
鶴頂（かくちょう，Ex-LE2）……… 195
膈兪（かくゆ，BL17）……………… 59, 62, 186
脚気八処の穴（かっけはっしょのけつ）
　……………………………………………… 195
滑肉門（かつにくもん，ST24）…… 39, 42
頷厭（がんえん，GB4）……………… 80, 83
関元（かんげん，CV4）…………… 23, 24, 185
関元兪（かんげんゆ，BL26）……… 59, 62
陥谷（かんこく，ST43）………… 40, 43, 183
完骨（かんこつ，GB12）…………… 80, 83
間使（かんし，PC5）……………… 73, 74, 182
関衝（かんしょう，TE1）………… 76, 77, 182
環跳（かんちょう GB30）………… 81, 82, 84
関門（かんもん，ST22）…………… 39, 42
肝兪（かんゆ，BL18）……………… 59, 62, 185

き

気海（きかい，CV6）………………… 23, 24
気海兪（きかいゆ，BL24）………… 59, 62
気穴（きけつ，KI13）……………… 67, 70
気戸（きこ，ST13）………………… 39, 42
気舎（きしゃ，ST11）……………… 39, 41
気衝（きしょう，ST30）………… 39, 40, 42
期門（きもん，LR14）…………… 88, 90, 185
箕門（きもん，SP11）……………… 47, 48
帰来（きらい，ST29）……………… 39, 42
客主人（きゃくじゅじん）→上関（じょうかん）
丘墟（きゅうきょ，GB40）…… 82, 85, 179
球後（きゅうご，Ex-HN7）………… 190
鳩尾（きゅうび，CV15）………… 23, 24, 180
急脈（きゅうみゃく，LR12）…… 88, 89, 90
魚際（ぎょさい，LU10）………… 32, 33, 182
魚腰（ぎょよう，Ex-HN4）………… 190
居髎（きょりょう，GB29）……… 81, 82, 84
強間（きょうかん，GV18）………… 27, 29
胸郷（きょうきょう，SP19）……… 46, 49
侠渓（きょうけい，GB43）…… 82, 85, 183

頬車（きょうしゃ，ST6）…………… 39, 41
夾承漿（きょうしょうしょう，UEx-HN27）
　……………………………………………… 190
夾脊（きょうせき，Ex-B2）………… 193
侠白（きょうはく，LU4）…………… 32, 33
玉液（ぎょくえき，Ex-HN13）…… 191
曲垣（きょくえん，SI13）………… 55, 57
曲差（きょくさ，BL4）……………… 59, 61
曲泉（きょくせん，LR8）
　………………………………… 89, 90, 182, 183
極泉（きょくせん，HT1）………… 52, 53
曲沢（きょくたく，PC3）………… 73, 74, 182
曲池（きょくち，LI11）…………… 35, 36, 182
玉枕（ぎょくちん，BL9）…………… 59, 61
玉堂（ぎょくどう，CV18）………… 23, 25
曲鬢（きょくびん，GB7）…………… 80, 83
曲骨（きょっこつ，CV2）…………… 23, 24
筋縮（きんしゅく，GV8）…………… 27, 28
金津（きんしん，Ex-HN12）……… 191
金門（きんもん，BL63）………… 60, 64, 181
齦交（ぎんこう，GV28）…………… 27, 29

け

下脘（げかん，CV10）……………… 23, 24
下関（げかん，ST7）………………… 39, 41
下極兪（げきょくゆ）………………… 192
下巨虚（げこきょ，ST39）…… 40, 43, 188
下髎（げりょう，BL34）………… 59, 60, 62
下廉（げれん，LI8）………………… 35, 36
経渠（けいきょ，LU8）…………… 32, 33, 182
迎香（げいこう，LI20）…………… 35, 37
京骨（けいこつ，BL64）………… 60, 64, 179
頸百労（けいひゃくろう，Ex-HN15）
　……………………………………………… 191
瘈脈（けいみゃく，TE18）………… 76, 78
京門（けいもん，GB25）………… 81, 84, 185
郄門（げきもん，PC4）…………… 73, 74, 181
厥陰兪（けついんゆ，BL14）… 59, 62, 185
血海（けっかい，SP10）…………… 47, 48
欠盆（けつぼん，ST12）…………… 39, 42
肩外兪（けんがいゆ，SI14）……… 55, 57
肩髃（けんぐう，LI15）…………… 35, 37
懸鍾（けんしょう，GB39）………… 82, 85
懸枢（けんすう，GV5）……………… 27, 28
肩井（けんせい，GB21）…………… 81, 84
牽正（けんせい）……………………… 191
肩前（けんぜん）……………………… 194
肩中兪（けんちゅうゆ，SI15）…… 55, 57
肩貞（けんてい，SI9）……………… 55, 56
肩内陵（けんないりょう）…………… 194
建里（けんり，CV11）……………… 23, 24
懸釐（けんり，GB6）………………… 80, 83
肩髎（けんりょう，TE14）………… 76, 77
顴髎（けんりょう，SI18）………… 55, 57
懸顱（けんろ，GB5）………………… 80, 83

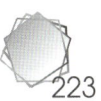

223

こ

巨闕（こけつ，CV14）……… 23, 24, 185
巨闕兪（こけつゆ）…………………… 192
巨骨（ここつ，LI16）……………… 35, 37
五処（ごしょ，BL5）……………… 59, 61
五枢（ごすう，GB27）………… 81, 82, 84
後頂（ごちょう，GV19）…………… 27, 29
庫房（こぼう，ST14）……………… 39, 42
巨髎（こりょう，ST3）……………… 39, 41
行間（こうかん，LR2）… 89, 90, 182, 183
後渓（こうけい，SI3）…… 55, 56, 182, 187
膏肓（こうこう，BL43）…………… 59, 63
合谷（ごうこく，LI4）… 35, 36, 179, 188
孔最（こうさい，LU6）…………… 32, 33, 181
交信（こうしん，KI8）…………… 68, 69, 181
公孫（こうそん，SP4）… 47, 48, 180, 187
光明（こうめい，GB37）………… 82, 85, 180
肓門（こうもん，BL51）…………… 59, 63
肓兪（こうゆ，KI16）……………… 67, 70
合陽（ごうよう，BL55）…………… 60, 64
腰陽関（こしようかん，GV3）…… 27, 28
魂門（こんもん，BL47）…………… 59, 63
崑崙（こんろん，BL60）……… 60, 64, 183

さ

三陰交（さんいんこう，SP6）…… 47, 48
三間（さんかん，LI3）…………… 35, 36, 182
三焦兪（さんしょうゆ，BL22）
　……………………………… 59, 62, 185
攢竹（さんちく，BL2）…………… 59, 61
三陽絡（さんようらく，TE8）…… 76, 77

し

至陰（しいん，BL67）………… 60, 64, 183
二間（じかん，LI2）……………… 35, 36, 182
子宮（しきゅう，Ex-CA1）…………… 192
紫宮（しきゅう，CV19）…………… 23, 25
支溝（しこう，TE6）……………… 76, 77, 182
志室（ししつ，BL52）……………… 59, 63
四神聡（ししんそう，Ex-HN1）……… 190
支正（しせい，SI7）……………… 55, 56, 180
耳尖（じせん，Ex-HN6）……………… 191
糸竹空（しちくくう，TE23）…… 76, 78
四瀆（しとく，TE9）……………… 76, 77
四白（しはく，ST2）……………… 39, 41
四縫（しほう，Ex-UE10）…………… 194
四満（しまん，KI14）……………… 67, 70
耳門（じもん，TE21）……………… 76, 78
至陽（しよう，GV9）……………… 27, 28
次髎（じりょう，BL32）…………… 59, 62
膝関（しつかん，LR7）…………… 89, 90
日月（じつげつ，GB24）………… 81, 84, 185
膝頂（しつちょう）…………………… 195
失眠（しつみん）……………………… 195
尺沢（しゃくたく，LU5）………… 32, 33, 182
臑会（じゅえ，TE13）…………… 76, 77
臑兪（じゅゆ，SI10）……………… 55, 56
周栄（しゅうえい，SP20）………… 46, 49
十宣（じゅうせん，Ex-UE11）……… 194

十七椎（じゅうななつい，Ex-B8）…… 192
正営（しょうえい，GB17）………… 80, 83
小海（しょうかい，SI8）…………… 55, 56
少海（しょうかい，HT3）……… 52, 53, 182
照海（しょうかい，KI6）……… 68, 69, 187
上脘（じょうかん，CV13）………… 23, 24
上関（じょうかん，GB3）…………… 80, 83
承泣（しょうきゅう，ST1）………… 39, 41
商丘（しょうきゅう，SP5）
　……………………………… 47, 48, 182, 183
商曲（しょうきょく，KI17）……… 67, 70
承筋（しょうきん，BL56）………… 60, 64
上迎香（じょうげいこう，Ex-HN8）… 190
承光（しょうこう，BL6）…………… 59, 61
条口（じょうこう，ST38）………… 40, 43
上巨虚（じょうこきょ，ST37）
　……………………………………… 40, 43, 188
承山（しょうざん，BL57）………… 60, 64
少商（しょうしょう，LU11）…… 32, 33, 182
少衝（しょうしょう，HT9）…… 52, 53, 182
承漿（しょうしょう，CV24）……… 23, 25
上星（じょうせい，GV23）………… 27, 29
上仙（じょうせん）…………………… 192
少沢（しょうたく，SI1）………… 55, 56, 182
小腸兪（しょうちょうゆ，BL27）
　……………………………………… 59, 62, 185
小児筋差の灸（しょうにすじかいのきゅう）…………………………………… 193
少府（しょうふ，HT8）…………… 52, 53, 182
承扶（しょうふ，BL36）…………… 60, 64
承満（しょうまん，ST20）………… 39, 42
章門（しょうもん，LR13）
　……………………………………… 88, 90, 185, 186
衝門（しょうもん，SP12）……… 46, 47, 49
商陽（しょうよう，LI1）………… 35, 36, 182
衝陽（しょうよう，ST42）……… 40, 43, 179
上髎（じょうりょう，BL31）……… 59, 62
承霊（しょうれい，GB18）………… 80, 83
消濼（しょうれき，TE12）………… 76, 77
上廉（じょうれん，LI9）…………… 35, 36
食竇（しょくとく，SP17）………… 46, 49
顖会（しんえ，GV22）……………… 27, 29
人迎（じんげい，ST9）…………… 39, 41, 113
神闕（しんけつ，CV8）……………… 23, 24
神蔵（しんぞう，KI25）…………… 67, 70
身柱（しんちゅう，GV12）………… 27, 28
神庭（しんてい，GV24）…………… 27, 29
神堂（しんどう，BL44）…………… 59, 63
神道（しんどう，GV11）…………… 27, 28
神封（しんぽう，KI23）…………… 67, 70
申脈（しんみゃく，BL62）……… 60, 64, 187
神門（しんもん，HT7）… 52, 53, 179, 182
心兪（しんゆ，BL15）…………… 59, 62, 185
腎兪（じんゆ，BL23）…………… 59, 62, 185

す

頭維（ずい，ST8）…………………… 39, 41
水溝（すいこう，GV26）…………… 27, 29
水泉（すいせん，KI5）…………… 68, 69, 181
水道（すいどう，ST28）…………… 39, 42

水突（すいとつ，ST10）…………… 39, 41
水分（すいぶん，CV9）……………… 23, 24

せ

睛明（せいめい，BL1）……………… 59, 61
青霊（せいれい，HT2）……………… 52, 53
清冷淵（せいれいえん，TE11）…… 76, 77
石関（せきかん，KI18）…………… 67, 70
脊中（せきちゅう，GV6）…………… 27, 28
石門（せきもん，CV5）………… 23, 24, 185
接骨（せっこつ）……………………… 192
接脊（せっせき，UEx-B4）…………… 192
絶骨（ぜっこつ）→懸鍾（けんしょう）
璇璣（せんき，CV21）……………… 23, 25
前谷（ぜんこく，SI2）…………… 55, 56, 182
前頂（ぜんちょう，GV21）………… 27, 29

そ

素髎（そりょう，GV25）…………… 27, 29
率谷（そっこく，GB8）……………… 80, 83
束骨（そっこつ，BL65）………… 60, 64, 183

た

兌端（だたん，GV27）……………… 27, 29
太乙（たいいつ，ST23）…………… 39, 42
太淵（たいえん，LU9）
　……………………………… 32, 33, 179, 182, 186
大横（だいおう，SP15）………… 46, 46, 49
大赫（だいかく，KI12）…………… 67, 70
太渓（たいけい，KI3）… 68, 69, 179, 183
大迎（だいげい，ST5）……………… 39, 41
大巨（だいこ，ST27）……………… 39, 42
大杼（だいじょ，BL11）………… 59, 62, 186
太衝（たいしょう，LR3）
　……………………………… 89, 90, 179, 183
大鍾（だいしょう，KI4）………… 68, 69, 180
大腸兪（だいちょうゆ，BL25）
　……………………………………… 59, 60, 62, 185
大椎（だいつい，GV14）………… 27, 28, 29
大都（だいと，SP2）……………… 47, 48, 182, 183
大敦（だいとん，LR1）… 89, 90, 182, 183
太白（たいはく，SP3）
　……………………………… 47, 48, 179, 182, 183
大包（だいほう，SP21）………… 46, 49, 180
帯脈（たいみゃく，GB26）………… 81, 84
太陽（たいよう，Ex-HN5）…………… 190
大陵（だいりょう，PC7）
　……………………………… 73, 74, 179, 182
膻中（だんちゅう，CV17）
　……………………………… 23, 25, 185, 186
胆囊（たんのう，Ex-LE6）…………… 195
胆囊点（たんのうてん）……………… 195
胆兪（たんゆ，BL19）…………… 59, 62, 185

ち

地機（ちき，SP8）………………… 47, 48, 181
地五会（ちごえ，GB42）…………… 82, 85
治喘（ちぜん）………………………… 192
地倉（ちそう，ST4）……………… 39, 41
築賓（ちくひん，KI9）…………… 68, 69, 181

秩辺（ちっぺん，BL54）......... 59, 60, 63
中脘（ちゅうかん，CV12）
　　.................... 23, 24, 185, 186
中極（ちゅうきょく，CV3）... 23, 24, 185
中渚（ちゅうしょ，TE3）..... 76, 77, 182
中衝（ちゅうしょう，PC9）... 73, 74, 182
中枢（ちゅうすう，GV7）......... 27, 28
中注（ちゅうちゅう，KI15）...... 67, 70
中庭（ちゅうてい，CV16）......... 23, 25
中都（ちゅうと，LR6）....... 89, 90, 181
中瀆（ちゅうとく，GB32）......... 82, 85
中府（ちゅうふ，LU1）....... 32, 33, 185
中風七穴（ちゅうふうななけつ）...... 195
中封（ちゅうほう，LR4）..... 89, 90, 183
中髎（ちゅうりょう，BL33）....... 59, 62
肘髎（ちゅうりょう，LI12）....... 35, 37
中膂兪（ちゅうりょ，BL29）....... 59, 62
聴会（ちょうえ，GB2）........... 80, 83
聴宮（ちょうきゅう，SI19）....... 55, 57
長強（ちょうきょう，GV1）... 27, 28, 180
輒筋（ちょうきん，GB23）......... 81, 84

つ

通天（つうてん，BL7）........... 59, 61
通里（つうり，HT5）......... 52, 53, 180

て

手五里（てごり，LI13）........... 35, 37
手三里（てさんり，LI10）......... 35, 36
定喘（ていぜん，Ex-B1）............ 192
天渓（てんけい，SP18）........... 46, 49
天衝（てんしょう，GB9）......... 80, 83
天枢（てんすう，ST25）... 39, 40, 42, 185
天井（てんせい，TE10）....... 76, 77, 182
天泉（てんせん，PC2）............ 73, 74
天宗（てんそう，SI11）........... 55, 57
天窓（てんそう，SI16）........... 55, 57
天池（てんち，PC1）.............. 73, 74
天柱（てんちゅう，BL10）........ 59, 61
天鼎（てんてい，LI17）........... 35, 37
天突（てんとつ，CV22）........... 23, 25
天府（てんぷ，LU3）.............. 32, 33
天牖（てんゆう，TE16）........... 76, 78
天容（てんよう，SI17）........... 55, 57
天髎（てんりょう，TE15）......... 76, 78

と

瞳子髎（どうしりょう，GB1）...... 80, 83
陶道（とうどう，GV13）........... 27, 28
犢鼻（とくび，ST35）............. 40, 43
督兪（とくゆ，BL16）............. 59, 62

な

内関（ないかん，PC6）... 73, 74, 180, 187
内膝眼（ないしつがん，Ex-LE4）..... 195
内庭（ないてい，ST44）..... 40, 43, 183

に

二白（にはく，Ex-UE2）............. 194
乳根（にゅうこん，ST18）......... 39, 42
乳中（にゅうちゅう，ST17）....... 39, 42

ね

然谷（ねんこく，KI2）....... 68, 69, 183

の

脳空（のうくう，GB19）........... 80, 83
脳戸（のうこ，GV17）............. 27, 29

は

肺兪（はいゆ，BL13）......... 59, 62, 185
八邪（はちじゃ，Ex-UE9）............ 194
白環兪（はっかんゆ，BL30）... 59, 60, 62
魄戸（はっこ，BL42）............. 59, 63
八風（はっぷう，Ex-LE10）........... 195
腹通谷（はらつうこく，KI20）..... 67, 70

ひ

髀関（ひかん，ST31）............. 40, 43
痞根（ひこん，Ex-B4）............... 192
臂臑（ひじゅ，LI14）............. 35, 37
眉衝（びしょう，BL3）............ 59, 61
脾兪（ひゆ，BL20）........... 59, 62, 185
飛揚（ひよう，BL58）......... 60, 64, 180
膝陽関（ひざようかん，GB33）..... 82, 85
百会（ひゃくえ，GV20）........... 27, 29

ふ

浮郄（ふげき，BL38）............. 60, 64
府舎（ふしゃ，SP13）............. 46, 49
扶突（ふとつ，LI18）............. 35, 37
浮白（ふはく，GB10）............. 80, 83
附分（ふぶん，BL41）............. 59, 63
不容（ふよう，ST19）............. 39, 42
跗陽（ふよう，BL59）......... 60, 64, 181
風市（ふうし，GB31）............. 82, 85
風池（ふうち，GB20）............. 80, 83
風府（ふうふ，GV16）............. 27, 29
風門（ふうもん，BL12）........... 59, 62
腹哀（ふくあい，SP16）........... 46, 49
伏兎（ふくと，ST32）............. 40, 43
復溜（ふくりゅう，KI7）
　　.................... 68, 69, 182, 183
腹結（ふっけつ，SP14）........... 46, 49

へ

秉風（へいふう，SI12）........... 55, 57
偏歴（へんれき，LI6）....... 35, 36, 180

ほ

歩廊（ほろう，KI22）............. 67, 70
胞肓（ほうこう，BL53）........... 59, 63
膀胱兪（ぼうこうゆ，BL28）... 59, 62, 185
豊隆（ほうりゅう，ST40）..... 40, 43, 180
僕参（ぼくしん，BL61）........... 60, 64
本神（ほんじん，GB13）........... 80, 83

め

命門（めいもん，GV4）............ 27, 28

も

目窓（もくそう，GB16）........... 80, 83

ゆ

兪府（ゆふ，KI27）................ 67, 70
湧泉（ゆうせん，KI1）... 68, 69, 182, 183
幽門（ゆうもん，KI21）........... 67, 70

よ

腰眼（ようがん，Ex-B7）............ 192
陽渓（ようけい，LI5）....... 35, 36, 182
陽交（ようこう，GB35）....... 82, 85, 181
陽綱（ようこう，BL48）........... 59, 63
陽谷（ようこく，SI5）....... 55, 56, 182
膺窓（ようそう，ST16）........... 39, 42
陽池（ようち，TE4）......... 76, 77, 179
腰痛点（ようつうてん，Ex-UE7）..... 194
陽白（ようはく，GB14）........... 80, 83
陽輔（ようほ，GB38）......... 82, 85, 183
腰兪（ようゆ，GV2）.............. 27, 28
陽陵泉（ようりょうせん，GB34）
　　............... 82, 85, 183, 186, 188
養老（ようろう，SI6）....... 55, 56, 181

ら

落枕（らくちん，Ex-UE8）........... 194
絡却（らっきゃく，BL8）.......... 59, 61
闌尾（らんび，Ex-LE7）............. 195

り

梁丘（りょうきゅう，ST34）
　　..................... 40, 43, 181
梁門（りょうもん，ST21）......... 39, 42

れ

霊墟（れいきょ，KI24）........... 67, 70
蠡溝（れいこう，LR5）....... 89, 90, 180
厲兌（れいだ，ST45）......... 40, 43, 183
霊台（れいだい，GV10）........... 27, 28
霊道（れいどう，HT4）....... 52, 53, 182
列欠（れっけつ，LU7）
　　................. 32, 33, 180, 187, 188
廉泉（れんせん，CV23）........... 23, 25

ろ

顱息（ろそく，TE19）............. 76, 78
労宮（ろうきゅう，PC8）..... 73, 74, 182
漏谷（ろうこく，SP7）............ 47, 48

わ

和髎（わりょう，TE22）........... 76, 78
腕骨（わんこつ，SI4）....... 55, 56, 179

解剖用語・その他一般用語

欧文
WHO/WPRO 標準経穴部位 ……… 4

あ
アブミ骨筋神経 ……………… 108
阿是穴 ……………………………… 2
足三里 …………………………… 40
足の筋 …………………………… 216
足の厥陰肝経 …………………… 89
　――経穴の主治 ……………… 91
足の骨標識 ……………………… 175
足の三陰経 ……………………… 8
足の三陽経 ……………………… 8
足の少陰腎経 …………………… 67
　――経穴の主治 ……………… 71
足の少陽胆経 …………………… 80
　――経穴の主治 ……………… 86
足の太陰脾経 …………………… 46
　――経穴の主治 ……………… 50
足の太陽膀胱経 ………………… 59
　――経穴の主治 ……………… 65
足の陽明胃経 …………………… 39
　――経穴の主治 ……………… 44

い
医宗金鑑 …………………………… 3
胃大弯 …………………………… 135
胃底 ……………………………… 135
胃の神経 ………………………… 135
胃の体表投影 …………………… 135
胃の動脈 ………………………… 135
一夫法 …………………………… 20
陰維脈 ……………………………… 6
陰核 ……………………………… 140
陰蹻脈 ……………………………… 6
陰茎 ……………………………… 139
陰嚢 ……………………………… 139
陰陽 ………………………………… 5
陰陽五行理論 ……………………… 5

う
烏口腕筋 ………………………… 146

え
栄穴 ……………………………… 183
腋窩 ……………………………… 144
腋窩横紋後端 …………………… 10
腋窩横紋前端 …………………… 10
腋窩神経 …………………… 142, 151
腋窩中央 ………………………… 10
円回内筋 ………………………… 146
縁中 ……………………………… 201

お
オッディ括約筋 ………………… 137
横隔神経 …………………… 115, 132
横隔膜 …………………………… 131
横突棘筋群 ……………………… 123

か
下顎神経 ………………………… 105
下後鋸筋 ………………………… 123
下肢帯 …………………………… 214
下肢の骨標識 ……… 160, 162, 164
下肢の動脈 ……………………… 166
下腿三頭筋 ……………………… 163
下腿の屈筋群 …………………… 216
下腿の伸筋群 …………………… 215
下腿の腓骨筋群 ………………… 216
下腿腓骨筋 ……………………… 165
下腸間膜動脈神経叢 …………… 136
鵞足 ……………………………… 163
回外筋 …………………………… 147
回旋筋腱板 ……………………… 144
回腸 ……………………………… 136
解剖学的肢位 …………………… 12
外果尖 …………………………… 11
外側広筋 ………………………… 161
外側大腿皮神経 ………………… 168
外側腓腹皮神経 ………………… 171
外腹斜筋 ………………………… 121
外閉鎖筋 ………………………… 169
額側Ⅰ線 ………………………… 204
額側Ⅱ線 ………………………… 204
額側Ⅲ線 ………………………… 204
額中線 …………………………… 204
額角 ………………………………… 9
顎二腹筋 ………………………… 111
顎下後窩 ………………………… 111
顎下三角 …………………… 111, 113
肝臓の神経支配 ………………… 137
肝臓の体表投影 ………………… 137
眼神経 …………………………… 105
顔面神経 ………………………… 108

き
気管支 …………………………… 131
気血 ………………………………… 5
奇経八脈 …………………………… 6
奇穴 ………………………………… 2, 189
吸気筋 …………………………… 120
虚証 ……………………………… 182
胸郭の自律神経 ………………… 127
胸鎖乳突筋 ……………………… 111
胸心臓神経 ……………………… 127
胸神経 ……………………… 121, 124
胸膜 ……………………………… 129
　――体表投影 ………………… 129
局所解剖 ………………………… 93
　――，下肢の経穴 …………… 159
　――，頭部の経穴 …………… 110
　――，上肢の経穴 …………… 141
　――，体幹部の経穴 ………… 119

　――，頭部の経穴 …………… 94
棘下筋 …………………………… 144
棘上筋 …………………………… 144
筋皮神経 ………… 142, 150, 153, 156

く
空腸 ……………………………… 136

け
経穴 ………………………………… 2, 183
経脈 ………………………………… 5
脛骨神経 ………………… 170, 171, 172
頚横神経 ………………………… 115
頚神経 …………………… 109, 124, 217
頚神経叢 ………………… 115, 124, 217
頚神経ワナ ……………………… 115
頚動脈三角 ………………… 111, 113
頚板状筋 ………………………… 112
頚部の筋群 ……………………… 210
郄穴 ……………………………… 181
肩甲下神経 ……………………… 151
肩甲挙筋 ………………………… 144
肩甲上神経 ……………………… 151
肩甲背神経 ……………………… 151
原穴 ……………………………… 179, 220
原絡配穴法 ……………………… 179

こ
呼気筋 …………………………… 120
呼吸筋 …………………………… 120
固有胸筋 ………………………… 211
固有背筋 ………………………… 211
五行 ………………………………… 5
五兪穴 …………………… 178, 182, 182, 220
　――主治 ……………………… 182
孔穴 ………………………………… 2
広背筋 …………………………… 123
甲乙経 ……………………………… 3
交感神経 ………………………… 126
肛門の神経支配 ………………… 136
後脛骨筋 ………………………… 163
後脛骨動脈の体表投影 ………… 166
後頚三角 ………………………… 114
後斜角筋 ………………………… 143
後頭筋 …………………………… 112
後髪際中点 ………………………… 9
黄帝内経 …………………………… 3
喉頭の高さ ……………………… 113
合穴 ……………………………… 183
骨度 ……………………………… 18
骨度法 …………………………… 18
鼓索神経 ………………………… 108

さ
鎖骨下筋 ………………………… 120
鎖骨上神経 ……………………… 115
坐骨神経 …………………… 170, 171

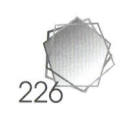

3指同身寸 ……… 20	小内臓神経 ……… 127	爪甲角 ……… 10, 11
三角窩 ……… 199	衝脈 ……… 6	僧帽筋 ……… 123
三叉神経 ……… 105, 106, 107	顱 ……… 201	総頸動脈洞 ……… 113
三焦経 ……… 182	顱後線 ……… 206	総指伸筋 ……… 147
	顱前線 ……… 206	総腓骨神経 ……… 170, 171, 172
し	上顎神経 ……… 105	蔵象 ……… 5
子宮 ……… 140	上後鋸筋 ……… 123	臓腑 ……… 5
──体表投影 ……… 140	上肢帯(胸部)の筋群 ……… 212	臓腑経絡 ……… 2
四総穴 ……… 188, 221	上肢帯(背部)の筋群 ……… 212	
示指伸筋 ……… 147	上肢と骨標識 ……… 145	**た**
刺激点 ……… 2	上肢の動脈 ……… 149	体表区分 ……… 13
指寸取穴法 ……… 20	上腸間膜動脈神経叢 ……… 136	体表の動脈拍動部 ……… 219
資生経 ……… 3	上腕筋 ……… 146	対輪 ……… 199
耳下腺神経叢 ……… 108	上腕三頭筋 ……… 147	帯脈 ……… 6
耳介の体表解剖 ……… 199	上腕動脈の体表投影 ……… 149	大陰唇 ……… 140
耳穴 ……… 198, 201	上腕二頭筋 ……… 146	大円筋 ……… 144
耳甲介腔 ……… 199	上腕の屈筋群 ……… 212	大胸筋 ……… 143
耳甲介舟 ……… 199	上腕の伸筋群 ……… 213	大耳介神経 ……… 115
耳珠 ……… 199	心臓の神経支配 ……… 133	大腿四頭筋 ……… 161
耳垂 ……… 199	心臓の体表投影 ……… 133	大腿神経 ……… 168
──9区分法 ……… 199	神経叢 ……… 124	大腿直筋 ……… 161
耳尖 ……… 9	深指屈筋 ……… 146	大腿動脈の体表投影 ……… 166
耳輪 ……… 199	深腓骨神経 ……… 171	大腿二頭筋 ……… 163
自律神経 ……… 116, 117, 126, 127	鍼灸大成 ……… 3	大腿の筋 ……… 170
自律神経系 ……… 126	鍼灸逢源 ……… 3	大腿の屈筋群 ……… 215
膝窩横紋 ……… 11	腎臓 ……… 138	大腿の伸筋群 ……… 215
膝窩筋 ……… 163	──神経支配 ……… 138	大腿の内転筋群 ……… 215
膝関節筋 ……… 161	──体表投影 ……… 138	大腸経 ……… 182
実証 ……… 182		大腸の神経 ……… 136
下合穴 ……… 188, 221	**す**	大腸の動脈 ……… 136
斜角筋群 ……… 143	錐体筋 ……… 120	大椎体神経 ……… 108
斜角筋隙 ……… 143	随証治療 ……… 5	大内臓神経 ……… 127
尺側手根屈筋 ……… 146		大内転筋 ……… 169
尺側手根伸筋 ……… 147	**せ**	第3腓骨筋 ……… 161
尺骨神経 ……… 142, 150, 155, 156	井穴 ……… 183	胆嚢の神経支配 ……… 137
尺骨動脈の体表投影 ……… 149	正穴 ……… 2	胆嚢の体表投影 ……… 137
手関節掌側横紋 ……… 10	正中神経 ……… 142, 150, 154, 156	短橈側手根伸筋 ……… 147
取穴のための解剖学的指標 ……… 12	精索の体表投影 ……… 139	短内転筋 ……… 169
取穴のための体表指標 ……… 9	赤白肉際 ……… 10	短腓骨筋 ……… 165
十五絡穴 ……… 180	脊髄神経 ……… 124	短母指伸筋 ……… 147
十四経穴 ……… 2	脊柱起立筋 ……… 123	男性外生殖器の神経支配 ……… 139
十四経発揮 ……… 3	舌神経 ……… 105	男性生殖器の神経支配 ……… 139
十四経脈 ……… 2, 6	千金方 ……… 3	
十二経脈 ……… 6	千金翼方 ……… 3	**ち**
──気血流注 ……… 7	仙骨神経 ……… 124	恥骨筋 ……… 169
──接続部位 ……… 8	仙骨神経叢 ……… 124, 167, 219	中間広筋 ……… 161
──体表配置 ……… 8	浅指屈筋 ……… 146	中国経穴部位の国家標準 ……… 4
十二原穴 ……… 179	浅腓骨神経 ……… 171	中指同身寸 ……… 20
十二指腸 ……… 136	前鋸筋 ……… 120	中斜角筋 ……… 143
十六郄穴 ……… 181	前脛骨筋 ……… 161	中手筋 ……… 214
女性外生殖器の神経支配 ……… 140	前脛骨動脈の体表投影 ……… 166	肘窩横紋 ……… 10
女性生殖器の神経支配 ……… 140	前斜角筋 ……… 143	肘筋 ……… 147
小陰唇 ……… 140	前頭筋 ……… 112	長指屈筋 ……… 163
小円筋 ……… 144	前髪際中点 ……… 9	長指伸筋 ……… 161
小胸筋 ……… 143	前立腺の体表投影 ……… 139	長掌筋 ……… 146
小後頭神経 ……… 115	前腕の屈筋群 ……… 213	長橈側手根伸筋 ……… 147
小指球筋 ……… 214	前腕の伸筋群 ……… 213	長内転筋 ……… 169
小指伸筋 ……… 147		長腓骨筋 ……… 165
小腸の神経 ……… 136	**そ**	長母指外転筋 ……… 147
小腸の動脈 ……… 136	鼠径靭帯 ……… 168	長母指屈筋 ……… 146, 163

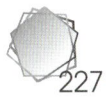

長母指伸筋 …………… 147, 161		
頂顬後斜線 ………………… 206		
頂顬前斜線 ………………… 206		
枕 ………………………… 201		
枕下側線 …………………… 207		
枕上正中線 ………………… 207		
枕上側線 …………………… 207		

つ
つぼ ………………………… 2

て
デルマトーム ……… 122, 125, 157, 174
手足厥陰・少陽経脈 …………… 72
手の厥陰心包経 ………………… 73
　　——経穴の主治 ……………… 75
手の骨標識 …………………… 158
手の三陰経 ……………………… 8
手の三陽経 ……………………… 8
手の少陰心経 ………………… 52
　　——経穴の主治 …………… 54
手の少陽三焦経 ……………… 76
　　——経穴の主治 …………… 79
手の太陰肺経 ………………… 32
　　——経穴の主治 …………… 34
手の太陽小腸経 ……………… 55
　　——経穴の主治 …………… 58
手の陽明大腸経 ……………… 35
　　——経穴の主治 …………… 38
天人合一 ………………………… 5
殿溝 …………………………… 11

と
橈骨神経 …………… 142, 150, 152, 156
橈骨動脈の体表投影 ………… 149
橈側手根屈筋 ………………… 146
頭鍼 …………………………… 203
頭頂Ⅰ線 ……………………… 205
頭頂Ⅱ線 ……………………… 205
頭頂線 ………………………… 205
頭半棘筋 ……………………… 112
頭板状筋 ……………………… 112
頭(顔面)部の筋群 …………… 210
同身寸法 ……………………… 20
銅人腧穴鍼灸図経 ……………… 3
督脈 …………………………… 6, 27
　　——経穴の主治 …………… 30

な
内果尖 ………………………… 11
内側広筋 ……………………… 161
内腹斜筋 ……………………… 121

に
日本経穴委員会 ………………… 4
尿管 …………………………… 138
　　——神経支配 ……………… 138
　　——体表投影 ……………… 138
任脈 …………………………… 6, 23
　　——経穴の主治 …………… 26

の
脳神経 ………………… 126, 217

は
ハムストリングス …………… 163
肺下縁 ………………………… 129
肺神経叢 ……………………… 131
肺尖 …………………………… 129
肺前縁 ………………………… 129
肺臓の体表投影 ……………… 129
八会穴 ………………… 186, 221
八総穴 ………………… 187, 221
八脈交会穴 …………………… 187
八脈八穴 ……………………… 187
薄筋 …………………………… 169
反回神経 ……………………… 127
反応点 ………………………… 2
半腱様筋 ……………………… 163
半膜様筋 ……………………… 163
板状筋 ………………………… 123

ひ
ヒラメ筋 ……………………… 163
皮神経 ……………… 122, 125, 156, 173
脾の大絡 ……………………… 180
腓腹筋 ………………………… 163
尾骨神経 ……………………… 124
尾骨神経叢 …………………… 167
敏感点 ………………………… 2

ふ
副交感神経 …………………… 126
副神経 ………………………… 118
腹横筋 ………………………… 121
腹大動脈神経叢 ……………… 128
腹直筋 ………………………… 120
腹部の筋群 …………………… 211
腹部の自律神経 ……………… 128
腹部の体表区分 ……………… 134
噴門口 ………………………… 135

へ
閉鎖神経 ……………………… 169
砭石 …………………………… 2

ほ
母子補瀉法の配穴 …………… 182
母指球筋 ……………………… 214
母指同身寸 …………………… 20
募穴 …………………… 185, 220
方形回内筋 …………………… 146
縫工筋 ………………………… 161
膀胱の体表投影 ……………… 138

み
眉間 …………………………… 9

め
明堂経 ………………………… 3
迷走神経 ……………… 127, 128

ゆ
腧穴 …………………… 183, 185, 220
腧募配穴 ……………………… 185
臆穴 …………………………… 2
幽門 …………………………… 135

よ
要穴 …………………………… 177
要穴表 ………………………… 220
陽維脈 ………………………… 6
陽蹻脈 ………………………… 6
腰神経 ………………………… 124
腰神経叢 …………… 124, 167, 218
腰仙骨神経幹 ………………… 167
腰方形筋 ……………………… 121

ら
絡属関係 ……………………… 6
絡脈 …………………………… 6
絡穴 …………………… 180, 220
卵管 …………………………… 140
卵巣 …………………………… 140

り
リンパ節 ……………………… 114
菱形筋 ………………………… 144

る
流注八穴 ……………………… 187

ろ
肋間神経 ……………………… 121

わ
腕神経叢 …………… 124, 142, 143, 218
腕橈骨筋 ……………………… 146

【著者略歴】

王　暁明　医学博士

1982年　中国遼寧中医薬大学中医学部卒業.
1983年　中国遼寧中医薬大学鍼灸学部助手, 講師.
1991年　同大学大学院鍼灸修士課程, 中医基礎理論博士課程を修了, 医学博士.
2004年　鈴鹿医療科学大学准教授.
2008年　鈴鹿医療科学大学教授
2011年　帝京平成大学ヒューマンケア学部鍼灸学科教授.
　現在　帝京平成大学ヒューマンケア学部鍼灸学科教授, 中国遼寧中医薬大学客員教授.

カラー版 経穴マップ 第2版
イラストで学ぶ十四経穴・奇穴・耳穴・頭鍼　ISBN978-4-263-24048-9

2004年 4月10日	第1版第1刷発行
2004年11月10日	第1版第3刷発行(付表・索引付)
2011年 1月20日	第1版第10刷発行
2013年 3月10日	第2版第1刷発行
2019年 5月20日	第2版第4刷発行

著　者　王　　暁　明
発行者　白　石　泰　夫
発行所　医歯薬出版株式会社

〒113-8612　東京都文京区本駒込1-7-10
TEL.(03)5395-7641(編集)・7616(販売)
FAX.(03)5395-7624(編集)・8563(販売)
https://www.ishiyaku.co.jp/
郵便振替番号 00190-5-13816

乱丁, 落丁の際はお取り替えいたします.　　印刷・真興社／製本・榎本製本
© Ishiyaku Publishers, Inc., 2004, 2013. Printed in Japan

本書の複製権・翻訳権・翻案権・上映権・譲渡権・貸与権・公衆送信権(送信可能化権を含む)・口述権は, 医歯薬出版(株)が保有します.
本書を無断で複製する行為(コピー, スキャン, デジタルデータ化など)は,「私的使用のための複製」などの著作権法上の限られた例外を除き禁じられています. また私的使用に該当する場合であっても, 請負業者等の第三者に依頼し上記の行為を行うことは違法となります.

JCOPY <出版者著作権管理機構 委託出版物>
本書をコピーやスキャン等により複製される場合は, そのつど事前に出版者著作権管理機構(電話03-5244-5088, FAX 03-5244-5089, e-mail:info@jcopy.or.jp)の許諾を得てください.

医歯薬出版の 鍼灸学 新刊・好評図書

経穴は，この『カラーアトラスマップ』で簡単理解！
WHO/WPRO標準経穴部位の完全カラーイラスト版
王 暁明 帝京平成大学 ヒューマンケア学部鍼灸学科 教授 著

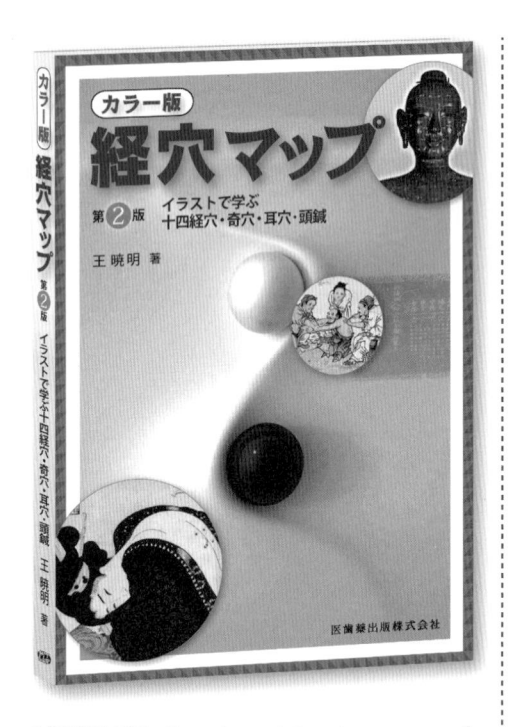

好評書のバージョンアップ カラー版！

カラー版 経穴マップ 第2版
イラストで学ぶ 十四経穴・奇穴・耳穴・頭鍼

A4判 240頁 カラー
定価（本体3,800円＋税）
ISBN978-4-263-24048-9

十四経穴とその前の由来，主治から，気血・耳穴・頭鍼まで網羅．経穴と，その局所解剖を精密なカラーイラストによりわかりやすく示した本格的な経穴アトラス．

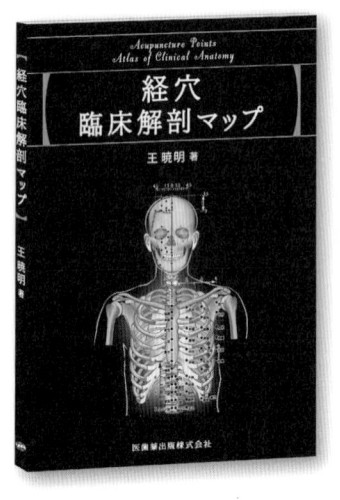

臨床ですぐ役立つ カラー版経穴アトラスマップ！

経穴臨床解剖マップ

A5判 124頁 カラー
定価（本体1,800円＋税）
ISBN978-4-263-24057-1

臨床取穴のために必要な経穴の基礎となる「解剖学的体表指標」，「骨度法」，「同身寸法」をカラーイラストでわかりやすく示した臨床経穴アトラス．

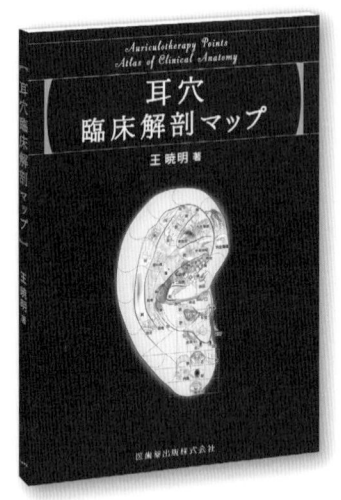

臨床耳穴に役立つ カラー版経穴アトラスマップ！

耳穴臨床解剖マップ

A5判 116頁 カラー
定価（本体2,000円＋税）
ISBN978-4-263-24059-5

臨床耳穴のために必要な基礎知識である耳穴の解剖，体表解剖などをカラーイラストで示し，耳穴の臨床テクニックなど解説したアトラス書．

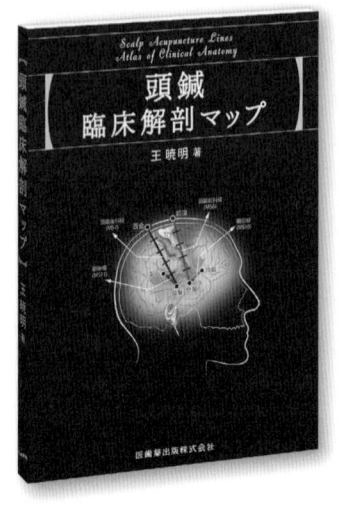

臨床頭鍼に役立つ カラー版経穴アトラスマップ！

頭鍼臨床解剖マップ

A5判 176頁 カラー
定価（本体3,000円＋税）
ISBN978-4-263-24066-3

臨床頭穴を理解するために必要な基礎知識である頭穴の解剖，体表解剖などをカラーイラストで示し，頭鍼の臨床テクニックなどを解説した最新アトラス書．

医歯薬出版株式会社 〒113-8612 東京都文京区本駒込1-7-10　TEL03-5395-7610　FAX03-5395-7611　https://www.ishiyaku.co.jp/